Psychoonkologie

Jahrbuch der Medizinischen Psychologie

Band 22

Psychoonkologie – Eine Disziplin in der Entwicklung

von Prof. Dr. Dr. Uwe Koch und Prof. Dr. Joachim Weis

Herausgeber der Reihe:

Prof. Dr. Elmar Brähler, Prof. Dr. Monika Bullinger,
Prof. Dr. Hans Peter Rosemeier (†) und Prof. Dr. Bernhard Strauß

Psychoonkologie

Eine Disziplin in der Entwicklung

herausgegeben von
Uwe Koch und Joachim Weis

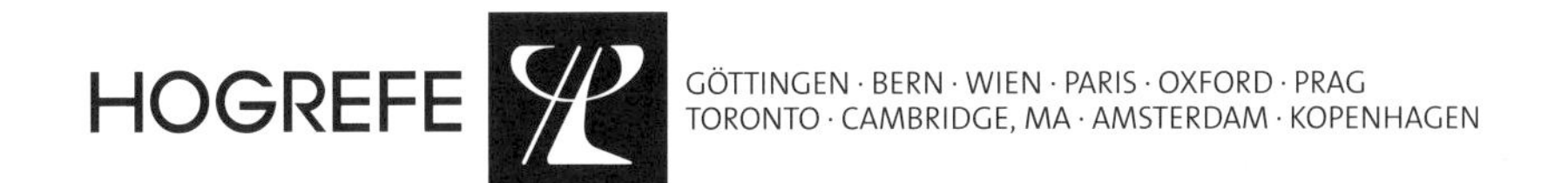

Prof. Dr. Dr. Uwe Koch, geb. 1943. 1965–1970 Studium der Psychologie und 1970–1976 Studium der Medizin in Hamburg. 1970–1979 Assistent und Wissenschaftlicher Mitarbeiter am Psychologischen Institut der Universität Hamburg sowie an den Abteilungen Psychosomatik und Medizinische Psychologie der Universitätsklinik Hamburg-Eppendorf. 1972 Promotion (Psychologie), 1977 Promotion (Medizin). 1978 Habilitation für Medizinische Psychologie. 1993–2007 Leiter des Instituts für Medizinische Psychologie der Universitätsklinik Hamburg-Eppendorf. Seit 2007 Dekan der Medizinischen Fakultät.

Prof. Dr. Joachim Weis, geb. 1956. 1977–1983 Studium der Psychologie in Freiburg. 1984–1993 Wissenschaftlicher Mitarbeiter am Psychologischen Institut der Universität Freiburg, Abteilung Rehabilitationspsychologie. 1989 Promotion. 1995 Habilitation. Seit 1994 Leiter der Abteilung Psychoonkologie der Klinik für Tumorbiologie an der Universität Freiburg. 2000–2001 Lehrstuhlvertretung für das Fach Rehabilitationspsychologie an der Humboldt-Universität Berlin. Seit 2002 apl. Professor am Psychologischen Institut der Universität Freiburg.

Bibliografische Information der Deutschen Nationalbibliothek
Die Deutsche Nationalbibliothek verzeichnet diese Publikation in der Deutschen Nationalbibliografie; detaillierte bibliografische Daten sind im Internet über http://dnb.d-nb.de abrufbar.

Göttingen • Bern • Wien • Paris • Oxford • Prag
Toronto • Cambridge, MA • Amsterdam • Kopenhagen
Rohnsweg 25, 37085 Göttingen

http://www.hogrefe.de
Aktuelle Informationen • Weitere Titel zum Thema • Ergänzende Materialien

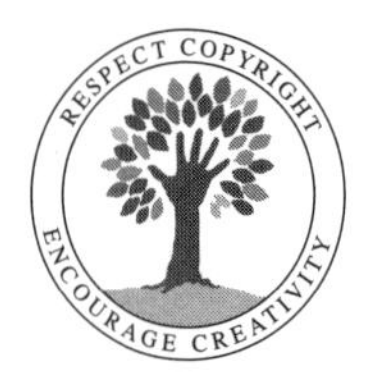

Umschlaggrafik: Klaus Wildgrube, Helmut Kreczik
Druck: Hubert & Co., Göttingen
Printed in Germany
Auf säurefreiem Papier gedruckt

ISBN 978-3-8017-2088-9

Inhaltsverzeichnis

II. Der Patient als Partner

III. Psychoonkologische Interventionen

IV. Perspektiven der Forschung

V. Verzeichnisse

Vorwort und Einführung: Psychoonkologie – eine Disziplin in der Entwicklung

In Deutschland erkranken nach neuesten Hochrechnungen des Robert Koch-Instituts jährlich ca. 425.000 Menschen an Krebs, wobei die Verteilung und Häufigkeit in Abhängigkeit vom Geschlecht variiert (Gesellschaft der Epidemiologischen Krebsregister in Deutschland e.V., 2006). Bei den Frauen ist die Brustkrebserkrankung mit jährlich ca. 55.100 Neuerkrankungen die häufigste Tumorerkrankung, während bei Männern das Prostatakarzinom mit jährlich 48.000 Neuerkrankungen am häufigsten auftritt (www.rki.de). Aufgrund unterschiedlicher Ursachen ist weltweit eine Zunahme der Inzidenzraten zu verzeichnen. Wenngleich hinsichtlich der Sterblichkeit für einige wenige Krebsarten wie bspw. Hodenkrebs oder maligne Lymphomerkrankungen in den letzten Jahren ein Rückgang festzustellen ist, sind die Tumorerkrankungen insgesamt gesehen nach den Herz-/Kreislauferkrankungen die zweithäufigste Todesursache für beide Geschlechter geblieben.

Im Rahmen der Behandlung von Krebskranken ist die Bedeutung psychosozialer Aspekte im Verlauf der Erkrankung in den letzten Jahrzehnten immer deutlicher geworden. Vor diesem Hintergrund hat sich inzwischen international und auch in Deutschland die Psychoonkologie als ein interdisziplinäres Fachgebiet innerhalb der Medizin etabliert und gilt heute als fest integrierter Bestandteil einer modernen Krebsbehandlung. Aufgabe der Psychoonkologie ist es, die psychosozialen Aspekte in der Prävention, Diagnostik, Behandlung, Rehabilitation und Nachsorge sowie den gesamten Verlauf bis hin zur Phase der Progredienz einer Krebserkrankung zu untersuchen und die Erkenntnisse in der Versorgung und Betreuung von Patienten und ihren Angehörigen umzusetzen. Die Psychoonkologie steht für einen integrativen patientenzentrierten Behandlungsansatz, der die Lebensqualität sowie die psychosozialen Bedürfnisse der Patienten und ihrer Familien in den Mittelpunkt rückt.

Die wissenschaftliche Produktivität dieser vergleichsweise jungen Disziplin lässt sich neben den zahlreichen Arbeiten in medizinpsychologischen oder psychosomatischen Fachzeitschriften auch in substanziellen Publikationsanteilen in hochrangigen medizinischen Journalen (z.B. Journal of Clinical Oncology, Annals of Oncology) feststellen. Darüber hinaus wurden spezielle Fachzeitschriften wie das „Journal of Psychosocial Oncology“, „Psycho-Oncology“ oder „Quality of Life Research“ gegründet. In Deutschland hat vor allem in den letzten zwei Dekaden die Forschungsförderung durch große Förderschwerpunkte des Bundesministeriums für Forschung und Wissenschaft sowie des Bundesministeriums für Gesundheit, der Rentenversicherungsträger und jüngst der Deutschen Krebshilfe mit dazu beigetragen, den Rückstand der deutschen psychoonkologischen Forschung im internationalen Vergleich deutlich zu verkürzen. Wir verfügen heute in Deutschland über zahlreiche renommierte universitäre und außeruniversitäre Forschergruppen, die auf hohem methodischem und inhaltlichem Niveau psychoonkologische Forschung betreiben und in internationalen Kooperationskontakten stehen. Die wissenschaftliche Akzeptanz der

Psychoonkologie innerhalb des Gesamtgebiets der Onkologie hat auch dadurch einen erheblichen Schub bekommen, dass Fragen der Qualitätssicherung psychoonkologischer Angebote konsequent in Angriff genommen wurden. So liegen inzwischen psychoonkologische Versorgungsstandards in einigen organspezifischen Behandlungsleitlinien vor (u.a. NHMCR, 2003). Bei der Zertifizierung von „Brustzentren" wird heute der Nachweis psychoonkologischer Versorgungskonzepte eingefordert. Diese Bemühungen und Aktivitäten wurden wesentlich mitgetragen von nationalen wie auch internationalen Fachgesellschaften (Arbeitsgemeinschaft Psychoonkologie der Deutschen Krebsgesellschaft (PSO), Deutsche Arbeitsgemeinschaft für Psychoonkologie (dapo), International Psycho-Oncology Society (IPOS)).

Dennoch können diese positiven Entwicklungen nicht darüber hinwegtäuschen, dass trotz erheblicher Fortschritte in der psychoonkologischen Forschung und zunehmender Integration immer noch ein krasses Missverhältnis zwischen dem inzwischen vorhandenen psychoonkologischen Erkenntnisstand und der Umsetzung in der Versorgungsrealität besteht (Koch & Weis, 1998). Insbesondere die psychoonkologische Versorgung im Akutkrankenhaus weist noch deutliche Defizite auf, zumal durch die Umstellung auf pauschalisierte Abrechnungssysteme (DRG) die psychoonkologische Betreuung bisher nicht angemessen finanziell abgebildet wird. Auch die ambulante psychosoziale Versorgung weist große Lücken auf. Die psychosozialen Krebsberatungsstellen sind nicht flächendeckend ausgebaut und konzentrieren sich bislang vor allem auf größere Städte. Niedergelassene Psychotherapeuten sind immer noch zu wenig auf die Betreuung von Krebspatienten spezialisiert.

Nachdem bereits im Jahre 1989 mit dem 3. Band des Jahrbuchs der Medizinischen Psychologie die „Psychosoziale Onkologie" bearbeitet wurde (Herausgeber: R. Verres und M. Hasenbring, 1989), wird dieser Themenbereich in dem vorliegenden Band erneut aufgegriffen. Die jetzt berücksichtigten Beiträge fokussieren auf verschiedene Schwerpunktthemen der psychoonkologischen Forschung und Praxis in Deutschland und wollen damit einen aktuellen Überblick über ein besonders produktives Teilgebiet der Medizinischen Psychologie geben.

Der erste und größte Themenblock befasst sich mit „Psychischen Belastungen von Krebskranken sowie deren Angehörigen". In diesem Kontext untersuchen A. Mehnert et al. die Häufigkeit und den Verlauf von Ängsten, Depressivität, Symptomen der Posttraumatischen Belastungsstörung und der gesundheitsbezogenen Lebensqualität von Patienten vor und nach Prostataoperation. L. Kröger und M. Bullinger analysieren die gesundheitsbezogene Lebensqualität von krebskranken Kindern und deren Angehörigen im Rahmen einer ambulanten familienorientierten Nachsorge. G. Romer et al. befassen sich unter einer entwicklungs- und familienbezogenen Perspektive mit Kindern krebskranker Eltern. M. Keller stellt anschließend Ergebnisse zur psychosozialen Situation von Angehörigen aus Familien, in denen gehäuft Darmkrebs auftritt, dar. Geschlechtsspezifische Differenzen bezüglich psychischer Belastungen und Lebensqualität analysieren Bergelt et al. Anschließend untersuchen F. Balck et al. die Belastungen der Partner von Krebspatienten in einer palliativen Situation. C. Brix und B. Strauß zeigen die Belastungen und Belastungsreaktionen von Angehörigen in der geriatrischen Onkologie auf.

Der zweite Themenblock berücksichtigt vier Beiträge unter dem Titel „Der Patient als Partner". In diesem Kontext behandeln K. Reuter et al. das Thema Chancen einer partizipativen Entscheidungsfindung. J. Ernst et al. berichten empirische Befunde zum Informationsbedarf und zu gewünschter Entscheidungsmitwirkung. Anschließend stellen J.M. Giesler und J. Weis die konzeptionellen Grundlagen und Operationalisierungsmöglichkeiten der Patientenkompetenz dar. Und schließlich diskutieren U. Heckl et al. die Erfahrungen und Ergebnisse eines modellhaft erprobten Beratungsangebots „Second Opinion“.

Die fünf Beiträge zur Thematik „Psychoonkologische Interventionen“ befassen sich mit der Gestaltung und dem Erfolg von psychologischen Behandlungsansätzen bei Krebspatienten. In einem vorangestellten Review gibt H. Faller einen Überblick über die bisher publizierten Ergebnisse psychoonkologischer Interventionsprogramme. P. Herschbach und P. Berg berichten anschließend Ergebnisse eines spezifischen psychoonkologischen Behandlungsprogramms zur Therapie der Progredienzangst. J. Weis et al. analysieren die Wirksamkeit eines in der onkologischen Rehabilitation eingesetzten psychoedukativen Gruppenbehandlungsangebots. S. Singer et al. stellen die Möglichkeiten der psychosozialen Rehabilitation von Krebspatienten nach Kehlkopfoperation dar. K. Lang et al. beschreiben und diskutieren danach die Einsatzmöglichkeiten und Ergebnisse eines auf die Verbesserung der Kommunikation ausgerichteten Trainingsprogramms für Ärzte und Pflegepersonal. Zum Abschluss stellen U. Koch et al. die Perspektiven der Versorgungsforschung im Bereich der Psychoonkologie dar.

Die Herausgeber hoffen, dass der hier vorgelegte Band des Jahrbuchs Medizinische Psychologie das Interesse möglichst vieler mit der Onkologie und Psychoonkologie in Forschung und Versorgung befasster Personenkreise findet. Sie danken den beteiligten Autorinnen und Autoren sowie den beteiligten Gutachterinnen und Gutachtern. Dank gilt auch Frau Dipl.-Soz. A. Ullrich für die Unterstützung bei der Gestaltung des Gesamtmanuskripts und bei der Abschlussredaktion.

Uwe Koch
Joachim Weis

Hamburg und Freiburg, Juli 2008

I. Psychische Belastungen in Folge der Krebserkrankung bei Patienten und deren Familien

Psychische Belastung und Lebensqualität bei Prostatakrebspatienten im Behandlungsverlauf

Anja Mehnert, Claudia Lehmann, Markus Graefen, Hartwig Huland und Uwe Koch

Zusammenfassung

Die Untersuchung psychosozialer Belastungen und Problemstellungen von Prostatakrebspatienten hat in der psychoonkologischen Forschung in den letzten Jahren zunehmend Aufmerksamkeit gefunden. Eine Reihe von Forschungsarbeiten zeigt, dass ein substanzieller Anteil von Prostatakrebspatienten im Verlauf der Behandlung psychische Belastungen und eine eingeschränkte Lebensqualität aufweist. Die vorliegende Studie untersucht die Häufigkeit und den Verlauf von Ängsten, Depressivität, Symptomen der Posttraumatischen Belastungsstörung und der gesundheitsbezogenen Lebensqualität der Patienten vor (T0) und nach Prostatakrebsoperation (T1). Zum ersten Messzeitpunkt wurden 80 Patienten mit Prostatakarzinom während ihres stationären Aufenthaltes im Mittel zwei Tage vor ihrer Operation in der Klinik und Poliklinik für Urologie des Universitätsklinikums Hamburg-Eppendorf (UKE) anhand von validierten Selbstbeschreibungsfragebogen befragt (Rücklaufquote: 79%). Zum zweiten Messzeitpunkt (durchschnittlich 15 Wochen nach dem chirurgischen Eingriff) nahmen 36 Patienten an der Studie teil. Insgesamt berichten vor Prostatakrebsoperation 40% der Patienten moderate bis hohe psychische Belastungen in den Merkmalen Angst, Depressivität und Posttraumatische Belastungsstörung. Ältere Patienten weisen signifikant höhere Einschränkungen in ihrer körperlichen Lebensqualität auf. Darüber hinaus sind ältere, unverheiratete Patienten tendenziell emotional belasteter. Im Behandlungsverlauf verbessern sich die Patienten in den Merkmalen Angst und Depressivität, nicht aber in den Dimensionen der gesundheitsbezogenen Lebensqualität. Die Ergebnisse betonen die Bedeutung der onkologischen Rehabilitation und unterstreichen die Wichtigkeit von Screeningfragebogen zur Erfassung der psychosozialen Belastung und die Bereitstellung von psychosozialer Unterstützung bei Prostatakrebspatienten.

Summary

Psychosocial distress and illness-related burden in prostate cancer patients has gained increasing attention in psycho-oncological research during recent years. A growing body of research points towards a significant number of prostate cancer patients experiencing psychosocial distress and impairments in quality of life during the course of the illness. This study examines the frequency and course of anxiety, depression, symptoms of posttraumatic stress disorder and health-related quality of life before (T0) and after (T0) prostate cancer surgery. Eighty prostate cancer patients were assessed during their inpatient treatment at the Clinic of Urology of the University Medical Centre Hamburg-Eppemdorf on average two days prior surgery (79% participation rate) and completed validated self-rating questionnaires. Thirty-six patients participated in the second assessment carried out on average 15 weeks post surgery. Overall, prior to prostate cancer surgery 40% of patients report moderate to high levels of anxiety, depression and posttraumatic stress disorder. Older patients show significant impairments in physical quality of life. Furthermore, older and unmarried patients tend to show higher levels of emotional distress. During the course of the treatment, improvements were observed in anxiety and depression, but not in health-related quality of life. Findings emphasize the role of cancer rehabilitation and underline the importance of psychosocial screening measures and the provision of psychosocial support in prostate cancer patients.

1. Psychoonkologische Aspekte bei Prostatakrebs

Prostatakrebs zählt mit einer Neuerkrankungsrate von 40.600 Fällen pro Jahr zu den häufigsten Krebserkrankungen des Mannes in Deutschland (Gesellschaft der epidemiologischen Krebsregister in Deutschland e.V., 2006). Die Standardtherapie umfasst die operative Entfernung des Tumors (radikale Prostatektomie) und die Durchführung einer Strahlentherapie. Bei frühzeitiger Erkennung liegen die Überlebensraten im Bereich der allgemeinen Lebenserwartung des Mannes (Gronau, Goppelt, Harzmann & Weckermann, 2005). Die kurz- und längerfristigen Auswirkungen der Prostatakrebserkrankung auf das psychische Befinden und die Lebensqualität der Patienten sowie die Untersuchung psychosozialer Einflussfaktoren auf die Adaptation an die Erkrankung haben erst in den letzten Jahren zunehmend Aufmerksamkeit in der psychoonkologischen Forschung gefunden.

Übersichtsarbeiten weisen insgesamt auf geringere krankheits- und behandlungsbedingte Beeinträchtigungen und eine geringere psychische Komorbidität von Prostatakrebspatienten im Vergleich zu Patientinnen und Patienten mit anderen Tumorerkrankungen wie beispielsweise Brustkrebs hin (Dale, Bilir, Han & Meltzer, 2005; Bloch, Love, Macvean et al., 2007). Als Gründe werden verschiedene Faktoren diskutiert wie die mittlere Auftretenshäufigkeit der Prostatakrebserkrankung im höheren Lebensalter, die bei rechtzeitiger Diagnose relativ gute Prognose, die insgesamt weniger eingreifenden medizinischen Behandlungen und ein hohes Ausmaß an sozialer Unterstützung durch die Partnerschaft und die Familie. Dennoch zeigt eine Reihe empirischer Arbeiten zu unterschiedlichen Zeitpunkten im Krankheitsverlauf substanzielle emotionale Belastungen, Distress, Ängste und Depressivität bei bis zu 53% der Patienten mit Prostatakarzinom (Kornblith, Herr, Ofman et al., 1994; Roth, Kornblith, Batel-Copel et al., 1998; Zabora, BrintzenhofeSzoc, Curbow et al., 2001; Bisson, Chubb, Bennett et al., 2002; Pirl, Siegel, Goode & Smith, 2002; Balderson & Towell, 2003; Dale et al., 2005; Korfage, Essink-Bot, Janssens et al., 2006; Roth, Nelson, Rosenfeld et al., 2006; Bloch et al., 2007; Mehnert, Lehmann, Schulte & Koch, 2007a). Die vorliegenden Studien sind durch die Heterogenität der Stichproben, eine Bandbreite an eingesetzten Erhebungsverfahren, durch unterschiedliche Erhebungszeitpunkte und therapeutische Maßnahmen im Behandlungsverlauf sowie ein entsprechend weites zeitliches Spektrum gekennzeichnet, das von wenigen Tagen bis zu mehreren Jahren nach Diagnosestellung reicht (Dale et al., 2005; Bloch et al., 2007).

Studien, die der Fragestellung nachgehen, inwieweit und in welchem Ausmaß krebs- und behandlungsbedingte Symptome in Beziehung zu psychischer Belastung stehen, weisen darauf hin, dass eine höhere Symptombelastung wie Inkontinenz, der

Verlust der erektilen Funktion und sexuelle Funktionsstörungen sowie das Fortschreiten der Krebserkrankung mit einer höheren psychischen Belastung einhergehen (Ullrich, Carson, Lutgendorf & Williams, 2003). Der Einfluss des prostataspezifischen Antigen-Tests (PSA-Test) auf Ängste und Distress ist dagegen umstritten (Bloch et al., 2007). So untersuchten Roth und Mitarbeiter (Roth, Rosenfeld, Kornblith et al., 2003; Roth et al., 2006) verschiedene Aspekte prostatakrebsspezifischer Belastungen wie Ängste bezogen auf den PSA-Test und Ängste vor dem Fortschreiten der Krebserkrankung. Die Autoren konnten zeigen, dass 13% der Patienten hohe Angstwerte aufwiesen und dass ein hohes Ausmaß an Angst nicht mit der Höhe, sondern vielmehr mit einer Schwankung der PSA-Testwerte in Zusammenhang stand.

Insgesamt liegen trotz der hohen Inzidenz des Prostatakarzinoms international wie national erst wenige empirische Studien zu psychosozialen Aspekten im Behandlungsverlauf vor und die bisherigen Forschungsergebnisse sind aufgrund der vielfältigen methodischen Untersuchungsansätze relativ uneinheitlich, um eine valide Einschätzung der Problemlagen und Belastungen von Prostatapatienten sowie der Behandlungsbedürftigkeit vornehmen zu können. Auch fehlt bisher eine ausreichende empirische Grundlage für die Entwicklung, Erprobung und Implementierung von psychosozialen Interventionen, die spezifisch auf Prostatakrebspatienten und damit auch spezifisch für ältere Patienten zugeschnitten sind.

2. Zielsetzungen und Fragestellungen

Die nachfolgend dargestellte Studie untersucht vor dem berichteten Stand der Forschung die Häufigkeit und den Verlauf von Angst, Depressivität und Symptomen der Posttraumatischen Belastungsstörung (PTBS) sowie die gesundheitsbezogene Lebensqualität (HRQOL) bei Patienten vor und nach Prostatakrebsoperation. Die Untersuchung hat im Sinne einer explorativen Erhebung vor allem hypothesengenerierenden Charakter. Es werden dabei folgende Fragestellungen analysiert:

- Wie hoch ist die Auftretenshäufigkeit von Angst, Depressivität und Posttraumatischer Belastungsstörung vor und nach radikaler Prostatektomie?
- Wie ist der Verlauf der gesundheitsbezogenen Lebensqualität vor und nach chirurgischer Behandlung?
- Unterscheiden sich die Patienten in den Merkmalen Angst, Depressivität und Lebensqualität von altersstandardisierten Normdaten?
- Welchen Einfluss auf die psychische Belastung haben soziodemografische Merkmale wie Alter, Familienstand und Schulbildung der Patienten?
- Welche Zusammenhänge bestehen zwischen Merkmalen der psychischen Belastung einerseits und sozialer Unterstützung, Krankheitsbewältigung sowie sinnbasierten Lebenseinstellungen andererseits?

3. Methodik

3.1 Studiendesign und Teilnehmer

Patienten mit der Diagnose Prostatakrebs wurden im Mittel 1.7 Tage (SD = 1.3; Range: 1-6) stationär vor ihrer Operation (nerverhaltende radikale Prostatektomie) in der Klinik und Poliklinik für Urologie des Universitätsklinikums Hamburg-Eppendorf (UKE) anhand von Selbstbeschreibungsfragebogen befragt (T0). Zum ersten Messzeitpunkt nahmen N=80 Patienten an der Untersuchung teil (Teilnahmequote: 79%). Zum zweiten Messzeitpunkt (T1) wurden die Patienten ambulant vor ihrem Nachuntersuchungstermin am UKE durchschnittlich 14.8 Wochen (SD = 3.8; Range: 2-19) nach Operation befragt. Die Teilnahmequote zu T1 betrug N=36 (45%). Die schriftliche informierte Zustimmung zur Studie wurde von allen Patienten eingeholt. Es liegen zu beiden Messzeitpunkten keine Angaben von den Patienten über mögliche Gründe der Nichtteilnahme und – zum ersten Messzeitpunkt – keine Daten zu soziodemografischen und medizinischen Merkmalen der nicht teilnehmenden Patienten vor. Zum zweiten Messzeitpunkt konnte allerdings eine Non-Responder-Analyse durchgeführt werden. Diese zeigt, dass (bezogen auf die Werte zu T0) keine signifikanten Gruppenunterschiede in den Merkmalen Alter, Familienstand, Schulabschluss, berufliche Situation und Tumorstadium sowie Angst, Depressivität und Posttraumatische Belastungsstörung bestehen ($p_{Werte} > .11$). Tabelle 1 gibt einen Überblick über die soziodemografischen und medizinischen Merkmale der Stichprobe zum ersten Messzeitpunkt. Angaben zu Vor- und somatischen Begleiterkrankungen der Patienten liegen nicht vor.

Tabelle 1: Soziodemografische und medizinische Merkmale (N=80)

	n	*(%)*
mittleres Alter in Jahren	60.9 (±6.3, Range 41-74)	
Altersgruppen		
bis 60 Jahre	32	40.0
60 Jahre und älter	48	60.0
Familienstand		
verheiratet	68	85.0
ledig/geschieden/verwitwet	12	15.0
Bildungsstand		
Hauptschule	24	30.0
Realschule	25	31.3
Abitur	14	17.5
Universität/Fachhochschule	17	21.3
Berufliche Situation		
berufstätig	35	43.8
berentet	43	53.8
arbeitslos	2	2.4

Fortsetzung Tabelle 1

	n	*(%)*
Größe des Wohnorts		
Großstadt	37	46.3
Kleinstadt	17	21.3
mittelgroße Stadt	9	11.3
Dorf	17	21.3
Krankheitsstadium (TNM)		
pT2	65	81.3
pT3	15	18.8
mittlerer PSA-Wert (ng/ml)	5.6 (±3.2, Range 0.6-15.1)	

3.2 Erhebungsinstrumente

Neben einem standardisierten Fragebogen zur Erfassung soziodemografischer Merkmale wurden nachfolgend aufgeführte validierte Selbstbeschreibungsinstrumente eingesetzt. Die medizinischen Charakteristika wurden den Patientenakten entnommen.

Die Hospital Anxiety and Depression Scale – Deutsche Version (HADS-D) ist ein Instrument zur Erfassung von Angst und Depressivität bei Erwachsenen mit körperlichen Beschwerden und Erkrankungen (Herrmann, Buss & Snaith, 1995). Die 14 Items werden anhand von vier vorgegebenen Antwortalternativen beantwortet. Für jede Skala können ein Summenscore (0 bis 21) berechnet sowie drei Cut-off-Werte für folgende Wertebereiche gebildet werden: 0-7 (unauffällig), 8-10 (grenzwertig) und ≥ 11 (auffällig).

Die Posttraumatic Stress Disorder Checklist – Civilian Version (PCL-C) (Teegen, 1997) orientiert sich an den DSM-IV-Kriterien für eine PTBS und erfasst Symptome auf ein extrem belastendes Ereignis (hier: Krebserkrankung oder Behandlung) bezogen auf den Zeitraum des letzten Monats. Der Fragebogen besteht aus 17 Items, die auf einer fünfstufigen Antwortskala von „überhaupt nicht“ bis „äußerst“ zu beantworten sind. Die wahrscheinliche Diagnose einer PTBS liegt nach der symptomorientierten Methode vor, wenn mindestens ein Intrusionssymptom, drei Vermeidungssymptome und zwei Arousalsymptome erfüllt sind, d.h. mit mindestens „mittel“, „ziemlich“ oder „äußerst“ angegeben wurden.

Der Short Form-8 Health Survey (SF-8) (Ware, Kosinski, Dewey & Gandek, 1999) erfasst acht Dimensionen der gesundheitsbezogenen Lebensqualität: Allgemeine Gesundheitswahrnehmung, Körperliche Funktionsfähigkeit, Körperliche Rollenfunktion, Körperliche Schmerzen, Vitalität, Soziale Funktionsfähigkeit, Psychisches Wohlbefinden und Emotionale Rollenfunktion. Weiterhin können zwei Summenskalen, Körperliche und Psychische Gesundheit, gebildet werden. Die Antwortformate werden in einen Wertebereich von 0 bis 100 transformiert, wobei höhere Werte mit einer höheren Lebensqualität einhergehen.

Das Hamburger Krankheitsbewältigungsinventar (HKI) basiert auf dem Dealing with Illness Inventory-Revised (DWI-R) und liegt in einer geprüften Kurzversion in deutscher Sprache vor (Zaun, 2002). Diese erfasst mit 32 Items folgende Bewältigungsstrategien: Kognitives Coping und Neubewertung, Aktiv emotionsbezogenes Coing, Aktiv problemorientiertes Coping, Depressives Coping, Vermeidung/Abwehr und Religiosität. Der Fragebogen wird auf einer fünfstufigen Likertskala von 1 = „nie" bis 5 = „immer" beantwortet.

Der Fragebogen Skalen zur Sozialen Unterstützung bei Krankheit (SSUK) (Ramm & Hasenbring, 2003) wurde spezifisch für chronisch Kranke entwickelt und erfasst mit zwei Subskalen unterstützende Verhaltensweisen (15 Items) und belastende Interaktionen (9 Items). Die Items werden auf einer fünfstufigen Skala von „nie" bis „immer" beantwortet.

Das Life Attitude Profile – Revised (LAP-R) (Mehnert, Müller & Koch, 2007b) erfasst das Ausmaß, in dem eine Person Sinn, Bedeutung und Lebensziele gefunden hat oder danach strebt. Der Fragebogen erfasst mit 48 Items die Dimensionen Lebensziele/Bestimmung, Kohärenz, Selbstwirksamkeit/Verantwortungsbereitschaft, Akzeptanz des Todes, Existentielle Leere und Suche nach Lebenszielen. Die Items werden auf einer siebenstufigen Likertskala von „stimme überhaupt nicht zu" bis „stimme völlig zu" beantwortet.

Die Patienten beantworteten weiterhin zwei offene schriftliche Fragen zu den gravierendsten Belastungen im Krankheitsverlauf („Welche Ereignisse bezogen auf die Krebserkrankung oder Behandlung haben Sie bisher am stärksten belastet?"), zu den als am hilfreichsten erlebten Formen bzw. Quellen der Unterstützung („Wer oder was hat Ihnen im Umgang mit der Krebserkrankung und Behandlung bisher am stärksten geholfen?") sowie ein Item zur subjektiven Bedrohlichkeit der Krebserkrankung („Als wie bedrohlich erleben Sie die Krebserkrankung im Moment?") (Skala von 1 = „überhaupt nicht bedrohlich" bis 5 = „sehr bedrohlich").

3.3 Statistische Auswertung

Die statistischen Datenanalysen erfolgten mit dem Statistikprogram SPSS (Version 12.0). Es wurden neben deskriptiver Statistik nonparametrische Verfahren (Chi^2-Test), t-Tests sowie varianzanalytische Verfahren mit und ohne Messwiederholung angewendet. Durchgeführt wurden darüber hinaus Korrelationsanalysen (Produkt-Moment-Korrelation) zur Untersuchung von statistischen Zusammenhängen sowie logistische Regressionsanalysen. Die Bestimmung der Effektgrößen erfolgt nach Cohen (1988).

4. Ergebnisse

4.1 Subjektive Belastungen und Ressourcen

Die Prostatakrebserkrankung wird vor der Operation von 41% der Patienten als überhaupt nicht bis wenig bedrohlich wahrgenommen, von weiteren 41% als etwas bedrohlich und von 18% als ziemlich bis sehr bedrohlich.

Zum ersten Messzeitpunkt beantworten alle Patienten zwei offene Fragen nach den subjektiv stärksten Belastungen und den als am hilfreichsten erlebten Formen von Unterstützung. Als am stärksten belastend werden genannt

- die Diagnose Prostatakrebs (45%),
- Unsicherheit und Angst bezüglich des Krankheitsverlaufs (35%),
- Angst vor der bevorstehenden Behandlung (16%),
- Angst vor Impotenz, Inkontinenz und sexuellen Problemen (9%) sowie
- allgemeine Zukunftsängste (5%).

Besonders hilfreich für den Umgang mit der Krebserkrankung sind für die Patienten

- die Gespräche mit dem behandelnden Arzt (29%),
- die Partnerin (20%),
- Familie und Freunde (20%),
- die medizinische Behandlung und die gute Prognose (9%),
- Ablenkung (6%) sowie
- eine positive Lebenseinstellung und der Austausch mit anderen Patienten (6%).

Durchschnittlich nennen die Patienten 1.4 Belastungen (SD=.5; Range: 0-4) und 1.4 Unterstützungsquellen (SD=.7; Range: 0-3) (Mehrfachnennungen möglich).

4.2 Angst, Depressivität, PTBS und Lebensqualität vor Prostatakrebsoperation

Tabelle 2 zeigt die Auftretenshäufigkeiten von Angst, Depressivität und PTBS während der stationären Behandlung vor der Prostatakrebsoperation. Es leiden 31% der Patienten unter moderater bis hoher Ängstlichkeit und 21% der Patienten unter moderater bis hoher Depressivität. Die Prävalenz der Posttraumatischen Belastungsstörung liegt deutlich niedriger bei 5%. Allerdings berichtet ein höherer Anteil von bis zu 37.5% der Patienten über einzelne Symptome wie bspw. Intrusionen, d.h. wiederkehrende und sich aufdrängende Gedanken an die Krebserkrankung oder die Behandlung. In Abhängigkeit vom zu Grunde gelegten Cut-off-Wert im HADS von ≥ 8 bzw. ≥ 11 beträgt die Auftretenshäufigkeit für eine moderate bzw. hohe Belastung in mindestens einem der genannten Bereiche Angst, Depressivität und PTBS zu T0 40% bzw. 12,5%.

Zum Vergleich mit repräsentativen bevölkerungsbasierten Normwerten für Angst und Depressivität wurden die von Hinz und Schwarz (2001) publizierten Regressionskoeffizienten zu Grunde gelegt, um die Normwerte zu berechnen (HADS-Angst = 0.026 x Alter + 0.69 x Geschlecht (Männer = 0) + 3.09 und HADS-Depression N=0.079 x Alter + 0.15 x Geschlecht (Männer = 0) + 0.73). Für den Vergleich der gesundheitsbezogenen Lebensqualität wurden die von Ellert, Lampert und Ravens-Sieberer (2005) publizierten bevölkerungsbasierten Normwerte für den SF-8 herangezogen.

Zum ersten Messzeitpunkt sind Patienten mit Prostatakrebs erwartungsgemäß signifikant ängstlicher als die Normstichprobe ($p<.001$) ($d=1.4$), unterscheiden sich aber im Merkmal Depressivität nicht signifikant ($p=.86$). Bezüglich ihrer Lebensqualität weisen die Prostatakrebspatienten signifikant höhere Werte als Männer der Allgemeinbevölkerung in den Dimensionen Körperliche Rollenfunktion ($p=.007$) ($d=0.3$), Körperliche Schmerzen ($p<.001$) ($d=0.9$), Allgemeine Gesundheitswahrnehmung ($p=.003$) ($d=0.3$), Vitalität ($p<.001$) ($d=0.8$) sowie in der Summenskala Körperliche

Gesundheit ($p<.001$) ($d=0.6$) auf. In den übrigen Dimensionen zeigen sich keine signifikanten Gruppenunterschiede ($p_{Werte} >.11$).

Tabelle 2: Angst, Depressivität, PTBS, Lebensqualität vor Prostatakrebsoperation (N=80)

Psychische Belastung	*n*	*(%)*
Angst		
M (SD)	6.8	3.0
normal (HADS Cut-off ≥ 7)	55	68.8
moderat (HADS Cut-off 8-10)	17	21.3
hoch (HADS Cut-off ≥ 11)	8	10.0
Depressivität		
M (SD)	5.5	3.0
normal (HADS Cut-off ≥ 7)	63	78.8
moderat (HADS Cut-off 8-10)	11	13.8
hoch (HADS Cut-off ≥ 11)	6	7.5
PTBS		
Intrusion	30	37.5
Vermeidung	13	16.3
Hyperarousal	15	18.8
PTBS Diagnose	4	5.0
Gesamt		
PTBS, Angst und/oder Depressivität (HADS Cut-off ≥ 8)	32	40.0
PTBS, Angst und/oder Depressivität (HADS Cut-off ≥11)	10	12.5
Lebensqualität	*M*	*SD*
Körperliche Funktionsfähigkeit (PF)	49.2	7.0
Körperliche Rollenfunktion (RP)	50.6	6.4
Körperliche Schmerzen (BP)	57.2	6.8
Allgemeine Gesundheitswahrnehmung (GH)	48.1	6.3
Vitalität (VT)	55.3	6.1
Soziale Funktionsfähigkeit (SF)	51.4	6.4
Emotionale Rollenfunktion (RE)	49.1	5.6
Psychisches Wohlbefinden (MH)	50.5	7.6
Summenskala Körperliche Gesundheit (PCS)	53.0	7.3
Summenskala Psychische Gesundheit (MCS)	52.2	7.9

Es wurde weiterhin geprüft, inwieweit Gruppenunterschiede in der psychischen Belastung und der Lebensqualität zwischen Männern verschiedener Altersgruppen, unterschiedlichen Familienstands, Schulbildung und beruflicher Situation bestehen. Dazu wurde die Stichprobe in zwei Altersgruppen eingeteilt, nämlich die Gruppe der Patienten bis 60 Jahre (N=32) und über 60 Jahre (N=48). Bezüglich des Familienstands wurden die verheirateten mit den ledigen, den geschiedenen oder den verwitweten Patienten verglichen. Die Ergebnisse der multifaktoriellen Varianzanalyse zeigen keine Altersgruppenunterschiede in den Merkmalen Angst, Depressivität und Symptome der PTBS sowie in allen Lebensqualitätsdimensionen ($p>.14$), bis auf die körperliche Lebensqualität, die bei älteren Patienten tendenziell schlechter ist ($p=.05$) ($eta^2=.05$). Weiterhin sind ältere alleinstehende Männer tendenziell ängstlicher ($p=.09$) und haben eine schlechtere emotionale Rollenfunktion ($p=.09$). Signifikante Gruppenunterschiede hinsichtlich der Schulbildung, der beruflichen Situation und des

Tumorstadiums können nicht nachgewiesen werden (p>0.13). Auch zwischen der Höhe des PSA-Wertes und der psychischen Belastung der Patienten besteht kein Zusammenhang.

Ein hohes Ausmaß an Ängstlichkeit steht in positivem Zusammenhang mit den Krankheitsbewältigungsstilen Kognitives Coping und Neubewertung (r=.28) (p<.05) und Depressives Coping (r=.49) (p<.001) und korreliert negativ mit der Dimension des LAP-R Akzeptanz des Todes (r=-.38) (p=.001). Bei depressiveren Patienten finden sich erwartungsgemäß ebenso häufiger ein depressiver Copingstil (r=.55) (p< .001) sowie negative Zusammenhänge mit den Merkmalen Lebensziele/Bestimmung (r=-.38) (p=.001), Kohärenz (r=-.33) (p=.005) und Akzeptanz des Todes (r=-.48) (p<.001). Der PCL-C Summenscore (PTBS) korreliert mit Depressivem Coping (r= .52) (p<.001), mit der SSUK-Subskala belastende Interaktionen (r=.36) (p=.001) sowie ebenfalls negativ mit der Skala Akzeptanz des Todes (r=-.30) (p=.01). Weitere Zusammenhänge mit sozialer Unterstützung bzw. belastenden Interaktionen konnten nicht beobachtet werden.

4.3 Angst, Depressivität, PTBS und Lebensqualität im zeitlichen Verlauf

Um den Verlauf der psychischen Belastung und der Lebensqualität vor und nach Prostatakrebsoperation zu untersuchen, wurde trotz der kleinen Fallzahlen explorativ eine Varianzanalyse mit Messwiederholung gerechnet, bei der die beiden Faktoren Alter sowie Familienstand berücksichtigt wurden. Die Ergebnisse zum Verlauf der psychischen Belastung zwischen dem ersten und dem zweiten Messzeitpunkt zeigen signifikante Zeiteffekte in den Merkmalen Angst (p[MANOVA Zeit] <.001) und Depressivität (p[MANOVA Zeit] =.003) (Tabelle 3). Die anderen Merkmale verändern sich nicht signifikant über die Zeit. Signifikante Wechselwirkungen bestehen ausschließlich im Merkmal Familienstand. In den Variablen Körperliche Funktionsfähigkeit, Körperliche Rollenfunktion sowie in der Summenskala Körperliche Gesundheit verbessern sich unverheiratete Männer zwischen T0 und T1, während sich verheiratete verschlechtern ($p_{Werte} \leq .05$, $eta^2 > .11$).

Tabelle 3: Psychische Belastung und Lebensqualität im zeitlichen Verlauf (N=36)

	T0		*T1*			
	M	*SD*	*M*	*SD*	$p_{Zeit} \leq$	eta^2
Psychische Belastung						
Angst	7.0	3.3	4.0	3.4	.001	.35
Depressivität	5.9	3.6	3.3	4.3	.03	.14
Intrusion	8.5	3.8	7.3	3.3	.14	-
Vermeidung	11.7	5.5	10.6	3.9	.26	-
Arousal	8.6	4.2	7.9	3.1	.19	-
Lebensqualität						
PF	48.5	8.3	45.0	9.0	.81	-
RP	49.6	8.0	45.0	9.8	.65	-
BP	56.0	8.3	54.5	9.3	.94	-

Fortsetzung Tabelle 3

	T0		*T1*			
	M	*SD*	*M*	*SD*	$p_{Zeit} \leq$	eta^2
Lebensqualität						
GH	47.1	7.1	47.7	7.1	.11	-
VT	54.5	7.5	55.9	6.4	.56	-
SF	50.5	8.0	49.8	7.4	.43	-
RE	48.9	6.2	47.4	7.0	.90	-
MH	48.9	8.0	50.5	6.6	.61	-
PCS	52.0	8.4	47.9	10.3	.87	-
MCS	50.9	8.6	53.2	7.3	.60	-

4.4 Prävalenz von Angst, Depressivität und PTBS nach Prostatakrebsoperation

Zum zweiten Messzeitpunkt – durchschnittlich 15 Wochen nach Prostatakrebsoperation – leiden N=6 Patienten (17%) unter moderater Ängstlichkeit und N=7 Patienten (20%) unter moderater bis hoher Depressivität. Die Prävalenz der Posttraumatischen Belastungsstörung liegt bei N=2 (6%). Ein Anteil von 25% der Patienten berichtet über Intrusionen, 14% über Vermeidungssymptome und ebenfalls 14% über Hyperarousalsymptome. In Abhängigkeit vom zu Grunde gelegten Cut-off-Wert im HADS von $\geq$ 8 bzw. $\geq$ 11 beträgt die Auftretenshäufigkeit für eine moderate bzw. hohe Belastung in mindestens einem der genannten Bereiche Angst, Depression und PTBS zu T1 28% bzw. 8%. Die durchgeführte explorative logistische Regressionsanalyse ergibt keine signifikanten Prädiktoren für das Vorliegen einer moderaten und hohen Ängstlichkeit und Depressivität sowie einer PTBS sowohl zum ersten wie zum zweiten Messzeitpunkt. Dabei wurden als mögliche Prädiktoren die Merkmale Alter, Familienstand, Schuldbildung, Tumorstadium und soziale Unterstützung einbezogen.

Zum zweiten Messzeitpunkt sind Patienten mit Prostatakrebs signifikant weniger depressiv als die Normstichprobe (p=.003) (d=1.0), unterscheiden sich aber im Merkmal Ängstlichkeit nicht signifikant (p=.21). Bezüglich ihrer Lebensqualität weisen die Prostatakrebspatienten signifikant höhere Werte als Männer der Allgemeinbevölkerung in den Dimensionen Körperliche Schmerzen (p=.03) (d=.4) und Vitalität (p<.001) (d=.9) auf, dagegen eine signifikant niedrigere Lebensqualität in den Dimensionen Körperliche Funktionsfähigkeit (p=.05) (d=.4), Körperliche Rollenfunktion (p=.04) (d=.3) und Soziale Funktionsfähigkeit (p=.04) (d=.4).

5. Diskussion

Zielsetzung der hier dargestellten Studie war die Untersuchung der Auftretenshäufigkeit und des Verlaufs von Angst, Depressivität, Symptomen der Posttraumatischen Belastungsstörung (PTBS) und der gesundheitsbezogenen Lebensqualität (HRQOL) bei Krebspatienten vor und nach Prostatakrebsoperation. Dabei war die Untersuchung im Sinne einer explorativen, hypothesengenerierenden Erhebung geplant.

Übereinstimmend mit Ergebnissen von Untersuchungen bei Brustkrebspatientinnen zeigt sich auch in dieser Studie, dass die Diagnose Krebs und die Unsicherheit bezüglich des Krankheitsverlaufs von den Patienten als sehr belastend erlebt werden; belastender als die Angst vor der bevorstehenden Behandlung und möglichen Folgeproblemen. Die subjektive Bedrohlichkeit der Prostatakrebserkrankung wird von der Mehrheit der Patienten allerdings deutlich niedriger wahrgenommen als bei anderen Tumordiagnosen (Mehnert & Koch, 2005), ein Ergebnis, das vermutlich mit der deutlich besseren Prognose von Prostatakrebs im Vergleich zu anderen Krebsarten erklärbar ist.

Interessanterweise schätzen mehr Patienten – ein knappes Drittel – die Gespräche mit dem behandelnden Arzt als besonders hilfreich für den Umgang mit der Krebserkrankung ein als die Partnerin, Familie oder Freunde. Dazu liegen ähnliche Ergebnisse von Studien bei Krebspatienten in strahlentherapeutischer Behandlung und bei Melanompatienten vor (De Vries, Söllner, Steixner et al., 1998; Söllner, Zschocke & Augustin, 1998). Dabei bezog sich die Mehrzahl der Antworten in dieser Studie auf die Behandlung durch die Ärzte in der urologischen Klinik des UKE während des stationären Aufenthalts.

Für die Interpretation dieses Befunds können mehrere Faktoren eine Rolle spielen. Zum einen befinden sich die Patienten in einem sehr frühen Stadium der Erkrankung, nämlich kurz nach Diagnosestellung, d.h. in einer Krankheitsphase, in der die informationelle Unterstützung einen hohen Stellenwert einnimmt. So könnte die emotionale und psychosoziale Unterstützung durch die Partnerin und die Familie erst später im Krankheitsverlauf und im Genesungsprozess an Bedeutung gewinnen. Dafür würde auch das relativ überraschende Ergebnis passen, dass die soziale Unterstützung gemessen mit dem SSUK, der vor allem auch emotionale Unterstützungsprozesse und Interaktionen erfasst, außer in einem Parameter kaum mit der psychischen Belastung korreliert. Denkbar ist auch, dass hier geschlechtsspezifische Faktoren eine Rolle spielen. Schließlich sollte weiterhin nicht außer Acht gelassen werden, dass einer individuellen ärztlichen Betreuung auf der urologischen Station des UKE ein hoher Stellenwert eingeräumt wird (u.a. Modell des „Bezugsarztes“) und dies, wie die Ergebnisse zeigen, von den Patienten als besonders positiv wahrgenommen wird. Inwieweit Prostatakrebspatienten die Behandlung durch andere Arztgruppen – z.B. Hausärzte – als hilfreich empfinden und inwieweit hier besonders auch Alterseffekte eine Rolle spielen, wäre ein interessanter Gegenstand weiterer Untersuchungen.

Die Auftretenshäufigkeit von Angst und Depressivität liegt im Bereich der in der internationalen Literatur berichteten Prävalenzraten für Prostatakrebspatienten (Perczek, Burke, Carver et al., 2002; Dale et al., 2005; Bloch et al., 2007). Legt man einen niedrigeren Cut-off-Wert zu Grunde, befinden sich die Prävalenzraten mit 40% sogar im oberen Bereich. Die Prävalenz der Posttraumatischen Belastungsstörung, die unseres Wissens bei dieser Patientengruppe noch nicht erfasst wurde, ist mit 5% gering. Obwohl die PTBS-spezifischen Fragen sich auf die Krebserkrankung und bisherige Behandlungen bezogen, ist die Frage, inwieweit bei diesen Patienten bereits bevorstehende Belastungen durch andere traumatisierende Ereignisse bestanden, nicht zu klären. Der Vergleich mit der Normstichprobe zeigt, dass die Patienten vor Operation deutlich ängstlicher sind. Überraschend ist die relativ gute körperliche Lebensqualität der Patienten, die in vielen Bereichen sogar signifikant höher als in der Allgemeinbevölkerung ist.

Die Untersuchung des Einflusses soziodemografischer Merkmale auf das psychische Befinden vor Operation zeigt tendenziell eine schlechtere körperliche Lebensqualität bei älteren Männern und eine höhere psychische Belastung bei älteren alleinstehenden Männern. Auch wenn die Ergebnisse nur auf dem 10%-Niveau signifikant sind, geben sie wichtige Hinweise auf einen möglichen Unterstützungsbedarf und sind insofern besonders für die Arzt-Patient-Kommunikation und die ärztliche Fort- und Weiterbildung bedeutsam, da Studien zeigen, dass psychosoziale Belastungen gerade bei älteren Männern seltener erkannt werden als bei jüngeren Patienten und bei Frauen (Söllner, De Vries, Steixner et al., 2001). Während der Familienstand bei den untersuchten Lebensqualitätsdimensionen keine und im Verlauf sogar dahingehend eine Rolle spielte, dass sich unverheiratete Männer im Gegensatz zu den verheirateten in der körperlichen Lebensqualität verbesserten, scheint das zuvor berichtete Ergebnis ein Hinweis auf eine schlechtere psychische Befindlichkeit bei älteren Männern ohne feste Partnerschaft zu sein. Dass dieses Ergebnis im Gegensatz zu anderen Befunden steht, die gerade bei jüngeren Männern eine höhere psychische Belastung gefunden haben (Lintz, Moynihan, Steginga et al., 2003), kann mehrere Gründe haben. Die stärkere psychische Belastung jüngerer Krebspatienten und Krebspatientinnen ist ein häufig gefundenes Ergebnis (Harter, Reuter, Aschenbrenner et al., 2001). Allerdings werden dabei nicht immer die z.T. starken körperlichen Belastungen der Erkrankung sowie noch seltener allgemeine Altersbeschwerden (z.B. in der Beweglichkeit, Schmerzen) berücksichtigt, die eventuell schon vor der Krebserkrankung bestanden haben und die Lebensqualität negativ beeinflussen, wie Langzeitstudien bei Brustkrebspatientinnen zeigen (Ganz, Guadagnoli, Landrum et al., 2003). Das hier gefundene Ergebnis könnte einen Hinweis darauf geben, dass ein nicht unerheblicher Anteil von älteren Prostatakrebspatienten bereits vor der Erkrankung an altersbedingten Beschwerden (z.B. Inkontinenz) leidet, die unter Umständen bereits auch vor der Krebsdiagnose zu einer höheren psychischen Belastung geführt haben oder im Zusammenhang mit der Diagnose zu einer höheren psychischen Belastung führen.

Auffallend ist zunächst auch das Ergebnis, dass sich die Patienten deutlich in der Angst und Depressivität verbessern, in den Dimensionen der Lebensqualität allerdings nicht. Eine Erklärung dafür ist, dass – gerade bei einer guten Prognose – die vor Operation eventuell bestehenden Ängste und Zweifel bezüglich des Krankheitsverlaufs und eine damit zusammenhängende dysphorische Stimmung nach überstandener Primärbehandlung zu den Nachuntersuchungsterminen signifikant verringert ist. Ein Hinweis darauf könnte auch sein, dass die Depressivität zum zweiten Messzeitpunkt signifikant niedriger ist als in der Allgemeinbevölkerung. Weiterhin ist die Lebensqualität der Patienten bereits vor der Operation in einigen Aspekten sogar besser als die der Allgemeinbevölkerung, so dass diesbezügliche Verbesserungen eher nicht zu erwarten waren.

Die hier dargestellte empirische Untersuchung hat eine Reihe methodischer Einschränkungen, vor deren Hintergrund die Ergebnisse kritisch diskutiert werden müssen und in erster Linie hypothesengenerierenden Charakter haben können. So ist die geringe Rücklaufquote zum zweiten Messzeitpunkt als kritisch zu sehen. Eine mögliche Stichprobenverzerrung könnte darin bestehen, dass im Zeitraum der Nacherhebung ein erheblicher Teil der besonders belasteten Patienten eine onkologische Rehabilitation in Anspruch genommen haben könnte. Insofern stellen die hier berichteten Ergebnisse zur psychischen Belastung möglicherweise eine Unterschätzung der tatsächlichen Prävalenz dar. Dass die psychische Belastung bei Prostatakrebspatienten zu Beginn der Rehabilitation erheblich höher ist, zeigen neuere Studien (Mehnert et al., 2007a). Danach werden von den Patienten körperliche Probleme durch die Nebenwirkung der medizinischen Behandlung wie Inkontinenz, erektile Dysfunktion und sexuelle Probleme, Probleme der Beweglichkeit und Mobilität sowie Schmerzen als besonders belastend erlebt. Dass körperliche Beschwerden zum Follow-up-Zeitpunkt nicht erhoben und deren potenzieller Einfluss auf die psychischen Belastungen der Patienten nicht untersucht werden konnte, stellt eine weitere Einschränkung der Untersuchung dar. Auf der Grundlage der wenigen vorliegenden Forschungsergebnisse kann angenommen werden, dass die psychische Belastung bei denjenigen Patienten besonders hoch ist, bei denen auch eine höhere körperliche Symptombelastung vorliegt.

Darüber hinaus wäre es wünschenswert gewesen, detailliertere Informationen über weitere medizinische und körperliche Faktoren der Patienten wie vorbestehende oder weitere Erkrankungen oder Informationen über bestehende Netzwerke sozialer Unterstützung außerhalb der Partnerschaft (Kinder, Freunde) einbeziehen zu können, um Zusammenhänge zwischen dem körperlichen und psychischen Befinden der Patienten genauer untersuchen zu können.

6. Fazit

Die hier vorgelegte Untersuchung hat einige interessante Befunde und einige Trends aufgezeigt, die in zukünftigen Forschungsarbeiten aufgegriffen werden können. So scheinen besonders ältere, alleinstehende Patienten mit einer Prostatakrebserkrankung psychisch belastet zu sein. Die Rolle sozialer Unterstützungsprozesse sowohl bezüglich des familiären Bezugssystems aber auch bezüglich professioneller Angebote wurde bei dieser Patientengruppe bisher nur unzureichend untersucht. Dies gilt auch für Aspekte der Arzt-Patient-Kommunikation unter besonderer Berücksichtigung geschlechtsspezifischer Merkmale. Hier weist die vorliegende Studie darauf hin, dass das Gespräch mit dem behandelnden Arzt für Prostatakrebspatienten eine zentrale Unterstützungsquelle darzustellen scheint, die möglicherweise sogar von größerer Bedeutung als die familiäre Unterstützung ist. Darüber hinaus gibt es bisher erst wenige prostatakrebsspezifische Instrumente (Lehmann, Mehnert, Schulte & Koch, 2006), die die Belastungen bei dieser Patientengruppe gezielt erfassen. Weiterer Forschungsbedarf besteht in der Untersuchung vorbestehender körperlicher und psychischer Belastungen der Patienten, in der Untersuchung des Langzeitverlaufs psychosozialer Belastung von Patienten wie deren Partnerinnen sowie in der Entwicklung und Erprobung von psychoonkologischen Interventionen, die spezifisch auf Prostatakrebspatienten und auch spezifisch für ältere Patienten und Patienten mit schlechter Prognose konzipiert sind.

Lebensqualität von krebsbetroffenen Familien – Ergebnisse aus einer psychoonkologischen Nachsorgeeinrichtung

Lars Kröger und Monika Bullinger

Zusammenfassung

Ein Ziel der ambulanten familienorientierten Nachsorge ist es, die psychosoziale Belastung und die gesundheitsbezogene Lebensqualität der Betroffenen und ihrer Angehörigen einerseits zu erfassen und andererseits durch psychoonkologisch-psychotherapeutische Behandlung zu verändern. Im vorliegenden Kapitel wird anhand der Arbeit einer Hamburgischen Nachsorgeeinrichtung „Stiftung phönikks" der Frage nachgegangen, wie Kinder sowie Erwachsene als Betroffene ihre Lebensqualität zu Beginn und ein Jahr nach Abschluss der psychoonkologischen Betreuung bewerten.

Im Rahmen einer longitudinalen Beobachtungsstudie wurden insgesamt 373 Klienten (225 Erwachsene, 148 Kinder) aus 193 Haushalten befragt. Als Messinstrumente wurde zur Erfassung der Lebensqualität der Erwachsenen der SF-36 Health Survey und bei den Kindern der KINDL-R Fragebogen eingesetzt. Zusätzlich wurden soziodemografische, klinische und psychosoziale Daten erhoben.

Die Ergebnisse zu Behandlungsbeginn zeigen, dass alle Subgruppen in ihrer gesundheitsbezogenen Lebensqualität von den jeweiligen gesunden Referenzstichproben nach unten abweichen, besonders in körperlichen und sozialen Aspekten der Lebensqualität sowie im Selbstwert. Nicht nur die krebsbetroffenen Erwachsenen und Kinder selbst, sondern auch die Kinder von Krebspatienten sowie die Angehörigen erkrankter Kinder, waren in ihrer Lebensqualität stark eingeschränkt. Einen Beitrag zur Lebensqualität leisteten die Prädiktoren Krankheitsbewältigung und soziale Unterstützung. Die Veränderung der Lebensqualität von bis zu einem Jahr nach Betreuungsbeginn weist auf statistisch signifikante, positive Auswirkungen des psychoonkologischen Behandlungskonzepts hin.

Da es sich nicht um eine kontrollierte oder randomisierte Studie handelt, können die Effekte nicht kausal auf die Betreuung zurückgeführt werden. Dennoch legt die Studie nahe, dass die ambulante Begleitung der Krebsbetroffenen und ihrer Angehörigen, seien es Kinder oder Erwachsene, zu einer verbesserten Lebensqualität beiträgt.

Summary

Outpatient family-oriented care of cancer patients after acute treatment aims at assessing patients' psychological burden and quality of life as well as initiating improvements through psycho-oncological interventions. The focus of the current chapter is to examine changes in quality of life in persons cared for at the "Stiftung phönikks", an outpatient endowment facility and associated programme in Hamburg.

Altogether 225 adults and 148 children from 193 households were included. Quality of life was assessed longitudinally at the beginning and one year treatment, using the SF-36 Health Survey in adult patients, while children completed the Kindl-R instrument. In addition, sociodemographic, clinical and psychosocial data were collected.

At baseline, the quality of life profile of all subgroups was below respective healthy reference groups, especially in physical and social quality of life domains as well as in self esteem. Not only adults and children with cancer but also their respective relatives showed impairments in quality of life. Coping and social support were predictors of quality of life. The change in quality of life during the programme was statistically significant and showed positive outcomes of psycho-oncological interventions.

Because of the naturalistic study design with a lack of a control group or randomization procedure, these findings cannot be causally attributed to the intervention. However, the results suggest that cancer patients and relatives, adults and children, might profit from the psycho-oncological outpatient care provided in terms of their quality of life.

1. Einleitung

Wenn Menschen von Krebs betroffen sind, sind nicht nur die Erkrankten selbst, sondern auch die Angehörigen in besonderem Maße durch die Folgen der Erkrankung und deren Behandlung beeinträchtigt (Schmidt & Bullinger, 2003; Bullinger, Petersen & Mehnert, 2005). Bei der anschließenden Rückkehr in den Alltag sehen sich die Betroffenen und ihre Familien vor die schwierige Aufgabe gestellt, sich wieder in das tägliche Leben zu integrieren und Krankheits- und Behandlungserfahrungen zu bewältigen.

Während die familienorientierte psychosoziale Behandlungsperspektive in der Pädiatrie über eine mittlerweile 20-jährige Tradition verfügt, fokussierte die psychosoziale Behandlung und Nachsorge krebskranker Erwachsener bisher vorrangig den einzelnen Patienten (Fawzy, 1999). Im hier vorgestellten Versorgungsmodell der Stiftung phönikks in Hamburg wurde seit Beginn der 90er Jahre ein familienorientiertes Nachsorgekonzept auf die Behandlung hoch belasteter Krebspatienten und deren Angehörigen übertragen. Das Angebot war zunächst auf krebskranke Kinder und ihre Familien ausgerichtet; während der vergangenen Jahre haben dann aber immer mehr Familien mit kranken Erwachsenen die ambulante Beratung aufgesucht (Stiftung phönikks, 2006). Gleichzeitig wandten sich Initiativen unterschiedlicher Träger diesen Familien zu, kommunizierten dabei die psychosozialen Probleme der Betroffenen und schufen damit eine größere Öffentlichkeit.

Im Prinzip sind Familien in folgender Form von Krebs betroffen (Abbildung 1): Sind die Kinder erkrankt, ergeben sich Herausforderungen für die Eltern und Geschwisterkinder (Quadrant I), ist ein Elternteil erkrankt, leiden die Kinder (Quadrant II). Besonders dann, wenn das Kind (Quadrant III) oder der Erwachsene (Quadrant IV) stirbt, ergeben sich vielschichtige Probleme für die trauernde Familie (Osborn, 2007; Tomarken, Holland, Schachter et al., 2008). Die gesundheitsbezogene Lebensqualität der Familienmitglieder ist dabei zentrales Zielkriterium der psychoonkologischen Behandlung (Bullinger, 2006).

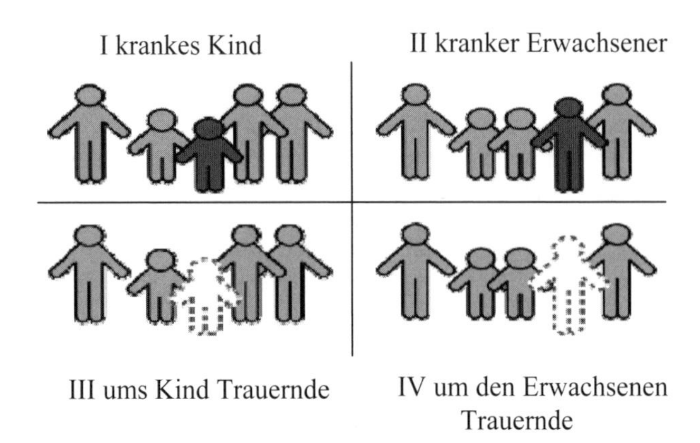

Abbildung 1: Familienkonstellationen und Krebserkrankung

Trotz kontinuierlich steigender Betreuungszahlen ist bisher wenig darüber bekannt, wie Familien nach Abschluss der stationären Therapie und der anschließenden stationären Rehabilitation die Reintegration in den Alltag bewältigen und mit wiederkehrenden krankheitsbezogenen Ängsten oder langfristigen somatischen und psychosozialen Spätfolgen umgehen.

Die Wiederherstellung der beeinträchtigten Lebensqualität während der ambulanten Rehabilitation und Nachsorge ermöglicht den Familien die Rückkehr in die Normalität. Die vorliegende Studie will einen Beitrag dazu leisten, die Situation dieser jungen Familien zu beschreiben und die Bedingungen zu evaluieren, die eine Erlangung zufrieden stellender Lebensqualität in der Nachsorgephase fördern bzw. behindern.

Die Lebensqualität dieser unterschiedlichen Patientengruppen und ihre spezifischen Belastungsprofile bilden damit den Schwerpunkt der vorliegenden Untersuchung. Alle hier einbezogenen Familien wurden durch ein einheitliches, formal schematisches, jedoch inhaltlich flexibles Behandlungsprogramm in der ambulanten psychosozialen Nachsorge betreut, wobei sich in der evaluierten Versorgungsstruktur die psychoonkologischen Ansätze aus der pädiatrischen und Erwachsenenpsychoonkologie ergänzen (Bullinger, Ravens-Sieberer, Nantke et al., 2004; Bullinger & Ravens-Sieberer, 2006). Die zentrale Fragestellung betrifft die Beschreibung der Lebensqualität der Familien mit einem erkrankten Mitglied und die Veränderung ihrer Lebensqualitätsprofile über die Zeit der psychosozialen Behandlung[1].

Hilfreich zur Weiterentwicklung der Behandlungsprogramme der ambulanten Nachsorge ist dabei die Einschätzung psychosozialer Prognosen (Schreiber-Gollwitzer, Schröder, Griessmeier et al., 2003). Voraussetzung dafür bildet das Wissen um Faktoren, die eine Erreichung zufrieden stellender Lebensqualität begünstigen (Romer, Saha, Haagen et al., 2007). So stellt die Identifikation von Korrelaten und Prädiktoren guter und schlechter Lebensqualität einen weiteren Schwerpunkt der Ar-

[1] Die Lebensqualitätsbeeinträchtigungen der trauernden Familien stehen in dieser Kurzdarstellung nicht im Vordergrund.

beit dar, der darauf zielt, mehr datenbasierte Evidenz in der Planung und Durchführung komplexer familienorientierter psychoonkologischer Interventionen zu erhalten.

2. Psychoonkologische Nachsorgeangebote für Familien

Die Planung und Durchführung psychosozialer Hilfen für krebsbetroffene Familien ist vor die Aufgabe der Definition des Betreuungsbedarfs gestellt, wobei eine exakte Bestimmung hilfebedürftiger Personen kaum möglich ist. Zum einen gilt auch hier, dass der expertendefinierte Bedarf und die tatsächliche Inanspruchnahme nicht übereinstimmen (Koch & Weis, 1998; Muthny & Küchenmeister, 1998), zum anderen nehmen zahlreiche Familien aus den umliegenden Bundesländern sowohl medizinische als auch psychosoziale Versorgungsangebote in Hamburg wahr. Eine vorsichtige Schätzung auf Grundlage der Daten des Deutschen Kinderkrebsregisters, des Hamburger Krebsregisters und nach Auskünften der Behörde für Wissenschaft und Gesundheit muss allerdings davon ausgegangen werden, dass in Hamburg und Umgebung mindestens 500 Familien im jungen und mittleren Altersbereich jährlich von einer Krebserkrankung neu betroffen sind (Saier, 2007).
Ausgehend von dem in der psychoonkologischen Literatur beschriebenen individuellen Bedarf an psychosozialer Versorgung bei Patienten sowie Angehörigen, sind nach Abschluss der stationären Behandlung der Krebspatienten die behandlungsbedürftigen Patienten zu identifizieren (Häberle, Schwarz & Mathes, 1997; Grabiak, Bender & Puskar, 2007). Die ambulante Nachsorge hat demzufolge ein hochselektiertes, heterogenes Klientel mit psychosozialen Belastungen unterschiedlicher Ausprägungen, Komplexität und Intensität – über den gesamten Erkrankungsverlauf hinweg – zu versorgen. Ein für Hamburg spezifisches Versorgungsmodell ist die Nachsorgeeinrichtung der Stiftung phönikks.

Die Beratungsstelle der Stiftung phönikks wurde 1989 als von der Deutschen Krebshilfe geförderte Modelleinrichtung eröffnet und betreut bis zu 100 Klienten wöchentlich in Einzel- und Paarsitzungen in der geregelten psychosozialen Nachsorge (Stiftung phönikks, 2006). Zahlreiche psychoedukative und kreativtherapeutische Angebote ergänzen das problemorientierte Behandlungsprogramm, das an mehreren Schnittstellen mit stationären Versorgungsangeboten vernetzt ist (Kröger & Lilienthal, 2001).

Folgende Zielvorgaben sind für das fünfköpfige Behandlerteam – bestehend aus Psychologischen Psychotherapeuten und Kinder- und Jugendlichenpsychotherapeuten – in der Satzung der Stiftung phönikks festgeschrieben und damit handlungsleitend:

1. Erkennen der versorgungsbedürftigen Personen und Zuweisung zum richtigen Setting,
2. Erkennen und Ausschluss Nichtbedürftiger,
3. Einbeziehung der Angehörigen,
4. Erkennung und Linderung psychischer Langzeitprobleme,

5. Verbesserung der individuellen Lebensqualität der chronisch Kranken und der Angehörigen.

Die Strukturen und Prozesse des zu Grunde liegenden Behandlungsprogramms der Stiftung phönikks – bestehend aus den Phasen Aufnahme, Diagnostik, Intervention, Abschlussdiagnostik und Katamnese – wurden bereits in einer von der Deutschen Krebshilfe geförderten Qualitätssicherungsstudie (1999-2001) dokumentiert und evaluiert.

Das verwendete diagnostische Instrumentarium ist auf die Behandlungsmodule der familienorientierten psychosozialen Versorgung mit den Behandlungselementen der psychologischen und psychosozialen Beratung und Therapie zugeschnitten. Es erwies sich als geeignet, hoch belastete Familienmitglieder zu erkennen und anschließend problemorientiert zu behandeln. Dies zeigte sich bereits in der Dokumentation der Ergebnisqualität im Rahmen der Lebensqualitätserhebung der Stiftung aus dem Jahre 2004 (Kröger, 2005).

3. Studie zur Lebensqualität krebsbetroffener Familien

In der ambulanten Nachsorgeeinrichtung der Stiftung phönikks in Hamburg werden alle betroffenen Familienmitglieder durch ein problem- und familienorientiertes psychologisches Behandlungsprogramm versorgt. Bei der vorliegenden Untersuchung handelt es sich um eine Längsschnittstudie mit verschiedenen Klientengruppen zu Beginn und Ende der psychosozialen Behandlung hinsichtlich ihrer gesundheitsbezogenen Lebensqualität und deren Veränderung über die Zeit.

3.1 Fragestellungen

Bezüglich der Ergebnisqualität der ambulanten Rehabilitation junger Familien standen vier übergeordnete Fragestellungen im Vordergrund:

- Welche Lebensqualitätsprofile und Unterschiede in diesen Profilen weisen die Klientengruppen der *Erwachsenen* zu Betreuungsbeginn auf und wie verändern sich diese Profile zu Betreuungsende?
- Welche Lebensqualitätsprofile und Unterschiede in diesen Profilen weisen die Klientengruppen der *Kinder* zu Betreuungsbeginn auf und wie verändern sich diese Profile zu Betreuungsende?
- Wie stellt sich der *Zusammenhang* zwischen Kinder- und Elternurteilen dar?
- Lassen sich Korrelate und *Prädiktoren* hoher bzw. niedriger Lebensqualität bei Kindern und Erwachsenen identifizieren?

3.2 Erhebungsinstrumente und ihr Einsatz

Standardisierte Instrumente, die seit Mitte der 90er Jahre ein fester Bestandteil der jeweiligen Basisdokumentation für Kinder und Erwachsene in der Stiftung sind, wurden im Rahmen der vorliegenden Arbeit in die Auswertung einbezogen. Im Rahmen des umfangreichen Erhebungsprogramms wurden auch Instrumente zur Erfassung der Lebensqualität eingesetzt. Für Erwachsene ist dies der SF-36-Health Survey (Bullinger & Morfeld, 2007), für Kinder der Lebensqualitätsfragebogen KINDL-R (Bullinger, von Mackensen & Kirchberger, 1994; Ravens-Sieberer & Bullinger, 2001) im Selbsturteil der Kinder und im Fremdurteil der Eltern.

Die Daten wurden im Rahmen der standardisierten diagnostischen Routine der Beratungsstellenpraxis mit den Familien erhoben, wobei hier die klinischen und selbstberichteten Daten aller Ratsuchenden zu Beginn und nach Abschluss der Beratung bzw. Betreuung dokumentiert werden. Aufgrund einer Erweiterung des Untersuchungsinstrumentariums wurden die Auswertungen bis zu einem Stichtag retrospektiv längsschnittlich (bereits abgeschlossene Patienten), danach prospektiv längsschnittlich (in Betreuung befindliche Patienten) ausgewertet. Neben den oben beschriebenen Fragebögen zur gesundheitsbezogenen Lebensqualität und zum körperlichen Beschwerdedruck wurden umfangreiche klinische und soziodemografische Daten der Familien für die Auswertung herangezogen. Hinzugezogen wurden die Ergebnisse der Psychodiagnostik, die mittels des ICD-10 bzw. MAS/ICD-10 (Remschmidt & Schmidt, 1994) kodiert und im zentralen edv-gestützten Dokumentationssystem gespeichert wurden.

3.3 Auswertung

Die statistische Auswertung erfolgte mit der SPSS-Software, Version 10.0 für Windows (SPSS Inc., 1999).

Die Unterschiedshypothesen bezüglich der Lebensqualitätsprofile einzelner Klientengruppen wurden mithilfe der univariaten Varianzanalyse (Prozedur ANOVA) geprüft. Die statistische Voraussetzung einer Varianzhomogenität (Levene Statistik) wurde berechnet und bei der Auswertung und Interpretation einbezogen.

Die Mittelwertvergleiche zwischen kindlicher und elterlicher Lebensqualitätseinschätzung wurden mittels t-Tests für gepaarte Stichproben bestimmt. Die Veränderungen der Lebensqualitätsbeurteilung von T1 zu T2 wurden ebenfalls von t-Tests für gepaarte Stichproben berechnet. Nach Durchführung dieser t-Tests wurde die Bedeutsamkeit der Mittelwertveränderung von T1 zu T2 mittels Effektstärkenberechnungen geprüft. Die standardisierten Messwertdifferenzen wurden nach der Formel von Grawe & Braun, 1994) berechnet. Zur Beurteilung der Effektstärken wurden die Konventionen von Cohen (Cohen, 1969) herangezogen. Die Prüfung der Mittelwertvergleiche zwischen den Gruppen und den Normstichproben erfolgte durch Einstichproben t-Tests.

Die Fragestellung zu Prädiktoren und Korrelaten gesundheitsbezogener Lebensqualität wurde anhand von Regressionsanalysen geprüft. Zuvor wurden zu T1 sowohl die Interkorrelationen der Variablen als auch die bivariaten Korrelationen (Rangkorrelation nach Spearman) bei Erwachsenen und Kindern bestimmt. Extrahiert wurde so ein handhabbarer Variablensatz zur Prüfung der erklärten Varianz durch die anschließende Regressionsanalyse zu T1 und T2 (lineare Regression, Prozedur stepwise backward). Abschließend wurde die Bildung zweier Extremgruppen hoher und niedriger Lebensqualität sowohl anhand des Mediansplits als auch anhand der oberen und unteren Quartile vorgenommen, um mittels Diskriminanzanalysen zu prüfen, ob die identifizierten Variablen die Gruppen zuverlässig unterscheiden.

3.4 Ergebnisse

3.4.1 Stichprobe

In die Auswertung gingen Daten von insgesamt 373 Klienten (225 Erwachsene, 148 Kinder) aus 193 Haushalten ein. Die Teilnahmequote ehemaliger Klienten war mit 73% zufrieden stellend, die der aktuell in der Betreuung befindlichen Patienten betrug 100%. Weit über 80% der Studienteilnehmer hatten zum Zeitpunkt der Datenauswertung bereits die im Durchschnitt 1.5 Jahre dauernde Behandlung in der ambulanten Nachsorge abgeschlossen.

58% der Erwachsenen und 55% der Kinder kamen aus dem Segment *kranke Kinder bzw. kranke Erwachsene*. Der Anteil der Trauernden lag bei über 25%. Insgesamt erhielten über 87% der Erwachsenen zu Behandlungsbeginn psychosoziale Mehrfachdiagnosen und bei mehr als 68% der Kinder wurden Probleme der psychosozialen Anpassung diagnostiziert. 47% der Familien suchten nach Abschluss der medizinischen Behandlung die ambulante Nachsorge auf. 33% der Patienten kamen hingegen innerhalb der ersten 12 Monate nach Diagnosestellung in die psychosoziale Nachsorge.

Verglichen mit der Hamburger Bevölkerung (Statistisches Landesamt Hamburg, 2001), sind folgende Charakteristika der untersuchten Stichprobe besonders hervorzuheben. Überdurchschnittlich viele Erwachsene sind alleinstehend (verwitwet 13.3%, geschieden 15.6%). Ebenfalls hoch ist der Anteil der Familien, die von Sozialhilfe leben (28.5%), während der Bildungsstand der Studienpopulation als überdurchschnittlich hoch einzustufen ist (70% mittlere und hohe Schulabschlüsse).

3.4.2 Lebensqualität der Erwachsenen

Zu Behandlungsbeginn (T1) wurden drei Gruppen erwachsener Studienteilnehmer miteinander verglichen. *Kranke Erwachsene* weisen ein Lebensqualitätsprofil im SF-36 Gesundheitsfragebogen auf, das unter den Werten der deutschen SF-36 Normstichprobe liegt. Über alle Skalen hinweg ist das Profil von deutlichen Lebensqualitätseinschränkungen geprägt. Im Vergleich zu den anderen Referenzgruppen zeigen sich die deutlichsten Lebensqualitätseinbußen in den körperlichen Dimensionen gesundheitsbezogener Lebensqualität (Abbildung 2).

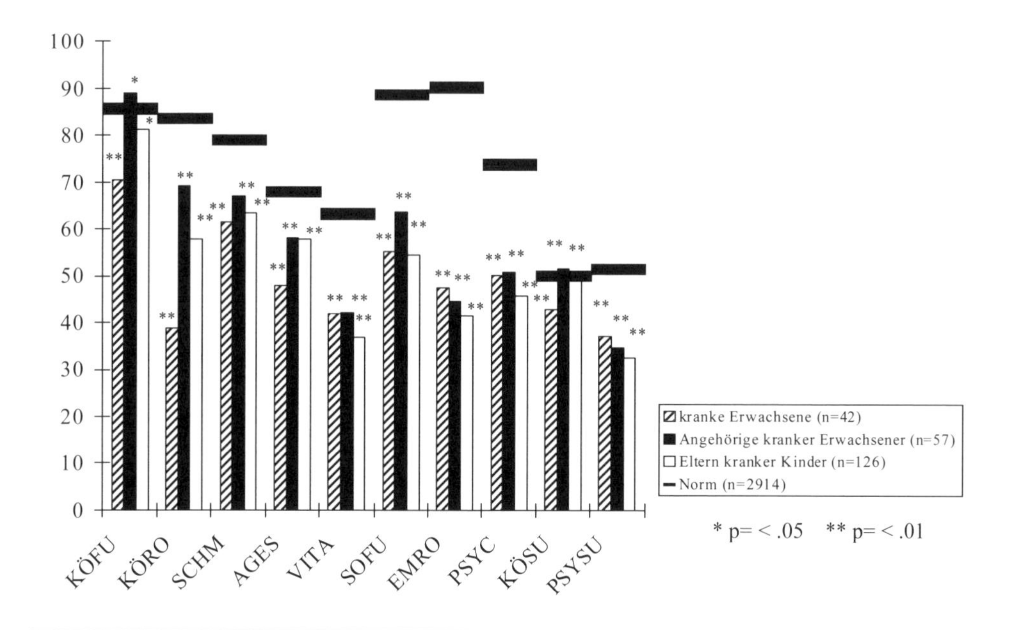

Abbildung 2: Lebensqualität der Erwachsenen zu T1, SF-36

Die *Angehörigen und Partner* weisen in einigen SF-36 Subskalen niedrigere Lebensqualitätswerte auf als die Normpopulation, liegen bei der „Körperlichen Funktionsfähigkeit (KöFu)" sowie der „Körperlichen Summenskala (KöSu)" aber sogar leicht oberhalb der Norm. In emotionalen Lebensqualitätsaspekten schätzen sich die Angehörigen dagegen belasteter ein als die Krebspatienten selbst. Dieses Ergebnis schlägt sich auch in einem niedrigeren „Psychischen Summenscore (PsySu)" nieder.

Das Lebensqualitätsprofil der *Eltern kranker Kinder* zeigt deutliche Beeinträchtigungen in sozialen und psychischen Erlebnisdimensionen. Auch die „Vitalität (Vita)" der Eltern ist erheblich beeinträchtigt. Hier zeigen sie höhere Einbußen der Lebensqualität als erwachsene Krebskranke.

Insgesamt ist festzustellen, dass die Mittelwerte der Gruppen *Kranke Erwachsene* und *Eltern kranker Kinder* meist unter denen der Normstichprobe liegen. Die Summenscores aller drei Untergruppen zeigen, dass die Differenz zwischen den in der vorliegenden Untersuchung gemessenen Werten und Normen auf der psychischen Dimension „Soziale Funktionsfähigkeit (SoFu)", „Emotionale Rollenfunktion (EmRo)", „Psychisches Befinden (Psych)" und dem Summenwert der psychischen Subskalen (PsySu) gesundheitsbezogener Lebensqualität am größten ist.

Im Vergleich der Subgruppen untereinander, in der auch die trauernden Erwachsenen mit dargestellt sind, weist die Skala „Körperliche Funktionsfähigkeit (KöFu)" zwischen allen Gruppen signifikante Unterschiede auf (Tabelle 1). *Kranke Erwachsene* geben demzufolge die niedrigsten Lebensqualitätswerte bezogen auf die „Körperliche Funktionsfähigkeit" an. Auffallend ist ebenfalls die erhebliche Einschränkung der „Körperlichen Rollenfunktion (KöRo)", die die Krebspatienten erleben und die sich statistisch bedeutsam von den beiden anderen Gruppen unterscheidet.

Bei der „Allgemeinen Gesundheitswahrnehmung (AGes)" zeigt sich wiederum die erhebliche Lebensqualitätseinbuße der Patienten gegenüber den *Angehörigen* und *Eltern kranker Kinder*, so dass im Ergebnis der Unterschied auf der „Körperlichen Summenskala (KöSu)" hoch signifikant ausfällt.

So bleibt festzuhalten, dass die krebskranken Patienten die ohnehin niedrigen Werte der anderen beiden Gruppen in den körperlichen Dimensionen gesundheitsbezogener Lebensqualität noch einmal signifikant unterschreiten. Eine Beeinträchtigung von Wohlbefinden und Funktionsfähigkeit ist bei Patienten und Angehörigen zu Behandlungsbeginn also auf allen Dimensionen gesundheitsbezogener Lebensqualität ausgeprägt.

Tabelle 1: Lebensqualität in verschiedenen Gruppen zu T1, Erwachsene

Skalen des SF-36	*KöFu** *MW (s)*	*KöRo** *MW (s)*	*Schm* *MW (s)*	*AGes* *MW (s)*	*Vita* *MW (s)*	*SoFu** *MW (s)*	*EmRo* *MW (s)*	*Psych* *MW (s)*	*KöSu** *MW (s)*	*PsySu* *MW (s)*
Trauernde Erwachsene (N=54)	84.6 (16.7)	59.6 (41.5)	59.8 (41.5)	56.0 (18.9)	40.5 (17.7)	59.9 (27.8)	42.3 (39.1)	47.6 (18.0)	49.1 (8.3)	33.9 (10.8)
Eltern kranker Kinder (N=126)	81.5 (22.7)	59.3 (37.1)	64.5 (30.0)	58.8 (20.7)	37.2 (14.6)	54.7 (25.9)	41.2 (41.8)	46.6 (16.0)	49.7 (11.1)	32.6 (10.4)
Angehörige (N=57)	91.9 (11.5)	76.2 (31.1)	76.0 (24.1)	58.4 (20.1)	40.2 (15.0)	64.9 (21.1)	49.2 (40.3)	52.0 (16.6)	53.7 (7.3)	34.6 (11.3)
Kranke Erwachsene (N=42)	70.3 (20.2)	38.8 (42.0)	61.6 (26.7)	47.9 (20.1)	42.0 (17.0)	55.3 (32.6)	47.5 (43.3)	50.2 (16.5)	42.9 (9.3)	37.1 (10.8)
F	6.5	*4.9*	1.8	*3.0*	1.1	1.1	0.4	0.9	6.8	1,8
Sig.	*.000*	*.003*	.142	*.032*	.350	.357	.766	.434	*.000*	.155

* Levene-Test auf Homogenität der Varianzen: < .05

In Bezug auf *Veränderungen von T1 zu T2* zeigten sich vor allem bei den *Kranken Erwachsenen* deutliche Verbesserungen (siehe Tabelle 2). *Kranke Erwachsene* erreichen in der Veränderung von T1 zu T2 mit Ausnahme der „Emotionalen Rollenfunktion" in der „Körperlichen Rollenfunktion" und der „Psychischen Summenskala" mittlere Effektstärken. Alle anderen Skalen weisen sehr starke Lebensqualitätsverbesserungen aus. Körperliches, psychisches und soziales Befinden verbessert sich bei Krebspatienten statistisch bedeutsam und mit großer Stärke.

Die Verbesserungen auf den Skalen „Vitalität", „Psychisches Wohlbefinden" sowie der „Psychischen Summenskala" zeigen Effekte mittlerer Stärke. Die Effektstärke der Verbesserung auf der Skala „Allgemeine Gesundheitswahrnehmung" ist sehr groß. Die Abnahme der Lebensqualität *Angehöriger* auf der Skala „Körperliche Rollenfunktion" erwies sich als nicht signifikant.

In der „Sozialen Funktionsfähigkeit" verändern sich die Werte der *Eltern kranker Kinder* mit mittlerer Stärke, wohingegen die Lebensqualitätsverbesserrungen auf den psychischen Skalen große Effektstärken aufweisen. Die Effektstärken auf den körperlichen Skalen fallen vergleichsweise gering aus.

Kranke Erwachsene zeigen zum *Behandlungsende* auf den meisten Skalen Lebensqualitätssteigerungen mit mittlerer bis großer Effektstärke. Für *Angehörige* und *Eltern kranker Kinder* sind auf den psychischen und sozialen Skalen deutliche Lebensqualitätssteigerungen in mittlerer bis sehr hoher Effektstärke zu finden. Die Werte der Normpopulation erreichen die Gruppen aber nur in wenigen Subskalen.

Tabelle 2: Effektstärken (d) T1-T2, nach Grawe & Braun (1994)

	Kranke Erwachsene (N=18)	*Angehörige* (N=32)	*Eltern kranker Kinder* (N=70)
Skalen des SF-36	*d*	*d*	*d*
Körperliche Funktionsfähigkeit (KöFu)	*.84*	.00	.15
Körperliche Rollenfunktion (KöRo)	*.71*	-.06	.40
Körperliche Schmerzen (Schm)	*1.38*	.33	.27
Allg. Gesundheitswahrnehmung (Ages)	*.98*	*1.39*	.25
Vitalität (Vita)	*.79*	*.68*	*.87*
Soziale Funktionsfähigkeit (SoFu)	*.90*	.41	*.66*
Emotionale Rollenfunktion (EmRo)	*.37*	.44	.48
Psychisches Wohlbefinden (Psych)	*1.08*	*.74*	*1.05*
Körperliche Summenskala (KöSu)	*1.19*	-.04	.10
Psychische Summenskala (PsySu)	*.67*	*.76*	*.90*

(Subgruppen gepaarte Stichproben)

3.4.3 Lebensqualität der Kinder

Wie Abbildung 2 zeigt, weist das Lebensqualitätsprofil der Gruppe *Kranke Kinder* zu *Behandlungsbeginn* durchweg unterdurchschnittliche Werte im KINDL-R Fragebogen auf. Der Gesamtscore, das „Körperliche Wohlbefinden" und der „Selbstwert" sind bei den krebskranken Kindern in besonderer Weise betroffen und im Vergleich mit den beiden anderen Gruppen, Kinder kranker Eltern und gesunde Geschwisterkinder, am niedrigsten. Eltern schätzen im Vergleich zum Selbsturteil das Lebensqualitätsprofil ihrer kranken Kinder durchgehend schlechter ein, mit deutlichen Akzenten bei der Skala „Freunde" und der Skala „Alltag/Schule" (nicht tabellarisch dargestellt).

Das Lebensqualitätsprofil der *Geschwisterkinder* weist ebenfalls durchgehend unterdurchschnittliche Lebensqualitätseinschätzungen der Kinder auf. Der niedrigste Wert ist der „Selbstwert". Das „Psychische Wohlbefinden", „Familie" und „Freunde" werden ebenfalls sehr schlecht eingeschätzt. Eltern beurteilen die Lebensqualität der Geschwisterkinder in fünf Skalen negativer als die der kranken Kinder.

Das insgesamt am wenigsten beeinträchtigte Lebensqualitätsprofil weisen die *Kinder kranker Eltern* auf. Dennoch liegt auch dieses Profil in allen Skalen unter den Durchschnittswerten der Referenzstichprobe zum KINDL-R (Ravens-Sieberer, Bettge & Erhart, 2003).

Zu *Behandlungsbeginn* unterscheiden sich alle Subgruppen in ihrer gesundheitsbezogenen Lebensqualität von der Referenzstichprobe. Gerade in körperlichen und sozialen Aspekten sowie dem Selbstwert weisen alle drei Gruppen signifikante Mittelwertdifferenzen zur Referenzstichprobe auf. Eine hier nicht dargestellte Varianzanalyse ergab hingegen keine signifikanten Mittelwertunterschiede bei der Selbsteinschätzung zwischen den einzelnen Kindergruppen. Kranke und gesunde Kinder erleben sich gleichermaßen belastet.

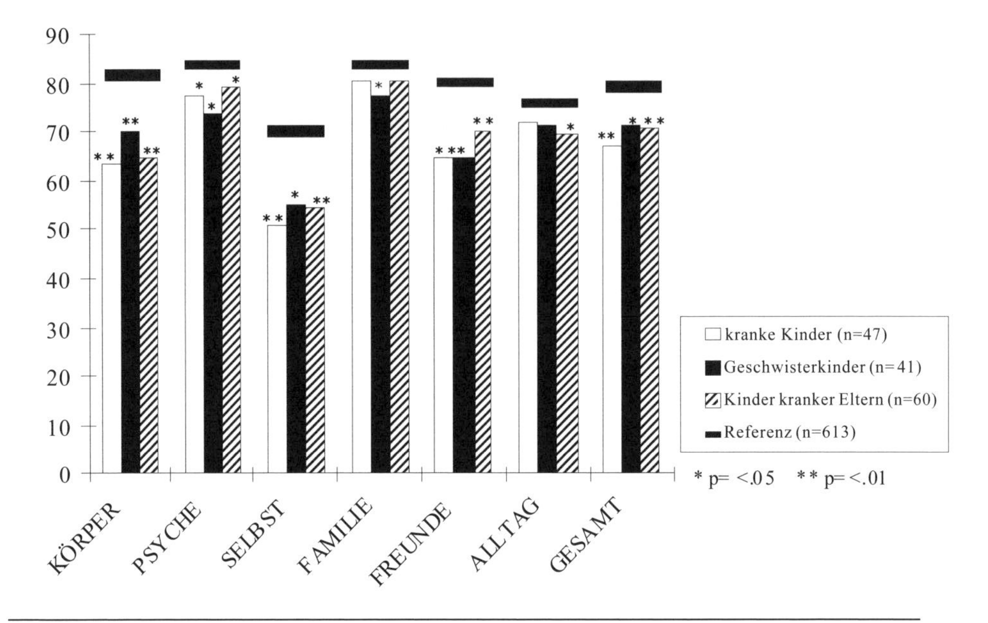

Abbildung 3: Lebensqualität Kinder zu T1, KINDL-R (Selbstbericht)

Eine weitere Fragestellung betrifft den Vergleich der elterlichen Fremdeinschätzung mit der kindlichen Selbsteinschätzung in der Gesamtgruppe der Kinder und der Eltern (Abbildung 4).

Für die Gesamtgruppe zeigt sich, dass die Eltern die Lebensqualität ihrer Kinder im Vergleich zum Selbsturteil der Kinder in den Dimensionen „Psyche", „Familie", „Freunde" und „Körper" – und damit auch im Gesamtergebnis – signifikant niedriger einschätzen.

Die Kinder schätzen bei *Behandlungsende* ihre Lebensqualität in den Skalen „Selbstwert" und „Freunde" signifikant besser ein als zu T1. Damit verbessert sich auch der Gesamtscore statistisch bedeutsam in positiver Richtung. Die Skalen „Alltag/Schule", „Familie", das „Psychische Wohlbefinden" wie auch das „Körperliche Wohlbefinden" verbessern sich für die gepaarte Gesamtstichprobe nicht. Die elterliche Einschätzung attestiert den Kindern hingegen eine Lebensqualitätssteigerung im „Psychischen Wohlbefinden" und bei „Freunden", jedoch nicht in ihrem Selbstwerterleben.

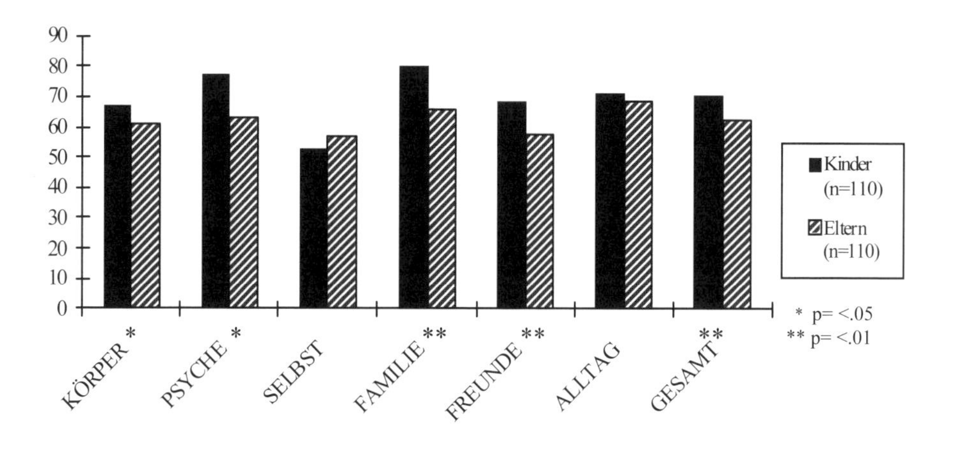

Abbildung 4: Selbst- vs. Fremdbeurteilung zu T1, KINDL-R

Die Eltern schätzen zu *Behandlungsende* (Tabelle 3), mit Ausnahme des „Körperlichen Wohlbefindens", die kindliche Lebensqualität im Verlauf schlechter ein. Grundsätzlich ist in dieser Stichprobe festzustellen, dass sich die Einschätzung der kindlichen gesundheitsbezogenen Lebensqualität zwischen Kindern und Eltern über die Zeit hinweg nicht in die eine oder andere Richtung annähert. Die Hypothese eines Unterschieds in der Bewertung der kindlichen Lebensqualität aus Sicht der Eltern und der Kinder wird in der vorliegenden Studie gestützt.

Im Gesamtscore und dem „Selbstwert" der Kindereinschätzung werden moderate Effektstärken der signifikanten Lebensqualitätsverbesserungen erreicht (Tabelle 4). Die Veränderung auf der Skala „Freunde" ist im Urteil der Kinder die Lebensqualitätsverbesserung mit dem stärksten Effekt. Die Eltern wiederum messen der Verbesserung des „Psychischen Wohlbefindens" große Bedeutsamkeit zu. Die *Effektstärken* der kindlichen Lebensqualitätszunahme fallen damit – mit anderen Ergebnissen der Lebensqualitätsforschung vergleichbar – bei Kindern moderater aus, so dass sich die Kindergesamtgruppe auch zu Behandlungsende weiterhin deutlich von den Angaben der Referenzstichprobe unterscheidet.

So hat die Kindergesamtgruppe in keiner der KINDL-Skalen das Niveau der Referenzstichprobe erreicht, obwohl anhand der gepaarten Stichprobe eine Lebensqualitätssteigerung über die Zeit in mehreren Skalen – getrennt nach Kinder- und Elterneinschätzung – gezeigt werden konnte. Generell ist bei den Kindern eine lang anhaltende lebensqualitätsbezogene psychosoziale Belastung zu verzeichnen, die sich zwar in Richtung der Referenzmittelwerte entwickelt, ohne diese aber bei Behandlungsende erreicht zu haben.

Tabelle 3: Lebensqualität Kinder zu T1 und T2, Gesamtgruppe

	Gesamtgruppe (N=51)					
	Eingangsdiagnostik		*Abschlussdiagnostik*			
Skalen des KINDL	*MW*	*s*	*MW*	*s*	*t*	*sig.* *(2-seitig)*
Kinder-KINDL						
Gesamtscore	66.3	13.5	70.9	13.1	-3.0	*.004*
Körperliches Wohlbefinden	62.5	21.5	65,5	19.7	-0.8	.406
Psychisches Wohlbefinden	73.1	16.1	73.9	18.6	-0.3	.765
Selbstwert	50.4	23.9	59.3	23.4	-2.4	*.002*
Familie	75.4	19.6	78.0	18.6	-1.1	.292
Freunde	61.8	25.3	75.9	16.0	-3.2	*.003*
Alltag/Schule	67.3	15.8	71.6	16.1	-1.2	.245
Eltern-KINDL						
Gesamtscore	62.8	11.8	67.9	12.4	-2.4	*.020*
Körperliches Wohlbefinden	61.1	18.1	66.4	17.8	-1.8	.081
Psychisches Wohlbefinden	63.2	15.4	71.1	13.6	-3.2	*.003*
Selbstwert	59.8	14.1	61.2	18.8	-0.4	.677
Familie	64.6	16.0	67.8	16.7	-1.4	.166
Freunde	60.0	20.6	70.2	18.1	-3.2	*.003*
Alltag/Schule	71.9	17.1	75.1	15.0	-1.1	.281

Tabelle 4: Effektstärken (d) T1-T2, nach Grawe & Braun (1994)

	Gesamtgruppe (N=51)	
KINDL-Skalen	*Kinder* *d*	*Eltern* *d*
Gesamtscore	.34	.43
Körperliches Wohlbefinden	.14	.29
Psychisches Wohlbefinden	.05	*.51*
Selbstwert	.39	.10
Familien	.13	.20
Freunde	*.56*	.49
Alltag/Schule	.27	.19

3.4.4 Korrelate und Prädiktoren

Die Analyse zur Identifikation von Prädiktoren gesundheitsbezogener Lebensqualität wurde anhand von Regressionsanalysen geprüft. Zusammenfassend konnten die Modelle nur wenig Varianz des Scores gesundheitsbezogener Lebensqualität als Kriterium sowohl bei Erwachsenen (KöSu, PsySu) als auch bei Kindern (Kindl-R-Gesamtscore) zu T1 aufklären. Die eingeschlossenen, unabhängigen Variablen – in erster Linie die körperlichen Beschwerden – besaßen zu T1 und T2 nur wenig prädiktive Kraft. Aus den Analysen bestätigt sich die Vermutung, dass Wirkungszusammenhänge im Sinne einfacher monokausaler Erklärungsansätze nicht hinreichen, um hohe oder niedrige gesundheitsbezogene Lebensqualität zu erklären oder gar vorherzusagen. Beobachtet werden indes komplexe Zusammenhänge zwischen Variablen, die sich auf Interaktionen von Subjekten mit ihrer Umwelt gründen. Zur Bestimmung verlässlicher Korrelate und Prädiktoren gesundheitsbezogener Lebensqualität bei Kindern und Erwachsenen ist wahrscheinlich eine künftige Einbeziehung komplexer Konstrukte und psychologischer Phänomene erforderlich.

4. Fazit

Die Erfassung der gesundheitsbezogenen Lebensqualität der Familien weist auf eine zufrieden stellende Ergebnisqualität bei Erwachsenen und Kindern in der ambulanten Nachsorge hin, was angesichts der massiven Belastung und dem Ausmaß der Lebensqualitätsbeeinträchtigungen bei allen Beteiligten zu Behandlungsbeginn beachtlich ist.

Das Lebensqualitätskonstrukt erscheint geeignet, körperliche, psychische und soziale Folgen der Krebserkrankung im Selbstbericht bei Kindern und Erwachsenen zu erfassen. Die Lebensqualitätsinventare ergänzen in sinnvoller Weise die problemorientierte psychotherapeutische Diagnostik und erlauben einen störungsübergreifenden Vergleich in der Gruppe der Patienten und Angehörigen und im Einzelfall, sowie zu Behandlungsbeginn und über den Behandlungsverlauf hinweg. Unterschiedliche Belastungsmuster in Familien werden transparent, was wiederum wertvolle Hinweise zur Identifikation behandlungsbedürftiger Familienmitglieder auch unterhalb psychopathologischer Kriterien zur Verfügung stellt.

Die Ergebnisse der Messung gesundheitsbezogener Lebensqualität zu T1 und T2 bestätigen sowohl bei Kindern als auch bei Erwachsenen die diagnostische Eignung und den hohen Praxisbezug der Messinstrumente zur Identifikation hoch belasteter Familienmitglieder in der ambulanten Nachsorge im Rahmen der problemorientierten therapeutischen Routine. Die Ergebnisse dieser Studie sprechen dafür, die dokumentierten gemessenen Lebensqualitätszunahmen bei Kindern und Erwachsenen und deren überwiegend hohen Effektstärken als die entscheidenden Kriterien des Rehabilitationserfolges zu bewerten, und nicht die Erreichung der Normwerte bevölkerungsrepräsentativer Referenzgruppen. Dies gilt gleichermaßen für die Sondergruppe Trauernder, für die sowohl bei Kindern als auch bei Erwachsenen deutliche Lebensqualitätseinbußen zu T1 sowie Lebensqualitätssteigerungen zu T2 gemessen wurden. Einschränkend muss Erwähnung finden, dass in diesem Mehrgruppendesign die dokumentierten Effekte nicht gegen eine Kontrollgruppe geprüft werden konnten und somit offen bleiben muss, welche Lebensqualitätsprofile und -veränderungen sich über einen vergleichbaren Nachsorgezeitraum bei Nicht-Inanspruchnahme einer solchen psychoonkologischen Behandlung abbilden würden.

Es war das erklärte Ziel dieser Arbeit, die Lebenssituation und -qualität der Familien nach der Akutbehandlung und der stationären Rehabilitation näher zu beleuchten. Es offenbart sich eine enorme rehabilitative Leistung der Patienten und Angehörigen. Die Rehabilitation der Familien nach der Behandlung der Krebserkrankung im jungen und mittleren Lebensalter bleibt dabei eine langwierige – nicht selten lebenslange – Aufgabe und erfordert unter Umständen eine Neudefinition und -bewertung von Lebenszielen und Kriterien von Lebenszufriedenheit und -qualität. Hierüber kann eine systematische Auswertung der Katamnesedaten in Zukunft verlässlichere Aussagen erlauben.

Primäre Zuweiser der psychosozialen Nachsorge sind die Kliniken und deren psychosozialen Dienste (54.7%). Dennoch bleibt ungeklärt, welches Motiv der Familien letztendlich den Ausschlag gegeben hat, die ambulante Nachsorge aufzusuchen. Auch bleibt die Zahl der Familien, die trotz wiederholter Empfehlung durch die Behandler einer psychoonkologischen Behandlung fern bleiben, völlig im Dunkeln. Was diese Familien abhält, wie hoch ihre Belastung ist oder wie sie sich anderweitig helfen, bleibt ungeklärt. Das Verhältnis zwischen Bedarf und Inanspruchnahme bleibt also unbeantwortet, ist aber weiterhin für die Beurteilung der Versorgungssituation und bestehender Versorgungsdefizite von großer Bedeutung.

Eine ergebnisorientierte Evaluation setzt Wissen über die Inanspruchnahmeprozesse, insbesondere die angesprochenen Selektionsprozesse und Zugangswege, voraus. Von relevantem Behandlungserfolg psychoonkologischer Versorgung kann nur gesprochen werden, wenn sich die Effekte der psychoonkologischen Interventionen auf die Gruppe von Patienten und Angehörigen beziehen, die der Betreuung in besonderem Maße bedürfen (Weis & Koch, 1998). Hilfreich wäre in diesem Sinne eine frühzeitige Übersicht über die Belastungen der Patienten während der medizinischen Akutbehandlung, die eine Erhebung der Belastungsprofile der Angehörigen mit einschließt (Kusch, Labouvie, Langer et al., 1999). Ein Vergleich mit der Population, die im weiteren Verlauf ambulante Hilfen in Anspruch nimmt, wäre dann – zumindest theoretisch – möglich.

Mehr als 30% der Familien suchen nun bereits innerhalb des ersten Jahres nach medizinischer Erstdiagnose die ambulante Beratung und Therapie auf. Ihre Aufnahme bringt eine zeitliche Vorverlegung aus der Nachsorgeroutine in die ambulante psychosoziale Akutversorgung mit sich. Die Frage der Steuerung der Zuweisung zur adäquaten Versorgungsplanung bleibt demnach von entscheidender Bedeutung in der Akutversorgung der Patienten sowie in der stationären und ambulanten Rehabilitation. Neben der Notwendigkeit muss aber auch die Machbarkeit unter gesundheitsökonomischen Gesichtspunkten geprüft werden. Es muss spätestens an dieser Stelle Erwähnung finden, dass die Finanzierung dieser personal- und zeitintensiven Behandlung kaum geregelt und gesichert ist.

Eine darüber hinaus wichtige und Besorgnis erregende Herausforderung der nächsten Jahre stellt die ausgesprochen zeit- und personalintensive Behandlung sogenannter „Multiproblemfamilien“ innerhalb der familienorientierten psychoonkologischen Nachsorge dar. An mehreren Stellen der Studie ergeben sich Hinweise darauf, dass dem Elternurteil bei der Einschätzung der kindlichen Lebensqualitätsbelastung ein höherer Stellenwert eingeräumt werden muss als allgemein in der Literatur dargestellt. Die Fremdbeurteilung beeinflusst die für die Kinder in positiver wie negativer Hinsicht unter Umständen folgenreichen Indikationsentscheidungen der Behandler, die sich nach Stand der Lebensqualitätsforschung nicht alleine auf die Kinderangaben stützen dürfen.

Für diese Familien gibt es bisher keine geeigneten psychoonkologischen Behandlungsansätze. Hier kann insbesondere die Lebensqualitätsforschung durch die Erfassung subklinischer Belastungssyndrome einen wichtigen Beitrag leisten zur Entwicklung adäquater Interventionsprogramme für die in vieler Hinsicht hoch belasteten und behandlungsbedürftigen jungen Krebspatienten und ihre Familien. An dieser Stelle wird die Dringlichkeit weiterführender wissenschaftlicher Anstrengungen hinsichtlich der Identifikation verlässlicher Indikationskriterien und Outcomeprädiktoren für die psychoonkologische Praxis sowie die sozioökonomische Evaluation der Versorgung offenkundig (Carlson & Bultz, 2004).

Psychische Belastungen und ihre Bewältigung bei Kindern krebskranker Eltern

Georg Romer, Birgit Möller, Miriam Haagen, Julia Quitmann und Peter Riedesser

Zusammenfassung

Kinder körperlich kranker Eltern gelten als bislang klinisch unterversorgte und zuwenig beforschte Risikogruppe für die Entwicklung von seelischen Gesundheitsproblemen. In diesem Beitrag wird einleitend die epidemiologische und klinische Relevanz der Thematik ausgeführt. Anhand einer Kasusitik eines 15-jährigen jugendpsychiatrischen Patienten, dessen Mutter an Krebs erkrankte, als er drei Jahre alt war, wird die Notwendigkeit der Früherkennung von Interventionsbedarf in diesem Feld veranschaulicht. Die Autoren geben eine umfassende entwicklungspsychologische und familiendynamische Betrachtung der Auswirkungen einer elterlichen Krebserkrankung auf minderjährige Kinder. Daran schließt sich eine Übersicht über qualitative und quantitative empirische Studien an. Die wichtigsten Empfehlungen aus bislang publizierten Interventionskonzepten werden zusammengefasst. Das Hamburger COSIP-Beratungskonzept für Familien mit einem ernsthaft körperlich erkrankten Elternteil wird vorgestellt einschließlich bislang evaluierter Erfahrungen. Abschließend werden Ausblicke für Klinik und Forschung diskutiert.

Summary

Children of somatically ill parents are a clinically under-served as well as under-researched group regarding the development of mental health problems. This article gives an introduction to the epidemiologic and clinical relevance of this topic. The case-study of a 15-year-old patient in child and adolescent psychiatry, whose mother was diagnosed with cancer when he was three years old, highlights the necessity to detect the needs for intervention in this field as early as possible. The authors present a developmental and family-dynamic framework for understanding the sequelae of parental cancer on minor-age children. This is followed by a comprehensive review of both qualitative and quantitative empirical studies in this field. The most important recommendations from intervention concepts published to date are summarized. The Hamburg COSIP Concept of Counselling for families with a somatically ill parent is introduced including evaluated experiences. Finally the authors discuss outlooks on clinical practice a research.

1. Einleitung

Wird in einer Familie mit minderjährigen Kindern die Mutter oder der Vater ernsthaft krank, ist hiervon das Leben aller Familienmitglieder nachhaltig betroffen. Die Krankheit fällt für den betroffenen Elternteil in einen Lebensabschnitt, der innerhalb des Lebenszyklus meist von maximaler Übernahme von Verantwortung in Familie, Partnerschaft und Beruf geprägt ist. Die Gefährdung und Begrenztheit der eigenen körperlichen Existenz wird oft erstmals „am eigenen Leib" erfahren. Sinnfragen werden neu gewichtet. Bisherige Lebensentwürfe müssen revidiert werden (Romer, Saha, Haagen et al., 2007). Im mittleren Erwachsenenalter führt die Diagnose einer Krebserkrankung bei Betroffenen demnach meist zu einer tief greifenden Erschütterung des eigenen Selbstbildes von Unversehrtheit und vitaler Kraft (Frick-Bruder, 1998). Mit der Krankheit assoziierte Stressoren wie häufige medizinische Eingriffe, Krankenhausaufenthalte, Veränderungen des körperlichen Erscheinungsbildes und die Auseinandersetzung mit der Bedrohung des eigenen Lebens werden von allen Familienangehörigen miterlebt (Worsham, Compas & Sydney, 1997; Christ, 2000b; Romer, Barkmann, Schulte-Markwort et al., 2002). Anders als im höheren Alter, in dem Erfahrungen mit körperlichen Krankheiten von vielen geteilt werden, sind Eltern minderjähriger Kindern psychisch meist nicht auf diese Situation vorbereitet. Kranke Eltern fühlen sich daher in ihrer Elternrolle oft verunsichert oder zusätzlich belastet durch die Vorstellung, ihre Kinder könnten unter der Situation leiden. Kinder und Jugendliche haben je nach Altersstufe unterschiedliche Voraussetzungen, diese familiäre Situation zu bewältigen. Im günstigen Fall reifen sie an der Situation und entwickeln besondere soziale Kompetenzen. Viele Kinder reagieren auf die von ihnen erfühlten Belastungen der Eltern, indem sie sich von ihrer stabilsten Seite zeigen und eigene Ängste und Sorgen versuchen, von den Eltern fernzuhalten. Dies trägt zu der bei kranken Eltern beschriebenen Tendenz bei, die seelische Belastung ihrer Kinder zu unterschätzen (Welch, Wadsworth & Compas, 1996). Dies kann aus verhaltensbiologischer und psychologischer Sicht auch als sinnvolle Priorisierung der Bedrohung des eigenen Organismus verstanden werden, der seine Energien auf die eigene Genesung zu konzentrieren versucht (Romer, Schulte-Markwort & Riedesser, 2002). Die Ermutigung, die eigene psychische Stabilität in den Vordergrund zu stellen, ist demnach ein wohlbegründetes Element psychoonkologischer Betreuungskonzepte für erwachsene Krebspatienten.

Wenn man von den Daten des U.S. National Center for Health Statistics ausgeht, lässt sich abschätzen, dass 5-15% aller Kinder und Jugendlichen im Laufe ihrer Entwicklung von der Situation betroffen sind, dass ein Elternteil schwerwiegend körperlich erkrankt (Worsham et al., 1997). In einer aktuellen repräsentativen Befragung von knapp 2000 Familien mit mindestens einem Kind im Alter zwischen vier und 17 Jahren in Deutschland, betrug die Punktprävalenz für eine ernsthafte körperliche Erkrankung eines Elternteils 4.1%, wobei in einem Drittel der Fälle eine Krebserkrankung angegeben wurde (Barkmann, Romer, Watson & Schulte-Markwort, 2007). An der im mittleren Erwachsenenalter häufigsten Krebsform, dem Mammakarzinom, erkranken nach Angaben des Robert Koch-Instituts in Berlin in Deutschland pro Jahr ca. 46.000 Frauen, von denen wiederum 20% beim Erstbefund jünger als 50 Jahre sind (zit. n. Berg, 2000). Viele von ihnen haben Kinder unter 18 Jahren.

Nachfolgend sollen einige für das Alter von Eltern minderjähriger Kinder epidemiologisch bedeutsame Krebserkrankungen im Hinblick auf ihre Folgen sowie die Verarbeitung von Seiten der Kinder kurz dargestellt werden.

- *Brustkrebs:* Brustkrebserkrankungen sind mit Abstand die häufigsten Krebserkrankungen, die bei Eltern minderjähriger Kinder auftreten. Die mütterliche Brust repräsentiert – wie kaum ein anderes Organ – als früheste Quelle lustvoller Triebbefriedigung und zärtlicher Nähe das Ursymbol von Mütterlichkeit und sexueller Ausstrahlung. Eine Brustkrebserkrankung erschüttert bei einer Frau daher zentrale Bereiche ihrer weiblichen Identität. Jugendliche Töchter können in ihrer sexuellen Identitätsentwicklung durch die Erkrankung ihrer Mutter erheblich belastet oder gestört werden. Mit der Pubertätsentwicklung einhergehende Identifizierungen mit der Mutter führen häufig zu Verunsicherungen und Ängsten. Die Notwendigkeit, sich von dem von der Krebserkrankung gezeichneten Mutterbild zu lösen, kann wiederum zu einer starken innerpsychischen Konfliktspannung führen. Eine besondere Herausforderung entsteht durch die genetische Untersuchung der Tochter, die mit dem Ziel der Früherkennung durch Vorhersage des Erkrankungsrisikos verfolgt wird. Eine mit der Untersuchung einhergehende Aufklärung des noch in der Pubertätsentwicklung befindlichen Mädchens über die bestätigte Prognose einer späteren Krebserkrankung kann – auch wenn sie sehr sinnvoll ist – dieses seelisch überfordern. Eine sensible Aufklärung über die diagnostischen Möglichkeiten eines möglicherweise erhöhten erblichen Risikos erscheint in diesem Zusammenhang sinnvoll, eine genetische Untersuchung nach dem 20. Lebensjahr ausreichend.

- *Leukosen und Knochenmarkstransplantation:* Die seit den 70er Jahren als Standardtherapie etablierte Hochdosis-Chemotherapie gilt nach wie vor, wenngleich für die Betroffenen häufig die letzte Hoffnung auf Heilung, als Hochrisiko-Behandlung. Eine nicht geringe Anzahl von Patienten verstirbt nach wie vor unter der Behandlung an gefürchteten Komplikationen. So wird die Gesamtmortalität nach einer Transplantation über die ersten Monate mit bis zu 30% und mehr angegeben (Socié, Mary, Esperou et al., 2001). Die Knochenmarkstransplantation wird unter stationären Intensivbedingungen vorgenommen und der Patient von seiner Umwelt abgeschirmt, um Kontakt mit Krankheitserregern weitestgehend zu unterbinden. Stationäre und Rehabilitationsphase können insgesamt mehrere Monate bis zu einem Jahr in Anspruch nehmen. Vielfältige ernste, akute Nebenwirkungen treten häufig auf. Für den Patienten kann die Behandlung bedeuten, von seiner lebensbedrohlichen Erkrankung geheilt zu werden oder die Behandlung selbst nicht zu überleben. Familie bzw. Kinder müssen miterleben, dass der behandelte Elternteil für die Dauer der Transplantationsbehandlung in akuter Lebensgefahr schwebt und eine nicht zu vernachlässigende Wahrscheinlichkeit besteht, diesen durch die Behandlung zu verlieren. Die Kinder bzw. gesamte Familie befinden sich in einer extremen Stresssituation, die eine besondere psychoonkologische oder präventiv psychotherapeutische Begleitung und Unterstützung notwendig macht. So erscheint es wichtig, Kinder auf die Knochenmarkstransplantation umfassend vorzubereiten und das letale Risiko der Behandlung mit ihnen offen zu besprechen (Romer & Haagen, 2007). Neben dem Gespräch über Ängste, Sorgen und Fantasien gehört zur Vorbereitung eines Kindes, mit ihm im Vorwege zu klären, wer im Falle eines tödlichen Verlaufes für es da sein würde. Das Kind bekommt dadurch Gelegenheit, sich auf ein mögliches Verlusterlebnis innerlich vorzubereiten, sowie das Gefühl, dass seine Eltern fürsorgliche Funktionen über den Tod des Elternteils hinaus ausüben.

- *Hirntumor:* Tumorbildungen im Gehirn sind für die betroffenen Patienten als auch die nahen Angehörigen eine große Belastung. Verhaltens- und Persönlichkeitsstörungen, Stimmungsschwankungen, Gedächtnisverluste oder psychischer Rückzug des betroffenen Elternteils können zu Ängsten, Unzufriedenheiten, Wut oder Schuldgefühlen führen. Veränderungen in den familiären Beziehungen sind meist gravierender als bei anderen Erkrankungen, da die tief greifenden Persönlichkeitsveränderungen den Elternteil fremd werden lassen oder die Kinder versorgende Aufgaben für diesen übernehmen. Eine umfassende Aufklärung über die zu erwartenden Wesensveränderungen und ihre Folgen, die Behandlungsmöglichkeiten und Prognose sowie Möglichkeit, über die damit einhergehenden Gefühle von Unsicherheit, Hilflosigkeit oder Angst zu sprechen, ermöglichen den Kinder und Familien, mit der extrem schwierigen Lebenssituation umzugehen und sich ggf. auf den bevorstehenden Tod vorzubereiten.

Das erhöhte Risiko für Kinder chronisch und schwerkranker Eltern, in Folge der familiären Stressbelastungen selbst Verhaltensauffälligkeiten zu entwickeln, ist seit den 60er Jahren belegt (Rutter, 1966). Hier setzen präventiv ausgerichtete Konzepte einer kindzentrierten medizinischen Familienberatung und -therapie an (Romer & Haagen, 2007), die u.a. darauf abzielen, eine möglichst angstfreie Kommunikation unter den Familienmitgliedern über vorhandene Ängste und Sorgen zu ermöglichen, die elterliche Kompetenz sowie eine möglichst aktive Bewältigung auf Seiten der Kinder zu stützen (ebd.).

In diesem Beitrag wollen wir uns dem Thema der seelischen Belastungen von Kindern krebskranker Eltern nach einer exemplarischen Kasuistik zunächst theoretisch aus entwicklungspsychologischer und familiendynamischer Perspektive annähern. Danach werden wir eine aktuelle Übersicht über empirische Studien geben, aufgeteilt in qualitative und quantitative Studien. Schließlich werden wir nach einem kurzen Überblick über bislang publizierte Interventionskonzepte in diesem Bereich das von uns entwickelte und praktizierte Hamburger COSIP-Beratungskonzept[1] für Familien mit einem ernsthaft körperlich kranken Elternteil einschließlich bisheriger Erfahrungen vorstellen.

2. Fallbeispiel [2]

Der folgende Fall soll veranschaulichen, wie sich eine mütterliche Krebserkrankung nachhaltig ungünstig auf die seelische Entwicklung des Kindes auswirken kann, wenn Eltern und Kind nicht rechtzeitig dabei unterstützt werden, wie sie die durch die

[1] Dieses Konzept wurde an der vom Erstautor geleiteten Beratungsstelle „Kinder körperlich kranker Eltern“ entwickelt, die seit Juli 1999 an der Klinik für Kinder- und Jugendpsychiatrie und Psychotherapie des Universitätsklinikums Hamburg-Eppendorf (Direktor: Prof. Dr. med. Peter Riedesser) existiert.

[2] Fallvignette in ausführlicherer Form bereits a.a.O. publiziert in Romer & Haagen, 2004.

Krankheit entstehenden psychosozialen Belastungen in eine angemessene Gestaltung der Eltern-Kind-Beziehung integrieren können.

Kasten 1: Fallbeispiel Tobias

Als Tobias drei Jahre alt war, erkrankte seine allein erziehende Mutter erstmals an Brustkrebs. Die 39-jährige engagierte Buchhändlerin wurde daraufhin chirurgisch und chemotherapeutisch behandelt. Das erste Rezidiv wurde einen Tag nach Tobias' Einschulung im Alter von sechs Jahren diagnostiziert. Tobias wurde daraufhin nochmals für ein Jahr in den Kindergarten zurückgestellt. Im weiteren Verlauf traten bei der Mutter medizinische Komplikationen auf. Es entwickelten sich Metastasen in Lymphknoten, Knochen und Gehirn, was zahlreiche chemotherapeutische Behandlungen nach sich zog. Häufig begleitete Tobias in den folgenden Jahren seine Mutter zu ihren Behandlungen. Als er acht Jahre alt war, wurde er Zeuge eines epileptischen Krampfanfalls der Mutter und musste selbst den Krankenwagen rufen. Die Mutter suchte ihrerseits sehr die emotionale Nähe ihres Sohnes, den sie als Verkörperung ihres Lebenswillens wahrzunehmen schien. Aus Angst um seine Mutter wiederum wollte Tobias diese am liebsten nicht mehr aus den Augen lassen. Im Alter von 15 Jahren wurde Tobias von seiner Mutter in der Kinder- und Jugendpsychiatrie vorgestellt, nachdem er sich seit einer Woche fast ausschließlich in seinem verdunkelten Zimmer aufhielt und nicht mehr zur Schule ging. Er klagte über Schwindelattacken, die erstmalig während eines Einkaufsbummels mit der Mutter aufgetreten seien. Er sei beinahe ohnmächtig geworden und habe mit dem Krankenwagen in eine Klinik gefahren werden müssen. Die dortige neurologische Diagnostik erbrachte kein pathologisches Ergebnis. Seither fürchte Tobias ständig einen erneuten Kollaps und bleibe zuhause im Bett.

In den Therapiegesprächen wollte Tobias zunächst nicht über die Krankheit seiner Mutter sprechen, weil er „ohnehin alles darüber" wisse. Hingegen sprach er ausführlich über seine Schwindelsymptomatik. Aufgrund der ausgeprägten Symptomatik, die Tobias in seinem Alltag deutlich einschränkte, erwies sich eine mehrmonatige teilstationäre Behandlung des Jungen als notwendig. Im Laufe seiner Psychotherapie realisierte Tobias, dass seine Symptome denen der Mutter ähnelten, die aufgrund ihrer Hirnmetastasen u.a. auch unter Schwindel und Gehstörungen litt. Es konnte mit ihm herausgearbeitet werden, dass die körperlichen Symptome in der Beziehung zwischen ihm und seiner Mutter Zuwendung und Aufmerksamkeit legitimierten, es ihm darüber schließlich möglich wurde, auf seine seelische Not und Überforderung hinzuweisen und Hilfe zu bekommen. In den therapeutischen Gesprächen konnten die großen Ängste um die Mutter, die Parentifizierung als kindlicher Versuch, für die Mutter zu sorgen und ihr beizustehen, als auch die Wut über die Erkrankung und die mangelnde Unterstützung durch die Familie Thema werden. Die begleitenden Gespräche, die die Mutter in unserer Klinik hatte, entlasteten Tobias und gaben ihm das Gefühl, dass die Mutter anderweitig Unterstützung und Hilfe bekommt, sie für sich selbst sorgen kann. Die Trennung von der Mutter ermöglichte Tobias zudem zu erkennen, dass es ihm gut tat, nicht andauernd in der Nähe seiner Mutter sein zu müssen und sich Gleichaltrigen zuwenden zu können. Dies eröffnete Entwicklungsspielräume und Schritte auf dem Weg in eine altersangemessene Ablösung und Selbständigkeit.

3. Entwicklungspsychologische Aspekte

Um die vielfältigen Reaktionen von Kindern und Jugendlichen auf die Erkrankung eines Elternteils verstehen und im Hinblick auf die Frage einer gelingenden oder misslingenden Bewältigung der Situation einordnen zu können, bedarf es eines entwicklungspsychologischen Bezugsrahmens. Abhängig von ihrer kognitiven, emotionalen und sozialen Reifeentwicklung haben Kinder unterschiedliche Konzepte von Leben und Tod sowie von Krankheit und ihrer Entstehung (Romer & Haagen, 2007). Auch die Vorstellungen darüber, was für einen Kranken beispielsweise die Behandlung in einem Krankenhaus bedeutet und was sonst für ihn hilfreich ist, variieren zwischen Kindern unterschiedlicher Altersstufen. Insbesondere in der Pubertät können Wünsche, sich gegenüber den Eltern mitunter aggressiv zu behaupten oder sich von ihnen abzugrenzen, angesichts des krankheitsbedingten Leids des betroffenen Elternteils mit ausgeprägten Schuldgefühlen einhergehen („Ausbruchsschuld“) (ebd.). Für ein Verständnis der kognitiven Orientierung des Kindes zur elterlichen Erkrankung sind aus entwicklungspsychologischer Sicht u.a. zunächst die beiden folgenden Themenbereiche zu differenzieren (Armsden & Lewis, 1993):

- *Krankheitskonzepte.* Während jüngere Kinder, insbesondere im Stadium des präoperativen Denkens, welches nach Piaget (1983) für Kinder zwischen zwei und sieben Jahren typisch ist, Kranksein in erster Linie mit konkret beobachtbaren Merkmalen wie „im Bett liegen“ oder „Medizin nehmen müssen“ verbinden, versuchen Jugendliche, entsprechend dem im zwölften Lebensjahr beginnenden Entwicklungsstadium des formal operativen Denkens (ebd.), eher Krankheiten nach ihrer Ätiologie und Prognose zu differenzieren. Dieser reflektierende Umgang mit Krankheit führt zwangsläufig dazu, dass Jugendliche mit Fragen nach einer möglichen infektiösen oder genetischen Übertragung einer elterlichen Erkrankung auf sie selbst beschäftigt sind und hierauf nach Antworten suchen (ebd.).
- *Verständnis von Intersubjektivität.* Kleine Kinder sind oft nicht in der Lage, Gefühlszustände von Mutter oder Vater von ihren eigenen zu unterscheiden. Sie neigen deshalb dazu, die Gefühlslage ihrer Eltern unmittelbar mit dem eigenen Verhalten in Verbindung zu bringen. Ältere Kinder und Jugendliche hingegen können eine schlechte Befindlichkeit ihres kranken Elternteils als zu diesem gehörig zuordnen und mit dessen Gesundheitszustand in Verbindung bringen. In der Beziehung zum kranken Elternteil können sie daher bewusst darüber reflektieren, wie sie die Situation für die kranke Mutter oder den kranken Vater erleichtern helfen können.

Ferner lassen sich für die unterschiedlichen Altersstufen folgende typischen Belastungskonstellationen bei einer elterlichen Krebserkrankung differenzieren (Tabelle 1):

- Wird während der *Schwangerschaft* eine maligne Tumorkrankung diagnostiziert, wird die pränatale Beziehungsaufnahme zwischen Mutter und Kind empfindlich gestört. Die Besetzung des ungeborenen Kindes kann durch depressive Phasen und gravierende Zukunftsängste erschwert werden. Kann eine Chemo- oder Strahlentherapie aus Rücksicht auf den Föten nicht sofort erfolgen, entsteht ein tragischer Zielkonflikt zwischen dem Recht der Mutter auf Überleben und dem Recht des

Ungeborenen auf Unversehrtheit. Dies kann verbunden sein mit latenten Vorwürfen von Seiten der Mutter gegenüber ihrem Kind und einer „Überlebensschuld" des Kindes gegenüber seiner Mutter (Riedesser & Schulte-Markwort, 1999).

- Ein *Säugling* (0-12 Monate) erlebt Trennungen von der Mutter, wie sie durch stationäre Behandlungen notwendig werden können, als existenzielle Bedrohung, da er ihre sichere Wiederkehr noch nicht antizipieren kann. Durch die Belastungen der Mutter wird der Aufbau der frühen Bindung zwischen Mutter und Säugling gestört.
- Das *Kleinkind* (1-3 Jahre) verarbeitet Trennungen möglicherweise subjektiv als Bestrafung durch Verlassen werden. Werden vertraute Alltagsrituale, die dem Kind Sicherheit und Halt vermittelt haben, in der Familienroutine ausgesetzt, kann es zu Entwicklungsrückschritten kommen. Das Kleinkind scheint einzelne Kompetenzen, die es bereits erworben hat, vorübergehend wieder zu verlieren. Wenn dem Kind verstehbare Erklärungen für die konkrete krankheitsbedingte veränderte Alltagsrealität oder das veränderte körperliche Erscheinungsbild des kranken Elternteils fehlen, ist es auf seine Fantasien angewiesen. Beispielsweise kann der Anblick von Nebenwirkungen oder Folgeerscheinungen der operativen, chemo- oder strahlentherapeutischen Behandlung des krebskranken Elternteils wie Amputationen oder Haarausfall beim Kind, wenn es nicht angemessen vorbereitet ist, zu archaischen Verstümmelungsängsten führen. Fantasien, die in diesem Zusammenhang auftreten, sind mitunter bedrohlicher, als es der tatsächlichen medizinischen Realität entspricht.
- Das im magischen Denken behaftete *Vorschulkind* (3-5 Jahre) kann schuldhafte Kausalitätsvorstellungen entwickeln, indem es beispielsweise fantasiert, die eigenen „bösen" Gedanken, die Gefühle von Wut und Rivalität gegenüber einem Elternteil begleiten können, hätten diesen krank gemacht. Kinder dieser Altersstufe können ferner den ernsten Gesichtsausdruck bei beiden Eltern als Mitteilung interpretieren, dass Lachen oder Verspieltheit unerwünschte Verhaltensweisen seien (Lewandowski, 1992).
- *Schulkinder* (6-11 Jahre) denken in sehr konkretem Sinne über potenzielle Folgen der elterlichen Erkrankung nach, von nicht stattfindenden Urlaubsreisen bis zur vitalen Bedrohung. Die Wahrnehmung, dass der kranke Elternteil geschwächt und belastet ist, führt zu reflektierter Besorgnis und der Bereitschaft, eigene Bedürfnisse gegenüber den Eltern zurückzustellen. Dies kann dazu führen, dass das Kind verinnerlicht, dass die eigenen Gefühle und Bedürfnisse unwichtig sind. Schulkinder reagieren ferner sehr empfindsam auf wahrgenommene körperliche Veränderungen beim erkrankten Elternteil. Dies kann die Entwicklung des eigenen Körperschemas nachhaltig irritieren (Rost, 1992). Emotionale Belastungen zeigen sich typischerweise in somatischen Symptomen wie beispielsweise Bauchschmerzen, Kopfschmerzen oder Einnässen.
- *Jugendliche* (12-17 Jahre) sind in der Regel bereit, bewusst Verantwortung für den kranken Elternteil, aber auch für die ganze Familie zu übernehmen. Je größer die Bereitschaft und damit einhergehende Schuldgefühle sind, desto stärker können

eigene Autonomiewünsche eingeschränkt werden (Lewis, Ellison & Woods, 1985; Riedesser & Schulte-Markwort, 1999).

Tabelle 1: Altersbezogene seelische Belastungen am Beispiel tumorkranker Mütter (aus Romer, Schulte-Markwort & Riedesser, 2002)

	Typische Belastungen
Schwangerschaft	Zielkonflikt: Leben der Mutter vs. Leben des Kindes
Säuglingszeit	Trennung als existenzielle Bedrohung
Kleinkindalter	Trennung als Bestrafung; Verstümmelungsängste
Vorschulalter	Magische Idee, Krankheit verursacht zu haben
Schulalter	Körperbezogene Ängste; Angst, die Eltern zu belasten
Pubertät und Jugend	Angst vor Vererbbarkeit Autonomie vs. Verantwortung, „Ausbruchsschuld“ Identitätskonflikte

4. Familiendynamische Aspekte

In einer durch die Lebenszyklen der Generationen vorbestimmten Rollenverteilung wird im familiären Kontext heranwachsenden Kindern das kulturelle Wissen um Krankheit, Vergänglichkeit und Tod im idealtypischen Falle dadurch vermittelt, dass irgendwann Großeltern oder auch noch lebende Urgroßeltern krank werden und schließlich sterben. Die Eltern stehen dann üblicherweise mitten im Leben und sind den heranwachsenden Kindern als „unverwüstliche“ Vertreter der Erwachsenenwelt verfügbar (Romer & Haagen, 2007). Jede lebensbedrohliche Erkrankung eines Elternteils im mittleren Erwachsenenalter erschüttert hingegen diesen biologisch und kulturell vorgezeichneten familiären Lebensplan. Die Vorstellung der betroffenen Eltern, den eigenen Kindern, solange bis sie erwachsen sind, die eigene Lebenstüchtigkeit voll zur Verfügung stellen zu können, erleidet schmerzliche Einschränkungen. In mehrerlei Hinsicht werden Grundfesten der Eltern-Kind-Bindung erschüttert. Selbstbild sowie Weltbilder beider Beziehungspartner müssen neu angepasst und umgestaltet werden, was beidseits zu existenzieller Verunsicherung führen kann (ebd.). Dies verändert wiederum die bestehende Familienstruktur. Familien können an dieser Situation wachsen, sie können vorübergehend zusammenbrechen und sich im Laufe der Zeit wieder erholen. Sie können auch zerfallen, wenn sie den Anforderungen an die Umorganisation der Familienstruktur nicht gewachsen sind (Johnson, 1988). Insbesondere wird durch eine lebensbedrohliche Erkrankung die Zukunftsperspektive einer Familie nachhaltig erschüttert, was wiederum das familiäre Kohärenzgefühl und damit die familiäre Identität bedroht (Geigges, 1996).

In einer umfassenden Literaturübersicht bisheriger Studien zu familiären Anpassungsprozessen an eine elterliche Krebserkrankung formulierte Rost (1992) als „Extrakt“ folgende fünf typische familiäre Reaktionsmuster:

1. *Starke Betonung des familiären Zusammenhalts (Kohäsion).* Durch die existenzielle Bedrohung des kranken Elternteils wird das Bindungssystem innerhalb der Familie maximal aktiviert. In Gegenwart von Gefahr und entsprechend situationsangemessener Angst fordern Familienmitglieder voneinander Sicherheit, Halt, Trost und Orientierung ein. Emanzipatorische Bestrebungen einzelner Familienmitglieder werden im Zweifelsfall dem familiären Zusammenhalt untergeordnet.
2. *Isolation gegenüber der sozialen Umwelt.* Die Anforderungen der Erkrankung beanspruchen den Patienten und seinen Partner oft derart, dass die Pflege sozialer Außenkontakte darunter leidet. Wenn dies dazu führt, dass Freunde und Nachbarn weniger häufig zu Besuch kommen, wird dies von Kindern als unausgesprochene Botschaft wahrgenommen, dass die Realität der elterlichen Krankheit vor der Außenwelt zu verbergen ist. Als Folge vermeiden Kinder mitunter ebenso, mit ihren Freunden über die Erkrankung ihrer Eltern zu sprechen (ebd.).
3. *Geringe Flexibilität.* In der durch die Krankheit hervorgerufenen Krise greift das Familiensystem auf in der Vergangenheit bewährte Strategien zur Problembewältigung zurück. Hierzu gehört nicht selten der Rückgriff auf spezielle Formen des Umgangs mit Krisen, wie ihn bereits die Großelterngeneration praktiziert hat. Für eine Experimentierfreudigkeit beim Finden neuer Lösungsstrategien fehlt der innere „Spielraum".
4. *Konfliktvermeidung.* Tendenziell versuchen Familienmitglieder Spannungen und Streit aus dem Wege zu gehen. Vorrangiges Motiv hierfür ist die soziale Rücksichtnahme auf den erkrankten Elternteil, dem innerfamiliäre Spannungen nicht zugemutet werden sollen.
5. *Parentifizierung.* Sowohl der kranke Elternteil als auch sein gesunder Lebenspartner werden durch die Erkrankung stark in Anspruch genommen. Zwangsläufig können sie weniger für ihre Kinder präsent sein und müssen diese mehr in alltägliche Aufgaben, die ansonsten von Eltern übernommen wurden, einbinden. Kinder übernehmen damit mehr Verantwortung für die anderen Familienmitglieder und nehmen Aufgaben in der Versorgung jüngerer Geschwister oder des kranken Elternteils wahr. Wird ein schwer kranker Elternteil zu Hause gepflegt, sind Kinder aller Alterstufen häufig auch in die pflegerische Versorgung eingebunden, ein Phänomen, das bisher wenig gesellschaftliche Beachtung fand (Aldridge & Becker, 1993). Zu dieser Einbindung von Kindern in vermehrte „erwachsene" Aufgabenübernahme gesellt sich oft auch eine verstärkt emotionale Bedürftigkeit kranker Eltern, die bei ihren Kindern Halt, emotionale Nähe und Trost suchen. Insbesondere, wenn kranke Eltern allein erziehend sind oder wenn der Lebenspartner emotional wenig zur Verfügung steht, können Kinder in eine Partnerersatzrolle hineingeraten, in der sie sich primär für die emotionalen Bedürfnisse des kranken Elternteils zuständig fühlen. Es ist an dieser Stelle anzumerken, dass die Parentifizierung von Kindern in dieser Situation keineswegs von vornherein schädlich oder pathologisch sein muss. Es kann vielmehr für die Bewältigung von Ohnmachtsgefühlen hilfreich sein, wenn Kinder innerhalb ihrer Handlungsmöglichkeiten etwas Konkretes tun können, das dazu beiträgt, dass es dem kranken Elternteil besser geht, und sei es auch nur für den Augenblick (Romer & Haagen,

2007). Voraussetzung hierfür ist, dass diese konkrete Hilfestellung dem Alter des Kindes angemessen ist und ein Kind nach Erledigung dieser Aufgabe sich auch wieder eigenen altersgemäßen Interessen zuwenden kann.

Jedes dieser fünf genannten familiären Reaktionsmuster kann für sich betrachtet als adaptive Bewältigungsstrategie verstanden werden. Von den Entwicklungsbedürfnissen heranwachsender Kinder und Jugendlicher her betrachtet, haben jedoch alle fünf Reaktionsmuster gemeinsam, dass sie tendenziell geeignet sind, Bestrebungen des Kindes nach Autonomie und Individuation gegenüber dem Familiensystem zu hemmen (Romer, Barkmann, Schulte-Markwort et al., 2002; Romer, Schulte-Markwort & Riedesser, 2002; Pott, Haagen, Baldus et al., 2005; Romer & Haagen, 2007).

5. Empirische Studien

Im Folgenden werden in Ergänzung zu den bisherigen theoretischen Ausführungen die Ergebnisse einiger bedeutsamer empirischer Studien über Kinder tumorkranker Eltern dargestellt. Ein Teil der zitierten Studien ist parallel zueinander im multizentrischen transnationalen Verbundprojekt "Children of Somatically Ill Parents" (COSIP) durchgeführt worden, in der acht europäische Forschergruppen kooperierten (Romer, Kienbacher, Milea et al., 2005)[3]. In diesem Verbundprojekt wurde u.a. die psychosoziale Situation von Kindern körperlich kranker Eltern mit parallelisierten Methoden untersucht. Insgesamt wurden dabei Daten von über 700 Familien ausgewertet, davon war in über 400 Familien ein Elternteil an Krebs erkrankt. Sofern zitierte Einzelstudien zu diesem COSIP-Projekt gehören, wird im Text darauf verwiesen.

5.1 Qualitative Studien

- In offenen Interviews mit 120 Jugendlichen mit einem terminal an Krebs erkrankten Elternteil zeigte sich, dass deren häufigsten Bewältigungsstrategien die aktive Suche nach medizinischer Information, das Nachdenken über einen tieferen Sinn und die Kontaktaufnahme zu Freunden waren (Christ, Siegel & Sperber, 1994).

---

[3] Dieses Verbundprojekt „Mental Health Prevention in a Target Group at Risk: Children of Somatically Ill Parents" wurde von der EU im 5. Rahmenprogramm „Quality of Life" gefördert (Projektnummer QLGT-CT-2001-02378) und vom Erstautor koordiniert. Die Leiter der anderen beteiligten Forschungsgruppen (principal investigators) waren: Prof. Max Friedrich, Abteilung für Neuropsychiatrie des Kindes- und Jugendalters, Universität Wien (A); Mikael Thastum, Ph.D., Department of Psychology, University of Aarhus (DK); Prof. Jorma Piha, Child Psychiatry Clinic, Turku University Hospital, Turku (FIN); Prof. John Tsiantis, Department of Child Psychiatry, Athens University Medical School, Athen (EL); Prof. Stefan Milea, Clinic of Child and Adolescent Psychiatry, University of Medicine and Pharmacy „CAROL DAVILA", Bukarest (RO); PD Barbara Steck, Kinder- und Jugendpsychiatrische Universitäts- und Poliklinik Basel (CH); Maggie Watson, Ph.D., Department of Psychological Medicine, Royal Marsden Hospital, Sutton (UK).

- In tiefenpsychologisch fundierten Interviews mit neun jugendlichen Mädchen, deren Mütter an Brustkrebs erkrankt waren (Frühstadium oder geheilt), gaben die Töchter an, ihr eigenes Brustwachstum bereite ihnen Angstgefühle (Brech & Richter, 1999). Die Mädchen vermieden das Thema Sexualität weitgehend und verleugneten Wünsche nach einer Liebesbeziehung. Die Menstruation war auffällig negativ besetzt, und das Verhältnis zum eigenen weiblichen Körper war davon geprägt, dass dieser vor allem als Quelle von Schmerz empfunden wurde. Zudem vermieden die Töchter abgrenzende Auseinandersetzungen mit ihren Müttern aus Angst, die kranke Mutter könnte dies nicht überleben.
- In einer zum dänischen COSIP-Projekt gehörenden qualitativen Studie (Thastum, Johansen, Gubba et al., 2008) nahmen 15 Familien mit einem an Krebs erkrankten Elternteil teil. 21 Kinder im Alter von sechs bis 15 Jahren wurden von den Interviewern u.a. zu ihrem Informationsstand über die Erkrankung sowie über ihre Bewältigungsstrategien befragt. Es zeigte sich, dass alle Kinder und Jugendlichen über die Fakten der elterlichen Erkrankung gut informiert waren, was die Autoren im Wesentlichen auf die Offenheit im Umgang mit Krebserkrankungen in skandinavischen Ländern zurückführten. Die befragten Kinder betonten einvernehmlich, dass es für sie sehr wichtig war, gut über die elterliche Krankheit Bescheid zu wissen. Die meisten Kinder berichteten, dass der Besuch im Krankenhaus sowie das Gefühl, auch in schwierigen Zeiten mitzuerleben, wie es dem kranken Elternteil geht, eine wichtige Bedeutung für sie hatte. Aus dem Interviewmaterial extrahierten die Autoren fünf vorrangige Coping-Strategien der Kinder: 1. *Anderen Helfen*: Während *jüngere* Kinder praktische Hilfe leisteten, was ihnen u.a. ein Gefühl der aktiven Bewältigung und Nützlichkeit gab, unterstützten ältere Kinder ihre Eltern vorwiegend emotional, beispielsweise durch Trost. Die Jugendlichen äußerten sich ohnmächtig und frustriert darüber, an der Krankheit nichts ändern zu können. 2. *Parentifizierung*: Kinder und Jugendliche berichteten über alle Altersgruppen davon, dass sie sich mit ihren Bedürfnissen und Wünschen stark zurücknahmen, um vermehrt Verantwortung in der Familie für den erkrankten Elternteil zu übernehmen. 3. *Gezielte Ablenkung*, als Möglichkeit, mit der elterlichen Erkrankung verbundene negative Gedanken und Gefühle von sich fernzuhalten, wurde von allen Kindern und Jugendlichen bewusst oder unbewusst eingesetzt. 4. *Für-sich-Behalten*: Vor allem jüngere Kinder gaben an, ihre Sorgen und Ängste ganz für sich alleine zu behalten und sich nichts anmerken zu lassen. 5. *Wunscherfüllungsdenken*: Jüngere Kinder versuchten, sich mit Hilfe des wunscherfüllenden Denkens zu trösten, während ältere Kinder auf Medikamente und bessere Behandlungsmöglichkeiten hofften.

5.2 Quantitative Studien

In einer aktuellen Übersichtsarbeit hebt Osborn (2007) hervor, dass sich die Ergebnisse quantitativer Studien in diesem Forschungsfeld nach zwei ihnen zu Grunde liegende Forschungsfragestellungen unterteilen lassen: 1. die Frage nach Prävalenz und Art psychopathologischer Auffälligkeiten bei Kindern mit einem krebskranken Elternteil, 2. die Frage nach assoziierten medizinischen, soziodemografischen und anderen psychosozialen Faktoren, die bei Kindern krebskranker Eltern mit psychopathologischen Auffälligkeiten vs. mit psychischer Unauffälligkeit (Resilienz) korreliert sind. Die erste Frage (Prävalenz) richtet sich demnach an die epidemiologische Relevanz von psychopathologischen Auffälligkeiten innerhalb dieser Risikopopulation und ist bedeutsam für die Einschätzung des Bedarfs an psychosozialen Hilfen innerhalb einer Gesamtpopulation sowie für deren Planung innerhalb des Gesundheitswesens, wenn eine gezielte Prävention für diese Zielgruppe angestrebt wird. Die zweite Frage zielt darauf ab, Moderatorvariablen von prädiktivem Wert zu identifizieren, und damit Hinweise für assoziierte Risiko- und Schutzfaktoren bei betroffenen Kindern zu liefern. Forschungsergebnisse zu dieser Frage sind bedeutsam für die gezielte Identifikation von Risikofällen, die einer Intervention im Sinne indizierter Prävention zugeführt werden sollen, z.B. durch die Entwicklung geeigneter Screening-Maßnahmen. Wenn psychosoziale Faktoren, die grundsätzlich durch Interventionen beeinflussbar sind, wie beispielsweise eine depressive Krankheitsverarbeitung, oder bestimmte familiäre Kommunikationsstile als assoziierte Risiko- und Schutzfaktoren identifiziert werden können, kann dies auch unmittelbar inhaltliche Anregungen für präventive Konzepte geben. Auch wenn sich viele Studien beiden Fragen widmen, scheint die von Osborn (ebd.) vorgeschlagene Unterteilung der Forschungsergebnisse aufgrund dieser zu differenzierenden Relevanz für präventive Strategien sinnvoll.

5.2.1 Prävalenz psychopathologischer Auffälligkeiten

- Mit einem kontrollierten Vergleichsgruppendesign konnte an 62 Kindern und Jugendlichen mit einem terminal an Krebs erkrankten Elternteil mit Symptom-Inventaren gezeigt werden, dass der Prozentsatz klinisch relevanter psychischer Auffälligkeiten doppelt so hoch war wie in einer Kontrollgruppe (Siegel, Mesagno, Karus et al., 1992).

- Beim Vergleich zwischen elterlicher Wahrnehmung und kindlicher Selbsteinschätzung bei 89 Kindern und Jugendlichen, bei denen ein Elternteil an einer im Frühstadium diagnostizierten Krebserkrankung litt, war der Anteil von Kindern, die im Elternurteil klinisch relevant erhöhte Symptomwerte für internalisierende Probleme aufwiesen im Vergleich zu Normwerten über alle Altersgruppen nicht signifikant erhöht. Im Selbsturteil der über 11-Jährigen war hingegen der Anteil der Mädchen mit klinisch relevanten internalisierenden Symptomen signifikant erhöht, was bei den Jungen wiederum nicht der Fall war (Welch et al., 1996).

- In einer über gemeindebasierte Krebsregister gewonnenen und damit weitestgehend nicht-selektiven Stichprobe von 66 Kindern mit einem krebskranken Elternteil, der in knapp 80% der Fälle die Mutter war, ergaben sich im Patientenurteil sowie im Selbsturteil der Kinder (ab 11 Jahren) signifikant erhöhte Werte für internalisierende Symptome, nicht jedoch aus der Beurteilerperspektive des gesunden Elternteils. Insgesamt ergaben sich in ca. 50% der Fälle Hinweise für psychische Auffälligkeiten (Birenbaum, Yancey, Phillips et al., 1999).

- In einer großen niederländischen Untersuchung an 336 Kindern (Alter: 4-18 Jahre) aus 180 Familien mit einem an Krebs erkrankten Elternteil, bei denen in 81% der Fälle die Mutter betroffen war, ergaben sich aus der Beurteilerperspektive des kranken Elternteils sowie im Selbsturteil der über 11-Jährigen konsistent signifikant erhöhte Werte und Anteile symptomauffälliger Kinder für internalisierende Probleme für die 4-11-jährigen Kinder insgesamt sowie für die 12-18-jährigen Mädchen, nicht jedoch für die 12-18-jährigen Jungen. Im Urteil des gesunden Elternteils, der in 81% der Fälle der Vater war, zeigte sich bei den 12-18-Jährigen ein tendenziell gegenteiliger Effekt dahingehend, dass der Anteil internalisierender Probleme signifikant geringer eingeschätzt wurde. Bei den jüngeren Kindern zeigte sich lediglich für die Jungen ein signifikant erhöhter Anteil an internalisierenden Symptomauffälligkeiten als in der zugrunde gelegten Normpopulation (Visser, Huizinga, Hoekstra et al., 2005).

- In drei kleineren Studien mit geringeren Fallzahlen von Familien mit überwiegend krebskranken Müttern (N=19-28) konnten hingegen keine signifikant erhöhten internalisierenden Symptomwerte im Vergleich zu jeweils nationalen Normwerten nachgewiesen werden (Howes, Hoke, Winterbottom & Delafield, 1994; Heiney, Bryant, Walker et al., 1997; Hoke, 2001). Die Aussagekraft dieser drei Studien ist jedoch dahingehend zu relativieren, als es sich bei einer Studie ausschließlich um Kinder von Müttern mit Brustkrebs im Frühstadium, also unmittelbar nach bioptischer Diagnosestellung handelte (Hoke, 2001), bei einer Studie die Kinder immerhin im Vergleich zur Norm signifikant erhöhte Werte für separat gemessene Angstzustände (state anxiety) erzielten (Heiney et al., 1997), und die verbleibende dritte Studie mit einer Fallzahl von 33 Kindern aus 19 Familien mit einer an Brustkrebs erkrankten Mutter die geringste Fallzahl der hier referierten Studien aufweist.

Zusammenfassend ergibt sich auf der Basis der referierten Studien mit höherer Fallzahl (Siegel et al., 1992; Welch et al., 1996; Visser et al., 2005) bzw. mit repräsentativer Aussagekraft (Birenbaum et al., 1999) bereits bei Querschnittserhebungen eine hinreichende Evidenz für signifikant gehäufte internalisierende Symptombildungen bei Kindern von krebskranken Eltern, wobei insbesondere jüngere Kinder und adoleszente Mädchen als vulnerabel gelten müssen. In der Tendenz scheint bei den über 11-Jährigen, bei denen die Selbstbeurteilerperspektive mit erhoben werden kann, diese sensitiver für die Abbildung internalisierender Probleme zu sein. Einschränkend ist festzuhalten, dass aufgrund der deutlichen Überrepräsentation von krebskranken Müttern (jeweils zwischen 80 und 100% der Fälle in den genannten Studien), wenig über die psychischen Auswirkungen einer väterlichen Krebserkrankung auf Kinder gesagt werden kann. Aufgrund der ausschließlichen Querschnittsdaten kann ferner keine Aussage darüber gemacht werden, wie hoch der Anteil betroffener Kinder ist, die vielleicht mit einer Latenz von mehreren Jahren nach Diagnosestellung im Laufe ihrer Entwicklung seelische Gesundheitsprobleme bekommen.

5.2.2 Assoziierte Risiko- und Schutzfaktoren

- In mehreren Studien, in denen medizinische Parameter wie Dauer, Staging und Prognose der elterlichen Erkrankung kontrolliert wurden, zeigte sich ein eher geringer bis nicht nachweisbarer Einfluss medizinischer Faktoren auf die psychische Situation der betroffenen Kinder. Insbesondere die Dauer der Erkrankung und damit der Exposition des Kindes gegenüber der familiären Belastungssituation schien in keiner der bisherigen Studien eine Rolle zu spielen (Lewis, Hammond & Woods, 1993; Compas, Worsham, Epping-Jordan et al., 1994; Howes et al., 1994; Compas, Worsham, Ey & Howell, 1996; Welch et al., 1996; Huizinga, Visser, Van der Graaf et al., 2005; Visser et al., 2005; Watson, James-Roberts, Ashley et al., 2006). Lediglich zwei hiervon abweichende Einzelbefunde sind hervorzuheben: So fanden Compas und Mitarbeiter, dass die Prognose der elterlichen Krebserkrankung einen Einfluss auf die Ausprägung von Stressreaktionen bei den befragten 11-18-jährigen Kindern hatte (Compas et al., 1994, 1996). Von der niederländischen Forschergruppe um Huizinga und Visser wurde in zwei auf einer Studie basierenden Publikationen berichtet, dass Kinder und Jugendliche ab 11 Jahren, wenn ein Elternteil an einem Krebsrezidiv erkrankt war, im Selbsturteil höhere psychische Belastungswerte zeigten, als wenn Eltern kein Krebsrezidiv hatten (Huizinga et al., 2005; Visser et al., 2005). Insgesamt überwiegen jedoch Studienergebnisse deutlich, in denen medizinische Faktoren keinen nachweisbaren Einfluss auf die Ausprägung psychischer Auffälligkeiten bei Kindern krebskranker Eltern hatten.

- In mehreren Studien wurde untersucht, welchen Einfluss es hatte, wenn einer oder beide Elternteile *depressiv* waren. Hier zeigte sich, dass erhöhte Depressionswerte bei einem oder beiden Elternteilen deutlich mit erhöhten Symptomwerten bei den Kindern einhergingen (Lewis & Darby, 2003; Sigal, Perry, Robbins et al., 2003; Watson et al., 2006), wobei die erhöhten Symptomwerte für die Kinder meist nur im Elternurteil nachweisbar waren und damit möglicherweise einem durch die Depression bedingten Beurteiler-Bias unterlagen.
- Vielfältige Befunde gibt es hingegen über den Einfluss *familiärer Faktoren*, insbesondere was die innerfamiliäre Beziehungsgestaltung betrifft. Mit vermehrten kindlichen Symptombildungen gingen in einzelnen Studien u.a. einher: chaotische bzw. wenig strukturierte familiäre Anpassung (Huizinga et al., 2005); wenig offene Kommunikation zwischen Eltern und Kindern (ebd.); affektive Verstrickung (overinvolvement) und geringe affektive Responsivität sowie geringer familiärer Zusammenhalt (family cohesion) (Watson et al., 2006).

6. Interventionskonzepte

Eine Reihe von psychosozialen Interventionsangeboten und Konzepten für an Krebs erkrankte Erwachsene und ihre Familien sind in den vergangenen Jahrzehnten entwickelt und etabliert worden. Sie umfassen u.a. psychosoziale und psychoonkologische Diagnostik, Psychoedukation sowie Beratung zu sozialen, psychologischen und – falls notwendig – medizinischen Anliegen. Die psychologische Beratung kann von Informationsvermittlung bis hin zur psychotherapeutischen Behandlung reichen und neben einem einzeltherapeutischen Setting für den betroffenen Erwachsenen auch Paar-, Familien- und Gruppentherapie umfassen. Das Interventionsangebot wird in der Regel auf die spezifischen Bedürfnisse und die Situation der Ratsuchenden und ihrer Familien zugeschnitten, und Lösungswege werden gemeinsam erarbeitet. Wenngleich sich das Beratungsangebot stark erweitert hat, gibt es bislang nur wenig gezielte Beratungsangebote, die den besonderen Bedürfnissen von Familien mit Kindern bzw. der Kinder und Jugendlichen Rechnung tragen. Dies trifft vor allem auf präventive Beratungsangebote für an Krebs erkrankte Eltern und ihre Kinder zu. Im Unterschied zum herkömmlichen Beratungsangebot sind die Ziele der präventiven Beratung, symptomlose Krankheitsvor- und -frühstadien zu erkennen, das Auftreten von psychosozialen Folgen bzw. psychischen Erkrankungen bei Kindern und Jugendlichen sowie die Verschlimmerung von psychischen Symptomen oder Erkrankungen zu verhindern sowie Folgeerkrankungen vorzubeugen.

In der Literatur finden sich einige Berichte über Interventionsprogramme in den USA, meist jedoch ohne Hinweise auf deren Evaluation. Cohen und Wellisch (1978) beschrieben eine familientherapeutische Vorgehensweise, wenn ein Elternteil akut oder terminal an Krebs erkrankt ist. Sie heben die Notwendigkeit eines Mittelweges zwischen emotionalem Überengagement (overinvolvement) und innerer Ablösung (detachment) für die restlichen Familienmitglieder hervor und empfehlen, mit der Familie erfolgreiche Problemlösestrategien aus der Vergangenheit als Ressourcen herauszuarbeiten. In ihrem Beratungsprogramm für Gruppen von Kindern und Jugendlichen zwischen fünf und 18 Jahren heben Taylor-Brown et al. (Taylor-Brown, Acheson & Farber, 1993) die Wichtigkeit angemessener Sachinformation zur elterlichen Erkrankung hervor, die wichtigste Grundlage kognitiver Bewältigung sei. Information und die Ermutigung, Gefühle auszudrücken, sind die Schwerpunkte eines anderen psychoedukativen Beratungsansatzes für Kinder und Jugendliche (Heiney & Lesesne, 1996). In einem Beratungsprogramm für jüngere Kinder krebskranker Eltern beschreibt Greening (1992), wie hilfreich es für Eltern und Kinder sein kann, sich in Begleitung eines multiprofessionellen Teams mit ähnlich Betroffenen über ihre Sorgen und Nöte auszutauschen. Kasten 2 zeigt eine Zusammenfassung der wichtigsten Elemente klinischer Empfehlungen:

Kasten 2: Wichtige Elemente psychosozialer Interventionen bei Kindern krebskranker Eltern

- altersgerechte Sachinformation über alle Aspekte der Krankheit
- Anerkennung familiärer Ressourcen
- Unterstützung der elterlichen Erziehungskompetenz
- offener Austausch mit gleichsam betroffenen Eltern bzw. Kindern
- Unterstützung bei der Antizipation eines bevorstehenden Todes der Mutter

Das Hamburger COSIP-Beratungskonzept

Das Hamburger COSIP-Beratungskonzept basiert auf den langjährigen Erfahrungen der Beratungsstelle „Kinder körperlich kranker Eltern“ am Universitätsklinikum Hamburg-Eppendorf. Die zu Grunde liegenden klinisch-theoretischen Konzepte stammen u.a. aus der Psychotraumatologie (Fischer & Riedesser, 1999), der Bindungstheorie (Bowlby, 1988) und der psychoanalytischen Familientherapie (Boszormenyi-

Nagy & Sparke, 1981; Cierpka, 1996) sowie aus den speziell zur kindlichen Verarbeitung einer schweren elterlichen Erkrankung existierenden entwicklungspsychologischen Ansätzen von Lewandowski (1992) und Christ (2000a, b). Um den individuellen, familiären und sozialen Bewältigungsmechanismen und Ressourcen Rechnung zu tragen, setzt das COSIP-Konzept auf unterschiedlichen Ebenen an und verfolgt folgende definierte Ziele (Kasten 3):

Kasten 3: Die Ziele der Beratung im Hamburger COSIP-Konzept

Familiensystem:

- Förderung einer offenen Kommunikation über die elterliche Erkrankung
- Flexibler Umgang mit den divergenten Bedürfnissen der einzelnen Familienmitglieder
- Reduzierung altersunangemessener Parentifizierung

Elternebene:

- Stützung des elterlichen Kompetenzerlebens
- Erhöhung der emotionalen Verfügbarkeit der Eltern

Kindliche Ebene:

- Verbesserung des kognitiven Verstehens der elterlichen Erkrankung
- Legitimierung eigener Gefühle und Bedürfnisse
- Unterstützung aktiver Bewältigungsstrategien
- Integration ambivalenter Gefühle
- Unterstützung antizipierender Trauerarbeit

In einem Zeitraum von sechs bis acht Monaten werden in einem den spezifischen Bedürfnissen des Kindes bzw. der Familie angepassten Setting in der Regel drei bis acht Beratungssitzungen angeboten. Diese setzen sich folgendermaßen zusammen:

1. *Erstgespräch mit den Eltern:* Das Erstgespräch mit den Eltern dient dazu, ein vertrauensvolles Arbeitsbündnis herzustellen, den Auftrag zu klären und bei den Eltern ein Gefühl entstehen zu lassen, dass ihr Kind mit seinen seelischen Belangen beim Therapeuten gut aufgehoben ist. Der Fokus des Gespräches liegt auf den elterlichen Bewältigungsmechanismen, ihrem Erleben von Elternschaft und Elternrolle, der subjektiven Belastung der Eltern und der Familie sowie den familiären Ressourcen. Fragen nach dem Umgang mit der Erkrankung, wie Informationsvermittlung an Kinder oder hilfreiche Bewältigungsstrategien, geben dem Therapeuten Einblick in diese Bereiche und den Eltern das Gefühl, dass sie in ihrem Krankheitserleben und ihren Coping-Bemühungen vorbehaltlos respektiert und nicht in Frage gestellt werden.

2. *Gespräche mit Kindern und Jugendlichen:* Sind Eltern mit der Vorstellung ihrer Kinder einverstanden, werden diesen ca. ab dem Alter von drei Jahren diagnostische Einzelgespräche angeboten. In Familien mit mehreren Kindern finden in der Regel zunächst getrennte Einzelsitzungen statt mit der Option, an einem Folgetermin die Geschwister zu einem gemeinsamen Termin einzuladen. Es hat sich

bewährt, jedem Kind zunächst einen geschützten Raum anzubieten, in dem es über bislang verborgen gehaltene Ängste und Sorgen sprechen kann, ohne Angst zu haben, dass diese vor anderen Familienmitgliedern „geoutet" werden. Das getrennte Setting ermöglicht zudem, auf die Sorgen und Ängste des Kindes altersspezifisch einzugehen. Ziele der Gespräche mit dem Kind bzw. Jugendlichen sind die Exploration der kognitiven Orientierung zur elterlichen Erkrankung und ihrer Behandlung sowie die Entwicklung eines altersadäquaten und kohärenten Narrativs zu den Auswirkungen der elterlichen Krankheit auf das Familienleben. Ein besonderer Fokus der Gespräche liegt auf der Exploration des kindlichen Krankheitsverständnisses. Die Ätiologiemodelle des Kindes geben Aufschluss über die subjektive Bedeutungsgebung und lassen irrationale Ätiologiemodelle, wie Mitverschuldung an der Krankheit, erkennen. Bislang unbeantwortete oder erstmals gestellte Fragen können ggf. gesammelt und in einem nachfolgenden Gespräch mit den Eltern oder Ärzten geklärt werden.

3. *Familiengespräche:* Lassen sich in den Gesprächen mit den Eltern oder dem Kind bzw. den Kindern beidseitige Wünsche nach mehr Austausch innerhalb der Familie sondieren, sollte diesen in Familiengesprächen nachgegangen werden. Ziel dieser Sitzungen ist es, der Familie zu ermöglichen, in einen offeneren Umgang mit der Krankheit und ihren Auswirkungen zu treten. Individuelle Bewältigungsstrategien der einzelnen Familienmitglieder werden mit Hilfe des Therapeuten herausgearbeitet und benannt. Dies ermöglicht, Missverständnisse und Kränkungen innerhalb der Familie, wie z.B. Gefühle des Verletztseins durch Rückzugsverhalten, aufzuarbeiten und wechselseitigen Respekt für die teils divergenten Bedürfnisse der einzelnen Familienmitglieder zu schaffen. Wünsche für den Umgang miteinander können formuliert und die Familie in ihren aktiven Bewältigungsstrategien und Ressourcen gestärkt werden.

4. *Kriseninterventionen:* Im Falle eines kritischen Krankheitsverlaufs mit möglicherweise tödlichen Komplikationen und Verkettungen schockierender oder ängstigender Erlebnisse, kann eine akute Krisenintervention im Rahmen der stationären medizinischen Behandlung indiziert sein. Durch gezielte psychoedukative Unterstützung des medizinischen Personals und des überlebenden Elternteils soll eine altersangemessene Einbindung der minderjährigen Kinder als Angehörige, die Halt und Orientierung sowie angemessene Informationen brauchen, gesichert werden. So können beim Kind Gefühle von Desorientiertheit und hilflosen Ausgeliefertseins vermieden und damit einer traumatischen Verarbeitung des Verlusterlebnisses vorgebeugt werden.

Das COSIP-Beratungskonzept wurde bislang in einer Pilotstudie vorläufig evaluiert. Darin zeigte sich neben einer guten Akzeptanz auf Seiten der Familien in Ergebnis- und Prozessqualität, dass die erklärten Beratungsziele „Stützung des elterlichen Kompetenzerlebens" und „Unterstützung aktiver Coping-Stile des Kindes" von den befragten Eltern und Kindern jeweils erstrangig im Sinne einer positiven Beratungserfahrung rückblickend genannt wurden (Paschen, Saha, Baldus et al., 2007).

7. Diskussion und Ausblick

Die Krebserkrankung eines Elternteils ist mit einem erhöhten Risiko für betroffene Kinder verbunden, psychische Gesundheitsprobleme zu entwickeln, insbesondere im Bereich internalisierender Symptombildungen. Kinder krebskranker Eltern können – unabhängig von ihrer Altersstufe – von den vielfältigen aus der elterlichen Erkrankung resultierenden Belastungsfaktoren nicht abgeschirmt werden. Folgende Aspekte sind daher für *Prävention* und *Behandlung* von Familien mit einem an Krebs erkrankten Elternteil von großer Bedeutung:

1. *Einbeziehung der Kinder:* Konzepte zur gezielten indizierten Prävention sind bislang wenig entwickelt. Voraussetzung hierfür ist, dass die medizinische Fachwelt die erwachsenen Patienten in ihrer Rolle als Eltern wahrnimmt und sich klinisch und wissenschaftlich systematisch minderjährigen Kindern als Angehörigen ernsthaft erkrankter Patienten zuwendet.

2. *Entwicklungspsychologisch fundierte kindzentrierte Perspektive:* Innerhalb bestehender familienmedizinischer und medizinisch-familientherapeutischer Betreuungskonzepte ist eine Erweiterung der systemischen Sichtweise um eine entwicklungspsychologisch fundierte kindzentrierte Perspektive nötig.

3. *Vermittlung altersgerechter Informationen und offene Kommunikation:* Wie vorausgehend deutlich wurde, benötigen Kinder altersgerechte Informationen zur familiären Situation und Erkrankung des Elternteils, um sich kognitiv orientieren zu können. Eine offene Kommunikation, Hilfestellungen und Ermutigung von Seiten der Erwachsenen erleichtern den Kindern, Fragen zu stellen sowie Ängste und Fantasien zu äußern. Ein offenes Gespräch kann u.a. verhindern, dass Kinder aus ihren Beobachtungen falsche Schlüsse ziehen (z.B. dass sie selbst für die Erkrankung verantwortlich sind). Nicht zuletzt im Hinblick auf die Entwicklung ihrer Kompetenz zur Problembewältigung (Coping-Fähigkeit) muss Kindern schwerkranker Eltern vermittelt werden, dass ein offener Umgang mit der bedrohlichen Wirklichkeit – auch im Sinne antizipierender Trauerarbeit – weniger ängstigend sein kann, als mit diffusen Fantasien und Ängsten alleine gelassen zu werden (Romer & Haagen, 2007). Hierzu gehören auch eine Vorbereitung auf die Behandlung sowie Aufklärung über das Mortalitätsrisiko. Die Einbeziehung des Kindes unterstreicht zudem das Vertrauen in die Fähigkeit des Kindes, die Situation zu bewältigen und aktive Bewältigungsstrategien zu entwickeln.

Um präventive Konzepte, die sich auf der Basis einer solchen Perspektivenerweiterung entwickeln lassen, auf eine solide Planungsgrundlage stellen zu können, sollte sich *weiterführende Forschung* vorrangig folgenden Fragen widmen:

- Wie lassen sich Risikofälle und -konstellationen, die einer gezielten Prävention bedürfen, identifizieren, auch wenn ein Kind vielleicht keine psychopathologischen Auffälligkeiten zeigt?

- Welche assoziierten protektiven Faktoren gehen mit einer Resilienz betroffener Kinder einher?

- Welche beobachtbaren Merkmale bei familiären und kindlichen Reaktionsmustern lassen auf eine gelingende, d.h. die weitere psychosoziale Entwicklung des Kindes nicht behindernde Bewältigung der familiären Stressbelastung schließen?
- Inwieweit können unter ökonomischen Gesichtpunkten vertretbare, d.h. im Aufwand begrenzte, sowie für betroffene Familien aus präventiver Indikation niedrigschwellig angebotene psychosoziale Interventionen in ihrer Wirksamkeit empirisch bestätigt werden?

Genetische Beratung für Familien mit erblichem Darmkrebs – Psychosoziale Aspekte

Monika Keller

Zusammenfassung

Seit krankheitsdisponierende Mutationen für erblichen Darmkrebs (HNPCC) identifiziert wurden, können sich Angehörige aus Familien mit gehäuften Darmkrebserkrankungen auf das Vorliegen einer Mutation untersuchen lassen. Zu psychosozialen Aspekten von genetischer Beratung und Testung bei HNPCC ist bisher wenig bekannt.

Im Kontext des Verbundprojekts „Familiärer Darmkrebs“ wurden psychisches Befinden und Kognitionen spezifisch für HNPCC bei 293 Ratsuchenden vor und im Mittel acht Wochen nach interdisziplinärer Beratung untersucht. Nicht erkrankte Risikopersonen sind sowohl insgesamt als auch hinsichtlich HNPCC wenig belastet, nehmen aber die Bedrohlichkeit von und Gefährdung durch Darmkrebs als hoch wahr. An Krebs erkrankte Patienten (Pat) sind durch ausgeprägte HNPCC-spezifische Belastung, Sorgen um das Risiko von Kindern und Angehörigen und gesundheitliche Beeinträchtigung charakterisiert. Insgesamt findet sich eine positive, wenig kritische Einstellung zur genetischen Testung. Nach Beratung verringern sich durchgängig HNPCC-spezifische Belastung, bei Risikopersonen (RP) auch wahrgenommene Bedrohlichkeit und subjektive Gefährdung, und zwar unabhängig vom objektiven HNPCC-Risiko. Ein stärkerer Belastungsrückgang findet sich bei Patienten, denen ein hohes HNPCC-Risiko mitgeteilt wurde. Zwar haben sich nach Beratung objektives Risiko und subjektive Risikowahrnehmung angenähert, bei mehr als einem Drittel kommt jedoch die objektive Risikomitteilung nicht wie intendiert an. Angesichts geringer Belastung bei Risikopersonen lassen sich bisher keine verlässlichen Prädiktoren für eine psychosoziale Risikokonstellation identifizieren.

Summary

Since the genetic mutation of hereditary colorectal cancer (HNPCC) has been identified, members of families with prevalent colorectal cancer can be tested for the existence of such a mutation. The psychosocial aspect of genetic counselling and testing of HNPCC, however, has received little attention.

This study reports prospective data on the short-term impact of a multidisciplinary pre-test counselling protocol on psychosocial outcome, relating to psychological distress and cognitions specific to familial colorectal cancer in 293 participants before and, on average, 8 weeks after counselling. At-risk individuals were less distressed overall and regarding HNPCC, but perceived the threat of and danger through colorectal cancer to be high. Cancer patients showed severe HNPCC-specific distress, worries about the risk of children and family, and health-related impairment. Overall, there is a positive, non-critical attitude towards the genetic testing. After the counselling HNPCC-specific distress was reduced for all participants, at-risk individuals also displayed decreased perception of threat and subjective danger, independent of objective HNPCC risk. Larger distress decrease was found in patients informed about a high HNPCC risk. Although objective risk and subjective risk perception converged after counselling, over one third of participants did not perceive the objective risk information as intended. In the light of lower distress in at-risk individuals no evident predictors for a psychosocial risk constellation have been identified so far.

1. Einleitung

Seit verschiedene Gene identifiziert wurden, die für erbliche Tumorerkrankungen, z.B. erblichen Brust-/Ovarialkrebs (HBOC) und nicht polypösen Darmkrebs (HNPCC) prädisponieren, können sich Angehörige aus Familien mit gehäuften Krebserkrankungen auf das Vorliegen einer krankheitsdisponierenden genetischen Veranlagung untersuchen lassen. Nur ein kleiner Teil aller Brust- und Darmkrebserkrankungen (ca. 3-5 %) ist auf eine erbliche Veranlagung zurück zu führen, während eine familiäre Häufung, jedoch ohne monogenetische Ursache, bei etwa 10-15% aller Darm- bzw. Brustkrebserkrankungen beobachtet wird. Weitere genetische Faktoren werden ebenso diskutiert wie Umwelteinflüsse. Da die molekulargenetische Untersuchung auf eine vererbbare Krankheitsveranlagung (Keimbahnmutation) sehr aufwändig ist, beschränkt sich die Testung auf diejenigen Familien, bei denen definierte klinische bzw. „objektive" Kriterien im Familienstammbaum – z.B. die Anzahl erkrankter Angehöriger, junges Erkrankungsalter – für eine hohe Wahrscheinlichkeit einer erblichen Erkrankung sprechen und eine Mutationssuche erfolgversprechend erscheinen lassen.

Dem Nutzen für betroffene Personen – der gesicherten Reduktion von Inzidenz und Mortalität an Darmkrebs durch engmaschige Früherkennung, Entlastung von Ungewissheit, selbstbestimmte Lebens- und Familienplanung – steht das Risiko anhaltender Ängste und Besorgnis um das eigene Erkrankungsrisiko und um das von Kindern und nahen Angehörigen gegenüber. Um psychosoziale Risiken zu minimieren und die Einhaltung ethischer Prinzipien (Freiwilligkeit und Unabhängigkeit der Entscheidung, Recht auf Nicht-Wissen, strenge Diskretion im Umgang mit genetischen Informationen) zu sichern, legen in Deutschland, wie in den meisten Ländern, Richtlinien verbindlich fest, dass jede genetische Diagnostik auf eine erbliche Krankheitsveranlagung von einer qualifizierten genetischen Beratung zumindest zu zwei Zeitpunkten vor und anlässlich der Mitteilung des Mutationsbefunds flankiert wird (Bundesärztekammer, 1998).

Unabhängig davon, ob eine genetische Testung erfolgt oder nicht, kommt der genetischen Beratung ein hoher Stellenwert zu: Ratsuchende können zunächst in Erfahrung bringen, ob objektive klinische Kriterien anhand des Familienstammbaums auf eine erbliche Veranlagung hinweisen, ob eine genetische Diagnostik sinnvoll und möglich ist und welchen Nutzen Vorsorgeuntersuchungen (z.B. Darmspiegelung) versprechen. Die Beratung soll es Ratsuchenden zudem ermöglichen, sich in Abwägung von persönlichem Nutzen und potenziell nachteiligen Folgen eigenverantwortlich und selbstbestimmt für oder gegen eine genetische Testung (falls indiziert) zu entscheiden, relevante Informationen in der Familie weiterzugeben und einen effektiven Vorsorgeplan einzuhalten.

Die wenigen prospektiven Studien zu psychosozialen Auswirkungen der genetischen Beratung bei familiärem Darmkrebs zeigen inkonsistente Resultate: Collins, Halliday, Warren und Williamson (2000a, b) stellten nach Beratung einen Wissenszuwachs und Rückgang krebsspezifischer Sorgen fest, wohingegen Codori und Kollegen (Codori, Waldeck, Petersen et al., 2005) eine Zunahme krebsspezifischer Ängste und Sorgen nach Beratung fanden. Allerdings sind die beiden Studien aufgrund methodischer Unterschiede nur bedingt vergleichbar.

Sowohl bei familiärem Brust-/Ovarialkrebs als auch bei familiärem Darmkrebs blieb die psychosoziale Situation von Krebspatienten bisher weitgehend unberücksichtigt (Bish, Sutton, Jakobs et al., 2002). Patienten, die bereits an Krebs erkrankt sind bzw. waren, stellen einen zunehmenden Anteil der Ratsuchenden in der genetischen Beratung; dennoch wurde ihre psychosoziale Situation ungeachtet ihrer Schlüsselrolle bei der genetischen Diagnostik (die prädiktive Diagnostik bei nicht erkrankten Angehörigen setzt den Nachweis einer pathogenen Mutation bei einem an Darmkrebs erkrankten Patienten voraus) bisher kaum untersucht, dies gilt für HBOC ebenso wie für HNPCC. Im deutschsprachigen Raum wurden bisher zu psychosozialen Aspekten bei HNPCC keine prospektiven Studien publiziert.

Wiederholt werden, überwiegend in HBOC-Studien, ausgeprägte Diskrepanzen zwischen dem objektiven Erkrankungsrisiko aufgrund einer familiären Veranlagung und der subjektiven Risikowahrnehmung von Ratsuchenden beobachtet, sowohl in Form einer Über- als auch Unterschätzung des eigenen Risikos. Zudem zeigt eine Reihe von Studien, dass das subjektiv wahrgenommene Erkrankungsrisiko nur begrenzt einer Veränderung durch genetische Beratung zugänglich scheint (Braithwaite, Emery, Walter et al., 2004; Hopwood, Wonderling, Watson et al., 2004), ohne dass die Ursachen bisher ausreichend verstanden werden (Hopwood, 2000).

Ziele und Fragestellung

Im Vordergrund der Programme der Deutschen Krebshilfe e.V. zur Diagnostik bei HBOC und HNPCC stand die Identifizierung von Familien mit pathogenen Mutationen und die Evaluierung des Nutzens von Früherkennungs- und Vorsorgemaßnahmen (Meindl, 2002; Plaschke, Engel, Krüger et al., 2004; Mangold, Pagenstecher, Friedl et al., 2005). Für Ratsuchende aus Familien mit fraglichem objektiven Risiko für eine erbliche Tumorerkrankung, bei denen eine genetische Diagnostik nicht indiziert ist, stellt die genetische Beratung die einzige Gelegenheit dar, Aufklärung, Information und ggf. weitergehende Unterstützung zur Klärung eines familiär erhöhten Erkrankungsrisikos zu erhalten. Dies gilt auch für diejenigen, die – aus verschiedenen Gründen – nicht mit einem informativen genetischen Testergebnis rechnen können. Ein Ziel dieser Studie war es daher, die psychosoziale Situation aller Personen zu untersuchen, die – unabhängig von einer evtl. genetischen Testung – genetische Beratung wegen einer familiären Darmkrebserkrankung suchen.

Die „Heidelberger Psychosoziale Begleitstudie" (1999-2005) entstand im Kontext des Verbundprojekts der Deutschen Krebshilfe „Familiärer Darmkrebs" mit dem Ziel, psychosoziale Aspekte im Zusammenhang mit einer potenziell erblichen Tumordisposition – hier familiärer Darmkrebs – prospektiv im Verlauf von genetischer Beratung und ggf. Diagnostik zu untersuchen. Im Folgenden werden Ergebnisse einer prospektiven Teilstudie berichtet, die sich auf die genetische Beratung beschränken. Untersucht werden körperliches und psychisches Befinden, spezifische Kognitionen und Belastungen der Ratsuchenden in Bezug auf HNPCC, und zwar vor sowie acht Wochen nach der genetischen Beratung. Im Einzelnen sollen die folgenden Fragen beantwortet werden:

- Wer nutzt genetische Beratung für familiären Darmkrebs? Welche Merkmale charakterisieren die gesundheitliche und psychosoziale Situation von Ratsuchenden – Patienten und nicht erkrankte Risikopersonen –, die das Angebot der interdisziplinären Beratung in Anspruch nehmen?
- Welche Einstellung zur genetischen Diagnostik, welche Erwartungen und Befürchtungen haben Ratsuchende vor Beratung, und inwieweit verändern sie sich im Beratungsverlauf?
- Verändern sich Kognitionen und psychische Belastung – spezifisch für die erbliche Erkrankung – im Kurzzeit-Verlauf nach der genetischen Beratung? Werden sie vom klinischen bzw. „objektiven" Risiko beeinflusst, wie es den Ratsuchenden in der Beratung mitgeteilt wird? Mit welcher Wahrscheinlichkeit kommt die „message" bei den Ratsuchenden wie intendiert an?

2. Methodik

2.1 Interdisziplinäre Beratung

Die genetische Beratung (Erstberatung und Beratung bei Befundmitteilung) erfolgte in Heidelberg interdisziplinär und konsekutiv; beginnend mit der humangenetischen Beratung, die die Erhebung des Familienstammbaums und die klinische bzw. „objektive" Risikobeurteilung beinhaltet, gefolgt von der Beratung durch Kliniker/Viszeralchirurgen mit Empfehlungen zur Früherkennung (FE) orientiert am familiären Tumorspektrum. Die Beratung durch Psychosomatiker/Psychoonkologen erfolgte zur Klärung von Motiven und Einstellungen, Belastungen und Ressourcen und familiären Auswirkungen. Ergänzt wurde sie durch orientierende psychosomatische Diagnostik und Klärung von psychotherapeutischem Behandlungsbedarf. Allen Beratungsteilnehmern wurde ein humangenetischer Beratungsbrief zugeschickt. (Ausführliche Darstellung der interdisziplinären Beratung siehe Keller & Jost, 2003; Keller, 2006).

Die effektive Kooperation der beteiligten Disziplinen – Humangenetik, Chirurgie, Psychoonkologie – ermöglichte optimale Voraussetzungen für die prospektiv longitudinale Kohortenstudie mit zwei bis maximal acht Messzeitpunkten. Die Ethikkommission der Medizinischen Fakultät, Universität Heidelberg, hat dem Studienprotokoll zugestimmt. Die hier dargestellten Ergebnisse beschränken sich auf die ersten beiden Messzeitpunkte vor (T0) und im Mittel acht Wochen nach der genetischen Erstberatung (T1).

2.2 Stichproben

Im Zeitraum Juli 2000 bis Juni 2003 wurden konsekutiv alle Personen rekrutiert, die erstmals in der Heidelberger interdisziplinären Sprechstunde „Familiärer Darmkrebs" beraten wurden und folgende Einschlusskriterien erfüllten: Alter über 18 Jahre, *Patienten* mit Darmkrebs oder anderen HNPCC-assoziierten Tumoren (Pat) oder nicht erkrankte Familienangehörige (im Text durchgängig als *Risikopersonen* (RP) bezeichnet), körperliche und mental/psychische Fähigkeit zu Interview und Ausfüllen von Fragebogen, schriftliches Einverständnis mit Studienteilnahme. Die Einschlusskriterien beschränken sich also ausdrücklich nicht auf Personen mit *objektiven* klinischen Kriterien für erblichen Darmkrebs sondern auf alle Personen, die von einem familiär erhöhten Darmkrebsrisiko ausgehen (*subjektive* Risikowahrnehmung) und deshalb die genetische Beratung in Anspruch nehmen.

Mit dem Ziel einer Vollerhebung wurde allen angemeldeten Ratsuchenden vor Erstberatung (T0) zusammen mit Informationen zum Beratungsablauf ein Fragebogen zugeschickt. Die zweite Erhebung (T1) erfolgte postalisch 4-6 Wochen nach Beratung, wobei sichergestellt wurde, dass die Beratungsteilnehmer den humangenetischen Beratungsbrief mit der schriftlichen Mitteilung des klinischen bzw. „objektiven" Risikos für ein HNPCC-Syndrom erhalten hatten. Keiner der Ratsuchenden verweigerte die Teilnahme an der Studie.

Von 293 im Untersuchungszeitraum beratenen Personen lagen zu T0 268 Fragebögen vor (Rücklauf: 92%). In zwei Fällen waren die Einschlusskriterien (mangelnde Sprachkenntnisse) nicht erfüllt, acht kamen unangemeldet zur Beratung, in sechs Fällen war kein Fragebogen zugeschickt worden und neun Personen hatten den Fragebogen nicht ausgefüllt, erklärten sich aber zur weiteren Teilnahme bereit. Von 291 zu T1 verschickten Fragebögen wurden 285 (98%) bei einem mittleren Intervall von 56 Tagen nach Beratung zurückgesandt. Die definitive Stichprobe umfasst 261 Personen (90%) – 83 Patienten (Pat) und 178 Risikopersonen (RP) –, von denen ein Fragebogen zu beiden Zeitpunkten vorliegt.

Das „Herzstück" der genetischen Beratung stellt die Beurteilung durch die Humangenetiker dar, für wie wahrscheinlich ein erbliches Darmkrebssyndrom aufgrund von Familienstammbaum bzw. klinischer Kriterien gehalten wird. Die Risikomitteilung, die den Ratsuchenden – Patienten ebenso wie Risikopersonen – in der Beratung erläutert und im Beratungsbrief mitgeteilt wurde, gibt Auskunft, ob ein erbliches Darmkrebssyndrom für „klinisch sicher", „möglich" oder „unwahrscheinlich" gehalten wird. Die Zuordnung zu Risikogruppen erfolgte im Anschluss an die genetische Beratung aufgrund des Familienstammbaums und anhand der derzeit geltenden klinischen bzw. „objektiven" HNPCC-Syndrome (Rodriguez-Bigas, Boland, Hamilton et al., 1997; Vasen, Watson, Mecklin et al., 1999) für Patienten und Risikopersonen:

1. HNPCC aufgrund erfüllter Amsterdam-Kriterien „klinisch gesichert", entsprechend einem hohen Erkrankungsrisiko,
2. HNPCC „möglich", klinische Hinweise für HNPCC aufgrund Bethesda-Kriterien mit fraglich erhöhtem Erkrankungsrisiko,
3. HNPCC „unwahrscheinlich", keine klinischen Kriterien und niedriges Erkrankungsrisiko (vergleichbar Bevölkerungsrisiko).

2.3 Instrumente

Medizinische Krankheitsdaten von Pat wurden aus ärztlichen Befundberichten, die klinisch-genetischen bzw. „objektiven" Kriterien anhand von Familienstammbaum und genetischem Beratungsbrief dokumentiert. Dabei wurde sichergestellt, dass die Zuordnung zu den klinischen bzw. „objektiven" *HNPCC-Risikogruppen* (s.o.) mit dem Informationsstand der Ratsuchenden übereinstimmt.

Mit Selbstbeurteilungsinstrumenten wurden soziodemografische Merkmale und subjektives gesundheitliches Befinden (SF-12, Bullinger, Kirchberger & Ware, 1995; Ware, Kosinski & Keller, 1996; Skala „Gastrointestinale Beschwerden" des GBB, Braehler & Scheer, 1995) erhoben, ergänzt um je ein studienspezifisches Item zur beschwerdebedingten Beeinträchtigung und Attribution (Hinweis auf ernsthafte Erkrankung).

Die globale psychische Belastung wurde mit dem HADS (Zigmond & Snaith, 1983; Herrmann, Buss & Snaith, 1995), die – hinsichtlich der familiären Tumorerkrankung – spezifische psychische Belastung mit der Impact of Event Scale (IES) (Horowitz, Wilner & Alvarez, 1979; Filipp, Ferrin, Freudenberg & Klauer, 1988) erhoben, die auf den Subskalen „Intrusion" und „Vermeidung" (range: jeweils 0-40) emotionale und kognitive Reaktionen auf ein belastendes Ereignis erfasst, in dieser Studie definiert als „Möglichkeit einer erblichen Tumorerkrankung". Ergänzend bezieht eine studienspezifische 3-Item-Skala „Belastung Erbliche Erkrankung" (BEE) (Keller, Jost, Haunstetter et al., 2002; Keller, Jost, Kadmon et al., 2004) die familiäre Dimension ein, wobei Sorgen und Belastung um die potenzielle Gefährdung von Kindern und nahen Angehörigen abgebildet werden (0 = „überhaupt nicht", 4 = „sehr stark", range: 0-12). Die interne Konsistenz ist mit Cronbach α=.77 zufriedenstellend.

Folgende Kognitionen – spezifisch für familiären Darmkrebs – wurden orientiert am Health-Belief Modell mit aus der Literatur adaptierten Einzelitems erhoben:

- *Subjektiv wahrgenommene Bedrohlichkeit* von Darmkrebs: Visuelle Analogskala, 0 = „nicht bedrohlich", 100 = „sehr bedrohlich" (Kash, Holland, Halper & Miller, 1992),
- *subjektiv wahrgenommenes Erkrankungsrisiko:* Risikopersonen schätzen ihr eigenes subjektives Risiko ein, an Darmkrebs zu erkranken (Codori, Petersen, Miglioretti et al., 1999). Patienten geben an, wie hoch sie das Erkrankungsrisiko ihrer Kinder bzw. nahen Angehörigen einschätzen (Vernon, Gritz, Peterson et al., 1999) (1 = „niedrig", 5 = „hoch"),
- im Sinne einer externalen Kontrollattribution wird erfragt, wie effektiv nach Ansicht der Ratsuchenden das Darmkrebsrisiko durch *Früherkennung* verringert werden kann (1 = „sehr effektiv", 5 = „unwirksam" (Codori et al., 1999),
- die *Antizipation der Bewältigungsfähigkeit*, mit einem positiven Mutationsbefund zurechtzukommen, wird als Indikator für die persönliche Kompetenzerwartung gewählt (1 = „gut", 5 = „schlecht" (Codori, Hansen & Brandt, 1994)).

Die Einstellung zur genetischen Untersuchung wurde mit der aktuellen Entscheidung für oder gegen eine genetische Diagnostik erfragt, ergänzt um die Option „unentschieden". In einer Adaption der „Attitudes Scale" (Lerman, Daly, Masny & Balshem, 1994; Koch, Bergelt, Mehnert et al., 1999) wird die Einstellung gegenüber der genetischen Testung für HNPCC mit jeweils acht „Pro"- und neun „Contra"-Argumenten erfragt (Grad der Zustimmung: dreistufig). Die Vergleichbarkeit im Verlauf wurde durch identische Fragebögen zu beiden Messzeitpunkten gewährleistet.

2.4 Datenanalyse

Bei Normalverteilung und Intervallskalenniveau wurden Mittelwertsvergleiche mit t-Tests für unabhängige, bei Messwiederholung für abhängige Stichproben geprüft. Waren diese Voraussetzungen nicht erfüllt, wurde der Mann-Whitney U-Test bzw. bei Messwiederholung Wilcoxon zum Vergleich der zentralen Tendenz verwendet. Die Stärke von Zusammenhängen wurde einheitlich mit Rangkorrelationen (Spearman's Rho) bestimmt. Gruppenvergleiche innerhalb einer Stichprobe wurden mit Varianzanalysen berechnet. Standardisierte Effektstärken von Mittelwertsunterschieden zwischen zwei Messzeitpunkten (Cohens d) definieren die Größe des Effekts (Cohen, 1988).

3. Ergebnisse

Angesichts vielfältiger Unterschiede hinsichtlich Alter, Geschlecht, Bildungs- und Familienstatus, vor allem aber aufgrund der eigenen Krankheitserfahrung, sind Patienten nicht mit Risikopersonen vergleichbar, daher werden die beiden Gruppen durchgängig getrennt beschrieben. Auf die Beschreibung der Ausgangssituation vor Beratung folgt die Darstellung der Veränderungen von Belastung und Kognitionen nach Beratung jeweils für Pat bzw. RP. Ergänzend wird untersucht, ob die Veränderungen abhängig von der Art der klinisch-genetischen Risikomitteilung sind.

3.1 Ausgangssituation vor Beratung

3.1.1 Patienten

Drei Viertel der 83 Pat sind der Empfehlung eines Arztes, eine genetische Beratung in Anspruch zu nehmen, nachgekommen. Ein Viertel kam auf eigene Initiative oder folgte dem Wunsch von Angehörigen. Die Geschlechtsverteilung bildet mit einem Verhältnis von 1:1 annähernd die Prävalenz von Darmkrebs bei Männern bzw. Frauen ab, das Altersmittel liegt bei 50.1 Jahren (range: 28-83). Patienten haben ein höheres Bildungsniveau als der Bevölkerungsdurchschnitt. 84% leben in fester Partnerschaft und 85% haben eigene Kinder. 89% der Pat sind an kolorektalen Karzinomen erkrankt, 6% an Tumoren von Uterus oder Ovar, 4% an Magen- oder Duodenum-Tumoren und 1% an Blasen-/Ureter-Tumoren. Drei Viertel der Patienten sind bisher einmalig, ein Viertel mehrfach an einem weiteren Primärtumor erkrankt. 89% befinden sich aktuell in Remission. Aufgrund der klinischen Kriterien ist bei 34% ein

HNPCC-Syndrom gesichert, bei 58% möglich, nur bei 8% der Pat wird ein erblicher Darmkrebs für unwahrscheinlich gehalten.

Ungeachtet der überwiegend günstigen Prognose gibt mehr als die Hälfte der Pat eine deutliche funktionelle Beeinträchtigung (SF-12) an: Ein Viertel der Pat beurteilt ihren derzeitigen Gesundheitszustand als „weniger gut" oder ausgesprochen „schlecht".

Darmkrebs wird von Pat mehrheitlich als ausgesprochen bedrohlich erlebt (MW=65, SD=25; Tabelle 1). 40% der Pat beurteilen das Risiko ihrer Kinder/Angehörigen, an Darmkrebs zu erkranken, als „hoch" oder „eher hoch". Bereits vor Beratung sind 81% der Pat von der Wirksamkeit von Früherkennung überzeugt. Zwei Drittel antizipieren eine gute Bewältigungsfähigkeit im Fall eines eigenen positiven Mutationsbefunds.

Was die *globale Belastung* betrifft, liegen die Ausprägungen auf der HADS-Skala Ängstlichkeit vor Beratung geringfügig über denen alters- und geschlechtsadaptierter Normwerte (Hinz & Schwarz, 2001), nicht aber auf der Depressivitätsskala (Tabelle 1). Bezogen auf den Schwellenwert >10 sind 20% der Patienten als überschwellig hinsichtlich Angst und 7% hinsichtlich Depressivität einzustufen.

Was die Belastung spezifisch für eine familiäre Tumorerkrankung betrifft, zeigen die IES-Mittelwerte insgesamt mittlere Ausprägungen mit vergleichbaren Werten auf der Skala „Intrusion" und „Vermeidung" (Tabelle 1; IES Summenwert MW=19.8, SD=9.2). Bei einem Schwellenwert von ≥19 je Subskala erreicht jeder fünfte Patient überschwellige Werte. Drei Viertel der Pat (71%) machen sich „ziemlich" bzw. „sehr starke" Sorgen um das Risiko ihrer Kinder und 14% erleben sich dadurch im Alltag beeinträchtigt (BEE).

Das gesundheitliche Befinden der Pat steht in engem Zusammenhang mit ihrer HNPCC-spezifischen psychischen Belastung (IES R_{Sp} .47, BEE R_{Sp} .46, p=.000). Zudem schätzen Patienten das Erkrankungsrisiko ihrer Kinder umso höher ein, je stärker sie ihr gesundheitliches Befinden in Folge ihrer Tumorerkrankung als eingeschränkt wahrnehmen (R_{Sp} .40, p=.003).

3.1.2 Risikopersonen

Die überwiegende Mehrheit der Risikopersonen kam auf eigene Initiative zur Beratung. RP sind mehrheitlich weiblich (65%) und mit einem Altersdurchschnitt von 42 Jahren (range: 20-77) jünger als Pat. RP haben ein deutlich höheres Bildungsniveau als die Bevölkerung, leben mehrheitlich (81%) in fester Partnerschaft und 35% haben (noch) keine Kinder. Die meisten RP (86%) beurteilen ihren derzeitigen Gesundheitszustand als „sehr gut/gut" oder „zufriedenstellend". Insgesamt unterscheiden sich RP in ihrem subjektiven gesundheitlichen Befinden nicht von der Bevölkerung, dies betrifft auch die Ausprägung von gastrointestinalen Beschwerden (GBB-GI-Skala). Allerdings denken 41% bei abdominellen Beschwerden „manchmal" oder „häufiger" an eine ernsthafte Erkrankung.

Aufgrund der klinischen bzw. „objektiven" Kriterien ist bei einem Viertel der RP die Diagnose HNPCC gesichert, bei weiteren 35% besteht der Verdacht. Bei 41% ist ein erblicher Darmkrebs unwahrscheinlich. Die subjektive Wahrnehmung der RP ist hoch, sowohl was das eigene Erkrankungsrisiko (40% „hoch/eher hoch") als auch die

Bedrohlichkeit von Darmkrebs (MW=68, SD=24; siehe Tabelle 1) angeht; sie ist aber statistisch unabhängig vom objektiven bzw. klinischen HNPCC-Risiko (R_{Sp} -.11, n.s.). Mit zunehmendem Alter wird Darmkrebs von RP als weniger bedrohlich wahrgenommen (R_{Sp} -.34, p=.000). Die subjektive Risikowahrnehmung ist unabhängig vom Alter, jedoch bei Frauen höher als bei männlichen RP: 65% der weiblichen RP gegenüber 38% der männlichen RP schätzen ihr Risiko (eher) hoch ein (Chi^2=12.72, p=.013).

Aus den HADS-Mittelwerten (Tabelle 1) ergeben sich, abgesehen von etwas höherer Ängstlichkeit, keine Anhaltspunkte für eine nennenswerte psychische Belastung bzw. Komorbidität. Auch die HNPCC-spezifische Belastung der RP ist gering ausgeprägt: Die IES-Mittelwerte liegen für beide Subskalen im unteren Bereich (IES Summenwert MW=11.3, SD=12.3), und nur bei etwa 6% finden sich überschwellige Belastungswerte (ein Bodeneffekt war aber nicht nachzuweisen). Auch auf der Skala BEE ist die Besorgnis der RP gering ausgeprägt (Tabelle 1) und resultiert nur bei 3% in einer merklichen Beeinträchtigung im Alltagsleben. RP machen sich weitaus seltener (41%) als Pat Sorgen um die Gesundheit ihrer Kinder bzw. naher Angehöriger.

3.1.3 Vergleich Patienten – Risikopersonen

Pat unterscheiden sich initial von RP nicht, was die globale Belastung betrifft. Pat weisen jedoch höhere Belastungsausprägung in allen Dimensionen der Belastung spezifisch für erblichen Darmkrebs auf als RP (IES-Summenwert T=4.01; p<.001; BEE Z= -3.30; p=.001).

3.2 Einstellung gegenüber der genetischen Untersuchung

Die überwiegende Mehrheit der Pat (95%) und RP (89%) ist bereits vor Beratung zugunsten einer genetischen Testung entschieden, nur jeweils ein Pat bzw. RP lehnt sie ab und wenige RP sind noch unentschieden. Bezogen auf *alle Beratungsteilnehmer* (Pat und RP) überwiegen hohe Erwartungen an Nutzen und Vorteile der genetischen Untersuchung, wobei die Hoffnung auf „Gewissheit“ (81% volle Zustimmung), auf risikoreduzierende Optionen für die eigene Person (88%) und die Familie (68%), aber auch auf „Erleichterung durch einen negativen Mutationsbefund“ (87%) vorrangig sind. Ein Nutzen für die Zukunfts- und Familienplanung wird dagegen seltener (32% bzw. 17%) erwartet.

Befürchtete Nachteile einer genetischen Testung werden weitaus seltener genannt, wobei emotionale Aspekte im Vordergrund stehen: Besorgnis aufgrund des Wissens um ein erhöhtes Risiko der Kinder (33%) und Befürchtungen, mit einem positiven Testergebnis nicht zurechtzukommen (14%). Nur 3% rechnen mit familiären Konflikten in Zusammenhang mit HNPCC. Die überwiegende Mehrheit (jeweils > 90%) äußert hohes Vertrauen in die Zuverlässigkeit der Tests und in Diskretion im Umgang mit sensiblen genetischen Informationen. Nur wenige Beratungsteilnehmer ziehen das Risiko sozialer Stigmatisierung oder Benachteiligung, etwa durch Versicherungen oder Arbeitgeber, in Betracht. Pat und RP unterscheiden sich in ihrer Einstellung gegenüber der genetischen Testung nicht, ebenso wenig finden sich Geschlechts- oder Bildungsunterschiede. Nachvollziehbar unterscheiden sich aber Ratsuchende *mit* gegenüber solchen *ohne* Kinder in denjenigen Aspekten, die die Familie betreffen. Im Beratungsverlauf bleiben die Einstellungen von Pat und RP weitgehend unverändert.

3.3 Veränderung von Kognitionen und Belastung im Verlauf

Im Mittel acht Wochen nach Beratung haben sich gesundheitliches Befinden und funktionelle Beeinträchtigungen bei Pat und RP kaum verändert; mit der Ausnahme, dass RP gastrointestinale Beschwerden nach Beratung weniger häufig als Hinweis auf eine ernsthafte Erkrankung bewerten („manchmal/oft“: T0 41%, T1 31%, $p_{McNemar}$=.027).

Tabelle 1: Globale und HNPCC-spezifische Belastung und Kognitionen vor und nach Beratung

	Patienten		*ES* [1]	*Risikopersonen*		*ES*
MW (SD)	T0	T1		T0	T1	
HADS Angst	*6.9* (4.4)	*5.9* (3.9) ‡	*.38*	*6.4* (3.5)	*5.5* (3.3) §	*.34*
HADS Depression	*4.6* (3.8)	*4.4* (4.2)	.07	*3.6* (3.2)	*3.0* (3.2) ‡	*.27*
IES Intrusion	*10.3* (9,6)	*7.9* (8.2)§	*.42*	*5.4* (6.6)	*3.7* (6.1) §	*.29*
IES Vermeidung	*9.5* (8.6)	*8.7* (8.6)	.13	*5.9* (7.1)	*4.3* (6.6) ‡	*.26*
BEE Summenwert	*6.1* (2.8)	*5.3* (2.5) §	*.45*	*4.7* (2.5)	*3.8* (2.3) §	*.40*
Bedrohlichkeit Darmkrebs VAS 0-100, MW (SD)	*65* (25)	*62* (22)	-	*68* (24)	*61* (25) ‡	*.25*
Subjektives Erkrankungsrisiko [2] „eher hoch/hoch“ (% val 4&5)	52.0	58.0	-	53.6	41.0 *	*.23*
Wirksamkeit Früherkennung (FE) „eher hoch/hoch“ (% val 1&2)	81.0	91.1 ‡	*.28*	78.8	89.1 §	*.33*
Zurechtkommen mit pos. Gentest „gut/eher gut“ (% val 1&2)	67.2	68.8	-	60.5	55.3	-

[1] *ES* Standard. Effektstärke
[2] Patienten schätzen das Risiko der Angehörigen und Risikopersonen das eigene Erkrankungsrisiko ein
* Sig $p < .05$, ‡ $P < .01$, § $P < .001$ (T-Test, Wilcoxon, McNemar)

3.3.1 HNPCC-spezifische Kognitionen im Verlauf

Bei *Patienten* zeigen sich keine signifikanten Veränderungen der Kognitionen: Dies betrifft die wahrgenommene Bedrohlichkeit von Darmkrebs, die Einschätzung des Erkrankungsrisikos von Kindern/nahen Angehörigen und die Erwartung, mit einem positiven Mutationsbefund zurechtzukommen (Tabelle 1). Als einzige signifikante Veränderung nimmt der Anteil der Pat weiter zu, die das präventive Potenzial von Früherkennung hinsichtlich Darmkrebs „hoch“ bzw. „sehr hoch“ einschätzen.

Etwas deutlicher verändern sich die Kognitionen bei *Risikopersonen*: Sie schätzen Darmkrebs insgesamt als weniger bedrohlich und ihr Erkrankungsrisiko im Mittel niedriger ein als vor Beratung (Tabelle 1). Auch bei RP nimmt der Anteil derer weiter zu, die von der Wirksamkeit von Früherkennung überzeugt sind. Die Einschätzung der eigenen Bewältigungsfähigkeit bleibt dagegen unverändert.

Insgesamt lassen die Veränderungen im Verlauf – vorrangig bei RP – eine Abnahme von persönlichem Bedrohungsgefühl und Gefährdung, und entsprechend einen Zuwachs von Kontrollüberzeugungen und Vertrauen in risikoreduzierende Optionen, erkennen. Die Effektstärken liegen zumeist im niedrigen Bereich.

3.3.2 Psychische Belastung im Verlauf

Bei allen Ratsuchenden – Patienten ebenso wie Risikopersonen – wird nach Beratung ein Rückgang der Belastung erkennbar, sowohl die globale (HADS) als auch die HNPCC-spezifische Belastung (IES, BEE) betreffend (Tabelle 1). Die initial erhöhten Mittelwerte der RP auf der HADS-Skala Angst haben sich nach Beratung denen der Normstichprobe angenähert.

Für eine klinische Bedeutung der statistisch signifikanten Belastungsabnahme sprechen Effektstärken (ES .26 bis .45, Tabelle 1), die überwiegend im niedrigen, vereinzelt im mittleren Bereich liegen. Zudem verringert sich bei Pat der Prozentsatz wahrscheinlicher „Fälle“ für HADS-Angst (>10) um ein Drittel von 20% vor auf 13% nach Beratung, für HADS-Depressivität nimmt der Anteil von „High-Scorern“ nach Beratung von 7% auf 11% zu (n.s.). Auf der IES-Skala „Intrusion“ verringert sich der Anteil überschwellig belasteter Pat ebenfalls um ein Drittel von 20% vor auf 13% nach Beratung, auf der Skala „Vermeidung“ von 18% auf 15%.

Bei Risikopersonen hat sich der Anteil der „High-Scorer“ (>10) auf der HADS-Angst Skala nach Beratung halbiert. Der Anteil der auf der Skala Depression überschwelligen RP bleibt mit 3% zu beiden Zeitpunkten gleich niedrig. Angesichts niedrigerer Ausgangswerte nimmt der Anteil der RP mit überschwelligen IES-Werten weniger eindrücklich ab als bei Pat (Intrusion: von 8% auf 5%, Vermeidung: von 6% auf 4%).

Unverändert bleibt nach Beratung die HNPCC-spezifische Belastung der Pat höher als die von RP – dies betrifft IES (Summenwert $T=4.20_{(126)}$, p=.000) und BEE (Z=-4.27, p=.000).

Bei Pat und RP sind die Veränderungen von Belastung und Kognitionen unabhängig von Alter, Bildungs-, Partner- und Familienstatus. Der Belastungsrückgang ist aber bei Frauen – ob Pat oder RP – stärker ausgeprägt als bei Männern. Signifikant wird dies bei Pat für die Skala BEE, bei RP für IES-Intrusion und HADS-Ängstlichkeit und hat zur Folge, dass sich die anfänglichen Geschlechtsunterschiede nach Beratung abgeschwächt haben.

3.3.3 Veränderung der Kognitionen in Abhängigkeit vom objektiven Risiko

Im Folgenden wird der Frage nachgegangen, ob sich differenzielle Veränderungen von Kognitionen und spezifischer Belastung je nach der klinischen Risikomitteilung nachweisen lassen.

Bei *Patienten* verändert sich nach Beratung weder die mittlere Risikoeinschätzung – die sich auf Kinder und nahe Angehörige bezieht – noch die wahrgenommene Bedrohlichkeit in Abhängigkeit vom klinischen Risiko in signifikantem Ausmaß. Die bereits vor Beratung moderate Übereinstimmung von objektivem und subjektiv wahrgenommenem Risiko (R_{Sp} T0=-.23, p=.08) nimmt nach Beratung geringfügig zu (R_{Sp} T1=-.36, p=.003). Nach Beratung stimmt bei zwei Dritteln der Pat mit der Risikomitteilung „klinisch HNPCC" objektives und subjektiv wahrgenommenes Risiko überein. Knapp 20% halten das Risiko der Kinder weiterhin für „durchschnittlich" oder „niedrig" und 15% der Pat sind auch nach Beratung „unsicher". Ein Drittel der Pat schätzt demnach das Erkrankungsrisiko ihrer Kinder weiterhin nicht zutreffend bzw. zu niedrig ein.

Bei *Risikopersonen* waren vor Beratung alle untersuchten Kognitionen unabhängig vom klinischen HNPCC-Risiko (R_{Sp} T0=-.11, n.s.). Nach Beratung verändert sich die subjektive Risikowahrnehmung weitgehend parallel zum mitgeteilten Risiko: Auf die Mitteilung, dass ein HNPCC wahrscheinlich und das Risiko an CRC zu erkranken hoch ist, bleibt die subjektive Risikowahrnehmung im Mittel unverändert (Abbildung 1). Bei fraglichem Risiko kommt es zu einer Abnahme, die am stärksten bei den RP ausfällt, bei denen ein HNPCC ausgeschlossen werden kann. Der Unterschied zwischen den Risikogruppen ist nicht signifikant (ANOVA F=2.53, p=.08).

Das heißt aber nicht, dass die klinische Risikomitteilung bei allen wie intendiert „angekommen" ist und in einer „angemessenen" subjektiven Risikowahrnehmung resultiert. In der Risikogruppe „HNPCC sicher" beträgt der Anteil der RP, die nach Beratung ihr subjektives Risiko zutreffend als „eher hoch/hoch" einschätzen, 55%, vorher waren es 45%. Ein Drittel der RP in dieser Gruppe beurteilt weiterhin ihr Risiko als „durchschnittlich" oder „niedrig", gelten also als „Unterschätzer". 13% sind sich auch nach Beratung „unsicher" über ihr Risiko. Demnach stimmt nach Beratung bei etwas mehr als der Hälfte der RP mit „klinisch HNPCC" objektives und subjektiv wahrgenommenes Risiko überein. (Für die Gruppe „HNPCC möglich" ist die „Angemessenheit" nicht eindeutig zu definieren, sie wird nicht berücksichtigt).

Auf die Mitteilung, dass ein „HNPCC unwahrscheinlich" ist, hat sich der Anteil der RP, die ihr Risiko übereinstimmend mit dem objektiven Risiko als „(eher) niedrig" oder „durchschnittlich" bewerten, von initial 32% auf 64% nach Beratung verdoppelt. Immerhin 20% schätzen ihr Risiko weiterhin „eher hoch" ein.

Bezieht man diejenigen RP (17%) in dieser Gruppe mit ein, die auch nach Beratung „unsicher" bezüglich ihres Risikos bleiben, kommt die Mitteilung eines objektiv niedrigen Risikos bei mehr als einem Drittel der RP nicht wie intendiert als „Entwarnung" an.

Die *wahrgenommene Bedrohlichkeit* von CRC verringert sich in allen drei Risikogruppen in vergleichbarem Umfang, ohne dass eine differentielle Veränderung erkennbar wäre.

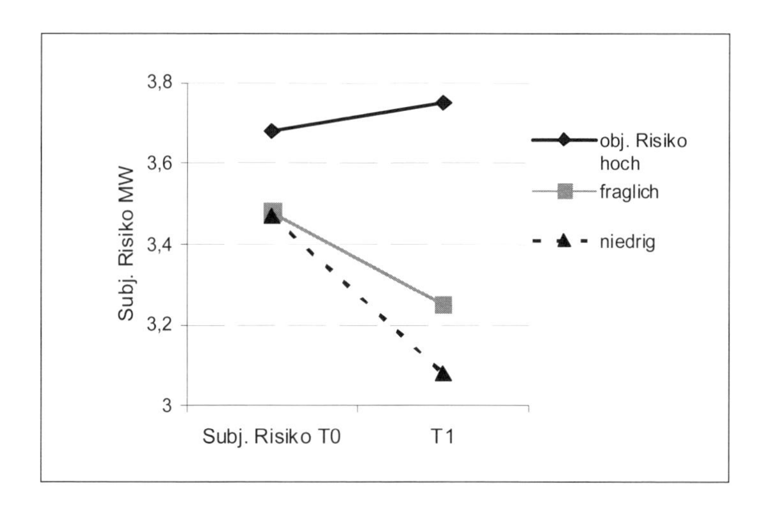

Abbildung 1: Risikopersonen: Veränderung der subjektiven Risikowahrnehmung in Abhängigkeit vom objektiven Risiko

3.3.4 Veränderung der Belastung in Abhängigkeit vom objektiven Risiko

Bei Patienten hatten sich die drei Risikogruppen vor Beratung in keiner der Belastungsdimensionen unterschieden. Die Veränderung der globalen Belastung (HADS) nach Beratung ist unabhängig von der Art der klinischen HNPCC-Risikomitteilung (die Gruppe „Risiko niedrig" wird wegen kleiner Fallzahl (N=7) nicht einbezogen). Ein anderes Ergebnis zeigt sich für die HNPCC-spezifische Belastung: Pat mit der Mitteilung „klinisch HNPCC" zeigen den stärksten Rückgang, in der Gruppe „HNPCC möglich" ist er geringer ausgeprägt. Der Unterschied (bez. auf die Veränderung T0-T1) zwischen den Gruppen ist signifikant für „Intrusion" (ANOVA Δ IES Intrusion F=5.23, p=.025; Δ BEE F=3.48, p=.066) und wird als Trend für den BEE erkennbar (Abbildung 2.)

Ob RP ein hohes, fragliches oder niedriges Risiko für erblichen Darmkrebs mitgeteilt wird, hat keinen differenziellen Einfluss auf die Veränderung der psychischen Belastung. Dies gilt für alle Maße der globalen (HADS) und spezifischen Belastung (IES, BEE) und findet sich in der Linearen Regression mit der aV, Δ „IES/BEE T0-T1" bestätigt (R^2 =.47, p=.000; Prädiktorvariablen: Geschlecht, IES/BEE T0; „objektives Risiko", Veränderung Δ „Risiko"). Nicht die Risikomitteilung per se wirkt sich auf die Belastungsänderung aus, sondern nur, wenn sie mit einer veränderten subjektiven Risikowahrnehmung einhergeht (Δ „Risiko" T0-T1 Beta =.28, P=.002).

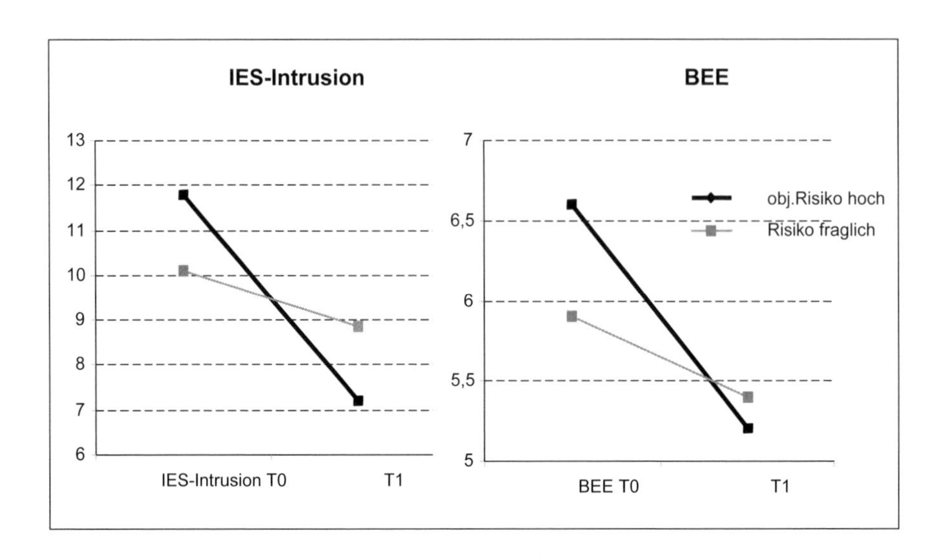

Abbildung 2: Patienten: Veränderung der spezifischen Belastung in Abhängigkeit vom objektiven Risiko

4. Diskussion

Die vorliegende Studie basiert auf der systematischen Erhebung von 293 Personen, die während eines dreijährigen Zeitraums eine interdisziplinäre Beratung im Heidelberger Zentrum „Familiärer Darmkrebs" in Anspruch genommen haben. Dabei galt es im Besonderen, mittels geeigneter Instrumente, die spezifische Aspekte der familiären Dimension einbeziehen, und durch Einbeziehung der Krankheitserfahrungen und gesundheitlichen Verfassung der Pat, die Situation von Patienten zu berücksichtigen. Ein nahezu vollständiger Fragebogenrücklauf spricht für repräsentative Ergebnisse für die untersuchte Stichprobe, ohne für Familien mit potenziell erblicher Tumordisposition insgesamt repräsentativ zu sein.

Bei Risikopersonen, d.h. nicht erkrankten Angehörigen, charakterisieren überdurchschnittliches Bildungsniveau, ausgeprägtes Gesundheitsbewusstsein, hohe Kompetenzerwartung und der Wunsch nach „Gewissheit" über eine eventuelle genetische Krankheitsdisposition das hoch motivierte Inanspruchnahmeklientel, in dem Frauen mit zwei Dritteln überwiegen. RP, die genetische Beratung suchen, unterscheiden sich nicht von der Bevölkerung, was ihren subjektiven Gesundheitszustand, Beschwerden und psychisches Befinden betrifft. Sie sind weder ausgeprägt ängstliche Personen, noch in Hinblick auf die potenziell familiäre Krebserkrankung in besonderem Maß besorgt, belastet oder im Alltagsleben beeinträchtigt. Anfangs erhöhte Ängstlichkeitswerte sind als situative und adaptive Angst vor der Beratung zu verstehen und normalisieren sich im Verlauf. Die Ergebnisse stimmen mit denen neuerer Untersuchungen (zumeist HBOC) überein (Hopwood, Keeling, Long et al., 1998;

Coyne, Benazon, Gaba et al., 2000; Collins et al., 2000b; Bish, Sutton, Jacobs et al., 2002) und widerlegen frühere Befunde ausgeprägter Angst bzw. psychischer Belastung bei Frauen mit erhöhtem Brustkrebsrisiko (Kash, Holland, Halper & Miller, 1992; Valdimarsdottir, Bovbjerg, Kash et al., 1995). Möglicherweise handelt es sich bei unserem Klientel um eine Selbstselektion zugunsten ausgeprägter psychischer Stabilität und guter familiären Ressourcen, ähnlich denjenigen, die sich für eine genetische Testung bei Chorea Huntington entscheiden (Huggins, Bloch, Wiggins et al., 1992; Tibben, Duivenvoorden, Vegter-van der Vlis et al., 1993).

Anders als bei Risikopersonen stellt sich die Situation der Patienten dar, die – einmalig oder in 25% wiederholt – an Darmkrebs bzw. HNPCC-assoziierten Tumoren erkrankt waren. Trotz günstiger onkologischer Prognose beurteilen Patienten ihr gesundheitliches Befinden im Vergleich mit der Bevölkerung deutlich schlechter; mit häufigen funktionellen Beeinträchtigungen als Krankheitsfolge. Dass eine Tumorerkrankung auch mit guten Heilungschancen nicht gleichbedeutend mit subjektiver Gesundheit ist, wird durch eine umfangreiche Datenlage belegt (Osoba, 1995; Engel, Kerr, Schlesinger-Raab et al., 2003). Im Kontext familiärer Tumorerkrankungen gewinnt das gesundheitliche Befinden als Korrelat der eigenen Krankheitserfahrung eine eigenständige Bedeutung, das nicht nur die HNPCC-spezifische Belastung der Patienten, sondern auch die Risikowahrnehmung – bezogen auf Kinder und nahe Angehörige – beeinflusst.

Nicht die globale Belastung, aber die HNPCC-spezifische Belastung der Patienten ist ausgeprägt; wobei überschwellige IES-Belastungswerte bei 20% der Pat auf die klinische Relevanz verweisen. Bestätigt findet sich die – gegenüber RP – höhere Belastung der Pat auch auf der studienspezifischen BEE-Skala und verdeutlicht die familiäre Dimension: Drei Viertel der Patienten schildern ausgeprägte Sorgen um die Gesundheit von Kindern und nahen Angehörigen (bei Risikopersonen sind es 41%), wovon sich mehr als ein Drittel in hohem Maß belastet fühlt. Die Situation erkrankter Ratsuchender im Kontext familiärer Tumorerkrankungen mit spezifischen Aspekten der Belastung einerseits, ihrer Schlüsselrolle bei der Mutationssuche und Weitergabe von Informationen in der Familie andererseits, blieb bisher weitgehend unberücksichtigt (Harris, Winship & M. Spriggs, 2005). Entsprechend wurde ihre psychosoziale Situation nur vereinzelt – zumeist bei Patienten mit v.a. HBOC – untersucht (Dorval, Farkas, Schneider et al., 2000; Bonadona, Saltel, Desseigne et al., 2002; Claes, Evers-Kiebooms, Boogaerts et al., 2004; Gritz, Peterson, Vernon et al., 2005).

4.1 Einstellung zur genetischen Testung

Nahezu alle Ratsuchenden – Pat ebenso wie RP – haben sich schon vor Beratung für die genetische Diagnostik entschieden, nur vereinzelt wird die Beratung zur Entscheidungsfindung in Anspruch genommen. Vorrangig unter den hohen Erwartungen an Nutzen und Vorteile der genetischen Untersuchung sind die Hoffnung auf „Gewissheit" über das eigene Erkrankungsrisiko und das der Familie sowie auf risikoreduzierende Optionen.

Eine positive, wenig kritische Einstellung äußert sich in ausgeprägtem Vertrauen in die Zuverlässigkeit der Tests und in Diskretion im Umgang mit sensiblen genetischen Informationen. Skepsis oder Misstrauen bezüglich Stigmatisierung oder Diskriminierung, etwa durch Versicherungen oder Arbeitgeber, werden nur vereinzelt geäußert. Nach Beratung bleiben diese Einstellungen weitgehend unverändert.

4.2 Kognitionen und Belastung im Verlauf

Dass sich zwei Monate nach Beratung bei Pat und RP die globale und HNPCC-spezifische Belastung durchgängig verringert hat, erlaubt zunächst die Schlussfolgerung, dass genetische Beratung keine erkennbar nachteiligen Auswirkungen zur Folge hat. Ungeachtet, ob Ratsuchenden ein hohes oder geringes Risiko für ein erbliches Darmkrebs-Syndrom mitgeteilt wird, ist nicht mit einer Zunahme von Angst oder Belastung als Folge der Beratung zu rechnen. Zu ähnlichen Ergebnissen kommt eine Reihe von Studien, zumeist bei Frauen mit erhöhtem Brustkrebsrisiko, die keine Belastungszunahme feststellen (Brain, Gray, Norman et al., 2000; Meiser, Butow, Barratt et al., 2001; Bish, Sutton, Jacobs et al., 2002; Hopwood et al., 2004). Weniger eindeutig wird dagegen ein Rückgang der Belastung nach genetischer Beratung beurteilt (Meiser & Halliday, 2002; Braithwaite et al., 2004; Codori et al., 2005). Soweit methodische Unterschiede einen Vergleich erlauben, scheint der Rückgang der spezifischen Belastung in unserer Studie stärker ausgeprägt. Die Effektstärken, überwiegend im niedrigen, teils im mittleren Bereich, sprechen zusammen mit einer deutlichen Reduktion des Anteils überschwellig belasteter Patienten für einen klinisch relevanten Rückgang von Angst und HNPCC-spezifischer Belastung, zumindest kurzfristig. Weniger wahrscheinlich erscheint dies bei Risikopersonen mit bereits initial niedrigen Belastungswerten. Zudem spricht der deutlichere Rückgang auf den Angstverwandten Maßen (z.B. Intrusion) für situative Einflüsse, etwa ängstliche Anspannung im Vorfeld der Beratung. Darüber hinaus erlauben die Ergebnisse ohne Kontrollgruppe keine kausale Interpretation im Sinne eines belastungsreduzierenden Effekts der interdisziplinären Beratung insgesamt oder einzelner Beratungskomponenten. Für die Annahme einer Regression zur Mitte (Yudkin & Stratton, 1996) spricht, dass ein relativ hoher Varianzanteil des Belastungsrückgangs durch die Initialwerte erklärt wird. Allerdings sprechen differenzielle Veränderungen in Abhängigkeit von expliziten Beratungsinhalten auch bei multivariater Prüfung für eigenständige Effekte: So reduziert sich die HNPCC-spezifische Belastung bei den Pat stärker, die erfahren, dass in ihrer Familie ein erbliches Darmkrebssyndrom gesichert ist, als bei denjenigen Pat, die keine eindeutige Risikomitteilung und damit keine Gewissheit erhalten. Dieses zunächst paradox anmutende Ergebnis gewinnt zusammen mit der klinischen Erfahrung an Plausibilität, wonach Pat nicht selten Erleichterung äußern, dass der bisher unerklärlichen Häufung von Krebserkrankungen in der Familie eine genetische Ursache zugrunde liegt. Trotz „schlechter Nachrichten" ist Gewissheit an die Stelle der bisherigen Unsicherheit getreten.

Anders als bei Pat ist der Rückgang der spezifischen Belastung bei RP unabhängig von der Art des klinisch-genetischen Risikos. Nicht die Risikomitteilung per se stellt sich als belastungsrelevant dar, sondern wie die Nachricht aufgefasst und ob sie in eine veränderte Risikowahrnehmung übersetzt wird. Bei Vorliegen eines hohen erblichen Risikos stimmen klinisch-genetische Risikomitteilung und subjektive Risikowahrnehmung bei etwas mehr als der Hälfte überein; bei niedrigem Risiko fällt die Übereinstimmung höher aus, was dafür spricht, dass „gute Nachrichten" mit größerer

Wahrscheinlichkeit im intendierten Sinn ankommen und in eine angemessene Risikoeinschätzung übersetzt werden als ein erhöhtes klinisches Risiko. Dass die subjektive Risikoeinschätzung nur in begrenztem Umfang einer Veränderung durch genetische Risikomitteilung zugänglich ist, wurde vielfach beschrieben und zumeist ratlos kommentiert (Aktan-Collan, Haukkala, Mecklin et al., 2001; Liljegren, Lindgren, Brandberg et al., 2004; Lobb, Butow, Barratt et al., 2004; Hopwood, 2005). Eigenen Untersuchungen zufolge könnte der persönliche und familiäre Erfahrungshintergrund eine Rolle dabei spielen, ob bzw. in welchem Maß klinisch-genetische Risikoinformationen in das subjektive Risikokonzept integriert werden und es zu einer Annäherung von objektivem und subjektivem Risikokonzept kommt.

Die Veränderung der Kognitionen im Verlauf lässt, bei RP deutlicher als bei Pat, erkennen, dass einer Abnahme von persönlichem Bedrohungsgefühl und Gefährdung ein Zuwachs an Kontrollüberzeugungen, d.h. Vertrauen in risikoreduzierende Optionen gegenübersteht, ohne dass allerdings ein Zugewinn an persönlicher Kompetenzerwartung zu beobachten wäre.

Offen muss zunächst die Frage nach aussagekräftigen Prädiktoren bleiben, mit denen höher belastete Ratsuchende – für die Bedarf an gezielter psychosozialer Unterstützung postuliert wird – frühzeitig zu identifizieren sind. Angesichts niedriger Belastungsausprägung auch mit „spezifischen" Maßen erscheint es fraglich, ob „Belastung" ein geeignetes Konzept ist, um psychosoziale Risikokonstellationen im Kontext von genetischer Beratung und Diagnostik ausreichend sensitiv zu erfassen. Ebenso wenig scheinen objektive bzw. genetische Parameter geeignet, wie Studien zum Outcome nach genetischen Tests zeigen (Gritz et al., 2005). Zum einen dürfte eine individuelle „prämorbide" Vulnerabilität, zum anderen Belastungs- und protektive Faktoren im Kontext der familiären Krankheitserfahrungen eine Rolle spielen. Ein Schritt in diese Richtung wird es sein, die von uns entwickelte Kurz-Skala BEE auf ihre prädiktive Tauglichkeit zu überprüfen und gegebenenfalls zu modifizieren.

Geschlechtsspezifische psychische Belastungen und Lebensqualität bei Partnern von Krebspatienten in der onkologischen Rehabilitation

Corinna Bergelt, Claudia Lehmann, Hans-Jürgen Welk, Jürgen Barth, Manfred Gaspar, Sima Ghalehie, Klaus Günzel, Cornelia Kaufmann, Ursula Kiehne, Martin Rotsch, Renate Schmidt, Monika Steimann und Uwe Koch

Zusammenfassung

Krebspatienten und ihre Partner sind durch eine Erkrankung selbst und die teils drastischen Nebenwirkungen der Behandlung einer Vielzahl von Belastungen ausgesetzt. Im Rahmen einer Studie zu Krebsrehabilitation und Partnerschaft wurden 633 Partner von Krebspatienten in Bezug auf ihre Belastung zu Beginn und am Ende der stationären Rehabilitation des Patienten untersucht. Einbezogen wurden Partner, die den Patienten zur Rehabilitation begleiteten, Partner, die während der Rehabilitation des Patienten zu Hause blieben, und Partner von Nicht-Inanspruchnehmern. Outcomeparameter waren Lebensqualität (SF-36), Angst und Depressivität (HADS). Alle Partner waren in ihrer psychischen Lebensqualität und hinsichtlich Angst und Depressivität signifikant stärker belastet als die Allgemeinbevölkerung, begleitende Partner auch in ihrer körperlichen Lebensqualität. Weibliche Partner berichteten eine geringere psychische Lebensqualität sowie höhere Angst- und Depressivitätswerte als männliche Partner. Im Verlauf der Rehabilitation veränderte sich die körperliche Lebensqualität in keiner der Gruppen, Angst und Depressivität nahmen in allen Gruppen signifikant ab. Die psychische Lebensqualität begleitender Partner verbesserte sich signifikant stärker als die der anderen beiden Gruppen. Die Analysen unterstreichen die Belastung der Partner von Krebspatienten. Partner, die den Patienten zur Rehabilitation begleiten, weisen hinterher selbst eine deutliche Verbesserung ihrer psychischen Verfassung auf.

Summary

Cancer patients and their partners are faced with manifold distress through the disease itself and partly radical treatment side effects. In the context of a study on cancer rehabilitation and partnership, we investigated 633 partners of cancer patients with regard to their distress at the beginning and at the end of the patient's inpatient cancer rehabilitation. We included partners who accompanied the patient to the rehabilitation clinic, partners who stayed at home during the patient's rehabilitation and partners of patients who did not participate in an inpatient rehabilitation program. Outcome parameters were quality of life (SF-36), anxiety and depression (HADS). All partners showed lower mental quality of life and higher anxiety and depression than the normal population. Accompanying partners also scored lower with regard to physical quality of life. Female partners reported lower mental quality of life and higher anxiety and depression scores than male partners. Physical quality of life did not change during rehabilitation, but anxiety and depression subsided significantly in all groups. The mental quality of life of accompanying partners improved significantly stronger than in the other groups. The analyses underline the distress of partners of patients with cancer. Partners who accompany the patient during an inpatient rehabilitation program show considerable improvement of their mental condition afterwards.

1. Hintergrund

Nicht nur die Patienten selbst, sondern auch deren Angehörige und insbesondere deren Partner sind durch eine Krebserkrankung und die teils drastischen Nebenwirkungen der Behandlung einer Vielzahl von Belastungen ausgesetzt. Partner von Krebspatienten berichten zum Teil sogar einen höheren Grad der Belastung als die Patienten selbst (Baider & Kaplan de-Nour, 1990; Keller, Henrich, Beutel & Sellschopp, 1998a). Gleichzeitig weisen Forschungsbefunde zur sozialen Unterstützung der Partner von Krebspatienten darauf hin, dass vorhandene Unterstützungsangebote, beispielsweise von Hilfsdiensten, häufig von Familienangehörigen nicht registriert oder als unzureichend erlebt werden. Zudem erhalten gesunde Partner im Vergleich zu den Patienten deutlich weniger emotionale und praktische Unterstützung aus dem Umfeld (z.B. Northouse, Mood, Templin et al., 2000).

Forschungen zur Belastung von Partnern von Krebspatienten beziehen sich zumeist auf die Partner von Brustkrebspatientinnen und die Partnerinnen von Prostatakrebspatienten (z.B. Northouse, Templin & Mood, 2001; Baider, Andritsch, Goldzweig et al., 2004; Couper, Bloch, Love et al., 2006 a, b; Eton, Lepore & Helgeson, 2005). Analysen zum Einfluss des Geschlechts auf die Belastung von Partnern von Krebspatienten weisen darauf hin, dass weibliche Partner eine höhere Belastung und eine geringere Lebensqualität berichten als männliche Partner (Hagedoorn, Buunk, Kuijer et al., 2000), dass aber auch männliche Partner eine geringere Lebensqualität berichten als eine gesunde Kontrollgruppe (Wagner, Bigatti & Storniolo, 2006).

In der Versorgung von Krebspatienten spielt die Rehabilitation eine zentrale Rolle für die Bewältigung der Erkrankung mit dem Ziel, den Umgang mit der Erkrankung und ihren Folgen zu erleichtern und eine Verbesserung der subjektiven und objektiven Lebensqualität zu erreichen (Koch, Aßmann, Heckl & Becker, 1995; Gerdes & Weis, 2000). In Deutschland hat sich ein im Wesentlichen auf stationären Angeboten beruhendes und in Fachkliniken realisiertes System der onkologischen Rehabilitation etabliert, das konzeptionell im Sinne der ICF (International Classification of Functioning, Disability and Health) (WHO, 2001; DIMDI, 2004) verankert ist. Eine rehabilitative Behandlung wird zumeist während eines dreiwöchigen Aufenthaltes durchgeführt.

Obwohl Untersuchungen Anfang der 90er Jahre zeigten, dass der Partner beispielsweise die Entscheidung, eine Rehabilitationsmaßnahme in Anspruch zu nehmen, in erheblichem Ausmaß beeinflusst (Barth, Koch, Hoffmann-Markwald & Wittmann, 1991) und viele Rehabilitationskliniken die Möglichkeit anbieten, den Partner als Begleitperson in die Klinik mitzunehmen, wurden partnerschaftliche Aspekte in der rehabilitationswissenschaftlichen Forschung im Indikationsbereich Onkologie in der Vergangenheit kaum berücksichtigt.

Die Studie „Krebsrehabilitation und Partnerschaft“ fokussierte in ihren Fragestellungen auf die Bedingungen der (gemeinsamen) Inanspruchnahme stationärer onkologischer Rehabilitationsmaßnahmen durch Patienten und ihre Partner. Der vorliegende Beitrag widmet sich der Fragestellung, welchen Belastungen die Partner von Krebspatienten ausgesetzt sind, die den Patienten zur Rehabilitation begleiten bzw. nicht begleiten, und inwieweit sich das Belastungsprofil nach der Begleitung (bzw. Nicht-Begleitung) des Patienten zur Rehabilitation verändert. Ein Fokus der Auswertungen liegt auf der Fragestellung, ob sich die Belastungsprofile und deren Veränderung bei männlichen und weiblichen Partnern unterscheiden.

2. Methodik

Das Studiendesign sah eine Befragung von Krebspatienten, die eine stationäre onkologische Rehabilitationsmaßnahme in Anspruch nahmen, und ihren Partnern (definiert als Ehe- oder Lebenspartner) vor. Dabei wurden sowohl Paare berücksichtigt, die gemeinsam in die Rehabilitationsklinik kamen, als auch solche, bei denen der Partner zu Hause geblieben war. Ergänzend wurde eine Befragung von Nicht-Inanspruchnehmern von Rehabilitationsmaßnahmen und deren Partnern durchgeführt, so dass insgesamt drei Gruppen von Patienten und Partnern befragt wurden. Die hier dargestellten Auswertungen beziehen sich ausschließlich auf die drei Partnergruppen:

1. Partner von Krebspatienten, die eine stationäre *Rehamaßnahme* in Anspruch nahmen und dabei von ihrem Partner *begleitet* wurden,
2. Partner von Krebspatienten, die eine stationäre *Rehamaßnahme* in Anspruch nahmen und von ihrem Partner *nicht begleitet* wurden, und
3. Partner von Krebspatienten, die sich am Ende der Primärbehandlung befanden und für die die Inanspruchnahme einer Anschlussheilbehandlung in Frage kam, die aber *keine Rehamaßnahme* in Anspruch nahmen. Patient und Partner blieben zu Hause.

Die Befragung der Partner von Patienten, die eine Rehabilitation in Anspruch nahmen (Gruppe 1 und 2), wurde in den beteiligten Rehabilitationskliniken (Rehabilitationsklinik Nordfriesland, St. Peter-Ording; Fachklinik für onkologische Rehabilitation, Lehmrade; Rehabilitationsklinik Sonneneck, Wyk auf Föhr; MEDIAN-Klinik, Wismar; Rehabilitationsklinik Schloss Schönhagen, Brodersby) vor Ort durchgeführt (Gruppe 1) oder von dort aus postalisch initiiert (Gruppe 2). Die Partner der Gruppe 3 wurden durch Mitarbeiter der Forschungsgruppe in einer von zwölf beteiligten Einrichtungen der Akutversorgung gewonnen. Patienten und Partner wurden nur in die Studie einbezogen, wenn beide ihr Einverständnis zur Teilnahme erklärten.

Die Befragung der drei Gruppen wurde jeweils zu *zwei Messzeitpunkten* durchgeführt: in den beiden Gruppen der Partner der Inanspruchnehmer zu Beginn und am Ende der Rehabilitationsmaßnahme, in der Gruppe der Partner der Nicht-Inanspruchnehmer ca. 2-5 Wochen nach Abschluss der Primärbehandlung des Patienten und 3-4

Wochen nach dem ersten Zeitpunkt (also in einem vergleichbaren Zeitintervall wie die Inanspruchnehmer-Gruppen). Alle Befragungen erfolgten per Fragebogen.

2.1 Variablen und Instrumente

Zur Erfassung der psychischen Belastung wurden die Bereiche Lebensqualität, Angst und Depressivität und subjektive Belastung erhoben.

Für die Messung der *gesundheitsbezogenen Lebensqualität* wurde der Fragebogen zum Gesundheitszustand SF-36 (Bullinger, Kirchberger & Ware, 1995; Bullinger & Kirchberger, 1998) eingesetzt. Mit diesem Instrument können anhand von 36 Items acht Skalen aus dem Bereich gesundheitsbezogene Lebensqualität (körperliche Funktionsfähigkeit, körperliche Rollenfunktion, körperliche Schmerzen, allgemeine Gesundheitswahrnehmung, Vitalität, soziale Funktionsfähigkeit, emotionale Rollenfunktion, physisches Wohlbefinden) sowie je eine Summenskala zur körperlichen und zur psychischen Lebensqualität gebildet werden. Außerdem wird mit einem Item die wahrgenommene Gesundheitsveränderung im letzten Jahr erfragt. Die Skalenwerte in den acht Subskalen sowie in den Summenskalen werden so transformiert, dass auf jeder Skala Werte zwischen 0 und 100 möglich sind. Hohe Werte deuten auf eine hohe gesundheitsbezogene Lebensqualität hin.

Zur Messung der Variablen *Angst und Depressivität* wurde die deutsche Version der Hospital Anxiety and Depression Scale (HADS-D) eingesetzt (Herrmann, Buss & Snaith, 1995). Das Instrument beinhaltet je sieben vierstufige Items zu den Bereichen Angst und Depressivität, aus denen zwei Summenskalen gebildet werden. Die Ausprägungen dieser Skalen können zwischen 0 und 21 liegen. Hohe Werte deuten auf eine hohe Ausprägung von Angst bzw. Depressivität hin.

Die *subjektiv wahrgenommene Belastung* der Partner wurde anhand der beiden Items „Wie stark fühlen Sie selbst sich durch die Erkrankung Ihres Partners im körperlichen Bereich belastet?“ und „Wie stark fühlen Sie selbst sich durch die Erkrankung Ihres Partners im psychischen Bereich belastet?“ erfragt. Die Antwortmöglichkeiten reichten von 1 („gar nicht“) bis 5 („sehr stark“).

2.2 Auswertung

Der Vergleich der Verteilung stichprobenbezogener Merkmale wurde (abhängig vom Skalenniveau der jeweiligen Variablen) anhand von Chi-Quadrat-Tests oder univariaten Varianzanalysen durchgeführt. Für die Analysen bezüglich der Veränderungen der Belastung und Lebensqualität im Verlauf kamen Varianzanalysen mit Messwiederholung zum Einsatz. Dabei wurden Gruppenzugehörigkeit und Geschlecht im Modell als feste Faktoren eingeführt. Zusätzlich wurde das Alter in allen Analysen als Kovariate berücksichtigt, da sich die Teilgruppen in diesem Merkmal signifikant unterschieden.

3. Ergebnisse

3.1 Stichprobe

Insgesamt wurden 633 Partner von Krebspatienten befragt, die meisten davon (N=318) in der Gruppe, in der die Patienten eine Rehabilitationsmaßnahme in Anspruch nahmen, der Partner jedoch zu Hause geblieben war. Die drei Partnergruppen unterscheiden sich im Hinblick auf soziodemografische Merkmale. So sind die Partner der Gruppe „nicht-gemeinsame“ Rehabilitation im Mittel am jüngsten (p(ANOVA)<.001), haben das höchste Bildungsniveau (p(chi^2)=.045) und sind am häufigsten erwerbstätig (p(chi^2)<.001). Tabelle 1 stellt die soziodemografischen Merkmale der Partnergruppen im Überblick dar.

Tabelle 1: Stichprobenbeschreibung der drei Partnergruppen (N=633)

		Partner *			
		in Reha-Klinik	*zu Hause, Patient in Reha-Klinik*	*zu Hause, Patient zu Hause*	*p (chi^2)*
N		212	318	103	--
Geschlecht (%)	weiblich	56.6	44.0	52.4	.015
	männlich	43.4	56.0	47.6	
Alter (M, SD)		63.4 (10.1)	55.3 (11.0)	61.5 (10.8)	<.001 (ANOVA)
Schulabschluss (%):					
	kein	1.4	1.9	2.0	.045
	Sonderschulabschluss	0.5	0.6	0.0	
	Hauptschulabschluss	58.9	43.9	52.0	
	Mittlere Reife	15.8	22.6	26.5	
	Polytechnische Oberschule/ Fachhochschulreife/Abitur	23.4	30.9	19.6	
Berufliche Situation (%):					
	erwerbstätig	18.8	48.3	27.4	<.001
	arbeitslos	4.0	7.3	6.3	
	berentet	62.9	35.6	51.6	
	sonstiges	14.4	8.9	14.7	
Monatliches Familieneinkommen (%):					
	bis 1000 €	11.7	10.1	9.6	.032
	1000 – 2000 €	42.9	41.4	26.6	
	2000 – 3000 €	33.2	30.6	37.2	
	über 3000 €	12.2	17.8	26.6	

*zu 100% fehlende Angabe, N=missing data

Die Darstellung erkrankungsbezogener Patientenmerkmale (Tabelle 2) zeigt, dass sich die erkrankungsbezogenen Merkmale in den drei Gruppen etwas unterscheiden. In den Gruppen der Partner, die den Patienten zur Rehabilitation begleiten oder mit diesem gemeinsam zu Hause bleiben, ist die häufigste Tumordiagnose der Patienten bösartige Neubildungen der Verdauungsorgane. In der Partnergruppe hingegen, die zu Hause bleibt, während der Patient eine Rehabilitation in Anspruch nimmt, sind die Patienten am häufigsten an Brustkrebs erkrankt (p=.012). In der Gruppe, in der der Patient keine Rehabilitation in Anspruch nimmt, ist ein geringerer Anteil von Patienten mit Ersterkrankung vertreten als in den beiden Inanspruchnehmer-Gruppen (p=.003). In den beiden Gruppen, die eine Rehabilitation in Anspruch nehmen, liegt die Diagnosestellung darüber hinaus länger zurück als in der Gruppe, in der der Patient keine Rehabilitation in Anspruch nimmt (p<.001).

Tabelle 2: Stichprobenbeschreibung der drei Partnergruppen, erkrankungsbezogene Patientenmerkmale (N=633)

	*Partner **			
	in Reha-Klinik	*zu Hause, Patient in Reha-Klinik*	*zu Hause, Patient zu Hause*	*p (chi2)*
Diagnose des Patienten (%):				
BN der/des...				
Verdauungsorgane	26.9	22.6	31.1	
Brust	19.3	32.4	21.4	
männlichen Genitalorgane	13.7	11.9	5.8	.012
Atmungsorgane	11.3	6.6	15.5	
weiblichen Genitalorgane	7.1	6.3	5.8	
Harnorgane	6.1	6.3	6.8	
lymphatischen Gewebes	6.6	8.8	3.9	
sonstiges	6.1	4.4	8.7	
Art der Erkrankung (%):				
Ersterkrankung	74.1	76.4	55.3	.003
Rezidiv oder Progress	11.3	10.4	10.7	
Zweit- oder Mehrfachmalignome	5.7	4.4	13.6	
Stadium (nach UICC, %)				
Stadium 0	1.9	2.2	0	
Stadium 1	23.6	28.9	19.4	
Stadium 2	28.8	33.3	26.2	
Stadium 3	18.9	18.9	24.3	.010
Stadium 4	16.0	8.5	21.4	
Stadium nicht definiert	10.8	8.2	8.7	
Zeitraum seit Diagnosestellung (in Monaten, M, SD)	11.7 (17.7)	14.2 (20.8)	4.5 (6.2)	<.001 (ANOVA)

*zu 100% fehlende Angabe, N=missing data

3.2 Ausgangsbelastung – Lebensqualität

Sowohl weibliche als auch männliche Partner, die den Patienten in die Rehabilitation begleiten, weisen im Vergleich mit den beiden anderen Partnergruppen die niedrigsten Werte in Bezug auf körperliche Lebensqualität (Summenskala des SF-36) auf. Im *Vergleich mit der Allgemeinbevölkerung* (Bullinger & Kirchberger, 1998) sind die Partner der Nicht-Inanspruchnehmer hinsichtlich der körperlichen Lebensqualität nicht signifikant belasteter (p(t-test)=.052), während die Partner der Inanspruchnehmer insgesamt eine signifikant geringere körperliche Lebensqualität haben. Hinsichtlich der psychischen Lebensqualität sind Frauen und Männer in allen drei Partnergruppen signifikant belasteter als die deutsche Normstichprobe (jeweils p(t-test)≤.05). Die niedrigsten Werte erreichen Partnerinnen von Nicht-Inanspruchnehmern. Tabelle 3 stellt die Mittelwerte und Standardabweichungen in körperlicher und psychischer Summenskala in den Partnergruppen und der Normstichprobe im Überblick dar.

Tabelle 3: Deskriptive Statistik zur körperlichen und psychischen Lebensqualität zum ersten Messzeitpunkt (T1) für die drei Partnergruppen im Vergleich mit der deutschen Normstichprobe

	gemeinsame Reha (N=212)		*nicht-gemeinsame Reha (N=318)*		*keine Reha (N=103)*		*Allgemeinbevölkerung* [a]	
	M [b]	*SD*	*M* [b]	*SD*	*M* [b]	*SD*	*M*	*SD*
körperliche Lebensqualität [c]	*45.6*	10.3	*48.8*	10.5	48.1	10.7	50.2	10.2
Frauen	*46.2*	10.4	47.7	11.3	47.7	11.5	49.1	10.6
Männer	*44.9*	10.3	*49.7*	9.9	48.5	9.7	51.4	9.6
psychische Lebensqualität [c]	*46.0*	11.3	*45.8*	11.7	*45.6*	12.0	51.5	8.1
Frauen	*43.4*	11.4	*44.3*	11.9	*42.5*	12.5	50.7	8.4
Männer	*49.2*	10.4	*46.9*	11.5	*49.2*	10.5	52.4	7.7

[a] deutsche Normstichprobe (N=1537 Frauen, N=1236 Männer; Bullinger & Kirchberger, 1998)
[b] kursiv gedruckte Mittelwerte: signifikanter Unterschied zur Normstichprobe (p < .05)
[c] körperliche bzw. psychische Summenskala des SF-36 (Skala jeweils 0-100)

Die Ergebnisse der Varianzanalysen zur Lebensqualität der Partner zeigen, dass es im Hinblick auf die *körperliche Lebensqualität* keine signifikanten Gruppen- oder Geschlechtsunterschiede und auch keine Wechselwirkung zwischen diesen beiden Faktoren gibt. Es zeigt sich jedoch ein signifikanter Einfluss des Alters (F=55.932, p<.001), der dadurch begründet ist, dass in allen Partnergruppen eine signifikant negative Korrelation zwischen Alter und körperlicher Lebensqualität vorhanden ist (r= -.228 bzw. r=.-326 bzw. r=-.312, jeweils p≤.05). Die *psychische Lebensqualität* der weiblichen Partner ist signifikant niedriger als die der männlichen (F=20.079, p<.001) und auch bezüglich der psychischen Lebensqualität gibt es einen signifikanten Alterseffekt (F=12.230, p=.001), der durch eine positive Korrelation zwischen psychischer Lebensqualität und Alter zustande kommt (r=.104 bzw. r=.211 bzw. r=.081). In der Gruppe „nicht-gemeinsame Reha" ist diese Korrelation auch signifikant (p=.022).

3.3 Ausgangsbelastung – Angst und Depressivität

Im Hinblick auf die Belastung durch Angst und Depressivität gibt es bei den befragten Partnern von Krebspatienten insgesamt einen substanziellen Anteil von Personen, die grenzwertige oder auffällige Werte aufweisen. Die Gruppen unterscheiden sich dabei nicht signifikant voneinander. 43-47% der Partner sind in Bezug auf Angst und

21-26% in Bezug auf Depressivität belastet. Gut ein Viertel der Partner der Nicht-Inanspruchnehmer weist auffällige Angstwerte auf. In dieser Partnergruppe gibt es damit erheblich mehr stark belastete Personen als in den anderen beiden Gruppen. Tabelle 4 stellt die Angst- und Depressivitätswerte der Partnergruppen im Überblick dar.

Tabelle 4: Angst- und Depressivitätssymptomatik der drei Partnergruppen zu T1 (Beginn der Rehabilitation), Angaben in %

	gemeinsame Reha (N=212)	*nicht-gemeinsame Reha (N=318)*	*keine Reha (N=103)*	*p (chi²)*
Angstsymptomatik (HADS)				
unauffällig (0-7)	54.4	56.5	52.5	
grenzwertig (8-10)	26.0	24.9	20.8	.459
auffällig (>=11)	19.6	18.5	26.7	
Depressivitätssymptomatik (HADS)				
unauffällig (0-7)	78.6	73.7	74.3	
grenzwertig (8-10)	11.9	16.3	15.8	.713
auffällig (>=11)	9.5	9.9	9.9	

Vergleich mit der Allgemeinbevölkerung: Alle drei Partnergruppen sind im Hinblick auf Angst mit Mittelwerten zwischen M=5.7 und M=8.6 signifikant belasteter als die Allgemeinbevölkerung (Hinz & Schwarz, 2001). Frauen, die ihren Partner in die Rehabilitation begleiten oder mit diesem zu Hause bleiben, sind darüber hinaus signifikant höher belastet in Bezug auf Depressivität. Bei den Männern ist dagegen nur die Gruppe derer, die zu Hause bleiben, während die Patientin eine Rehabilitation in Anspruch nimmt, signifikant depressiver als die Allgemeinbevölkerung (Tabelle 4).

Vergleich der Partnergruppen untereinander: Die in Tabelle 5 dargestellten Mittelwerte und Standardabweichungen bezüglich Angst und Depressivität für Frauen und Männer in den drei Partnergruppen zeigen auch, dass die weiblichen Partner in allen Gruppen hinsichtlich der Angstwerte stärker belastet sind als die männlichen Partner, während dies im Hinblick auf die Depressivität nur bei den begleitenden Partnerinnen und den Partnerinnen der Nicht-Inanspruchnehmer zutrifft. Die während einer Rehabilitation zu Hause gebliebenen Partnerinnen und Partner unterscheiden sich hinsichtlich ihrer Depressivität kaum. Die varianzanalytische Überprüfung (Geschlecht und Gruppe als Faktoren, Alter als Kovariate) dieser Werte ergibt, dass der Einfluss des Geschlechts im Hinblick auf die Angstwerte signifikant ist (F=32.954, df=1, p<.001), und dass hier ebenfalls ein signifikanter Alterseffekt vorliegt (F= 9.175, df=1, p=.003). Der Einfluss des Alters erklärt sich durch die (für die beiden Gruppen der Partner der Inanspruchnehmer signifikanten) negativen Korrelationen, die darauf hinweisen, dass die Angstwerte mit zunehmendem Alter geringer werden (r=-0.142 bzw. r=-.127 bzw. r=-.175). Im Hinblick auf die Depressivität gibt es weder Geschlechts- noch Alters- oder Gruppeneffekte.

Tabelle 5: Mittelwerte der Skalen Angst und Depressivität (HADS) in den drei Partnergruppen zu T1 (Beginn der Rehabilitation) und in der Allgemeinbevölkerung

		gemeinsame Reha (N=212)		*nicht-gemeinsame Reha (N=318)*		*keine Reha (N=103)*		*Allgemeinbevölkerung*[1]	
		M[2]	*SD*	*M*[2]	*SD*	*M*[2]	*SD*	*M*	*SD*
Angst	Männer	*5.7*	3.8	*6.6*	4.3	*6.1*	4.6	4.4	3.1
	Frauen	*8.1*	3.9	*7.9*	3.6	*8.6*	4.7	5.0	3.4
Depressivität	Männer	4.7	3.5	*5.3*	4.0	5.1	4.0	4.6	3.8
	Frauen	*5.4*	3.6	5.2	3.2	*6.1*	4.0	4.7	3.9

[1] Allgemeinbevölkerung (N=895 Männer, N=1142 Frauen; Hinz & Schwarz, 2001)
[2] kursiv gedruckte Mittelwerte: signifikanter Unterschied zur Allgemeinbevölkerung (p<.05)

3.4 Subjektive Ausgangsbelastung

Auf die Frage, inwieweit sich die Partner subjektiv durch die Erkrankung der Patienten im körperlichen und psychischen Bereich belastet fühlen, ergeben sich im Hinblick auf die körperliche Belastung nur Unterschiede zwischen Männern und Frauen in der Gruppe, in der der Patient keine Rehabilitation in Anspruch genommen hat und sowohl Patient als auch Partner zu Hause blieben. Hier geben die Frauen mit einem Mittelwert von 2.8 eine höhere Belastung an als die Männer (M=2.3; Tabelle 6).

Tabelle 6: Mittelwerte der subjektiven Belastung in den drei Partnergruppen zu T1 (Beginn der Rehabilitation)

wahrgenommene Belastung[1]		*gemeinsame Reha (N=212)*		*nicht-gemeinsame Reha (N=318)*		*keine Reha (N=103)*	
		M	*SD*	*M*	*SD*	*M*	*SD*
körperlich	Männer	3.0	1.4	2.6	1.3	2.3	1.3
	Frauen	3.0	1.3	2.6	1.3	2.8	1.3
psychisch	Männer	3.5	1.2	3.4	1.2	3.1	1.0
	Frauen	3.9	1.0	3.7	1.1	3.7	1.1

[1] Skala: 1 „gar nicht“ bis 5 „sehr stark“

Die varianzanalytische Überprüfung der Mittelwertsunterschiede (Gruppe und Geschlecht als Faktoren, Alter als Kovariate) zeigt, dass es neben einem signifikanten Alterseffekt (F=7.897, p=.005) einen signifikanten Einfluss des Gruppenfaktors gibt, der dadurch zustande kommt, dass die Männer und Frauen dieser Gruppe mit M=3.0 eine höhere Belastung angeben als die Partnerinnen und Partner der anderen beiden Gruppen. In Bezug auf die subjektive körperliche Belastung gibt es weder einen signifikanten Geschlechtseffekt noch eine Wechselwirkung zwischen Geschlecht und Gruppe.

In Bezug auf die subjektive psychische Belastung geben die weiblichen Partner mit Mittelwerten zwischen 3.7 und 3.9 durchweg höhere Werte an als die männlichen Partner (Mittelwerte zwischen 3.1 und 3.5). Die Varianzanalyse zum Vergleich der Gruppenmittelwerte zeigt hier, dass dieser Geschlechtseffekt höchst signifikant ist (F=13.920, p<.001), während das Alter und der Gruppenfaktor keinen signifikanten Einfluss haben.

3.5 Veränderungen im Zeitverlauf

Die *körperliche Lebensqualität* der Partner liegt zum zweiten Messzeitpunkt (Ende der Rehabilitation) etwas niedriger als zu Beginn der Maßnahme. Auffällig ist, dass die Partner, die den Patienten zur Rehabilitation begleiten, zu beiden Zeitpunkten deutlich schlechtere Werte aufweisen als die anderen beiden Gruppen (Abbildung 1). In Bezug auf die *psychische Lebensqualität* verbessern sich alle drei Partnergruppen zum zweiten Messzeitpunkt (Abbildung 2). Die Partner, die den Patienten in die Klinik begleiten, weisen jedoch eine sehr viel größere Verbesserung auf als die anderen beiden Partnergruppen.

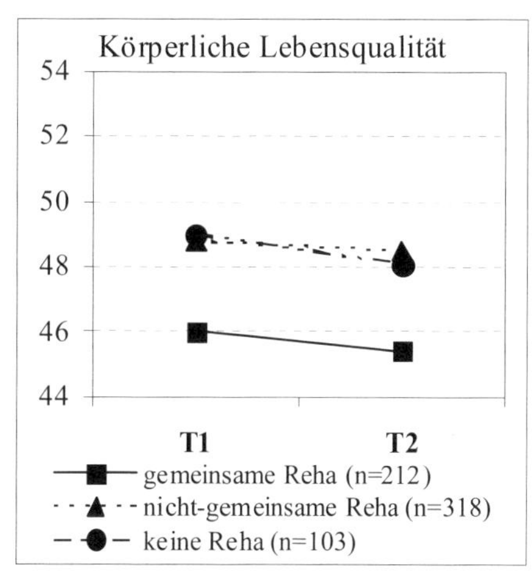

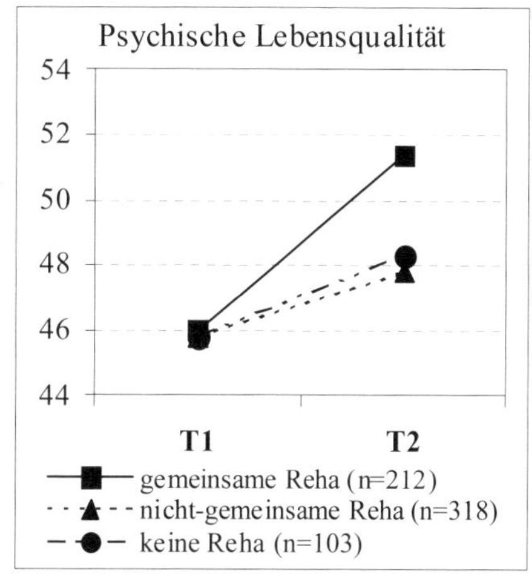

Abbildung 1 und 2: Körperliche und psychische Lebensqualität (Summenskalen des SF-36) der drei Partnergruppen zu Beginn (T1) und am Ende (T2) der Rehabilitation (N=633)

Die in Tabelle 7 dargestellte varianzanalytische Überprüfung der Verlaufseffekte ergibt zum einen, dass die leichte Verschlechterung der Werte der körperlichen Lebensqualität im Zeitverlauf nicht signifikant ist (p=.376). Darüber hinaus zeigt sich, dass es keine Wechselwirkungen des Zeitverlaufs mit den Faktoren Gruppe oder Geschlecht gibt. Die Varianzanalysen zum Zeitverlauf in der psychischen Lebensqualität der drei Partnergruppen zeigen, dass sich alle Partner im Zeitverlauf hinsichtlich dieser Variable verbessern (Tabelle 7). Darüber hinaus ist der in Abbildung 3 dargestellte Gruppeneffekt höchstsignifikant, d.h. die Partner, die den Patienten in die Rehabilitationsklinik begleiten, verbessern sich in ihrer psychischen Lebensqualität signifikant stärker als die anderen beiden Gruppen. Es gibt keinen signifikanten Unterschied im Verlauf der Lebensqualität zwischen männlichen und weiblichen Partnern.

Tabelle 7: Einfluss der Variablen Geschlecht und Alter auf die körperliche und psychische Lebensqualität (Summenskalen des SF-36) der Partner in den drei Stichproben im Verlauf (Varianzanalysen mit Messwiederholung, Alter als Kovariate)

	df	*F*	*p*
Körperliche Lebensqualität (SF-36)			
Zeit	1	0.784	.376
Zeit*Gruppe	2	0.305	.737
Zeit*Geschlecht	1	2.245	.135
Zeit*Gruppe*Geschlecht	2	0.707	.493
Psychische Lebensqualität (SF-36)			
Zeit	1	11.077	.001
Zeit*Gruppe	2	6.941	.001
Zeit*Geschlecht	1	2.595	.108
Zeit*Gruppe*Geschlecht	2	0.949	.388

In Bezug auf die *Angst*werte der Partner zeigen sich im Zeitverlauf bei ähnlichem Ausgangsniveau in allen drei Gruppen Verbesserungen vom ersten zum zweiten Messzeitpunkt (Abbildung 3). Diese fallen in den beiden Inanspruchnehmer-Gruppen etwas höher aus, als bei den Partnern der Nicht-Inanspruchnehmer.

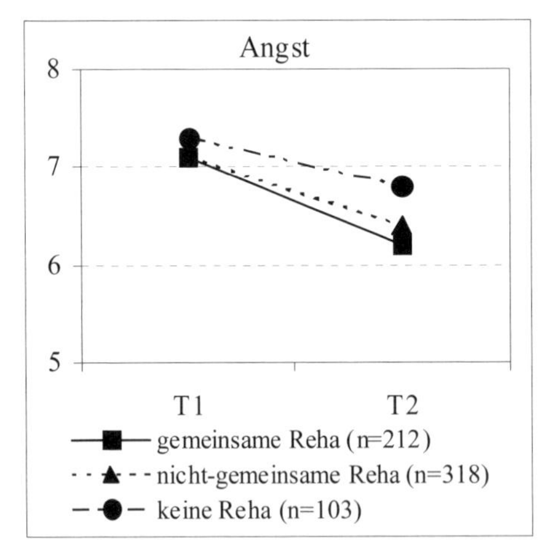

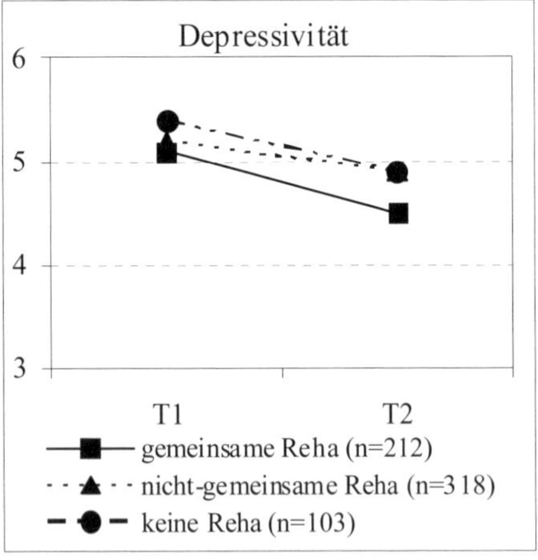

Abbildung 3 und 4: Angst und Depressivitätswerte (HADS-D) der drei Partnergruppen zu Beginn (T1) und am Ende (T2) der Rehabilitation (N=633)

Hinsichtlich der *Depressivität* zeigen sich ebenfalls in allen drei Partnergruppen Verbesserungen zum Ende der Rehabilitationsmaßnahme. Die Partner der Nicht-Inanspruchnehmer liegen zu beiden Messzeitpunkten auf einem etwas höheren Niveau als die anderen beiden Gruppen (Abbildung 4).

Die Verlaufsanalysen zeigen, dass die Veränderungen über die Zeit sowohl für Angst als auch für Depressivität signifikant sind ($p<.001$ bzw. $p=.005$), sich jedoch keine Gruppen- oder Geschlechtseffekte nachweisen lassen (Tabelle 8).

Tabelle 8: Einfluss der Variablen Geschlecht und Alter auf die Angst (HADS-D) der Partner in den drei Stichproben im Verlauf (Varianzanalysen mit Messwiederholung, Alter als Kovariate)

	df	*F*	*p*
Angst (HADS)			
Zeit	1	12.901	<.001
Zeit*Gruppe	2	1.449	.236
Zeit*Geschlecht	1	0.058	.810
Zeit*Gruppe*Geschlecht	2	1.810	.164
Depressivität (HADS)			
Zeit	1	8.012	.005
Zeit*Gruppe	2	1.641	.195
Zeit*Geschlecht	1	0.343	.559
Zeit*Gruppe*Geschlecht	2	1.517	.220

4. Diskussion

Die Ergebnisse der Analysen zeigen, dass sowohl männliche als auch weibliche Partner von Krebspatientinnen und -patienten im Hinblick auf ihre *Lebensqualität* substanziell belastet sind. Insbesondere in ihrer psychischen Lebensqualität sind alle Partnergruppen signifikant eingeschränkter als die Allgemeinbevölkerung und für die Partner der Patienten, die eine Rehabilitation in Anspruch nehmen, trifft dies auch im Hinblick auf die körperliche Lebensqualität zu. Im Vergleich der Partnergruppen untereinander weisen die Partner, die den Patienten in die Rehabilitationsklinik begleiten, die niedrigsten Werte in körperlicher und psychischer Lebensqualität auf. Dem höheren Durchschnittsalter dieser Partnergruppe wurde durch die Berücksichtigung dieses Faktors als Kovariate Rechnung getragen, so dass die gefundenen Unterschiede nicht auf Alterseffekte zurückgeführt werden können.

Unabhängig davon, ob sie den Patienten zur Rehabilitation begleiten oder nicht, und unabhängig davon, ob der Patient eine Rehabilitation in Anspruch nimmt, weisen fast die Hälfte aller Partner erhöhte *Angst*werte, etwa ein Viertel erhöhte *Depressivitäts*werte auf. Der Anteil der in Bezug auf Angst auffälligen Personen ist bei den Partnern der Patientinnen und Patienten, die keine Rehabilitation in Anspruch nehmen, am höchsten. Alle Partner sind sowohl hinsichtlich Angst als auch Depressivität hochsignifikant belasteter als die Allgemeinbevölkerung. Weibliche Partner aller drei Gruppen berichten höhere Angstwerte als männliche Partner, was dem Muster in der Allgemeinbevölkerung entspricht.

In Bezug auf den *Einfluss des Geschlechts* auf Lebensqualität und Belastung zeigen die Auswertungen, dass weibliche Partner in allen gemessenen Parametern schlechtere Werte berichten. Dabei sind die Partnerinnen von Patienten, die am Ende der Behandlung keine Rehabilitation in Anspruch nehmen, sondern zu Hause bleiben, hinsichtlich psychischer Lebensqualität, Angst und Depressivität im Vergleich zu den Partnerinnen von Reha-Inanspruchnehmern höher belastet. Möglicherweise wirkt für die Partnerinnen von Reha-Inanspruchnehmern (unabhängig davon, ob sie den Patienten begleiten oder nicht) das Wissen, dass der Patient in der Rehabilitationseinrichtung professionell weiterbehandelt und unterstützt wird, belastungsreduzierend. Insgesamt geben alle weiblichen Partner auch subjektiv eine deutlich höhere psychische Belastung an als männliche Partner. Die Partnerinnen, die den Patienten zur Rehabilitation begleiten, berichten eine etwas höhere subjektive Belastung, signifikante Gruppenunterschiede treten hier aber nicht auf.

Im Zeitverlauf verändert sich die körperliche *Lebensqualität* der Partner erwartungsgemäß nicht, während sich die psychische Situation aller Partner signifikant verbessert. Dies weist darauf hin, dass sich alle untersuchten Partner mit zunehmendem zeitlichem Abstand zum Ende der Behandlung des Patienten psychisch erholen. Es fällt jedoch auf, dass die Partner, die den Patienten zur Rehabilitation begleiten, am meisten profitieren. Mit einem Zuwachs der psychischen Lebensqualität von im Mittel etwa sieben Punkten hat diese Verbesserung auch klinische Relevanz. Auch im Hinblick auf die Belastung der Partner sind Verbesserungen zu verzeichnen: *Angst und Depressivität* nehmen im Zeitverlauf bei allen Partnern signifikant ab, die begleitenden Partner unterscheiden sich hier nicht von den beiden anderen Gruppen.

Die Annahme, dass auch begleitende Partner von einem stationären rehabilitativen Aufenthalt profitieren und danach ein geringeres Belastungsniveau zeigen, wird durch diese Ergebnisse bestätigt. Die Partner, die den Patienten in die Rehabilitation begleiten, profitieren vor allem im Hinblick auf die psychische Lebensqualität deutlich. Dieser Effekt ist bei den begleitenden Partnern stärker ausgeprägt als in den anderen Partnergruppen.

Ein substanzieller Teil der Forschung zum Thema Krebserkrankung und Partnerschaft wird unter dem Aspekt diskutiert, dass die Partnerbeziehung negative Auswirkungen der Krankheit zu reduzieren vermag und als Ressource für den Patienten wirken kann (Kepplinger, 1998). Die hier berichteten Ergebnisse zeigen jedoch nicht nur, dass Partner insgesamt durch die Erkrankung des Patienten belastet sind, sondern – bezogen auf die Rehabilitation – auch, dass gerade begleitende Partner eine hinsichtlich ihrer Lebensqualität besonders belastete Gruppe darstellen. Analysen zu Motiven der Inanspruchnahme und Einstellungen von Patienten und Partnern bei Beginn der Rehabilitation weisen zwar darauf hin, dass Patienten, die vom Partner begleitet werden, weniger Befürchtungen in Bezug auf die Rehabilitation haben und die Begleitung des Partners als positiv erleben, und dass auch die Partner den Wunsch, den Patienten zu unterstützen, aus ihrer Sicht als wichtigsten Grund für die Begleitung nennen (Bergelt, Lehmann, Welk et al., 2007). Angesichts der hier berichteten Belastungsprofile scheinen jedoch auch die begleitenden Partner selbst belastet und damit unterstützungsbedürftig zu sein. Diese Ergebnisse bestätigen damit die Aussagen aus dem Projekt „Angehörige Krebskranker in der stationären und ambulanten Rehabilitation“ aus dem Forschungsverbund Berlin-Brandenburg-Sachsen, die darauf hinweisen, dass es sich bei den Partnern, die einen Patienten in die Rehabilitationsklinik begleiten, um eine gesonderte Zielgruppe mit eigenem Behandlungsbedarf handelt (Schönberger & von Kardorff, 2003).

Beanspruchung der Partner von Krebspatienten in der palliativen Situation

Friedrich Balck, Andreas Dinkel, Gerard Tchitchekian und Hendrik Berth

Zusammenfassung

In einer prospektiven Untersuchung bei pflegenden Angehörigen von Tumorpatienten im palliativen Stadium wird ausgehend von dem Prozessmodell der Pflegebelastung nach dem Zusammenhang der Pflegesituation als Stressor, operationalisiert durch die zu verrichtenden Pflegetätigkeiten und durch die Funktionseinschränkungen des Patienten, und den Stressfolgen, d.h. der Beanspruchung der Angehörigen, gefragt. Die Beanspruchung wird auf den Ebenen der psychischen Befindlichkeit und der Lebenszufriedenheit bzw. der Lebensqualität erfasst. Es wurden 111 Angehörige in einem Abstand von drei Monaten untersucht. Pflegende Frauen zeigten die höchste psychische Beanspruchung, die über die drei Monate konstant hoch blieb. Leitsymptom war dabei die Angst. Dabei wird die Beanspruchung durch den aktuellen Pflegebedarf und die Intensität des Bedarfs vorhergesagt.

Die Lebenszufriedenheit ist bei allen Angehörigen in dieser Pflegephase deutlich vermindert. Diese Verminderung ist besonders hoch bei Angehörigen mit funktionell stark eingeschränkten Patienten. Die Wirkung der Unterstützung des Angehörigen auf den Patienten zeigt sich am Zusammenhang zur Lebensqualität der Patienten. Die Aktivierung des Patienten zur Eigeninitiative und die überfürsorgliche Entlastung kovariieren deutlich mit der Lebensqualität.

Summary

In a prospective study on a sample of caring relatives of palliative tumour patients, the association between the care situation as a stressor, operationalised by care activities and the patients' functional impairments, and stress consequences, that is the relatives' strain, is examined, based on the process model of care stress. Indicators of the relatives' strain are assessed on levels of mental state and satisfaction with life and quality of life, respectively. 111 relatives were examined at the beginning and the end of a three months interval. Caring women consistently showed the highest psychological strain throughout the three months period. Thereby their main symptom was anxiety predicting the strain of acute caring and the intensity of demanded care.

At this stage of care, satisfaction with life is significantly decreased in all relatives. This decrease is particularly high in relatives of patients with severe functional impairments. The association with the patients' quality of life clarifies the effect of the relatives' support on the patients. The activation of the patients' self initiative and overprotective relief of strain significantly covariate with quality of life.

1. Literaturübersicht

1.1 Onkologische Palliativbehandlung

Mit Klaschik, Nauck, Radbruch und Sabatowski (2000) kann Palliativmedizin im onkologischen Rahmen verstanden werden als „die Behandlung von Patienten mit einer nichtheilbaren progredienten und weit fortgeschrittenen Tumorerkrankung und begrenzter Lebenserwartung, für die das Hauptziel der Behandlung die Lebensqualität ist". Die dieser Beschreibung zu Grunde liegende Definition der WHO gibt der Beherrschung der Schmerzen, anderer Krankheitsbeschwerden, psychologischer, sozialer und spiritueller Probleme höchste Priorität.

Zur palliativen Behandlung von Tumorpatienten gehören somit alle Maßnahmen zur Therapie und Vermeidung tumorbedingter Symptome unter Berücksichtigung der physischen, psychischen, sozialen und spirituellen Probleme des Patienten, ohne dass Einfluss auf die Erkrankung selbst genommen wird.

Die palliative Phase selbst kann noch einmal unterteilt werden in eine Rehabilitations-, eine Terminal- und eine Finalphase. Ein Schwerpunkt der Behandlung liegt zumeist in der Rehabilitationsphase, in der über Monate, selten Jahre, trotz Fortschreiten der Erkrankung ein weitgehend normales aktives Leben angestrebt wird. Eine optimale Symptomkontrolle, insbesondere der Schmerzen und der Nebenwirkungen palliativer chemotherapeutischer, strahlentherapeutischer oder operativer Maßnahmen, ist die Grundlage für eine möglichst langfristige Erhaltung der Mobilität des Patienten. Durch einen umfassend verstandenen Therapieansatz soll sich der Patient auch mit den psychischen, sozialen und spirituellen Belastungen auseinandersetzen können, immer mit dem Ziel einer bestmöglichen Lebensqualität.

Die Terminalphase erstreckt sich auf den Zeitpunkt von einigen Wochen, manchmal Monaten, in denen durch die Progression der Erkrankung auch trotz guter Symptomkontrolle die Aktivität zunehmend eingeschränkt ist. Die Finalphase schließlich umfasst die letzten Tage und Stunden des Patienten und umschreibt damit die Sterbephase. Die Ziele einer palliativen Tumortherapie sind daher vorrangig auf lebensqualitative Erwägungen ausgerichtet und auf das Ende des Lebens des Patienten hin orientiert. Die Behandlungsprinzipien orientieren sich am subjektiv und am Einzelfall wahrgenommenen Nutzen (Nauck, 2001).

1.2 Die Angehörigen in der Palliativpflege

Die Krebserkrankung stellt vom Augenblick der Diagnose an für Patienten und ihre Angehörigen einen gravierenden Einschnitt in die bisherige Lebenssituation dar. Trotz verbesserter Behandlungsaussichten wird die Erkrankung von den unmittelbar Betroffenen zu Recht als lebensbedrohliches Ereignis wahrgenommen. Neben den Patienten sind es vor allem die nächsten Angehörigen, die mit der Bedrohung zentraler Lebensziele und des emotionalen Gleichgewichts konfrontiert sind.

Der in diesem Zusammenhang gesundheitspolitisch erwünschte und durch die verbesserte onkologische Akutversorgung mögliche Transfer der Patienten aus dem stationären Bereich in den häuslichen hat zu einer deutlichen Zunahme der von den

Angehörigen zu erbringenden Pflegeleistungen geführt. Rait und Lederberg (1989) haben drei Krankheitsphasen vorgeschlagen, in denen auch die Angehörigen unterschiedlich gefordert sind: die Initial- oder „Akutphase“, in der Patient und Angehörige angesichts der Diagnose geschockt, „betäubt“ und verängstigt sind, die „chronische“ Phase nach Abschluss der Primärbehandlung und bei der Rückkehr nach Hause, wenn alle Beteiligten neue oder veränderte Aufgaben/Rollen zu übernehmen haben, und schließlich die Phase der Auflösung oder „Klärung“ (resolution), in der die gesamte Familie entweder das Überleben des Patienten erhoffen kann oder sich mit dem Versterben beschäftigen muss. Insbesondere in der zuletzt genannten Phase sind die Angehörigen starken physischen und psychischen Belastungen ausgesetzt (Cameron, Franche, Cheung & Stewart, 2002).

1.3 Prozessmodell der Pflegesituation

Die vorliegenden Studien zur Pflegesituation von Angehörigen wurden vor allem im Kontext geriatrischer Erkrankungen entwickelt (Pearlin, Mullan, Semple & Skaff, 1990). Die kognitive Stresstheorie von Lazarus und Folkman (1984) dient hierbei als Grundmodell. Dem darin entwickelten transaktionalen Modell zufolge bestimmen Einschätzungs- und Bewertungsprozesse das Erleben und Bewältigen von Stress. Es wird dabei ein Prozess der dynamischen Wechselwirkung zwischen Faktoren der Situationsbewertung und der Einschätzung der eigenen und verfügbaren Bewältigungsressourcen angenommen. Die Bewertungen verändern sich dabei im Verlauf der Auseinandersetzung mit der Problemsituation in Folge der Beeinflussungen von Person- und Situationsmerkmalen.

Pearlin et al. (1990; Pearlin & Schooler, 1978) haben das transaktionale Modell auf die Pflegesituation übertragen. Ihr Prozessmodell der Pflegebelastung beinhaltet: den Kontext der Pflegesituation, Stressoren (primäre und sekundäre), gesundheitliche Auswirkungen der Belastung und potenzielle Mediatoren und Moderatoren des Stressgeschehens. Als Kontextvariablen werden insbesondere soziodemografische Merkmale, ökonomische und soziale Ressourcen sowie vorhergehende Pflegeerfahrungen verstanden. Primäre Stressoren werden als Merkmale der objektiven und subjektiven Pflegebelastung definiert. Als objektive Merkmale gelten vor allem die Dauer der Pflege, die Symptomatik der Erkrankung und der damit verbundene Pflegeaufwand, als subjektive Merkmale die Leistungsfähigkeit der Pflegeperson, deren Überforderungsgrad und das Ausmaß der Einschränkungen in der Lebensqualität. Bei längerer Pflege können als sekundäre Stressoren Veränderungen des sozialen Netzwerks, Rollenkonflikte in der Familie und finanzielle Belastungen auftreten. Folgen der Pflegebelastung können in körperlichen und psychischen Auswirkungen münden. Vor allem Depressionen können unter ungünstigen Pflegebedingungen entstehen.

Die subjektive Bewertung der Pflegesituation kann jedoch auch positive Auswirkungen auf das Befinden haben (Folkman, Chesney & Christopher-Richards, 1995; Nijboer, Tempelaar, Sanderman et al., 1998), indem die Gefühle von Befriedigung und Selbstwerterhöhung gestärkt werden. Inwieweit auch körperliche Auswirkungen der Pflege durch positive Einschätzungen beeinflusst werden, ist noch offen (Nijboer, Tempelaar, Triemstra et al., 2001). Schließlich gehen als Mediatoren/Moderatoren des Belastungserlebens vor allem soziale Unterstützung in das Modell von Pearlin et al. (1990) ein. In Anlehnung an Nijboer et al. (1998), die das Prozessmodell zur Beschreibung der onkologischen Pflegesituation benutzt haben, können im Folgenden die Bestimmungsstücke der Stressverarbeitung bei Angehörigen dargestellt werden (Abbildung 1).

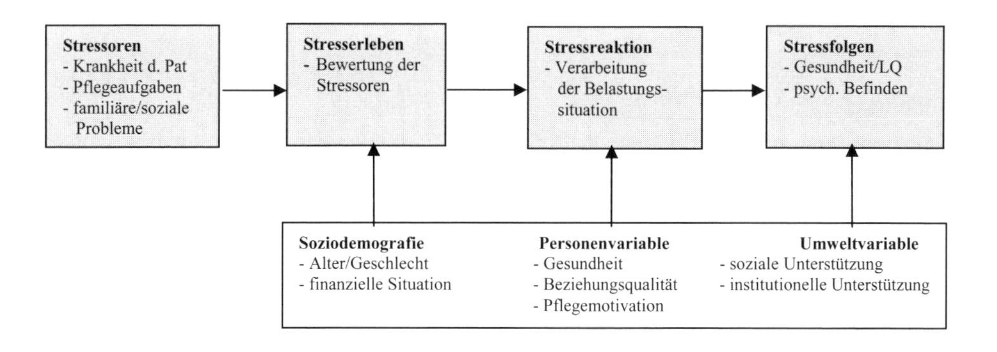

Abbildung 1: Prozessmodell der Pflegebelastung (nach Pearlin et al., 1990; Nijboer et al., 1998)

1.3.1 Die Pflegesituation: Stressoren für die Angehörigen

Es können „objektive" und „subjektive" Komponenten in der Pflegesituation unterschieden werden (Montgomery, Gonyea & Hooyman, 1985), wobei erstere den Bereich von Pflegeaufgaben bezeichnen, während letztere die erfahrenen Veränderungen in der Pflegesituation beschreiben. Zu den Pflegeaufgaben gehören: Hilfestellungen bei der Versorgung, Mobilisierung und Symptombehandlung des Patienten sowie Hilfe im Umgang mit medizinischen Hilfsmitteln, z.B. Stoma. Diese Tätigkeiten sind hinsichtlich ihrer Anzahl, Häufigkeit, Dauer und ihrer Verschiedenheit kategorisierbar.

Wyatt, Friedman, Given und Given (1999) erhoben bei pflegenden Angehörigen die in den letzten vier Lebenswochen der onkologischen Patienten erbrachten Leistungen. Es ergaben sich durchschnittlich 12 Aktivitäten aus dem ADL/IADL. Insgesamt erbrachten diese Angehörigen im Durchschnitt knapp 11 Stunden pro Tag unmittelbare Pflegeleistungen („direct care") und zusätzlich knapp neun Stunden an zusätzlicher Betreuung („companionship").

Die Art der Pflegeleistung scheint ein validerer Prädiktor für Belastungen des Angehörigen zu sein als die Anzahl der Pflegeaufgaben oder die mit Aufgaben verbrachten Stunden (Horowitz, 1985). Persönliche Pflegeaufgaben (z.B. Füttern und Waschen des Patienten) werden dabei häufig als belastender angesehen als nicht persönliche (z.B. Einkaufen). Emotionale Unterstützung wird als zeitaufwändigste und schwierigste Leistung bezeichnet (Carey, Oberst, McCubbin & Hughes, 1991; Bakas, Lewis & Parsons, 2001), wobei die Hilflosigkeit einer Krankheit gegenüber, die von einem bestimmten Zeitpunkt an nur noch wenig Aussicht auf Besserung erlaubt, als besonders belastend erlebt wird.

1.3.2 Mediatoren des Belastungserlebens

Das Ausmaß, in dem oben dargestellte (primäre) Stressoren zu Veränderungen im Leben der Pflegenden beitragen können (im Sinne sekundärer Stressoren), hängt stark von den weiteren familiären, sozialen und beruflichen Verpflichtungen der Betroffenen ab. Außerdem wird das Stresserleben durch die soziodemografischen Merkmale des Angehörigen beeinflusst.

Familiäre und Rollenkonflikte

Mit der zunehmenden Pflegebedürftigkeit des Patienten können Rollenverteilungen, die zuvor die Struktur der Familie bestimmten („Ernährer", „Mutter", „Hausfrau") hinfällig werden, was zu Spannungen in einer Phase führen kann, in der Kohäsion erforderlich wäre. Nicht selten empfinden Patienten Gefühle der Beschämung angesichts ihrer Abhängigkeit von anderen, fürchten die Familie zu belasten oder halten an ihren früheren Rollen und Positionen innerhalb der Familie fest. Zudem sind viele pflegende Angehörige weder mental noch instrumental auf ihre neue Rolle vorbereitet (Scherbring, 2002).

Die mit der Pflege einhergehenden einschneidenden Veränderungen im Alltag, scheinen das psychische Befinden besonders zu beeinflussen (Nijboer, Triemstra, Tempelaar et al., 1999). Untersuchungen von Keller, Henrich, Sellschop und Beutel (1996) und Pitceathly und Maguire (2003) deuten darauf hin, dass pflegende Frauen von diesen Veränderungen stärker belastet sind und eher depressive Störungen entwickeln können. Berufliche Verpflichtungen können sowohl zur Belastung beitragen als auch eine Möglichkeit darstellen, eine wichtige Rollenfunktion beizubehalten (Kinsella, Cooper, Picton & Murtagh, 2000). Bei einer Gruppe pflegender erwachsener Töchter waren gerade diejenigen, die verschiedene Rollen (Ehefrau, Mutter, Berufstätigkeit) mit einander zu vereinbaren hatten, relativ wenig psychisch belastet (Raveis, Karus & Siegel, 1998).

Die Aufrechterhaltung möglichst verschiedener Rollen außerhalb der Pflege, scheint insgesamt eine Möglichkeit zu sein, einem Verlust von Selbstwertgefühl („loss of self") zu begegnen (Skaff & Pearlin, 1992). Damit kann verhindert werden, was nach Pearlin et al. (1990) als subjektive Rollenüberforderung zur Überlastung („role overload"), einem Gefühl der Ausweglosigkeit („role captivity") oder einem Beziehungsverlust (zum Gepflegten) in der „Nur-Pflege"-Situation führen kann. Alle drei Rollenmuster sind mit erhöhter psychischer Auffälligkeit verbunden (Kinsella et al., 2000).

Soziodemografie pflegender Angehöriger

Meist liegt die Hauptverantwortung der Betreuung in den Händen einer Person, der Hauptpflegeperson. Ist der/die Pflegebedürftige verheiratet, so ist in erster Linie der Ehepartner mit der Aufgabe der Pflege konfrontiert (Allen, Goldscheider & Ciambrone, 1999). Zahlenmäßig sind es mehr Ehefrauen (wahrscheinlich aufgrund ihrer höheren Lebenserwartung und sozialer Normen), die ihre Ehemänner pflegen, doch auch Ehemänner spielen eine bedeutsame Rolle. Für die Bundesrepublik Deutschland ergeben sich deutliche Ost-West-Unterschiede: Pflegen in den alten Bundesländern

Männer zu 18%, so sind es im Osten bis zu 31%. Das stärkere Engagement der Ehemänner lässt sich durch eine andere Tradition geschlechtsspezifischer Arbeitsteilung erklären, in der die Berufstätigkeit der Ehefrau ein Regelfall war (Halsig, 1995).

Hat der Pflegebedürftige keinen Ehepartner oder ist dieser nicht in der Lage, die nötige Hilfe zu erbringen, leisten primär die Töchter oder Schwiegertöchter die notwendige Unterstützung, Söhne oder Schwiegersöhne sind nur gering in die Pflege als Hauptpflegepersonen involviert (Stoller, 1990).

Jüngere Frauen sehen die Pflege häufiger negativ als ältere Frauen und Männer und fühlen sich stärker dadurch belastet, auch bei gleicher Pflegeleistung oder vergleichbarem Gesundheitszustand des Patienten (Carey et al., 1991; Nijboer et al., 1998). Verglichen mit anderen Gruppen pflegender Angehöriger, scheinen Partner (beiderlei Geschlechts) für Belastungen am anfälligsten zu sein. Sie neigen dazu, sich am stärksten zu engagieren und am umfassendsten zu pflegen. Sie fühlen sich auch letztendlich primär für die Pflege verantwortlich und nehmen professionelle Hilfe nur wenig in Anspruch (Oberst, Thomas, Gass & Ward, 1989).

In einigen Arbeiten berichten pflegende Angehörige mit niedrigerer Ausbildung und niedrigerem sozioökonomischen Status über eine stärkere gesundheitliche Belastung durch die Pflege (Oberst et al., 1989; Sales, Schulz & Biegel, 1992). Diese Angehörigen gaben auch eher ihre Arbeitsverhältnisse auf, um sich um die Pflege zu kümmern, als solche mit höheren Ausbildungsabschlüssen und besseren Einkommen (Muurinen, 1986). In der Studie von Mor, Guadagnoli und Wool (1987) hatten nichtberufstätige Frauen in der Endphase der Krebserkrankung ihrer Partner mehr körperliche und psychische Probleme als Frauen, die berufstätig waren.

Zu einem beträchtlichen Vulnerabilitätsfaktor kann ein schlechter Gesundheitszustand des pflegenden Partners werden (Sales et al., 1992). So benötigten gesundheitlich angeschlagene Frauen in der Endphase der Erkrankung ihrer Männer verstärkt medizinische Unterstützung, sie erlebten auch deutlich mehr psychische Belastung, die über den Tod des Patienten hinaus anhielt (Vachon, Rogers, Lyall et al., 1982).

Wenn auch eine gute Partnerbeziehung die Bewältigung in den frühen Phasen der Krankheit begünstigen mag, so kann jedoch in der letzten Phase eine besonders enge Beziehung die Belastungen erhöhen. In einer Langzeitbeobachtung (Vachon et al., 1982) empfanden die Frauen, die ihre Ehe als besonders gut einschätzten und zu ihren Partnern ein sehr enges Verhältnis hatten, die höchste Belastung und die meisten gesundheitlichen Probleme. Ihre Trauerreaktion war ebenfalls ausgeprägter und andauernder als bei Witwen, die ihre Ehe als weniger gut einschätzten.

In diesem Zusammenhang weisen Befunde darauf hin, dass eine starke emotionale Abhängigkeit vom Patienten die Anpassung an den Krankheitsprozess erschwert. Dies betrifft pflegende Ehepartner stärker als andere pflegende Angehörige (Given, Given & Kozachik, 2001). Die erfolgreiche Bewältigung der Pflegesituation scheint ein gewisses Ausmaß an emotionaler Autonomie von den Angehörigen zu erfordern, um mit dem zunehmenden Verfall und den Veränderungen im Verhalten des Patienten adäquat umzugehen (Bruder, 1988).

Wie das psychische Befinden von Patient und pflegendem Partner möglicherweise miteinander in Beziehung stehen, ist trotz zahlreicher Untersuchungen kontrovers und widersprüchlich (Baider & Bengel, 2001; Baider, Ever-Hadani, Goldzweig et al., 2003).

Stresserleben

Auch wenn mit dem Fortschreiten der Erkrankung und der Hinfälligkeit des Patienten in der Regel der Pflegebedarf steigt, so zeigen die Untersuchungen (zumeist aus dem geriatrischen Bereich) keinen konsistenten Zusammenhang zwischen dem Pflegebedarf, dem Krankheitstyp, den Symptomen oder der Pflegedauer einerseits und negativen gesundheitlichen Auswirkungen beim Angehörigen andererseits (Haley & Pardo, 1989; Sales et al., 1992; Pitceathly & Maguire, 2003).

Entsprechend dem transaktionalen Modell ist bei kritischen Lebensereignissen wie einer palliativen Pflegesituation die subjektive Einschätzung des Ereignisses von elementarer Bedeutung, so dass im Extremfall eine unmittelbare Belastung von der Person gar nicht registriert wird (Folkman & Greer, 2000). Es erscheint daher sinnvoll, die Merkmale der Pflegesituation als „potenzielle" Stressoren zu bezeichnen, wobei für die letztendliche Beurteilung die Einschätzung durch die Pflegeperson maßgebend ist. Zur Bedeutung der persönlichen Bewertung in der Pflege sind jedoch kaum qualitative Studien vorhanden (Folkman & Moskowitz, 2000).

Untersuchungen weisen darauf hin, dass in der Palliativphase mit dem Auftreten ungenügend beherrschter Symptome die Belastung des Angehörigen ansteigt (Kurtz, Kurtz, Given & Given, 1995, 1997). Insbesondere chronische Schmerzzustände des Patienten und damit einhergehende depressive Verstimmungen beeinträchtigen die Pflegenden stark (Miatkowski, Kragness, Dibble & Wallhagen, 1997; Harding, Higginson & Donaldson, 2003). Dies umso mehr, wenn die Angehörigen selbst gesundheitliche Probleme haben (Keller et al., 1996).

1.3.3 Stressfolgen

Bei einem Vergleich von Angehörigen in kurativen und palliativen Pflegesituationen (Weitzner, McMillan & Jacobsen, 1999) hatten die Palliativ-Pflegenden deutlich mehr körperliche Beschwerden als diejenigen, die kurativ pflegten.

Die Mortalität von pflegenden Angehörigen, die sich in ihrer Pflegerolle sehr belastet fühlten, lag bei einer anderen Studie innerhalb von vier Jahren 63% über der von Nichtpflegenden und der von solchen Pflegenden, die sich nicht besonders belastet gefühlt hatten (Schulz & Beach, 1999). Weitere Untersuchungsergebnisse aus dem Pflegebereich verweisen auf einen erhöhten Konsum psychotroper Medikamente, vor allem von Beruhigungs- und Schlafmitteln, bei der Hälfte der Angehörigen (Adler, Gunzelmann, Machold et al., 1996) und auf eine Schwächung der Immunabwehr, die möglicherweise zu den erhobenen längeren Krankheitsepisoden und häufigeren Arztbesuchen der Angehörigen geführt hat (Kiecolt-Glaser, Dura, Speicher et al., 1991).

Psychische Auffälligkeit der Angehörigen

Die Prävalenzen, in psychiatrischen Interviews erhoben, liegen in der palliativen Phase bei annähernd 30% und sind damit ähnlich hoch wie die der Patienten (Williamson & Schulz, 1995; Siegel, Karus, Raveis et al., 1996). Es liegen nur wenige Studien darüber vor, ob die gefundenen Auffälligkeiten über die Pflegephase hinaus persistieren oder sich im Trauerprozess normalisieren. Kelly, Edwards, Synott et al. (1999) fanden bei Angehörigen, die während der Palliativpflege und vier Monate nach dem Versterben des Patienten untersucht wurden, das Ausmaß psychopathologischer Beschwerden während der Pflege als wesentlichen Prädiktor für psychische Störungen post mortem. Frauen und ältere pflegende Angehörige sind auch ein Jahr nach dem Tod des Patienten psychisch stärker belastet, wenn sie dies bereits während der palliativen Pflege waren (Rossi Ferrario, Cardillo, Vicario et al., 2004).

Lebensqualität der Angehörigen

Die Lebensqualität von Angehörigen im kurativen und im palliativen Krankheitsstadium verglich eine Arbeitsgruppe an einem der größten amerikanischen Tumorzentren (Weitzner et al., 1999). Die deutlich schlechtere Lebensqualität der Palliativ-Pflegenden korrelierte mit dem sich verschlechternden Gesundheitszustand des Patienten in diesem Setting, was die Autoren auf die erhöhte Pflegebelastung zurückführen. Insgesamt legen die bisherigen Ergebnisse nahe, dass eine zunehmende Pflegebelastung durch den progredienten Krankheitsverlauf die Lebensqualität des pflegenden Angehörigen deutlich beeinträchtigt.

2. Eigene Untersuchung

2.1 Fragestellungen und Design

Ausgehend vom Prozessmodell der Pflegebelastung wird in der folgenden von der Deutschen Krebshilfe e. V. geförderten Untersuchung nach dem Zusammenhang von Stressoren in der Pflegesituation (Pflegeaufgaben, Funktionseinschränkungen des Patienten) und den Stressfolgen für die pflegenden Angehörigen (Lebensqualität, psychisches Befinden) gefragt. Des Weiteren wird der Einfluss der soziodemografischen Merkmale, der Beziehung zwischen dem Patienten und dem pflegenden Angehörigen und der sozialen Unterstützung auf den Zusammenhang Stressoren und Stressfolgen untersucht. In der Literatur finden sich bisher unserem Wissen nach keine Befunde zur Wirkung der Unterstützung durch den Angehörigen auf die Lebensqualität der Palliativpatienten. Deshalb wird hier gefragt, wie stark der Einfluss verschiedener Unterstützungsformen auf die Lebensqualität der Patienten ist.

Zur Beantwortung der Fragen wurde in einem prospektiven Design eine Kohorte von 111 Angehörigen mit ihren zu pflegenden Patienten über drei Monate zweimal untersucht. Es handelt sich um ein varianzanalytisches Design mit Messwiederholung (zwei Zeitpunkte) mit den Faktoren hoher/niedriger Stressor und den Stressfolgen als abhängigen Variablen. Zur Prädiktion der Stressfolgen wurden multiple schrittweise Regressionen verwandt.

Die Befragung wurde in der Klinik durchgeführt und umfasste ein Interview mit den Angehörigen und die Beantwortung mehrerer Fragebögen.

2.2 Methodik

Zur Operationalisierung des situativen Merkmals „Stressoren" wurden zwei Ansätze gewählt: zum einen über die Funktionseinschränkungen und zum Zweiten durch die Art und Anzahl der Pflegeverrichtungen. Die Funktionseinschränkungen des Patienten wurden mit dem Karnofsky-Index (Karnofsky, Abel, Craver & Burchenal, 1948) und die damit verknüpfte Pflegebedürftigkeit mit der Einteilung >60/<60 des Karnofsky-Indizes gemessen. Der Karnofsky-Index wurde durch die behandelnden Ärzte eingeschätzt. Die zu erbringenden Pflegeverrichtungen wurden mit der Kurzskala zur Erfassung der Pflegebedürftigkeit und Pflegeversorgung (PBV-Skala) (Linden, Gilberg & Schimpf, 1998) erfasst:

- Mithilfe des Karnofsky-Index schätzt der behandelnde Arzt den aktuellen Funktionsstatus eines Tumorkranken bei alltäglichen Tätigkeiten auf einer zehnstufigen Skala von 0 (tot) bis 100 (normal) ein. Bei einem Wert von über 60% wird die Krankheit als kurativ behandelbar angesehen, bei einem Score unter 30% kann in der Regel keine therapeutische (kurative) Maßnahme durchgeführt werden (Rüffer, 2003). Der Karnofsky-Index ist nach Angaben verschiedener Autoren (Grieco & Long, 1984; Mor, Laliberte, Morris & Wiemann, 1984) ein reliables und valides Fremdbeurteilungsinstrument zur Erfassung des Funktionsstatus von chronisch kranken Patienten. Mor et al. (1984) sprechen von einer Interrater-Reliabilität von .97.
- Die Kurzskala zur Erfassung der Pflegebedürftigkeit und Pflegeversorgung beim Patienten (PBV-Skala) besteht aus 18 Items, von denen die ersten elf den ADL-Bereich (Activities of Daily Living) und die folgenden vier den iADL-Bereich abbilden, d.h. verschiedene Aspekte hauswirtschaftlicher Aktivitäten. Die drei übrigen Items (16 bis 18) betreffen inhaltlich die Bereiche „Medikamente richten", „Telefonieren" und „Eigen- und Fremdgefährdung". Das letzte Item wurde in dieser Untersuchung nicht verwandt. Von jedem Item werden der Hilfebedarf (Hilfe nötig/nicht nötig), die voraussichtliche Mindestdauer (mehr als 6 Monate/weniger) sowie die erforderliche Häufigkeit einer Hilfestellung (1x wöchentlich/2x wöchentlich/1-2x täglich/> 2x täglich/Tag und Nacht) ermittelt. Die Ermittlung der Anzahl der Items, bei denen Hilfebedarf vorliegt, ermöglicht die Errechnung der derzeitig benötigten Hilfe als dimensionalen Summenwert mit einem Range von 0 bis 17. Neben dem zeitlichen Aufwand einer Hilfestellung, der gleichzeitig die Intensität des aktuellen Hilfebedarfs beschreibt, kann unter Berücksichtigung der Hilfebedürftigkeit mit einer voraussichtlichen Dauer von mehr als sechs Monaten die Intensität des andauernden Hilfebedarfs errechnet werden. Die Fragepunkte des ADL- und iADL-Bereichs sind inhaltlich an das Pflegeversicherungsgesetz angelehnt. Cronbachs Alpha beträgt .92 für die Skala. Die erforderlichen Angaben wurden im Interview mit den Angehörigen erfragt.

Die *Stressfolgen* wurden durch die Lebenszufriedenheit, die Lebensqualität und die psychische Befindlichkeit des Angehörigen erfasst. Dazu wurden folgende Fragebögen eingesetzt:

- der Lebenszufriedenheitsfragebogen (LEZU) (Balck, 2003). Er besteht aus 21 Items mit einer Skalierung der Zufriedenheit auf fünf Stufen. Aus den 21 Items wird ein transformierter Gesamtwert für Lebensqualität gebildet, so dass der Bereich der Lebenszufriedenheit von 0 bis 100 variiert. Die Reliabilität des Bogens ist mit Alpha = .90 ausreichend hoch, um die Skala als zuverlässig bezeichnen zu können.
- das Profil der Lebenszufriedenheit chronisch Kranker (PLC) (Siegrist, Broer & Junge, 1996). Das PLC-Messverfahren dient der Abschätzung des Ausmaßes eingeschränkten physischen, psychischen und sozialen Befindens und Handlungsvermögens bei Vorliegen einer Erkrankung oder Behinderung bzw. Durchführung einer bestimmten Therapie. Der PLC verfügt über eine gute bis befriedigende Reliabilität, Cronbachs Alpha der verschiedenen Skalen lag zwischen .62 und .92. Im Re-Test (3 Wochen Intervall, N=228 Hypertoniker) ergaben sich Werte von .75 bis .83.
- die Symptom-Checkliste (SCL-9 K) (Klaghofer & Brähler, 2001) ist eine eindimensionale Kurzversion der SCL-90-R von Derogatis (deutsche Version: Franke, 1995). Sie stellt ein Selbstbeurteilungsinstrument zur Erfassung psychischer Symptombelastung dar. Die Symptom-Checkliste umfasst neun Items. Die Einschätzung der Untersuchungsteilnehmer erfolgt auf einer fünfstufigen Antwortskala mit den Polen „überhaupt nicht“ und „sehr stark“. Ausgewertet wird durch Addition der den Items zugeordneten Werte von null bis vier mit anschließender Division des Gesamtwertes durch neun. Ein kleiner Wert zeigt einen geringen subjektiven psychischen Beschwerdedruck an, ein hoher Wert hingegen spricht für eine intensive subjektive psychische Missempfindung. Die teststatistische Überprüfung und Normierung erfolgte 1998 in einer Repräsentativbefragung (N=2057, davon 1145 Frauen, Altersdurchschnitt 49.1 Jahre, 49.6% mit Wohnsitz Ost). Die interne Konsistenz betrug durchschnittlich α=.87.

Als Einflussgrößen auf die Stressfolgen (Kovariate) wurden die soziale Unterstützung, die Art der intrafamiliären Kommunikation und die Beziehungsqualität zwischen dem Angehörigen und dem Patienten angenommen. Zur Messung dieser Merkmale wurden zwei Fragebögen eingesetzt:

- der Fragebogen zur perzipierten familiären Unterstützung und Kommunikation (PFUK, als Kurzform) (Aymanns, 1992). Dieser enthält die Skalen: EMOS (Emotionale Unterstützung, 11 Items), ENTLAST (Überfürsorgliche Entlastung, 6 Items), AKTIV (Aktivierung zur Eigeninitiative, 3 Items), KOMM (Vermeidung krankheitsbezogener Kommunikation, 6 Items) und PARTNERS (Unterstützung durch den Partner, 7 Items). Es besteht eine gute Test-Halbierungsreliabilität (r=.81) sowie gute interne Konsistenzschätzungen (Cronbachs Alpha der verschiedenen Skalen Verfügbarkeit/Angemessenheit zwischen .55 und .94, für die Gesamtskala .81). In dieser Studie wurde eine eigens entwickelte Kurzform eingesetzt, bei der die Skalen des Verfahrens jeweils durch zwei Items gebildet und anschließend verrechnet werden (Summe der Items dividiert durch Anzahl der Items). Daraus werden dann weiterhin Gesamtwerte für Verfügbarkeit und Angemessenheit der sozialen Unterstützung gebildet.

- der Dyadic Adjustment Scale (DAS) (deutsche Version: König-Kuske, 1977) zur Erfassung der Beziehungsqualität der Partner. Das Verfahren beinhaltet ursprünglich 32 Items, die den vier Skalen dyadische Übereinstimmung, Erfüllung in der Partnerschaft, dyadischer Zusammenhalt und Ausdruck von Gefühlen zugeordnet sind. Zu den Aussagen ist jeweils der Grad der Zustimmung anzugeben, wobei die Antwortformate variieren (etwa der Grad der Übereinstimmung sechsstufig von „immer einig“ bis „immer uneinig“). Des Weiteren wird ein Gesamtwert als globaler Indikator ehelicher Anpassung oder genereller Beziehungsqualität gebildet. Die internen Konsistenzen der Skalen liegen etwa zwischen α=.66 und α=.92. Durch Hunsley und Best (2001) wurde 2001 eine Kurzversion der DAS mit sieben Items vorgestellt. Die interne Konsistenz betrug bei 392 Befragten α=.91. Die Validität konnte im Vergleich zwischen Normal- und klinischen Samples demonstriert werden.

Die Rekrutierung von Angehörigen der Palliativpatienten erfolgte in der Regel zunächst durch eine Kontaktaufnahme mit dem behandelten Patienten in drei Kliniken in Dresden. Der Patientenkontakt wurde dabei durch die jeweils behandelnden Ärzte hergestellt. Es wurden Tumorpatienten angesprochen, für die folgende Kriterien galten:

- die Lebenszeit ist wahrscheinlich auf einige Monate beschränkt,
- ein Lebenspartner wohnt mit im Haushalt,
- der Patient ist älter als 18 Jahre,
- nach ausführlicher Erläuterung besteht die Bereitschaft, am Projekt teilzunehmen,
- der Patient ist in der Lage, sich verbal zu äußern.

Ein weiteres Kriterium war die Bereitschaft des Partners, ebenfalls an der Studie teilzunehmen.

2.3 Statistische Auswertung

Die statistische Auswertung erfolgte über Varianzanalysen (mit Messwiederholung für die beiden Zeitpunkte) mit den Faktoren „hoher vs. niedriger Pflegebedarf“ und dem Geschlecht sowie den abhängigen Merkmalen psychisches Befinden, Lebenszufriedenheit und Lebensqualität. Diese Analyse wurde mit dem Stressor „hohe vs. niedrige Funktionseinschränkung“ wiederholt. Eine multivariate Varianzanalyse wurde nicht gerechnet, da die abhängigen Variablen nicht oder nur gering korrelieren. Das Gewicht der Merkmale Beziehungsqualität, Arten der sozialen Unterstützung und Kommunikation wurden mittels multipler schrittweiser Regressionen auf die Merkmale der Stressfolgen analysiert. Bei univariaten Vergleichen erfolgte eine Bonferroni-Korrektur.

2.4 Stichprobenbeschreibung

Angesprochen wurden im Erhebungszeitraum 241 Patienten, die die Einschlusskriterien erfüllten. An der Untersuchung nahmen 73 (65.8%) männliche und 38 (34.2%) weibliche Patienten teil. Das Alter der rekrutierten Patienten lag zwischen 29 und 93 Jahren. Der Altersdurchschnitt betrug 61.04 Jahre. 98 (88.3%) der Patienten waren verheiratet (2 ledig, 2 geschieden, 3 verwitwet, 6 lebten unverheiratet in einer festen Partnerschaft). Die Partnerschaften bestanden im Mittel seit 32.7 Jahren, mit einer großen Spanne von 4 bis hin zu 61 Jahren. Die meisten Befragten (n=87, 78.4%) waren berentet. Die Dauer der Betreuung durch die benannten Personen variierte von einem bis 114 Monate und lag im Mittel bei 11.43 Monaten. Die 130 Nichtteilnehmer unterschieden sich nicht hinsichtlich des Alters und der Geschlechterverteilung von den teilnehmenden Patienten.

Die 111 teilnehmenden pflegenden Angehörigen haben ein mittleres Alter von 58.32 Jahren (Range: 29-88 Jahre). Es handelt sich um 36 Männer (32.4%) und 74 (66.7%) Frauen. Der Familienstand war zumeist verheiratet (n=97, 87.4%). 4 Personen (3.6%) waren ledig, 8 (7.2%) lebten in einer festen Partnerschaft und eine Person (0.9%) war verwitwet. Der derzeitige Familienstand (Partnerschaft) bestand im Mittel seit 31.0 Jahren mit einer Spanne von 3 bis zu 61 Jahren.

2.5 Ergebnisse

2.5.1 Ausmaß der zu bewältigenden Belastung: Pflegeintensität und Funktionseinschränkungen

Wie hoch ist die Intensität der Hilfsbedürftigkeit der Palliativpatienten (das Ausmaß des Stressors) und damit die für den Angehörigen zu bewältigende Belastung?

Das Ausmaß der Pflege durch die Angehörigen wird mit dem PBV über die Art und die Anzahl der Pflegeverrichtungen erfasst. Der PBV gibt 17 Verrichtungen vor. Die Intensität der Pflege wurde pro Verrichtung nach der Häufigkeit der benötigten Hilfe eingeschätzt.

Die niedrigste Intensität der benötigten Hilfe ist 0, d.h. es ist keine Pflege notwendig; die höchste Intensität wäre 85, d.h. in allen 17 Verrichtungen ist Tag und Nacht Hilfe für den Patienten notwendig. Abbildung 2 zeigt die prozentualen Häufigkeiten der Intensität des Hilfebedarfs zum Zeitpunkt t1. Die mittlere Pflegeintensität bei allen Patienten beträgt 26.87 (SD=16.41). Der zeitliche Aufwand für die Pflege pro Tag beträgt im Mittel für alle Angehörigen 3.07 Stunden. 50% der Angehörigen versorgen die Patienten seit vier Monaten. Die bisherige Zeit der Pflege ist stark linksschief verteilt. So versorgen 11.7% der Angehörigen die Patienten seit über zwei Jahren. Es existieren keine Unterschiede zwischen weiblichen und männlichen Angehörigen in der bisherigen Zeit der Pflege.

Als zweiter Stressor wurde die Funktionsfähigkeit des Patienten herangezogen. Der Allgemeinzustand und die körperliche Leistungsfähigkeit der Patienten wurden durch die behandelnden Ärzte mit Hilfe des Karnofsky-Index beurteilt. Beim ersten Treffen mit den Patienten (t1) lag dieser durchschnittlich bei 62.9 (Tabelle 1). 58 Patienten hatten zu diesem Zeitpunkt einen Wert von 60 oder niedriger, der anzeigt, dass ständig krankenpflegerische und ärztliche Hilfe notwendig ist.

Der Karnofsky-Index zu t2 (nach drei Monaten) betrug im Mittel 79.43. Dies bedeutet bei einem Großteil der Patienten eine gering eingeschränkte Leistungs- und Arbeitsunfähigkeit, aber die Möglichkeit zu alleiniger Versorgung. Dies würde im Mittel eine Verbesserung im Verlauf der Erkrankung bedeuten. Dieser Wert kommt allerdings dadurch zustande, dass 42 (37.8 %) Patienten mittlerweile verstorben waren. Zudem waren von 20 Patienten keine aktuellen Einschätzungen durch die behandelnden Ärzte verfügbar, da diese Patienten überwiegend präterminal zu Hause durch ihre Angehörigen versorgt wurden (Tabelle 1).

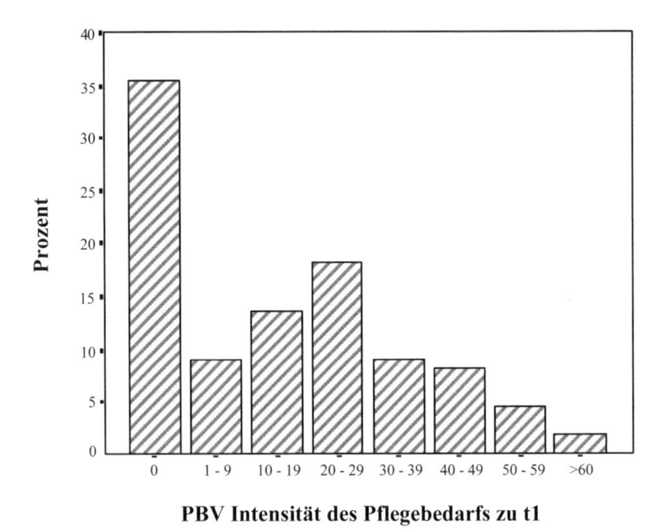

Abbildung 2: Intensität des Pflegebedarfs bei den Palliativpatienten zum Zeitpunkt t1

Tabelle 1: Häufigkeit der Karnofsky-Indizes der Patienten zu t1 und t2 (nach drei Monaten)

Karnofsky-Index	*t1* *n / %*	*t2* *n / %*
90	5 / 4.5	1 / 0.9
80	15 / 13.5	9 / 8.1
70	33 / 29.7	15 / 13.5
60	31 / 27.9	10 / 9.0
50	16 / 1.4	9 / 8.1
40	7 / 6.3	3 / 2.7
30	2 / 1.8	-
20	1 / 0.9	2 / 1.8
10	1 / 0.9	-
verstorben	-	42 / 37.8
keine Angaben	-	20 / 18.0

2.5.2 Die Stressfolgen für die pflegenden Angehörigen

Die Stressfolgen wurden über das psychische Befinden, die Lebenszufriedenheit und die Lebensqualität ermittelt. Dabei interessierte die Höhe der Stressreaktion bei Frauen und Männern in Abhängigkeit vom Stressor, die Veränderung über die drei untersuchten Monate und der Einfluss der Beziehungsqualität, Arten der sozialen Unterstützung und Kommunikation zwischen den Partnern.

Die psychische Situation der Angehörigen

Zunächst wurde geprüft, ob die pflegenden Angehörigen überhaupt eine erhöhte Stressreaktion verglichen mit der Normalbevölkerung zeigen. Der globale Distress – gemessen mit der SCL-9 – ist bei den pflegenden Angehörigen hoch signifikant gegenüber der Normalbevölkerung erhöht (M=1.25; SD=.76; n=108; Norm: M=.41; SD=.51; N=2057; Klaghofer & Brähler, 2001).

Ob sich die psychische Belastung über die Zeit von drei Monaten bei den pflegenden Frauen und Männern verändert, wurde mit einer Varianzanalyse mit Messwiederholung (Zeit) und dem Faktor Geschlecht geprüft. Es ergab sich keine Differenz bei beiden Geschlechtern über die Zeit und keine signifikante Wechselwirkung. Der Faktor „Geschlecht" war bedeutsam unterschieden, d.h. sowohl zu t1 als auch zu t2 sind die Frauen signifikant psychisch mehr belastet als die pflegenden Männer (Abbildung 3).

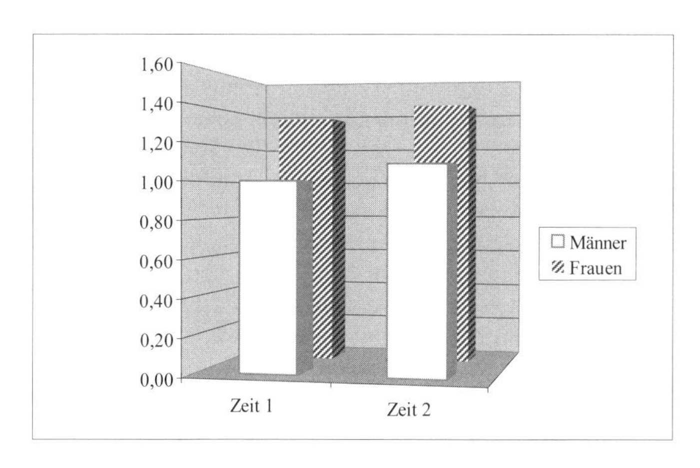

Abbildung 3: Psychisches Befinden von Angehörigen am Beginn und 3 Monate danach in der palliativen Phase (Geschlecht: p(F)=0.03; Zeit=n. s.; WW=n. s)

Verändern sich spezifische Distress-Skalen wie Aggressivität, Angst oder Depressivität der Angehörigen über die Zeit? Die mittleren Ausprägungen dieser drei Distress-Skalen zu den beiden Zeitpunkten sind in Abbildung 4 dargestellt. Alle drei Variablen unterscheiden sich zu beiden Zeitpunkten bedeutsam voneinander (alle < p=.001). Die Angst und die Depressivität der Angehörigen, die zu t1 mittelgradig miteinander korrelieren (r=.57), sich im Mittel aber unterscheiden (p(t)=.0001), sind zu beiden

Zeitpunkten dabei deutlich stärker als die Aggressivität. Im Verlauf von t1 zu t2 (drei Monate) nimmt nur die Depressivität bedeutsam zu (M 1=2.91; SD=1.28; M 2=3.25; SD=1.29; n=79) (t-Test für abhängige Stichproben: t=2.47; p=.02), erreicht aber nicht die Stärke der Angst (p=.04).

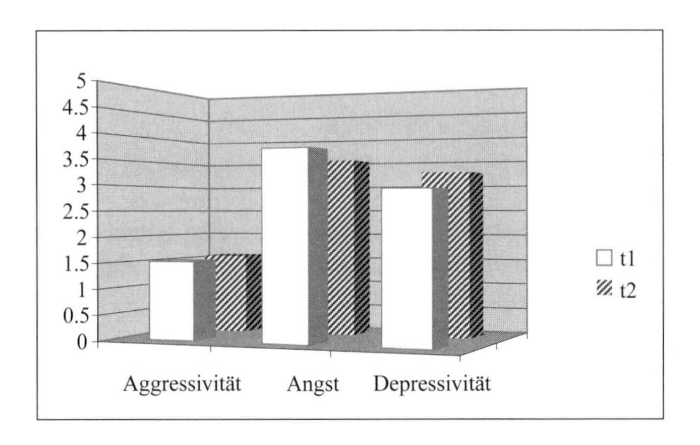

Abbildung 4: Mittlere Ausprägungen der Aggressivität, der Angst und der Aggressivität zu t1 und t2

Es wurde geprüft, inwieweit die psychische Situation der pflegenden Frauen und Männer von dem Grad der funktionellen Einschränkung der Patienten abhängig ist. Es ist anzunehmen, dass Angehörige mit funktionell sehr eingeschränkten Patienten eine höhere Belastung erleben als jene mit einem funktionell kaum eingeschränkten Patienten. Zur Prüfung dieser Annahme wurde die Gruppe der Patienten anhand des Karnofsky-Indizes (>60/<60) in zwei Gruppen geteilt. Die psychische Belastung wurde mit dem SCL-9 erfasst. Geprüft mit einer zweifaktoriellen Varianzanalyse ergab sich ein signifikanter Haupteffekt für das Geschlecht bei einem korrigierten R^2 von .75. Aus der Kombination der Merkmale „Geschlecht" und „Karnofsky-Index" wurden vier Patientengruppen gebildet und die Mittelwertsunterschiede univariat geprüft. Es zeigte sich nach Bonferroni-Korrektur ein signifikanter Unterschied bei den Frauen mit einem stark funktionseingeschränkten Partner gegenüber allen anderen drei Gruppen (p=.007). Pflegende Frauen mit einem funktionell eingeschränkten Patienten sind psychisch am stärksten belastet (Tabelle 2 und Abbildung 5).

Tabelle 2: Mittelwerte und Standardabweichungen der Angehörigen auf der Distress-Skala (SCL-9) mit einem Palliativpatienten mit einem Karnofsky-Index unter und über 60 Punkte (Abhängige Variable: t1 A Globaler Distress SCL)

Karnofsky-Gruppen	*Geschlecht*	*M*	*SD*	*N*
> 60	männlich	1.02	.63	16
	weiblich	1.56	.69	41
	Total	1.41	.71	57

Fortsetzung Tabelle 2

Karnofsky-Gruppen	*Geschlecht*	*M*	*SD*	*N*
< 60	männlich	1.02	.83	19
	weiblich	1.09	.75	32
	Total	1.06	.77	51
Gesamt	männlich	1.02	.74	35
	weiblich	1.35	.75	73
	Total	1.25	.76	108

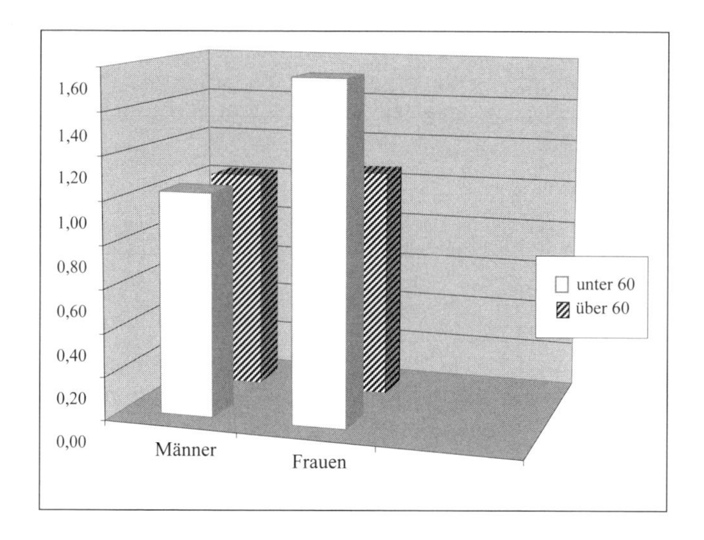

Abbildung 5: Psychische Belastung (SC-9) pflegender Frauen und Männer mit wenig bis stark funktionell beeinträchtigten Patienten (Karnofsky > 60; < 60)

Vorhersage der psychischen Belastung

Durch welche Beanspruchungsvariablen wird der psychische Distress der Angehörigen (SCL-9) vorhergesagt? Zur Prüfung dieser Frage wurde eine schrittweise multiple lineare Regression auf den SCL-9 Wert mit den Variablen „Länge der Pflege in Monaten“ (r=.08, n.s.), „Karnofsky-Index“ (r=-.15, n.s.), „aktueller Pflegebedarf“ (r= -.25), „Intensität des Pflegebedarfs“ (r=.19) und „Zeit für die Pflege/Tag“ (r=.18) berechnet. Die Korrelationen mit dem SCL-9-Wert stehen in Klammern. In der Regression verbleiben nur die Variablen „aktueller Pflegebedarf“ und „Intensität des Pflegebedarfs“. Diese beiden Variablen klären 8% der Varianz der psychischen Belastung auf. Der größere Varianzanteil entfällt dabei auf den aktuellen Pflegebedarf mit 5%. Durch die Intensität des Pflegebedarfs werden noch 3% Varianz hinzugefügt. Dieser Anteil ist noch mit F=4.11 (df: 1; df: 105; p=.05) signifikant. Die standardisierten Betagewichte zur Vorhersage der psychischen Befindlichkeit der Angehörigen sind 1.00 (aktueller Pflegebedarf) und .78 (Intensität des Pflegebedarfs).

Die Lebenszufriedenheit und Lebensqualität der Angehörigen

Die mittlere Lebenszufriedenheit der pflegenden Angehörigen liegt auf einer Skala von „sehr unzufrieden“ (= 0) bis „sehr zufrieden“ (= 100) bei 69.58 (SD=13.18; n=102).

Wie stark ist der Einfluss des funktionellen Status der Patienten auf die Lebenszufriedenheit (LEZU) der pflegenden Angehörigen? Erwartet wird, dass Angehörige mit einem Palliativpatienten mit einem Karnofsky-Index unter 60 Punkten eine geringere Lebenszufriedenheit haben als jene mit einem Patienten über 60 Punkte. In einer zweifaktoriellen Varianzanalyse wurden die Unterschiede geprüft. Als zweiter Faktor wurde das Geschlecht der Angehörigen eingeführt. Die Voraussetzung der Varianzhomogenität ist gegeben. Der F-Wert von 4.07 für den Haupteffekt „Karnofsky-Gruppen“ ist auf dem 4%-Niveau signifikant. Zwischen den Männern und Frauen ergibt sich kein Unterschied. Auch die Wechselwirkung ist nicht bedeutsam (Abbildung 6 und Tabelle 3).

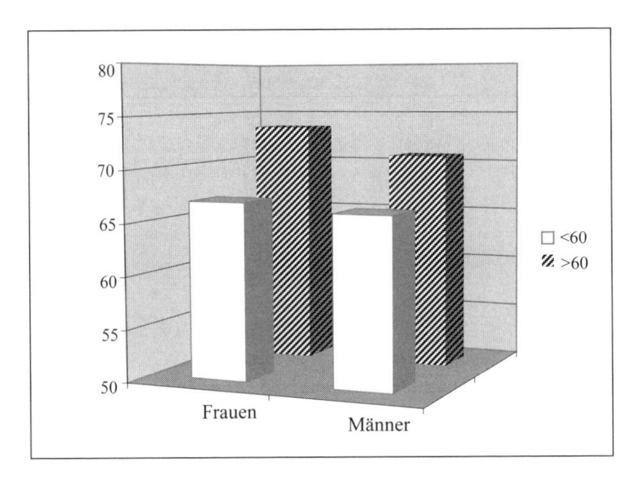

Abbildung 6: Ausprägung der Lebenszufriedenheit (LEZU) der Frauen und Männer in Abhängigkeit von dem Karnofsky-Wert der Patienten unter oder über 60 Punkten zu t1

Tabelle 3: Mittelwerte und Standardabweichungen in der Lebenszufriedenheit bei Frauen und Männern mit einem Palliativpatienten mit einem Karnofsky-Index unter und über 60 Punkte (Gesamtwert)

Karnofsky-Gruppen	*Geschlecht*	*M*	*SD*	*N*
> 60	männlich	66.21	12.35	15
	weiblich	66.95	12.21	37
	Total	66.73	12.13	52

Fortsetzung Tabelle 3

Karnofsky-Gruppen	*Geschlecht*	*M*	*SD*	*N*
< 60	männlich	70.77	15.84	18
	weiblich	73.54	12.49	32
	Total	72.54	13.69	50
Gesamt	männlich	68.70	14.33	33
	weiblich	70.00	12.69	69
	Total	69.58	13.18	102

Die Beziehungsqualität

Bei einer hohen Beanspruchung durch die Pflegetätigkeiten könnte die Qualität der Beziehung zwischen dem Palliativpatienten und dem Partner leiden. Besonders bei stark pflegebedürftigen Patienten könnte dieser Effekt eintreten.

Die Beziehungsqualität wurde mit dem DAS erfasst und mittels einer zweifaktoriellen Varianzanalyse mit den Faktoren „Geschlecht" und „Funktionseinschränkungen des Patienten" geprüft, ob sich die Beziehungsqualität unterscheidet. Weder die F-Werte der Wechselwirkung noch die der beiden Hauptkomponenten sind signifikant. Somit ergibt sich kein Zusammenhang zwischen einer durch die Funktionseinschränkungen des Patienten hervorgerufenen Beanspruchung des Angehörigen und der Beziehungsqualität.

Auch andere Beanspruchungsmaße wie die Länge der Pflege, die Zeit der Pflege pro Tag, der aktuelle Pflegebedarf, die Intensität der Pflege und die vom Angehörigen erlebte Belastung korrelieren nicht mit der Beziehungsqualität.

2.5.3 Der Einfluss der Unterstützung des Angehörigen auf die Lebensqualität des Patienten

In welchem Zusammenhang stehen die Unterstützungsleistungen der Familie bzw. des Partners mit der Lebensqualität der Patienten? Diese Frage beleuchtet die Wirkung der von den Angehörigen geleisteten Hilfe auf die von den Patienten in der Palliativphase erlebte Lebensqualität.

In zwei multiplen linearen schrittweisen Regressionen wird die Lebensqualität der Patienten durch die fünf Unterstützungsmodi im PFUK vorhergesagt: emotionale Unterstützung, überfürsorgliche Entlastung, Aktivierung zur Eigeninitiative, Vermeidung krankheitsbezogener Kommunikation und Unterstützung durch den Partner. Als moderierende Variable wurde die Beziehungsqualität (DAS) zwischen dem Patienten und dem Angehörigen zuerst eingeführt. Als abhängige Variable (Lebensqualität) wurde sowohl die Ein-Item-Frage (Skalierung: 1-7) als auch der PCL-Gesamtwert verwendet.

Die Lebensqualität des Patienten wird bei beiden abhängigen Variablen primär über die Aktivierung des Patienten zur Eigeninitiative mit einem Varianzanteil von 13% vorhergesagt. Die beiden Komponenten „überfürsorgliche Entlastung" und „Vermeidung krankheitsbedingter Kommunikation" sind mit einem jeweils 4%-Varianzanteil in der Bedeutung nachgeordnet. Dieses Regressionsmodell mit drei Komponenten ist mit einem $F=6.67$ ($p=.0001$) signifikant und klärt 23% der Gesamtvarianz auf. Die Residuen sind normal verteilt. Dieses wurde mittels eines P-P-Plots geprüft. Die Beziehungsqualität korreliert mit beiden Lebensqualitätsmaßen nicht.

3. Diskussion

In der vorliegenden Untersuchung wurden Angehörige von Palliativpatienten ausgehend vom Prozessmodell der Pflegebelastung prospektiv über drei Monate zweimal zu ihrer Pflegesituation, der psychischen Befindlichkeit, ihrer Lebenszufriedenheit sowie zu Faktoren, die diese Variablen beeinflussen wie die Kommunikation in der Familie und die Beziehungsqualität, befragt.

In Voruntersuchungen wurde festgestellt, dass die Hauptverantwortung für die Pflege meistens bei den Ehepartnern liegt (Allen et al., 1999). Dies trifft auch in dieser Studie zu. Von den 111 befragten Angehörigen waren 88.3% verheiratet und lebten mit ihren Partnern zusammen, die sich selbst als Pflegepersonen benannten. Das Verhältnis der pflegenden Frauen/Männer ist ähnlich wie in vorherigen Studien (Stoller, 1990; Halsig, 1995) zugunsten der Frauen verschoben: 66.7% Frauen stehen nur 32.4% Männer gegenüber.

In welchem Maße waren die Angehörigen durch die Pflege beansprucht? Diese Frage wurde gestellt, um zwischen der Belastung der Angehörigen (Stressfolgen) und den Stressoren (Pflegeintensität und funktionelle Einschränkungen des Patienten) einen Zusammenhang herstellen zu können. Die Ergebnisse der bisherigen Untersuchungen waren widersprüchlich, da sich keine eindeutigen Prädiktoren zu der psychischen Beanspruchung der Angehörigen fanden. Einige Autoren berichteten von der alleinigen Relevanz des Ausmaßes der Pflegebedürftigkeit auf die Belastung des Angehörigen (Siegel, Raveis, Mor & Houts, 1991; Nijboer et al., 1999).

Die hohe Belastung der Partner ließ sich anhand der von den Angehörigen täglich bis wöchentlich zu erbringenden Pflegeleistung und der Einschätzung der Notwenigkeit dieser Hilfe für den Patienten im PBV ablesen. Im Vordergrund stehen die täglichen Verrichtungen der Hygiene, der Nahrungsversorgung und die Unterstützung in der Motorik.

Die Stressfolgen, d.h. die psychische Beanspruchung der Angehörigen (SCL-9) während der palliativen Phase variiert mit ihrem Geschlecht. Pflegende Frauen zeigen die höchste psychische Beanspruchung. Über den betrachteten Zeitraum der ersten drei Monate bleibt diese Beanspruchung konstant. Zu beiden Zeitpunkten imponiert eine starke Angst der Angehörigen gefolgt von einer signifikant geringeren Depressivität. Damit bestätigt sich die in Voruntersuchungen genannte psychische Beanspruchung der Angehörigen (Rodrigue & Hoffman, 1994; Nijboer et al., 1998; Strittmatter & Bengel, 1998; Pitceathly & Maguire, 2003) auch für die palliative Phase.

Die psychische Beanspruchung der Angehörigen ist jedoch nicht nur unterschiedlich zwischen den Frauen und Männern, sondern auch von den Belastungen durch die Pflege abhängig. Von den verschiedenen Belastungsmaßen, nämlich die Länge der Pflege in Monaten, dem Karnofsky-Index, dem aktuellen Pflegebedarf, der Intensität des Pflegebedarfs und der Zeit für die Pflege/Tag, sagen nur der aktuelle Pflegebedarf und die Intensität des Bedarfs die psychische Beanspruchung der Angehörigen voraus. Dies ist nicht verwunderlich, da die funktionellen Einschränkungen und der zeitliche Pflegeaufwand am Tag signifikant mit dem aktuellen Pflegebedarf korrelieren. Obwohl die durch diese beiden Variablen aufgeklärte Varianz nur 8% beträgt, repliziert dieser Befund Ergebnisse aus Voruntersuchungen. Die Prominenz des Pflegebedarfs war ebenfalls von einer Reihe von Autoren hervorgehoben (Oberst et al., 1989; Siegel et al., 1991; Given, Given, Helms et al., 1997; Nijboer et al., 1999) und mit der Beanspruchung der Angehörigen prädiktiv verknüpft worden.

Als weitere Beanspruchungsmaße wurden die Lebensqualität und die Lebenszufriedenheit untersucht. Die Lebensqualität und die Lebenszufriedenheit sind zwei relativ abstrakte Konstrukte zur Beurteilung der Stressfolgen für den Angehörigen. Allgemein ist die Lebenszufriedenheit der Angehörigen in dieser Betreuungsphase im Vergleich zur Normalbevölkerung deutlich herabgesetzt. Sie verringert sich über den Beobachtungszeitraum nicht weiter, wobei keine Unterschiede zwischen den Frauen und Männern auftreten. Dieses Ergebnis bestätigt den Befund von Weitzner et al. (1999), die von einer geringen Lebensqualität der Angehörigen im palliativen Krankheitsstadium der Patienten berichten.

Wiederum ist es die funktionelle Einschränkung auf Seiten des Patienten, die eine Differenzierung herbeiführt. Die Lebenszufriedenheit der Angehörigen von Patienten mit einer hohen funktionellen Einschränkung ist deutlicher geringer als bei Angehörigen, die einen nur leicht funktionell eingeschränkten Patienten pflegen.

In der oben referierten Literatur wurden widersprüchliche Befunde angeführt, die bei Krebspatienten einen Zusammenhang zwischen der psychischen Beanspruchung und der wahrgenommenen familiären Unterstützung postulieren. Nach Wortman (1984) und Helgeson und Cohen (1996) soll die emotionale Unterstützung bei Krebspatienten besonders wichtig sein. In unserer Untersuchung wird von den Palliativpatienten die erhaltene emotionale Unterstützung gegenüber anderen Unterstützungsarten zwar besonders hervorgehoben, aber auch alle anderen Unterstützungsarten wie überfürsorgliche Entlastung, Aktivierung zur Eigeninitiative, Vermeiden krankheitsbedingter Kommunikation und direkte Unterstützung durch den Partner werden in gleichem Maße als hilfreich erlebt.

Besonders die Aktivierung des Patienten durch die Angehörigen steigert seine Lebensqualität. Dieses Verhalten und die überfürsorgliche Entlastung sind auch Prädiktoren für eine bessere psychische Verfassung des Patienten. Interessant ist dabei, dass diese Zusammenhänge durch die Beziehungsqualität zwischen dem Patienten und dem Angehörigen nicht beeinflusst werden.

Die vorgelegten Ergebnisse werfen eine Reihe von Fragen auf. Die Unterschiede zwischen den pflegenden Frauen und Männer sind in der Literatur mehrfach berichtet worden. Es fehlen jedoch weitergehende Studien, um die Ursachen für die differenten Beanspruchungen zu klären. Des Weiteren ist der Zusammenhang zwischen dem Stressor „Funktionseinschränkung des Patienten“ und den Beanspruchungen des Angehörigen zu replizieren, da in bisher vorgelegten Untersuchungen bei den einbezogenen Patienten, zumeist Brustkrebspatientinnen, im Mittel nur geringe Funktionseinschränkungen vorlagen. Dies gilt auch für das Ausmaß konkurrierender Situationsmaße auf die Beanspruchung des Angehörigen.

Belastungen und Belastungsverarbeitung bei Angehörigen in der Geriatrischen Onkologie [1]

Christina Brix und Bernhard Strauß

Zusammenfassung

Die vorliegende Untersuchung fokussiert auf die Exploration spezifischer psychosozialer Belastungen bei Angehörigen von älteren Tumorpatienten, deren psychische Verarbeitung sowie Möglichkeiten der Entlastung durch professionelle Helfer während der frühen Erkrankungsphase (Diagnosemitteilung und Primärtherapie). Vor dem Hintergrund eines theoretisch begründeten Modells der Belastungsverarbeitung werden personale, krankheitsbezogene, soziale und Beziehungsfaktoren hinsichtlich ihres Einflusses auf die Belastungen bei Angehörigen untersucht und diskutiert.

Die Ergebnisse verdeutlichen, dass Angehörige von älteren Tumorpatienten während der Primärtherapiephase einer Vielzahl von Belastungen unterliegen. Fast zwei Drittel der Angehörigen wurden als stark belastet klassifiziert. In erster Linie werden emotionale und instrumentelle Belastungen berichtet. Als Faktoren, die das Belastungserleben der Angehörigen beeinflussen, wurden das Alter der Angehörigen, der zeitliche Unterstützungsaufwand für den Patienten, die emotionale Bindung zwischen Patient und Angehörigen sowie einige spezifische Bewältigungsstrategien identifiziert.

Angehörige älterer Tumorpatienten bedürfen gleichermaßen professioneller Hilfe und Unterstützung wie Patienten. Im Gegensatz dazu kennen nur wenige Angehörige konkrete Entlastungsangebote. Unterstützungsangebote im klinischen Setting müssen sich vor allem an den Bedürfnissen der Angehörigen orientieren. Dies impliziert neben der Mobilisierung familiärer Ressourcen auch die Sensibilisierung und Weiterbildung des medizinischen Personals.

Summary

The present study focuses on the investigation of specific psychosocial distress, its psychological coping as well as ways of providing professional social and psychological support in families of elderly cancer patients during the primary phase of the disease (information about diagnosis and primary period of therapy). Against a background of a theory-based model of distress coping, personal, illness related, social and relationship factors are analysed and discussed with regard to their influence on the family caregivers' distress.

The results confirm that family caregivers of elderly cancer patients experience manifold subjective distress during the primary period of therapy. Almost two thirds of the caregivers were identified as highly distressed. Especially emotional and instrumental distress was reported. Factors influencing the distress of the family caregivers were: the caregivers' age,

---

[1] Diese Studie wurde durchgeführt im Rahmen eines von der Deutschen Krebshilfe geförderten Forschungsprojektes (FKZ 70-2445).

time of caregiving, emotional relationship between patient and caregiver and specific coping strategies.

Family caregivers of elderly cancer patients exhibit the same need for professional psychosocial support as the patient themselves. In contrast, only a few caregivers knew about concrete offers of social and psychological support. Psychosocial interventions in the clinical setting need to be specifically designed to meet the families` specific needs. This implies the mobilisation of resources within the family and, in addition, appropriate sensitisation and preparation of the medical staff.

1. Einleitung

1.1 Die Belastungen Angehöriger und deren Ressourcen

Über die Hälfte aller Krebspatienten[2] ist älter als 65 Jahre (Kumar, Soares, Balducci & Djulbegovic, 2007). Ältere Menschen (≥65 Jahre) unterliegen im Vergleich zu unter 65-Jährigen einem 10-fach erhöhten Risiko, an Krebs zu erkranken (Becker, 2001). In vielen Fällen hat sich die Tumorerkrankung durch verbesserte Behandlungsmöglichkeiten und deutlich verlängerte Lebenszeiten in Richtung einer chronischen Erkrankung entwickelt, was Patienten *und* Angehörigen[3] vielfältige Anpassungsleistungen abverlangt (Weis, 2003). Das Auftreten einer Tumorerkrankung verändert nicht nur die Lebenssituation des Patienten, sondern auch die seiner Familie grundlegend. Dabei kommt den Familienmitgliedern eine hohe Verantwortlichkeit für positive Veränderungen des seelischen Wohlbefindens der Patienten zu (Ferring & Filipp, 2000).

Entgegen diesen Befunden ist die Untersuchung *älterer Tumorpatienten* und insbesondere deren Angehörigen in psychoonkologischen Studien deutlich unterrepräsentiert (Lowenstein & Gilbar, 2000). Dieses Defizit aufzugreifen ist Ziel zahlreicher Arbeiten zur psychischen Befindlichkeit pflegender Angehöriger älterer Demenz- (Wilz, 2002) und Schlaganfallpatienten (Lämmler, 2000). Dabei werden Angehörige als kompetent Hilfeleistende im Erkrankungs- und Rehabilitationsprozess des Patienten gesehen, gleichermaßen finden spezifische Belastungen der Angehörigen Beachtung. Die unterschiedlichen Anforderungen im Umgang mit dementen gegenüber chronisch kranken, aber kognitiv nicht beeinträchtigten Patienten, schlagen sich jedoch in verschiedenartigen Belastungen nieder (Clipp & George, 1993). Im Folgenden soll insbesondere auf die Belastungen von Angehörigen älterer Tumorpatienten und deren Ressourcen eingegangen sowie ein theoretisch begründetes Prozessmodell der Belastungsverarbeitung abgeleitet werden.

---

[2] Im Folgenden wird das Maskulinum als geschlechtsneutrale Ausdrucksform verwendet. Bezogen wird sich immer auf Patientinnen und Patienten usw.

[3] Die in dieser Arbeit verwandte Bezeichnung „Angehörige“ soll als Synonym für das gesamte relevante Bezugssystem des Patienten gelesen werden und schließt somit Partnerschaft, Familie, Herkunftsfamilie und im weiteren Sinne auch enge Freundschaftsbeziehungen ein.

Angehörige begleiten die Patienten während der diagnostischen Untersuchungen, der oft belastenden Therapien sowie in schwierigen Krankheitsphasen. Sie teilen die mit der Diagnose verbundenen existenziellen Ängste, die Hoffnungen der Patienten auf Heilung ebenso wie Sorgen und Fragen bei kritischen Verläufen. Mit diesen Anforderungen sind Angehörige vielfach körperlich und insbesondere emotional stark belastet, so dass sie zu „Patienten zweiter Ordnung“ werden (Rait & Lederberg, 1990). Als charakteristische psychische und physische Beeinträchtigungen der Angehörigen von Tumorpatienten werden Gefühle von Angst und Unsicherheit, depressive Reaktionen, Gefühle von Hoffnungs-, Hilflosigkeit und Schuld sowie psychosomatische Symptome wie Schlaf- und Verdauungsstörungen bzw. Erschöpfungszustände genannt (Nijboer, Tempelaar, Sanderman et al., 1998; Gaugler, Hanna & Linder, 2005).

Über die spezifischen Belastungen bei Angehörigen älterer Tumorpatienten lassen sich folgende Aussagen treffen (Gilbar, 1999; Lowenstein & Gilbar, 2000): Gesunde Partner älterer Tumorpatienten erleben die Erkrankung ihres Angehörigen in Abhängigkeit von der eigenen Beeinträchtigung durch altersbedingte Veränderungen als massive zusätzliche Belastung. Mit dieser Diagnose geht die Sicherheit gebende Kontinuität für sie gleichermaßen verloren, Pläne bzw. Lebensperspektiven für das Alter müssen überdacht werden. Ein bereits reduziertes soziales Netzwerk durch den vorausgegangenen Berufsausstieg, die Loslösung der Kinder aus der Kernfamilie und der Verlust gleichaltriger Freunde verstärken Verlustängste. Die körperliche Anstrengung bei der Pflege wird von vielen älteren Partnern als zusätzliche Erschwernis erlebt. Insbesondere Lebenspartner fühlen sich vor allem emotional beeinträchtigt. Nach Baider et al. (Baider, Walach, Perry & Kaplan De-Nour, 1998) sind krankheitsbedingte psychische Belastungen bei Angehörigen von Tumorpatienten ähnlich stark ausgeprägt wie bei den Patienten selbst.

Trotz der beschriebenen Belastungen toleriert ein Teil der Angehörigen von Tumorpatienten die ausgeprägten, oft lang andauernden Belastungen durch die Erkrankung ohne wesentliche psychische Beeinträchtigungen (Gaugler et al., 2005). Vor dem Hintergrund der prozessorientierten Stressforschung (Lazarus & Folkman, 1987; Pearlin, Mulan, Semple & Skaff, 1990) werden im Folgenden verschiedene Kontextfaktoren diskutiert, die das individuelle Belastungserleben der Angehörigen beeinflussen können. Als Mediatoren des Belastungserlebens, die die Bewertung der Tumorerkrankung durch den Angehörigen bedingen und ebenso als Ressourcen wirksam werden können, gelten: personale, krankheitsbezogene, soziale Faktoren sowie Beziehungsfaktoren.

1.1.1 Personale Faktoren

Personale Faktoren umfassen soziodemografische Variablen (bspw. Alter, Geschlecht von Patient und Angehörigen, sozioökonomischer Status) sowie verschiedene Persönlichkeitsmerkmale (z.B. Resilienz, Vorbelastungen, Bewältigungserfahrungen). Bisherigen Befunden entsprechend berichten weibliche Angehörige stärkere emotionale Belastungen (Matthews, Baker & Spiller, 2003). Demgegenüber fühlen sich männliche Angehörige insbesondere durch (ungewohnte) Pflegeaufgaben stärkeren Rollenkonflikten ausgesetzt (Gilbar, 1999). Für weibliche Angehörige bedingen insbesondere krankheitsbedingte Mehranforderungen die subjektiv erlebte Belastung. Dahingegen ist für den Belastungsgrad männlicher Angehörige vor allem das psychische Befinden der Patienten ausschlaggebend (Kim, Loscalzo, Wellisch & Spillers, 2006). Eigene gesundheitliche Beschwerden seitens der Angehörigen von Tumorpatienten gehen mit einer stärkeren Belastung durch die Erkrankung des Patienten sowie deren Folgen einher (Raveis, Karus & Siegel, 1998).

1.1.2 Krankheitsbezogene Faktoren

Insbesondere Beeinträchtigung durch krankheitsbezogene Faktoren (bspw. Tumorentität, Krankheitsstadium, Einbeziehung in Behandlungsentscheidungen) *und* eine hohe Abhängigkeit des Patienten in Folge der Erkrankung stellen für die Angehörigen eine hohe Belastung dar (McCorkle, Yost, Jepson et al., 1993). In Therapieentscheidungen einbezogen zu werden, wird von der Mehrzahl der Angehörigen als entlastend erlebt, ein geringer Anteil fühlt sich dadurch jedoch zusätzlich belastet (Keller, Henrich, Beutel & Sellschopp, 1998b). Schließlich haben spezifische Unterstützungsaufgaben einen unterschiedlichen Effekt auf das Belastungserleben. So fällt den Angehörigen der Umgang bspw. mit direkten Pflegeaufgaben am Patienten (wie Umlagern, Essen verabreichen, Ankleiden etc.) deutlich schwerer, als allgemeine Hilfe im Haushalt zu leisten (Nijboer et al., 1998).

1.1.3 Soziale Faktoren

Im Sinne der sogenannten „Pufferhypothese" (Cohen & Wills, 1985) wirkt soziale Unterstützung durch das unmittelbare Bezugssystem des Angehörigen als Antistressor, der die negativen Auswirkungen der schweren Erkrankung und ggf. der Pflege des erkrankten Familienmitglieds verringern kann. Dabei ist die Qualität der Beziehung zwischen dem Angehörigen des Patienten und der ihn unterstützenden Person als Moderatorvariable für den protektiven Einfluss des sozialen Netzwerkes von entscheidender Bedeutung (Nijboer, Tempelaar, Triemstra et al., 2001; Ferrario, Zotti, Massara & Nuvolone, 2003). Zusätzliche stressreiche Lebensereignisse (bspw. Verlust einer nahestehenden Person, eigene Erkrankung, Trennung) erfordern jedoch ein sehr hohes Maß an sozialer Unterstützung, um die Möglichkeit psychischer Beeinträchtigungen kompensieren zu können (Kornblith, Herndon, Zuckerman et al., 2001).

1.1.4 Beziehungsfaktoren

Unter Beziehungsfaktoren werden Aspekte bzgl. der Dauer und Qualität einer Beziehung subsumiert (bspw. Kommunikation, Rollenverhalten, emotionale Bindung). Der Kommunikation innerhalb der betroffenen Familie kommt eine wesentliche Bedeutung zu. Offene Kommunikation erleichtert in der Regel die Neuverteilung von Aufgaben, kann Rollenkonflikten vorbeugen und somit die erlebte Belastung der Angehörigen verringern (Fried, Bradley, O'Leary & Byers, 2005). In den Familien lässt sich in Folge der Erkrankung eines Familienmitglieds zunächst ein initiales Ansteigen des innerfamiliären Zusammenhalts (Kohäsion) beobachten, während sie sich zunehmend von der Außenwelt isolieren. Familiäre Kohäsion determiniert die Verfügbarkeit emotionaler Unterstützung (Aymanns, 1992). Andauernde hohe Belastung der

Angehörigen (bspw. durch unzureichende familiäre Adaptation, Konfliktvermeidung o.a.) schränkt jedoch deren Fähigkeit zu adäquater Unterstützung ein (Matthews et al., 2003). In verschiedene soziale Kontexte eingebunden zu sein, hat für versorgende Töchter möglicherweise gesundheitsfördernde Wirkung (Raveis et al., 1998).

1.2 Ein Modell der Belastungsverarbeitung von Angehörigen

In Anlehnung an die o.g. Faktoren und die Stressmodelle von Lazarus und Folkman (1987) sowie Pearlin et al. (1990) wird der Belastungsverarbeitung der Angehörigen von Tumorpatienten ein dynamisches Modell zu Grunde gelegt (Abbildung 1). Dieses Modell impliziert die Annahme, dass die Belastungsverarbeitung und schließlich die Anpassung an eine neue Lebenssituation prozesshaft verlaufen und personalen, situativen sowie sozialen Einflüssen unterliegen.

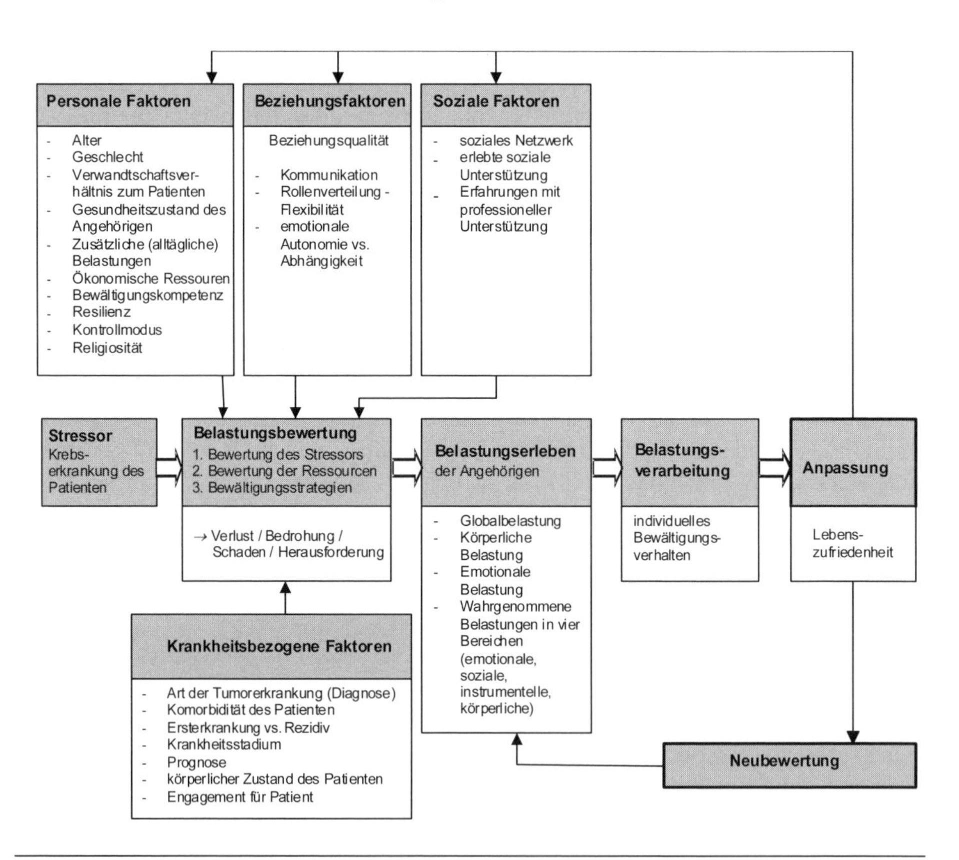

Abbildung 1: Prozessmodell der Belastungsverarbeitung (nach Lazarus & Folkman, 1987; Pearlin et al., 1990)

Eine allgemeine Darstellung der „Transaktionalen Stresstheorie" und ihrer Bedeutung für die Stressbewältigung findet sich bei Lazarus und Folkman (1987) und Lazarus

(1999). Die kognitive Bewertung der Belastungssituation („primary appraisal") durch die Angehörigen der Tumorpatienten als Verlust oder existenzielle Bedrohung sowie die Beurteilung ihrer Bewältigungsmöglichkeiten („secondary appraisal") bspw. über verfügbare soziale Unterstützung, wirken sich auf die Belastungsverarbeitung und die Anpassung an die veränderte Lebenssituation aus. Diese Einschätzungen unterliegen der wechselseitigen Beeinflussung von Personen- und Situationsmerkmalen, d.h. Neueinschätzungen über die Zeit sind möglich.

Pearlin et al. (1990) konzipierten ein multidimensionales Stressmodell der Belastungsverarbeitung pflegender Angehöriger, welches den Kontext der Belastungssituation (z.B. ökonomische Ressourcen, (außer-)familiäre Bindungen), primäre (wie Pflegeaufwand, Abhängigkeit des Patienten) und sekundäre Stressoren (bspw. Veränderungen auf Grund der Pflegesituation), Auswirkungen der Belastung sowie Mediatoren der Belastungssituation berücksichtigt. Eine starke Beeinträchtigung des Lebenskontextes sowie der sozialen Bezüge der Pflegeperson kann schwerwiegende Auswirkungen auf deren psychischen Gesundheitszustand haben (Depressivität usw.). Demgegenüber kann sich ein durch die Pflegesituation gestärktes Kompetenzerleben positiv auf das Befinden auswirken. Als Mediatoren des Belastungserlebens führen die Autoren verfügbare Bewältigungsstrategien sowie soziale Unterstützung an.

2. Methodik

2.1 Fragestellung

Die Belastungen bei Angehörigen von älteren Tumorpatienten, die sich in Folge der Erkrankung eines nahestehenden Menschen sowie deren Konsequenzen ergeben, wurden qualitativ und quantitativ erhoben. Zudem wurden soziodemografische, krankheitsbedingte, personale, soziale sowie Beziehungsfaktoren hinsichtlich ihres Einflusses auf die Belastungen der Angehörigen untersucht. Die Häufigkeit und Art der angewendeten Bewältigungsstrategien wurden erfasst und schließlich die Unterstützungswünsche der betroffenen Angehörigen exploriert. Daraus ergeben sich folgende Fragestellungen:

1. Unter welchen Belastungen leiden Angehörige älterer Tumorpatienten während der Primärtherapiephase des Patienten?
2. Welche Faktoren beeinflussen das subjektive Belastungserleben der Angehörigen älterer Tumorpatienten?
3. Auf welche Bewältigungsstrategien greifen Angehörige älterer Tumorpatienten zurück?
4. In welchem Zusammenhang stehen die angewendeten Bewältigungsstrategien und das subjektive Belastungserleben der Angehörigen älterer Tumorpatienten?
5. Welche Unterstützungswünsche formulieren Angehörigen älterer Tumorpatienten während der Primärtherapiephase des Patienten?

2.2 Untersuchungsablauf und -instrumente

Im Zeitraum von 01/2000 bis 10/2005 konnten in der Klinik für Innere Medizin II und in der Klinik für Frauenheilkunde am Klinikum der Friedrich-Schiller-Universität in Jena 130 ältere Tumorpatienten (Range: 60-88 Jahre) gebeten werden, ihre Angehörigen kontaktieren und deren Teilnahmebereitschaft an der Studie erfragen zu dürfen. Angehörige älterer Tumorpatienten, die für den Patienten in der aktuellen Erkrankungssituation bedeutsam sind und zu denen regelmäßig Kontakt besteht, wurden – nach Einwilligung des Patienten – per Post um ihre Teilnahme an der Studie gebeten. Angesichts des vergleichsweise hohen Anteils hämatologischer Erkrankungen in der Patientenstichprobe wurde für „älterer Tumorpatient“ in Anlehnung an Wedding und Höffken (2005) eine Altersgrenze ab dem 60. Lebensjahr gewählt.

66.4% der 125 Patienten (n=83), die Angehörige hatten, stimmten der Einbeziehung ihrer Familie in die Untersuchung zu. Maximal drei Angehörige eines jeden einwilligenden Patienten wurden angesprochen. Insgesamt wurde zu 148 Angehörigen älterer Tumorpatienten Kontakt aufgenommen, von denen 37.2% (N=55) an der Untersuchung teilnahmen.

Angehörige, die eine Beteiligung an der Studie ablehnten, gaben als Grund den Tod des Patienten (13%), mangelndes Interesse (9.7%), Zeitmangel (4.3%) oder andere Gründe (15%) an. Weitere 58% der Angehörigen waren ohne Angabe von Gründen nicht bereit, an der Untersuchung teilzunehmen.

Der Exploration der spezifischen Situation der Angehörigen diente ein halbstrukturiertes Interview zur Erfassung der soziodemografischen Daten, des subjektiven Belastungserlebens, der krankheitsbedingten, personalen, sozialen und Beziehungsfaktoren sowie der Unterstützungswünsche. Die Interviews wurden von insgesamt drei Psychologinnen durchgeführt und nahmen etwa 45 Minuten in Anspruch.

Im Anschluss an das Interview füllten die Angehörigen verschiedene Fragebögen aus: Der Gießener Beschwerdebogen (GBB-24 – Kurzform; Brähler & Scheer, 1995) wurde als Maß für die körperliche Belastung der Angehörigen herangezogen, das Beck Depressions-Inventar (BDI; Hautzinger, Bailer, Worall & Keller, 1994) als Maß für die emotionale Belastung. Mit Hilfe der Trierer Skalen der Krankheitsbewältigung (TSK; Klauer & Filipp, 1993) konnte das Bewältigungsverhalten eingeschätzt werden.

2.3 Auswertungsverfahren

2.3.1 Einteilung der Angehörigen in Belastungsgruppen

Aus den Belastungsmaßen Gießener Beschwerdebogen (GBB-24), Beck Depressions-Inventar (BDI) und subjektive Globalbelastung (Einzelitem) wurde für alle befragten Angehörigen (unabhängig ihres Alters, Geschlechts o.ä.) durch Indexbildung die Gesamtbelastung errechnet. Dazu wurden folgende Kriterien herangezogen:

- Angehörige mit GBB-Werten unter dem .70-Perzentil einer zum Vergleich herangezogenen Normpopulation wurden der Gruppe 1 („keine/wenig Belastung“) zugeordnet, Werte zwischen dem .70- und .90-Perzentil entsprechen der Gruppe 2

(„mittlere Belastung“) und Werte über dem .90-Perzentil wurden in die Gruppe 3 („starke Belastung“) eingeteilt.

- Die Grundlage der Einteilung in die Belastungsgruppen bzgl. des BDI stellt der Summenscore der 21 Items dar. Die Cut-off-Werte für die Gruppenteilung lagen bei ≤ 10 (Gruppe 1: „keine/wenig Belastung“), 11-12 (Gruppe 2: „mittlere Belastung“) und ≥13 (Gruppe 3: „starke Belastung“).
- Werte der subjektiven Globalbelastung von 1 und 2 wurden der Gruppe 1 („keine/wenig Belastung“) zugeordnet, ein Wert von 3 der Gruppe 2 („mittlere Belastung“) und Werte von 4 und 5 der Gruppe 3 („starke Belastung“).

Anschließend wurde aus diesen drei Belastungsgruppen (Gruppe 1: „keine/wenige Belastung“; Gruppe 2: „mittlere Belastung“; Gruppe 3: „starke Belastung“) das Merkmal „Gesamtbelastung“ mit zwei Ausprägungen („geringe Belastung“ vs. „starke Belastung“) gebildet. Als stark belastet gelten Angehörige, wenn sie bzgl. mindestens zwei der drei Merkmale (GBB-24, BDI, subjektive Globalbelastung) der Gruppe 2 oder bzgl. mindestens eines Merkmals der Gruppe 3 zugeordnet wurden. Andernfalls wurde von einer geringen Belastung der Angehörigen ausgegangen.

2.3.2 Statistische Analysen

Alle Berechnungen wurden mit SPSS (Version 12; SPSS Inc., 2004) und SAS (Version 8.2; SAS Institute, 2001) durchgeführt. Die Prüfung kategorialer Merkmale erfolgte mittels exakten Tests nach Fisher. Den Häufigkeitsvergleichen bei Nominalskalenniveau dienten Chi-Quadrat-Tests bzw. McNemar-Tests, für Gruppenvergleiche wurden t-Tests bzw. einfaktorielle Varianzanalysen (ANOVAs) herangezogen. Als Signifikanzniveau galt $p<.05$.

2.4 Stichprobe

Die Gruppe älterer Tumorpatienten (N=130), die die Angehörigenstichprobe stellte, bestand größtenteils aus Patienten, die an einer Leukämie (18.6%) bzw. an einem Non-Hodgkin-Lymphom (14.6%) erkrankten, gefolgt von kolorektalen (13.1%) und Mamma-Karzinomen (7.7%). Die Patienten waren im Mittel 69.0 Jahre alt und zeigten sich im Geschlechtsverhältnis ausgewogen (50% Männer, 50% Frauen).

Die der Untersuchung zu Grunde liegende Angehörigenstichprobe umfasste 55 Angehörige älterer Tumorpatienten, die sich 34 verschiedenen Patienten zuordnen ließen. Es konnten 18 männliche (32.7%) und 37 weibliche (67.3%) Angehörige befragt werden. Der Median des Alters lag bei 49.4 Jahren (Range: 19-83, SD=14.2). Die Altersgruppe der ≥ 51-jährigen Angehörigen war mit 40% am stärksten vertreten, gefolgt von den 41- bis 50-jährigen (34.5%) und Angehörigen ≤ 40 Jahre (25.5%). 41.8% der Angehörigen waren (Schwieger-)Töchter der Patienten (vs. 20% (Schwieger-)Söhne), 21.8% Partnerinnen (vs. 9.1% Partner). 47.3% der Angehörigen waren zum Zeitpunkt der Untersuchung berufstätig, 30.9% waren Rentner. Die Mehrzahl der Angehörigen war verheiratet (74.5%) und hatte eigene Kinder (89.1%). Tabelle 1 stellt die soziodemografischen Daten der 55 Studienteilnehmer dar.

Tabelle 1: Soziodemografische Daten der Angehörigenstichprobe (N=55)

		N	*Gesamt (%)*	*Männer (%)*	*Frauen (%)*
Gesamt		55	100	32.7	67.3
Altersgruppen	≤ 40 Jahre	14	25.5	11.1	32.4
	41 - 50 Jahre	19	34.5	33.3	35.1
	≥ 51 Jahre	22	40.0	55.6	32.5
Verwandtschafts-verhältnis	Partnerin	11	21.8	0.0	29.7
	Partner	6	9.1	33.3	0.0
	(Schwieger-)Tochter	23	41.8	0.0	62.2
	(Schwieger-)Sohn	11	20.0	61.1	0.0
	Andere	4	7.3	5.6	8.1
Berufstätigkeit	Berufstätig	26	47.3	55.5	43.3
	Arbeitslos	8	14.5	5.6	18.9
	Rentner	17	30.9	33.3	29.7
	Sonstiges	4	7.3	5.6	8.1

3. Ergebnisse

3.1 Qualitative und quantitative Auswertung der Belastungen der Angehörigen

Die Belastungen der Angehörigen älterer Tumorpatienten wurden im halbstandardisierten Interview erfasst, inhaltlich systematisiert und den Belastungskategorien *instrumentell*, *körperlich*, *emotional* und *sozial* zugeordnet (Strittmatter & Bengel, 1998). Die befragten Angehörigen nannten im Mittel 12.9 Belastungen. 47.5% dieser berichteten Belastungen konnten den emotionalen Belastungen zugeordnet werden, des Weiteren wurden 25.0% instrumentelle Belastungen, 21.9% soziale Belastungen und 5.6% Belastungen körperlicher Art von den Angehörigen im Interview genannt.

Die quantitative Erfassung der Belastungen älterer Tumorpatienten wurde mit Hilfe des Gießener Beschwerdebogens (GBB-24), des Beck Depressions-Inventars (BDI) sowie der subjektiven Globalbelastung (Einzelitem) realisiert. Anhand dieser Belastungsmaße wurden zwei Belastungsgruppen gebildet (s.o.): geringer belastete Angehörige bzw. stärker belastete Angehörige. Dieser Einteilung folgend galten 66.0% der Angehörigen als stark belastet (Tabelle 2).

Tabelle 2: Einteilung der Angehörigen in die Belastungsgruppen

Belastungsmaß	*N*	*gering belastet*	*mäßig belastet*	*stark belastet*
GBB-24	55	N=15	N=12	N=28
BDI	50	N=35	N=11	N=4
subj. Globalbelastung	55	N=36	N=4	N=15
Belastungsgruppen (Endeinteilung)	50	*geringer belastet N=17 (34.0)*		*stärker belastet N=33 (66.0%)*

3.2 Faktoren, die das Belastungserleben beeinflussen

Der Einfluss personaler, krankheitsbezogener, sozialer und Beziehungsfaktoren auf das Belastungserleben der Angehörigen älterer Tumorpatienten wurde analysiert.

3.2.1 Personale Faktoren

Zur Untersuchung des Einflusses des Alters auf das Belastungserleben wurden Altersgruppen entsprechend Tabelle 3 gebildet.

Tabelle 3: Belastungsmaße der Angehörigen in Abhängigkeit vom Alter

	GBB-24			*BDI*			*subj. Globalbelast.*		
Altersgruppe	*MW*	*SD*	*Med*	*MW*	*SD*	*Med*	*MW*	*SD*	*Med*
≤ 40 Jahre	10.0	9.1	7.5	6.3	5.2	5.5	3.0	1.0	3.0
41-50 Jahre	12.7	12.0	11.5	7.3	7.5	5.0	3.2	1.0	3.0
≥ 51 Jahre	18.8	16.1	13.0	11.5	7.7	11.0	3.6	1.1	4.0
Gesamt	14.1	13.2	10.0	8.7	7.3	7.0	3.3	1.1	4.0

Die augenscheinliche Zunahme der einzelnen Belastungswerte mit steigendem Alter erwies sich nicht als signifikant (GBB: F=1.97, p=.151; BDI: F=2.85, p=.067; subjektive Globalbelastung: F=1.63, p=.206). Demgegenüber wirkte sich das Alter der Angehörigen signifikant auf deren Zuordnung zu den Belastungsgruppen (geringer vs. stärker belastet) (p=.041) aus. In der Altersgruppe der ≤ 40-Jährigen waren 57% als stark belastet einzustufen, in der Gruppe der ≥ 51-Jährigen galten 89% als stark belastet.

Die einzelnen Belastungswerte waren vom Geschlecht unabhängig (GBB: F=0.14, p=.905; BDI: F=0.80, p=.376; subjektive Globalbelastung: F=1.36, p=.249). Auch die Untersuchung des Geschlechtereinflusses auf die Einteilung in die Belastungsgruppen (geringer vs. stärker belastet) erbrachte keinen signifikanten Unterschied (p=.447).

3.2.2 Krankheitsbezogene Faktoren

Der zeitliche Aufwand der Unterstützung durch Angehörige (Pflege, Hilfe im Alltag, emotionale Zuwendung) wirkte sich signifikant auf die Zuordnung der Angehörigen zu den Belastungsgruppen (geringer vs. stärker belastet) aus (p=.010). Mit steigendem zeitlichem Aufwand nahm der Anteil der stärker belasteten Angehörigen zu. Anhand der Einschätzung der subjektiv wahrgenommenen Pflegebedürftigkeit der Patienten durch die Angehörigen wurden durch Mediansplit zwei Gruppen (niedrige vs. hohe Pflegebedürftigkeit) gebildet. Der Einfluss der Pflegebedürftigkeit der Patienten durch die Angehörigen auf deren Zuordnung zu den Belastungsgruppen (geringer vs. stärker belastet) erwies sich nicht als signifikant (p=.221).

3.2.3 Soziale Faktoren

Das Vorhandensein eines sozialen Netzwerkes hatte keinen signifikanten Einfluss (p=.223) auf das Belastungserleben der Angehörigen (geringer vs. stärker belastet). Dennoch wurde deskriptiv deutlich, dass Angehörige ohne soziales Netzwerk bzw. Angehörige, die dieses als nicht ausreichend erlebten, häufiger stärker belastetet waren (100% bzw. 82%) als Angehörige, die ihr soziales Netzwerk als ausreichend erlebten (65%).

3.2.4 Beziehungsfaktoren

Im halbstrukturierten Interview wurden wahrgenommene Veränderungen in der Beziehung zum Erkrankten seit Erkrankungsbeginn erfragt. 43.1% der Angehörigen berichteten von einer intensiveren Beziehung, 37.3% der Angehörigen schätzten die Beziehung unverändert ein, 13.7% erlebten die Beziehung harmonischer, 3.9% gaben eine konfliktreichere und 2.0% eine distanziertere Beziehung als zuvor an. Das Erleben der Beziehung zum erkrankten Familienmitglied wirkte sich nicht signifikant auf das Belastungserleben (geringer vs. stärker belastet) der Angehörigen aus (p=.088).

Die emotionale Bindung der Angehörigen zum Erkrankten hing signifikant mit dem Belastungserleben der Angehörigen zusammen (p=.003). Angehörige mit einer starken emotionalen Bindung (emotionale Abhängigkeit) waren eher stärker belastet.

Ohne Einfluss auf das subjektive Belastungserleben der Angehörigen (geringer vs. stärker belastet) erwiesen sich die Kommunikation mit dem betroffenen Familienmitglied (uneingeschränkt offen, eingeschränkt offen, eingeschränkt; p=.402) sowie die Akzeptanz von Rollenveränderungen im Familiensystem (Rollenflexibilität; p=.848).

3.3 Bewältigungsverhalten und Belastung

Die Auswertung der Trierer Skalen der Krankheitsbewältigung (TSK) zeigte, dass Angehörige in der frühen Bewältigungsphase am häufigsten Strategien der *Bedrohungsabwehr* (MW=4.3) nutzten, gefolgt von *Suche nach Information und Erfahrungsaustausch* (MW=3.7) und *Suche nach sozialer Einbindung* (MW=3.6). In Tabelle 4 werden die mittleren Summen der Skalenwerte der Angehörigen älterer Tumorpatienten dargestellt und anhand des Prozentranges mit den Normwerten chronisch Kranker verglichen (Klauer & Filipp, 1993). Es zeigt sich, dass die Angehörigen alle Bewältigungsstrategien seltener anwendeten als die Normstichprobe.

Tabelle 4: Bewältigungsstrategien der Angehörigen (TSK) im Vergleich zu einer Normstichprobe chronisch Kranker (N=53)

Bewältigungsstrategie [a]	*N*	*MW* [b]	*SD*	*Skalenmittel* [c]	*Prozentrang* [d]
Suche nach Information	53	3.7	0.9	29.6	43.7
Suche nach sozialer Einbindung	53	3.6	0.7	32.2	21.7
Bedrohungsabwehr	53	4.3	0.7	34.1	21.4
Halt in der Religion	54	2.4	1.5	7.3	36.2
Rumination	53	3.2	0.8	28.6	34.7

[a] Bewältigungsstrategien entsprechend der Skalen im TSK (Klauer & Filipp, 1993)
[b] Mittlere Skalenwerte; [c] Mittlere Summen der Skalenwerte; [d] vgl. Klauer & Filipp, 1993)

Die Analyse der Bewältigungsstrategien in Abhängigkeit vom Belastungserleben der Angehörigen erbrachte folgende Ergebnisse: Stärker belastete Angehörige nutzten *Bedrohungsabwehr* (p=.018) und *Rumination* (p=.036) signifikant häufiger als geringer belastete. Dem gegenüber wendeten geringer belastete Angehörige die Bewältigungsform *Suche nach sozialer Einbindung* signifikant häufiger an (p=.021).

3.4 Unterstützungswünsche

Unterstützungswünsche der Angehörigen älterer Tumorpatienten richteten sich primär auf den Behandlungsprozess: 62.5% wünschten sich mehr Informationen. Darüber hinaus wurde von der Hälfte der Angehörigen ein stärkerer und/oder besserer Austausch mit dem Behandlungsteam angegeben. Weitere Nennungen bezogen sich auf eine stärkere Einbeziehung in den Behandlungsprozess (35.0%) und auf Angebote für sich selbst (35.0%) bzw. für das erkrankte Familienmitglied (27.5%).

Nur wenige der befragten Angehörigen (17%) kannten konkrete Entlastungsangebote bzw. direkte Ansprechpartner. Demgegenüber wussten 28.3% der Angehörigen keine konkreten Unterstützungsangebote zu nennen. 20.8% verfügten lediglich über ungenaue Kenntnisse von Unterstützungsangeboten.

4. Diskussion und Ausblick

Eine Tumorerkrankung trifft Patienten und deren Angehörige in einer Lebensphase, in der sie sich vermehrt mit Problemen des Alterns und der damit einhergehenden Reduktion der physischen, sozialen und finanziellen Ressourcen auseinandersetzen müssen. In einer Situation hoher emotionaler Anspannung müssen eigene Bedürfnisse und Lebenspläne von den Betroffenen, aber auch von den Angehörigen neu ausgehandelt und mit den veränderten Rollen in Einklang gebracht werden.

Die Untersuchung bestätigt eine durch vielfältige Belastungen gekennzeichnete Situation von Angehörigen älterer Tumorpatienten. Fast zwei Drittel der Angehörigen (66%) wurden in die Gruppe stärker belasteter Angehöriger eingeordnet. Vor allem emotionale und instrumentelle Belastungen (z.B. Hilfe im Haushalt) wurden erlebt. Belastungen im Zusammenhang mit einer Tumorerkrankung eines älteren Angehörigen werden in der Forschungsliteratur seit einigen Jahren berichtet (Haley, Burton, LaMonde & Schonwetter, 2004).

Das Alter der untersuchten Angehörigen wirkte sich auf ihr subjektives Belastungserleben aus: ältere Angehörige waren stärker belastet als jüngere. Dieses Ergebnis steht im Widerspruch zu anderen Befunden, die den Alterseffekt in umgekehrter Richtung berichten (Nijboer et al., 1998; Gilbar, 1999). Als mögliche Ursache für diese Diskrepanz können die gewählten Alterskategorien angeführt werden. Bei der dargestellten Gruppeneinteilung (≤40 Jahre, 41-50 Jahre, ≥51 Jahre) wurde auf eine vergleichbare Gruppengröße geachtet. Gegebenenfalls ist insbesondere ein größeres Intervall für die zweite Alterskategorie vorzuziehen. Darüber hinaus ist davon auszugehen, dass der Verwandtschaftsgrad im Hinblick auf den Einfluss des Alters bedeutsam ist, d.h. möglicherweise sind die älteren Angehörigen eher die Partner/in, die jüngeren die (Schwieger-)Kinder der Patienten.

Die vorliegende Untersuchung konnte den Einfluss des zeitlichen Unterstützungsaufwandes auf das subjektive Belastungserleben der Angehörigen älterer Tumorpatienten bestätigen (Nijboer, Triemstra, Tempelaar et al., 1999; Raveis et al., 1998). Insbesondere mit zunehmenden Pflegebedürfnissen des Patienten und vermehrten instrumentellen Anforderungen an die Angehörigen scheint ein Belastungsgrad erreicht, bei dem Erschöpfungs- und Überforderungsgefühle auftreten.

Die Bedeutung des sozialen Netzwerkes für die Belastungsbewältigung, wie sie vielfach nachgewiesen wurde (Baider et al., 1998; Ferrario et al., 2003), kann für die untersuchten Angehörigen älterer Tumorpatienten nur deskriptiv unterstützt werden. Aktuelle Befunde distanzieren sich von einer direkten Beziehung zwischen den Betreuungsanforderungen und dem Bedürfnis an sozialer Unterstützung. Nijboer et al. (2001) nehmen bspw. unterschiedliche Effekte verschiedener Formen der sozialen Unterstützung an. Vor diesem Hintergrund gilt es, unterschiedliche Formen von sozialer Unterstützung bzgl. ihres Bewältigungspotenzials zu untersuchen.

In der untersuchten Stichprobe hatten die innerfamiliäre Kommunikation und die erlebte Beziehung zwischen Patient und Angehörigen keinen Einfluss auf das subjektive Belastungserleben der Angehörigen. Auch die Akzeptanz notwendiger bzw. nicht erfolgter Rollenveränderungen (Rollenflexibilität) blieb für das Belastungserleben der Angehörigen ohne Einfluss. Demgegenüber wirkte sich das Ausmaß der emotionalen Bindung zwischen Patient und Angehörigem auf das subjektive Belastungserleben aus. Angehörige, die eine starke emotionale Bindung (emotionale Abhängigkeit) berichteten, waren eher stärker belastet als emotional unabhängige Angehörige. Die emotionale Bindung ist als Ausdruck der innerfamiliären Kohäsion insbesondere für die emotionale Unterstützung des Patienten durch seine Angehörigen förderlich, bringt jedoch gleichermaßen ein Verpflichtungsgefühl der Angehörigen gegenüber dem betroffenen Familienmitglied mit sich. Auch in diesem Zusammenhang erscheint die Bedeutung des Verwandtschaftsgrades plausibel: Es ist anzunehmen, dass emotional stärker gebundene Angehörige (Partner/in) dem Patienten näher stehen und dementsprechend stärker belastet sind als emotional weniger stark gebundene Angehörige ((Schwieger-)Kinder). Vor diesem Hintergrund darf die Verlustangst der Angehörigen den Patienten gegenüber nicht vernachlässigt werden. Die Befürchtung, eine nahe stehende Person in Folge der Tumorerkrankung verlieren zu können, kann gleichermaßen belastend wahrgenommen werden wie mit der Versorgung des kranken Menschen verbundene Aufgaben und Rollen.

Die Analyse der Bewältigungsstrategien ergibt, dass die Strategien *Bedrohungsabwehr*, *Suche nach Information und Erfahrungsaustausch* sowie *Suche nach sozialer Einbindung* von den Angehörigen am häufigsten genutzt wurden. Alle erfassten Bewältigungsstrategien wurden von den Angehörigen seltener angewandt als eine zum Vergleich herangezogene Normstichprobe chronisch kranker Menschen. Dieser Befund ist insofern zu erwarten, als Angehörige nicht direkt betroffen sind. Zu den Bewältigungsstrategien, die sich auf das subjektive Belastungserleben der Angehörigen älterer Tumorpatienten auswirkten, zählen: *Suche nach sozialer Einbindung*, *Bedrohungsabwehr* sowie *Rumination*. Die Bewältigungsstrategie *Suche nach sozialer Einbindung* wurde von stärker belasteten Angehörigen seltener angewendet, was eine aktive Auseinandersetzung mit bzw. einen erfolgreichen Anpassungsprozess an die veränderte Situation erschweren kann. Die von stärker belasteten Angehörigen häufiger eingesetzte intrapsychische Bewältigungsstrategie *Bedrohungsabwehr* zeugt von vor allem befindlichkeitsregulierenden bzw. -fördernden Strategien in der frühen Bewältigungsphase, um das emotionale Gleichgewicht zu erhalten. Auch die Bewältigungsstrategie *Rumination* wurde von stärker belasteten Angehörigen häufiger genutzt. Dieses grüblerische Nachdenken geht vielfach mit Gedanken an die Zeit vor der Erkrankung des nahestehenden Familienmitglieds einher und ist gekoppelt an häufige temporäre Vergleiche. Als Resultat solcher Vergleiche wird die aktuelle Lebenssituation verstärkt durch Verluste geprägt wahrgenommen. Diese Verlustwahrnehmung kann sich im Belastungserleben der Angehörigen von Tumorpatienten niederschlagen.

Zusammenfassend lässt sich feststellen, dass Angehörige älterer Tumorpatienten vielfach – wie die Patienten auch – professioneller Hilfe und Unterstützung bedürfen. Im Widerspruch zu den entlastenden Effekten sozialer Unterstützung steht die geringe Inanspruchnahme derartiger Angebote durch die Angehörigen. Dies mag u.a. darin begründet sein, dass nur wenige der Angehörigen (hier: 17%) konkrete Entlastungsangebote oder direkte Ansprechpartner kennen.

Die Ergebnisse dieser Arbeit liefern weitere Informationen für das Verständnis der Belastungen und Belastungsverarbeitung bei Angehörigen älterer Tumorpatienten. Dennoch gibt es einige Einschränkungen, die es bei der Interpretation der Ergebnisse zu berücksichtigen gilt: Einige Ergebnisse sind auf Grund geringer Fallzahlen problematisch und nicht generalisierbar. Zudem erscheint die Einteilung der Angehörigen in die Belastungsgruppen durch Indexbildung umständlich und ungünstig. Zukünftige Forschungsbemühungen in diesem Bereich könnten von einem Instrument speziell zur Erfassung der Belastungen bei Angehörigen von Tumorpatienten profitieren.

Implikationen für psychosoziale Unterstützung

Die Notwendigkeit der Unterstützung von Angehörigen älterer Tumorpatienten ergibt sich zweifach: Zum einen sind die Angehörigen durch ihr Potenzial an familiärer Unterstützungsleistung ein wichtiger Faktor für das Bewältigungsverhalten des erkrank-

ten Patienten, zudem erfahren sie durch die Erkrankung eines nahestehenden Familienmitglieds sowie deren Folgen eigens psychosoziale Belastungen.
Trotz hinreichender Belege für einen Unterstützungsbedarf fehlen bislang gesicherte Aussagen über die Wirksamkeit, Angemessenheit und Akzeptanz von psychosozialen Interventionen für Angehörige von Tumorpatienten. Auch mit ihrer Implementierung für Angehörige *älterer* Tumorpatienten gibt es bislang wenig Erfahrung.

Unterstützungsangebote für Familien älterer Tumorpatienten sollten insbesondere auf die Mobilisierung sozialer Ressourcen fokussieren, um einer drohenden Isolation entgegenzuwirken. Zudem sollten Interventionen für Angehörige an deren spezifische Bedürfnisse angepasst und die verschiedenen psychischen, körperlichen und finanziellen Ressourcen berücksichtigt werden (Kotkamp-Mothes, Slawinsky, Hindermann & Strauss, 2005).

Um eine optimale psychosoziale Betreuung der Angehörigen älterer Tumorpatienten zu gewährleisten, gilt es, Belastungen kompetent wahrzunehmen und adäquat zu reagieren. Dies impliziert neben der Kenntnis von Unterstützungsangeboten die Sensibilisierung und Weiterbildung des medizinischen Personals im klinischen Setting.

II. Der Patient als Partner

Patienten als Partner in der Onkologie – Chancen der Partizipativen Entscheidungsfindung

Katrin Reuter, Andreas Loh und Martin Härter

Zusammenfassung

Der Forderung nach mehr Patientenbeteiligung in der Medizin kann mit Partizipativer Entscheidungsfindung (PEF; engl: „shared decision making", SDM) im Arztgespräch nachgekommen werden. Es handelt sich beim PEF-Ansatz um ein Modell für die Arzt-Patient-Kommunikation in medizinischen Entscheidungssituationen. Wenn zwei oder mehr im Wesentlichen gleichwertige Behandlungsmöglichkeiten vorliegen, für die jeweils Wirkungsnachweise bestehen, die aber unterschiedliche Vor- und Nachteile und dementsprechende Folgen für den Patienten haben, dann wird eine von Arzt und Patient gemeinsam getragene Behandlungsentscheidung zunehmend wichtig. Da dies in der Diagnostik und Therapie von Tumorerkrankung häufig der Fall ist und PEF die individuellen Patientenbedürfnisse hinsichtlich des Ausmaßes an Patientenbeteiligung mit einbezieht, spielt dieser Ansatz in der Onkologie eine wichtige Rolle. Das Konzept hat in den vergangenen Jahren eine Reihe von psychometrischen Forschungsarbeiten und Studien zur Umsetzung von PEF in der medizinischen Versorgung hervorgebracht. Der Schwerpunkt liegt dabei bisher international auf der Entwicklung von medizinischen Entscheidungshilfen (Decision Aids). Erste Studien haben auch mit Schulungen von Ärzten und Patienten in Partizipativer Entscheidungsfindung begonnen. Untersuchungen zu Effekten Partizipativer Entscheidungsfindung zeigen, dass Krebspatienten von der Vorgehensweise in verschiedenen Bereichen profitieren und mit der Kommunikation mit ihren Ärzten zufriedener sind. Ärzte bewerten PEF ebenfalls positiv und stufen das Modell als implementierbar in die tägliche Routine ein. Nach intensiven konzeptuellen Entwicklungen zu PEF in den vergangenen Jahren, wird es zukünftig insbesondere um die nachhaltige Vermittlung der dazugehörigen Kompetenzen an die Berufsgruppen in der medizinischen Versorgung und an Patienten gehen.

Summary

The demand for more patient participation in medicine can be met through shared decision making (SDM) in medical consultations. The shared decision making approach is a model for the communication between physician and patient in medical decision making situations. The importance of shared decision between doctors and patients increases, if two or more equivalent and evidence based treatment options are available, which have different pros and cons and corresponding consequences for the patients. Due to the frequency of such situations in diagnosing and treating tumor diseases, and the fact that SDM includes patients' needs regarding the scope of their involvement, this structured approach plays an increasingly important role in oncology. The concept has brought forth an array of methodological research as well as studies for the implementation of SDM in medical care. Up until now, the main focus has been on the development of Decision Aids, though first studies begun with the education of physicians and patients in SDM. Studies concerning the effects of SDM show that cancer patients benefit from the approach and are more satisfied with the communication between themselves and their doctors. Physicians have also positively rated this method and estimate that the approach can be implemented in daily routine. Following intensive conceptual developments of SDM during recent years the next step has to be the sustainable mediation of the relevant competencies to health workers and patients.

1. Einleitung

Dem Thema der Patientenbeteiligung bei medizinischen Entscheidungen kommt in den letzten Jahren in der gesundheitspolitischen Diskussion eine besondere Aufmerksamkeit zu. Die stärkere Berücksichtigung der Interessen und Bedürfnisse von Patienten sowie ihre Mitarbeit bei medizinischen Entscheidungsprozessen ist nicht nur eine Forderung der Politik, sondern auch der Patienten selbst. Von Leistungsträgern und von Seiten der Wissenschaft wird zunehmend eine aktive Partizipation von Patientinnen und Patienten bei Fragen der Gesundheitsversorgung propagiert (Härter, Loh & Spies, 2005). In der praktischen Erfahrung wird allerdings deutlich, dass sich eine stärkere Patientenbeteiligung nicht alleine durch Gesetzesinitiativen und strukturelle Maßnahmen durchsetzen lässt.

Die Umsetzung von Patientenbeteiligung erfolgt im direkten Gespräch zwischen Arzt und Patient und umfasst die Zusammenarbeit zwischen Arzt und Patient beim Herbeiführen individueller medizinischer Entscheidungen zu diagnostischen oder therapeutischen Maßnahmen. Auf dieser Ebene ansetzend entstand in den 90er Jahren, zunächst in Kanada und anschließend in Europa, das Konzept des Shared Decision Making (deutsche Übersetzung: Partizipative Entscheidungsfindung – PEF). Der PEF-Ansatz nimmt eine Mittelstellung zwischen der *paternalistischen Vorgehensweise* des Arztes, bei dem die Informations- und Entscheidungsmacht beim Arzt liegt, und dem *Autonomiemodell*, bei dem die Entscheidung in erster Linie beim Patienten liegt (Elwyn, Edwards & Rhydderch, 2005), ein. Das Einbeziehen des Patienten bei medizinischen Entscheidungen folgt dabei einem klar erkennbaren Ablauf mit aufeinander aufbauenden Schritten im Gespräch zwischen Arzt und Patient.

Das PEF-Konzept wurde für chronische Erkrankungen entwickelt und erscheint für Tumorerkrankungen prädestiniert, da sich diese durch komplexe Behandlungsalternativen mit stark variablen Kurz- und Langzeitnebenwirkungen sowie bedeutsamen Auswirkungen auf die körperliche und psychische Lebensqualität der Patienten auszeichnen. Studien in der onkologischen Versorgung zeigen, dass sich ein Großteil der Patienten (87%) vom Arzt detaillierte Informationen über die eigene Erkrankung und Behandlung wünscht und bei der medizinischen Entscheidungsfindung von ihrem Arzt involviert werden möchten (44-67%) (Degner, Kristjanson, Bowman et al., 1997; Jenkins, Fallowfield & Saul, 2001). Aus Berichten von Betroffenen geht hervor, dass die bisherige Zusammenarbeit mit Ärzten häufig nicht als „Teamwork" gesehen wird. Sowohl von Patienten als auch von Behandlern wird daher heute im Bereich von *Informationsvermittlung* und *Kommunikationskompetenz* ein deutlicher Verbesserungsbedarf gesehen (Chapman & Rush, 2003; Kleeberg, Tews, Ruprecht et al., 2005; Hack, Degner, Watson & Sinha, 2006).

Vor diesem Hintergrund hat der Beitrag zum Ziel, zunächst indikationsübergreifend in das Konzept der Partizipativen Entscheidungsfindung einzuführen und einen Überblick über die empirischen Überprüfungen des Modells sowie seiner nachweisbaren Effekte zu geben. Im zweiten Teil des Beitrages wird anschließend auf die spezifischen Gegebenheiten Partizipativer Entscheidungsfindung bei Tumorerkrankungen eingegangen und der Stand der Forschung in der Onkologie dargestellt.

2. Der Ansatz der Partizipativen Entscheidungsfindung

2.1 Definition und Handlungsschritte

Partizipative Entscheidungsfindung wird definiert als ein „Interaktionsprozess mit dem Ziel, unter gleichberechtigter aktiver Beteiligung von Arzt- und Patient auf Basis geteilter Information zu einer gemeinsam verantworteten Übereinkunft zu kommen" (Härter, 2004, S. 90). Die an der ursprünglichen Konzeptentwicklung maßgeblich beteiligte Arbeitsgruppe um Charles und Kollegen (Charles, Gafni & Whelan, 1999) legte fest, dass von Partizipativer Entscheidungsfindung gesprochen werden kann,

- wenn Informationen sowohl vom Arzt zum Patienten als auch umgekehrt fließen,
- wenn sowohl medizinische als auch persönliche Informationen vom Patienten an den Arzt weitergegeben werden,
- und wenn nicht nur die Aufklärungspflicht befolgt wird, sondern alles für die Entscheidung Relevante besprochen wird.

Im Rahmen des 2001 vom Bundesministerium für Gesundheit (BMG) aufgelegten Förderschwerpunktes zur Patientenbeteiligung (vgl. Abschnitt 2.4) wurde die Definition innerhalb konzeptioneller Weiterentwicklungen in den Modellprojekten um folgende Aspekte erweitert (Härter, 2004):

- beide Gesprächspartner sind sich bewusst, dass Wahlmöglichkeiten bezüglich einer medizinischen Entscheidung bestehen und welche diese sind,
- beide Partner bringen gleichberechtigt Kriterien in den Entscheidungsprozess ein und übernehmen für die Entscheidung Verantwortung.

Als bedeutsam für die Entscheidung werden neben den medizinischen Informationen insbesondere Erwartungen, Befürchtungen und Werthaltungen des Patienten angesehen (Elwyn, Edwards & Kinnersley, 1999). Ein wichtiges Merkmal der Partizipativen Entscheidungsfindung wurde von Elwyn, Edwards und Britten (2003) mit dem Begriff „Equipoise" beschrieben (deutsch: „Gleichgewicht oder Gleichwertigkeit"). Damit werden die Art der Zusammenarbeit von Arzt und Patient und die Rollenaufteilung bei der Entscheidungsfindung charakterisiert: Einerseits bezieht sich Gleichwertigkeit auf die unterschiedlichen, aber dennoch gleichwertigen Behandlungsmöglichkeiten, die bei einer Erkrankung verfügbar sind und zwischen denen entschieden werden muss. Andererseits ist mit „Equipoise" auch das Gleichgewicht von Arzt und

Patient im Einfluss auf die medizinische Entscheidungsfindung gemeint (Loh, Meier, Simon et al., 2004). Weitere Schärfungen erfuhr der Ansatz des Shared Decision Making durch die empirische Ermittlung von *Handlungsschritten* im individuellen Arzt-Patient-Gespräch (Elwyn, Edwards, Wensing et al., 2001). Nachdem der Arzt den Patienten informiert hat, dass eine Behandlungsentscheidung ansteht und das Angebot der gleichberechtigten Zusammenarbeit bei der Entscheidungsfindung („Equipoise") besteht, werden die unterschiedlichen – und im besten Falle – evidenzbasierten Behandlungsmöglichkeiten mit den jeweiligen Vor- und Nachteilen erläutert. Danach exploriert der Arzt Erwartungen, Befürchtungen und Präferenzen des Patienten zu den einzelnen Behandlungsoptionen. Schließlich wird eine gemeinsame Behandlungsentscheidung getroffen (Tabelle 1).

Tabelle 1: Handlungsschritte der Partizipativen Entscheidungsfindung (Härter, 2004)

	Handlungsschritte der Partizipativen Entscheidungsfindung
1.	Mitteilen, dass eine Entscheidung ansteht
2.	Angebot der partizipativen Entscheidungsfindung/Rollen klären und Gleichberechtigung der Partner formulieren
3.	Über Wahlmöglichkeiten informieren
4.	Über Vor- und Nachteile der Optionen informieren
5.	Verständnis, Gedanken und Erwartungen erfragen
6.	Präferenzen ermitteln
7.	Aushandeln der Entscheidung
8.	Gemeinsame Entscheidung herbeiführen
9.	Vereinbarung zur Umsetzung der Entscheidung treffen

2.2 Modelle der Partizipativen Entscheidungsfindung

Verschiedene Autoren haben sich mit einzelnen Elementen von Entscheidungsprozessen beschäftigt. Whitney (2003) legte dazu ein *Modell zur Charakterisierung von medizinischen Entscheidungen* vor, mit dem Entscheidungssituationen gut unterschieden werden können. Ein wichtiger Beitrag des Modells ist es, die Anwendungsbereiche von PEF in der Medizin sinnvoll eingrenzen zu können. Ob Partizipative Entscheidungsfindung in einer konkreten medizinischen Entscheidungssituation zum Tragen kommen sollte, wird dabei in Abhängigkeit von zwei Variablen gesehen: der *Entscheidungsicherheit* (Ausmaß an Evidenz für die Bevorzugung einer bestimmten Behandlungsoption) und der *Bedeutung der medizinischen Entscheidung* für den Patienten (Ausmaß an substanzieller Auswirkung auf das Leben) (Abbildung 1). Bei zunehmender Entscheidungssicherheit kann die Entscheidung nach Whitney (2003) somit eher vom Arzt getroffen werden, während Entscheidungen auf unsicherer Datenbasis eine größere Verantwortung des Patienten erfordern. Darüber hinaus empfiehlt sich die Partizipation von Patienten bei medizinischen Entscheidungen umso mehr, je größer die Bedeutung der Entscheidung ist, d.h. je substanzieller die Auswirkungen der Erkrankung und ihre Behandlungen auf das Leben des Patienten sind. Potenzielle Konflikte zwischen Arzt und Patient ergeben sich, wenn sowohl die Bedeutung als auch die medizinische Entscheidungssicherheit hoch ist, und die Empfehlungen des Arztes nicht mit den Behandlungspräferenzen des Patienten übereinstimmen. Durch die im Modell kombinierte Darstellung der Ausprägungsformen der beiden Variablen *Sicherheit* und *Bedeutung* wird ein Feld ausgewiesen, innerhalb dessen Partizipative Entscheidungsfindung als sinnvoll erachtet wird. In der grafischen Darstellung des Modells wird deutlich, dass dies für die Mehrzahl der medizinischen Situationen der Fall ist.

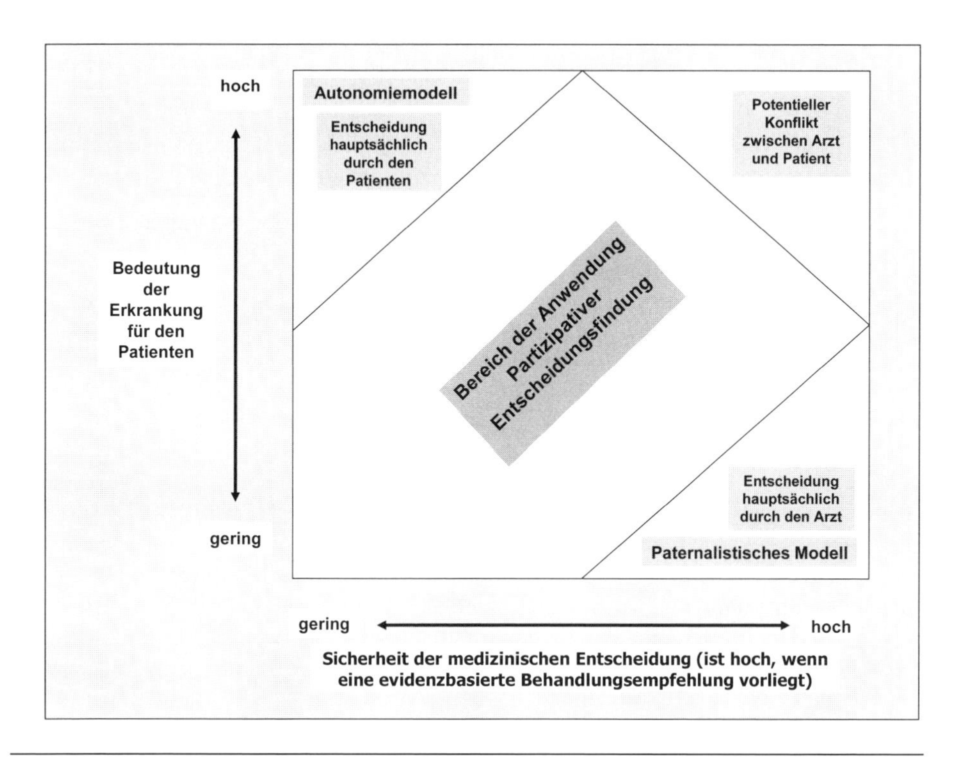

Abbildung 1: Die Anwendung der Partizipativen Entscheidungsfindung in Abhängigkeit von den Faktoren Bedeutung und Entscheidungssicherheit (Whitney, 2003)

Unter Einbezug weiterer theoretischer Arbeiten (Llewellyn-Thomas, 1995; Braddock, Edwards & Hasenberg, 1999; Dolan, 2000) wurde auf der Grundlage der Charakterisierung medizinischer Entscheidungssituationen ein *Prozessmodell der Partizipativen Entscheidungsfindung* entwickelt (Loh & Härter, 2005). Ausgangspunkt des Entscheidungsprozesses in einer gegebenen medizinischen Situation ist jeweils der *Stand der evidenzbasierten Medizin* zu den zur Verfügung stehenden *Behandlungsoptionen*. Dieses Wissen trifft auf die *Partizipationspräferenzen des Patienten*, die in Abhängigkeit von der Bedeutung der Erkrankung und der Sicherheit der zu treffenden Entscheidung (Whitney, 2003) sowie der Ungewissheit über das zu erwartende Behandlungsergebnis (Braddock et al., 1999) entstehen. Die sich anschließende Entscheidungsfindung wird darüber hinaus von weiteren Variablen sowohl *auf Arztseite* (kommunikative Kompetenzen, Wissen und Einstellungen) als auch *auf Patientensei-*

te (kommunikative Kompetenzen, soziodemografische und klinische Merkmale, Einstellungen) beeinflusst.

2.3 Messung Partizipativer Entscheidungsfindung

Parallel zur konzeptuellen Entwicklung der Partizipativen Entscheidungsfindung wurde begonnen, geeignete Messverfahren zu erarbeiten. Entsprechend dem beschriebenen Prozess der Entscheidungsfindung werden die Messverfahren drei Bereichen zugeordnet (Simon, Loh & Härter, 2005; Simon, Loh & Härter, 2007a):

1. Erhebung von *Präferenzen* der Patienten hinsichtlich der Informationsvermittlung und der gewünschten Beteiligung am medizinischen Entscheidungsprozess,
2. Messung der *Prozessschritte* der Partizipativen Entscheidungsfindung,
3. *Bewertung* des Ausmaßes der Patientenbeteiligung.

Das systematische Erfragen von Patientenpräferenzen, d.h. die explizite Frage danach, in welchem Ausmaß eine Patientin bei der Entscheidungsfindung beteiligt sein möchte, ist nicht nur aus wissenschaftlicher Sicht relevant, sondern kann auch in der klinischen Versorgung dazu beitragen, das Beteiligungsangebot an die jeweiligen Patientenbedürfnisse anzupassen. Die Erfassung der Umsetzung der PEF-Handlungsschritte und die Messung des tatsächlichen Ausmaßes an Beteiligung der Patienten in medizinisch relevanten Entscheidungssituationen kann den *Status Quo ärztlichen Handelns* bzgl. Partizipativer Entscheidungsfindung bzw. den *Erfolg von Schulung* in diesem Bereich abbilden. Die testtheoretische Qualität der Messverfahren ist noch nicht ausgereift und viele der heute vorliegenden Instrumente können hinsichtlich der üblichen Gütekriterien noch nicht abschließend beurteilt werden. Dennoch liegen Erfahrungen mit einer ganzen Reihe von Instrumenten aus Studien in den vergangenen Jahren vor (Loh, Simon, Hennig et al., 2006; Simon, Schorr, Wirtz et al., 2006), so dass diese zur praxisrelevanten Erhebung von Patientenpräferenzen, Umsetzung der PEF-Handlungsschritte und stattgefundener Patientenbeteiligung empfohlen werden können (Tabelle 2). In Hinblick auf Abschnitt 3 zu Spezifika von PEF in der Onkologie wird zusätzlich angegeben, zu welchen Instrumenten Validierungen an Tumorpatienten vorliegen.

Tabelle 2: Verfahren zur Messung Partizipativer Entscheidungsfindung

Instrumente	*Items*	*Dimension*
Messung von Patientenpräferenzen		
– Autonomy Preference Index (API) [1] *Ende, Kazis, Ash & Moskowitz, 1989*	23	Wunsch nach Beteiligung
– Control Preference Scale (CPS) [1, 3] *Degner & Sloan, 1992*	5	Art der Mitbestimmung
– Decision Self Efficacy Scale[1] *O'Connor, 1995a*	11	Vertrauen in eigene Entscheidungsfähigkeit

Fortsetzung Tabelle 2

Instrumente	*Items*	*Dimension*
Messung der Prozessschritte		
– Observing patient involvement (Option-Skala) [1] *Elwyn et al., 2003*	12	Beobachtung PEF-Handlungsschritte (Fremdrating)
Bewertung der Entscheidungsfindung		
Patientensicht		
– Decisional Conflict Scale (DCS) [1, 3] *O'Connor, 1995b*	16	Bewertung der Behandlungs-optionen
– Perceived Involvement in Care Scale (PICS) [1] *Lerman, Brody, Caputo et al., 1990*	13	Empfundene Einbindung in Entscheidungsprozess
– Facilitation of Patient Involvement Scale *Martin, DiMatteo & Lepper, 2001*	9	Ermutigung, am Entscheidungs-prozess teilzunehmen
– Satisfaction with Decision Scale (SwDS)[1] *Holmes-Rovner, Kroll, Schmitt et al., 1996*	6	Zufriedenheit mit Entscheidung
– Decision Attitude Scale (DAS) *Sainfort & Booske, 2000*	11	Zufriedenheit mit Entscheidung
– Combined Outcome Measure for Risk Communication and Treatment Decision Making (COMRADE) [1] *Edwards et al., 2003a*	20	Risikokommunikation und Entscheidungsfindung
– Man-Son-Hing-Skala *Man Son Hing, Laupacis, O'Connor et al., 1999*	7	Wer hat die Entscheidung getroffen? (Arzt- und Patientensicht)
– Fragebogen zur Partizipativen Entscheidungsfindung (PEF-FB) [2] *Giersdorf, Loh, Bieber et al., 2004; Simon et al., 2006*	24	Wahrnehmung der Entscheidungsfindung aus Patientensicht
– Decision Regret Scale [1, 3] *Bréhaut, O'Connor, Wood et al., 2003*	15	Beurteilung getroffener Entscheidungen
– Decision Evaluation Scales [3] *Stalmeier, Roosmalen, Verhoef et al., 2005*	5	Beurteilung getroffener Entscheidungen
Ärztesicht		
– Provider Decision Process Assessment *Dolan, 1999*	12	Zufriedenheit des Arztes mit Entscheidung

[1] Deutsche Fassung liegt vor [2] Deutsch entwickelt [3] Validierung für Onkologie vorhanden

2.4 Umsetzung Partizipativer Entscheidungsfindung

In Deutschland wurde 2001 durch das Bundesministerium für Gesundheit die Umsetzung von Patientenbeteiligung in größerem Rahmen initiiert. Es begründete einen *Förderschwerpunkt („Der Patient als Partner im medizinischen Entscheidungsprozess"; www.patient-als-partner.de)* und förderte vier Jahre lang zehn Modellprojekte zu Partizipativer Entscheidungsfindung in verschiedenen Indikationsbereichen (Psychiatrie, Neurologie, Innere Medizin, Palliative Medizin) sowie die Weiterentwicklung methodischer Instrumente zu PEF (Härter et al., 2005). In einer zweiten Förderphase von 2005-2007 beschäftigten sich vier der Projekte verstärkt mit dem Transfer von PEF in die Versorgung (Loh, Simon, Bieber et al., 2007b). Grundsätzlich sind für die Umsetzung von PEF in die Praxis Strategien in den folgenden drei Bereichen möglich. Die innerhalb des Schwerpunktes geförderten Projekte hatten jeweils zum Ziel, Strategien aus einem oder mehreren der Bereiche umzusetzen und wissenschaftlich zu begleiten.

2.4.1 Aus-, Fort- und Weiterbildungsmaßnahmen für Ärzte und Medizinstudenten

In Kursen oder Seminaren werden gezielt *Gesprächs- und Handlungskompetenzen von Ärzten* aufgebaut, um Patienten bei medizinischen Entscheidungen stärker zu beteiligen. Aufbauend auf theoretischen Vorarbeiten von Towle und Godolphin (1999) wurden zu diesem Bereich im Rahmen des Förderschwerpunktes Trainingsmaßnahmen zur Umsetzung von PEF in der hausärztlichen Depressionsbehandlung (Loh et al., 2004; Loh, Leonhart, Wills et al., 2007a), in der Behandlung chronischer Schmerzpatienten (Bieber, Müller, Blumenstiel et al., 2005) sowie in der Palliativversorgung (van Oorschot & Anselm, 2005) entwickelt und evaluiert. In einem gemeinsamen Transferprojekt der Universitäten Heidelberg und Freiburg wurde aufbauend auf den indikationsspezifischen Fortbildungen ein indikationsübergreifendes PEF-Kommunikationstraining für Ärzte und Multiplikatoren entwickelt, mit dem sowohl Ärzte direkt, als auch Lehrbeauftragte im Sinne eines Train-the-Trainer-Ansatzes in Partizipativer Entscheidungsfindung geschult werden können (Bieber, Loh, Ringel et al., 2007).

2.4.2 Entwicklung von medizinischen Entscheidungshilfen (Decision Aids)

Entscheidungshilfen sind *standardisierte und evidenzbasierte Materialien*, die Patienten auf die Partizipative Entscheidungsfindung und die Kommunikation mit dem Arzt vorbereiten (O´Connor, Stacey, Entwistle et al., 2006). Sie informieren detailliert über die Erkrankung und die Vor- und Nachteile der Behandlungsmöglichkeiten. Sie sind so aufgebaut, dass sie z.B. mit grafischen Mitteln die Herausbildung individueller Präferenzen unterstützen und das ärztliche Gespräch vorstrukturieren. Ziel der Verwendung von Entscheidungshilfen ist die Verbesserung der Entscheidungsqualität durch eine Stärkung der Autonomie des Patienten (Elwyn, O'Connor, Stacey et al., 2006). Dabei sind sie von Patienteninformationen abzugrenzen, die auf die Bereitstellung von Informationen über die Erkrankung und deren Behandlungen beschränkt sind und keine Hilfestellung zur Werte- und Präferenzklärung der Patienten beinhalten (O'Connor, Stacey, Llewllyn-Thomas et al., 2004). Die meisten wissenschaftlich entwickelten und evaluierten Entscheidungshilfen stammen aus den anglo-amerikanischen Ländern. Die größte Bibliothek über die derzeit verfügbaren indikationsspezifischen Decision Aids ist am *Ottawa Health Research Institute* in Kanada verfügbar (www.ohri.ca/decisionaid). Im Rahmen des Förderschwerpunktes liegen Erfahrungen zur Entwicklung deutschsprachiger Entscheidungshilfen aus einem Projekt zur Umsetzung Partizipativer Entscheidungsfindung bei primärem Brustkrebs vor (Vodermaier, Caspari, Köhm et al., 2004) (vgl. Abschnitt 3.2).

2.4.3 Patienten- und Multiplikatorenschulungen

Hier werden Schulungsmaßnahmen mit dem Ziel durchgeführt, *Gesprächs- und Handlungskompetenzen bei Patienten* zu einer stärkeren Beteiligung am medizinischen Entscheidungsprozess aufzubauen. Darüber hinaus wurden in Studien Interventionen zur spezifischen *Verbesserung von Risikowahrnehmung* bei Patienten untersucht (Edwards, Elwyn, Hood et al., 2003a). Im Bereich der Multiplen Sklerose-Versorgung, einer Erkrankung mit schwer absehbarem Verlauf, führte ein spezifisches Patientenschulungsprogramm zu autonomeren Entscheidungen im Schubmanagement (Heesen, Kaspar, Köpke et al., 2005). Ein Projekt zur Versorgung schizophrener Patienten zeigte, dass sich diese Art der Förderung von Patientenbeteiligung auch im stationären Bereich umsetzen lässt (Hamann & Kissling, 2005).

2.5 Effekte Partizipativer Entscheidungsfindung

Hinsichtlich der Effekte Partizipativer Entscheidungsfindung liegen seit den späten 90er Jahren mehrere empirische Studien vor. Dabei fällt auf, dass die meisten erhobenen Ergebnisvariablen Veränderungen auf Patientenseite erfassen (z.B. Patientenzufriedenheit, Wissenszuwachs über die Behandlungen, Selbstwirksamkeitserwartung, Lebensqualität, Adherence). Veränderungen auf Seiten der Ärzte wurden erst in wenigen Studien untersucht (ärztliche Einstellungen und Erwartungen gegenüber den Behandlungen, Arzt-Patient-Kommunikation) (Loh & Härter, 2005). Scheibler (2004) fand in einem Review empirischer Arbeiten zur Partizipativen Entscheidungsfindung, dass Patienten insgesamt ein hohes Maß an Interesse haben, in die Behandlungsentscheidungen einbezogen zu werden, sie dadurch *höheres Wissen* über die Behandlungsmöglichkeiten und *realistischere Erwartungen* über den Erkrankungsverlauf erreichen sowie zu *höherer Entscheidungssicherheit* und *Zufriedenheit* gelangen. Einige Studie belegten außerdem *stärkere Compliance* mit den Behandlungen und *höhere Therapiewirksamkeiten* (Loh & Härter, 2005). Eine *Verlängerung der Konsultationszeiten* konnte entgegen den Erwartungen *nicht nachgewiesen* werden (Harrington, Noble & Newman, 2004).

Ziel eines systematischen Reviews war es, randomisierte und kontrollierte Interventionsstudien (RCTs) zur Partizipativen Entscheidungsfindung auf ihre empirischen Effekte hin zu untersuchen. Das Review basiert auf insgesamt 256 RCTs, wobei die Studien entweder Schulungsmaßnahmen für Ärzte und/oder Patienten (Punkt 1 und 3, Abschnitt 2.4) oder den Einsatz von Entscheidungshilfen (Decision Aids; Punkt 2, Abschnitt 2.4) untersuchten. Die deutlichsten Effekte von Schulungsmaßnahmen zeigten sich im Bereich *verbesserter Arzt-Patienten-Kommunikation*, *Zunahme an Patientenbeteiligung* und *genauerer Risikowahrnehmung* der Patienten. Der Einsatz von Entscheidungshilfen führte insbesondere zu realistischeren Erwartungen über den Erkrankungsverlauf sowie zur *Verringerung von Entscheidungskonflikten und Unentschlossenheit* gegenüber Behandlungsentscheidungen. Für beide Interventionsarten konnte ein deutlicher Anstieg des Wissens der Patienten über die jeweiligen Erkrankungen und ihre Behandlungen nachgewiesen werden (Loh, Simon, Kriston & Härter, 2007c).

3. Partizipative Entscheidungsfindung in der Onkologie

3.1 Wirklich etwas Neues?

Die Untersuchung und Verbesserung der Arzt-Patient-Kommunikation weist in der Onkologie eine Tradition auf, die älter ist als der Shared Decision-Making-Ansatz. Aufgrund des lebensbedrohlichen Charakters der Erkrankung gilt das ärztliche Gespräch in der Onkologie mit Fragen, auf welche Weise schlechte Nachrichten mitgeteilt werden können und wie viel Informationen für den Patienten zumutbar sind, seit jeher als komplex und schwierig (Stewart, 1995; Fallowfield & Jenkins, 2004). Fallowfield (1988) sowie Maguire und Faulkner (1988) beschäftigten sich seit Mitte der 80er Jahren systematisch mit der Verbesserung der Arzt-Patient-Kommunikation in der Onkologie und entwickelten in den Folgejahren erfolgreiche Kommunikationstrainings für Ärzte und Pflegeberufe (Maguire, Booth, Elliott & Jones, 1996; Fallowfield, Jenkins, Farewell et al., 2002). Später kamen neben Großbritannien Arbeitsgruppen in Belgien, den USA und Kanada sowie der Schweiz hinzu (Razavi & Delvaux, 1997; Baile, Kudelka, Beale et al., 1999; Kiss, 1999; Back, Arnold, Tulsky et al., 2003). Im Zentrum der Trainings stehen die Vermittlung kommunikationspsychologischen Wissens in Verbindung mit der Einübung konkreter Kommunikations- und Gesprächsführungstechniken auf dem Hintergrund einer patientenzentrierten Haltung.

Innerhalb des breiten Feldes der Arzt-Patient-Kommunikation bezieht sich PEF spezifisch auf den bei Behandlungsentscheidungen anstehenden Kommunikationsprozess zwischen Arzt und Patient. Bei onkologischen Behandlungen müssen hierbei in der Regel Risiken gegeneinander abgewogen werden. In vielen Fällen kann eine Ungewissheit bzgl. der unterschiedlichen Behandlungsoptionen bestehen. Im Rahmen der Fortbildungsarbeit mit onkologisch tätigen Ärzten beschrieb Fallowfield (2001) erstmalig die Notwendigkeit, Präferenzen von Patienten hinsichtlich einer gewünschten Mitentscheidung in Kommunikationsprozessen zu berücksichtigen. Aktuelle Studien in der Onkologie zeigen, dass Patienten zunehmend Mitbestimmung an Behandlungsentscheidungen erwarten, jedoch längst nicht alle Patienten eine Partizipative Entscheidungsfindung wünschen (Fischbeck, 2002; Vogel, Helmes & Hasenburg, 2007b). Die *Partizipationspräferenz onkologischer Patienten* für eine aktive bzw. gleichwertige Rollenverteilung bei der Entscheidungsfindung schwankt in Abhängigkeit der zu treffenden Entscheidung zwischen *44%* (Degener et al., 1997) und *89%* (Bruera, Willey, Palmer & Rosales, 2002). Ein systematisches Review zum Zusammenhang soziodemografischer, krankheitsbezogener und psychosozialer Charakteristika mit den Partizipationspräferenzen zeigte, dass insbesondere *jüngere* und *besser gebildete Patienten* an den Behandlungsentscheidungen beteiligt sein wollen. Kein konsistenter Einfluss konnte hingegen für die *Krankheitsschwere* nachgewiesen werden, ebenso wenig für das Ausmaß an *psychischer Belastung*, *sozialer Unterstützung*, *Selbstwirksamkeitserwartung* und *Wissen über die Erkrankung*. Allerdings scheint bei steigendem Vertrauen zum Arzt das Bedürfnis nach gleichberechtigter Mitbestimmung zu sinken (Ernst, Schwarz & Krauß, 2004; Vogel, Helmes & Bengel, 2006). Erste Ergebnisse einer Längsschnittstudie zu Veränderungen von Kommunikationspräferenzen von primären Brustkrebspatientinnen im Verlauf des ersten Jahres ihrer Erkrankung zeigen, dass Patientinnen, deren *Beteiligungswunsch* mit der tatsächlich post-operativ *erfahrenen Mitbestimmung* übereinstimmte, drei Monate später geringere psychische Belastungswerte aufweisen (Vogel, Helmes & Bengel, 2007a).

Im PEF-Konzept hat die Erfassung der Bedürfnisse der Patienten hinsichtlich des Umfangs ihrer Mitwirkung in medizinischen Entscheidungssituationen als zentrales Element Eingang gefunden (vgl. Abschnitt 2.2). Darüber hinaus sprechen *medizinsoziologische*, *ethisch-juristische* und *empirische Gründe* für die Umsetzung von PEF in der Onkologie (Coulter, 1997): Die *Rollenerwartungen an Arzt und Patient* haben sich verändert und das Informationsgefälle zwischen Ärzten und Patienten sinkt, bei gleichzeitig zunehmendem *Fortschritt* und *Behandlungsalternativen.* Neue *rechtliche Rahmenbedingungen* definieren explizite Patientenrechte hinsichtlich Aufklärung und Selbstbestimmung (vgl. „Patientenrechte in Deutschland“, www.bmgs.bund.de/download/broschueren), und in der Medizin-Ethik wurde definiert, dass die Möglichkeit, Entscheidungen zu treffen, einen wesentlichen Aspekt des Menschseins ausmacht und somit bis zum Lebensende gefördert werden sollte (Illhardt, 2004). Durch die klar definierten Prozessschritte (vgl. Abschnitt 2.1) liefert das PEF-Modell ein *hohes Maß an Strukturgebung* für die Arzt-Patient-Gespräche, was für die in der onkologischen Versorgung vorhandene Komplexität der zu treffenden Behandlungsentscheidungen und ihre erlebten Belastungen förderlich ist.

3.2 Ausgewählte Studien zur Umsetzung der Partizipativen Entscheidungsfindung in der Onkologie

In Abschnitt 2.4 wurden die drei möglichen Handlungsbereiche vorgestellt, in denen Transferstrategien von PEF in die Praxis möglich sind. Dieser Gliederung folgend, wird in diesem Kapitel eine Übersicht über bisherige Studien in der Krebsversorgung zu diesen Umsetzungsmaßnahmen gegeben und die wichtigsten ermittelten Effekte aufgeführt.

Im Bereich der *Aus-, Fort- und Weiterbildungsmaßnahmen von Ärzten* liegen bisher keine Studien vor, die entsprechend Projekten in der hausärztlichen und rheumatologischen Versorgung (Loh et al., 2004; Bieber, Müller, Blumenstiel et al., 2006) spezifische Fortbildungen zum Training Partizipativer Entscheidungsfindung ausschließlich für onkologisch tätige Ärzte entwickelt und evaluiert haben. Ein aktuelles Review, welches die Untersuchung der Effektivität von Interventionen zur Verbesserung von Patientenbeteiligung insgesamt zum Ziel hatte, basiert zu 20% auf Studien aus der Krebsversorgung. Allerdings umfassten diese Studien schwerpunktmäßig Interventionen, die sich auf Patienten direkt bezogen (s. unten) (Haywood, Marshall & Fitzpatrick, 2006). Für den Bereich der palliativmedizinischen Versorgung, die sich zum Großteil auf Tumorpatienten bezieht, wurde – aufbauend auf den Ergebnissen zum Bedarf an Partizipation am Lebensende in einem Projekt des oben genannten Förderprogramms – mit der Entwicklung eines Ärztetrainings zu PEF begonnen. Anhand von zehn in der Palliativmedizin relevanten Themen und eigenen Fallbeispielen lernen die Teilnehmer, Partizipative Entscheidungsfindung mit Menschen und ihren Angehörigen umzusetzen, die an ihr Lebensende angelangt sind (van Oorschot & Anselm, 2007).

Die umfangreichste empirische Evidenz liegt für *medizinische Entscheidungshilfen (Decision Aids)* vor. Auf der Internetseite des Ottawa Health Research Institutes liegen über *100 Decision Aids zu Präventions-, Screening- und Behandlungsentscheidungen bei onkologischen Erkrankungen* vor, ca. 70% davon beziehen sich auf Brust- und Prostatakarzinome. Insgesamt finden sich bereits *sechs systematische Reviews*, die Studien zusammenfassen, die sich auf die Entwicklung und Evaluation von Patientenmaterialien für Screening- und Behandlungsverfahren bei Krebserkrankungen beziehen (Loh et al., 2007c). Neben nachweisbaren Effekten, wie einem Zuwachs an Wissen und Verringerung der Entscheidungskonflikte, scheint der Einsatz von Decision Aids mit einem *Rückgang der Teilnahme an Screeningmaßnahmen*, insbesondere dem Screening des umstrittenen PSA-Wertes bei Verdacht auf Prostata-Ca, zusammenzuhängen (Evans, Edwards, Brett et al., 2005). Aufgrund der bei *Prostata-Ca* sehr variablen Behandlungsoptionen ist diese Indikation für den Einsatz von Entscheidungshilfen prädestiniert (Holmes-Rovner, Stableford, Fagerlin et al., 2005). Für den Bereich der *Brustkrebsbehandlung* wurde der Einsatz spezifischer Decision Aids für die Entscheidung zur adjuvanten Chemotherapie und Strahlentherapie (Whelan, Levine, Gafni et al., 1995; Whelan, Levine, Willian et al., 2004), aber auch für prophylaktische Mastektomie bei genetisch prädisponiertem Mamma-Ca, untersucht (Green, Peterson, Baker et al., 2004). Ein aktuelles Review zum Einsatz von Decision Aids zur Auswahl der Art des operativen Eingriffs bei primärem Brustkrebs (brusterhaltende Operation vs. Mastektomie) kommt über alle eingeschlossenen Studien hinweg zu dem Ergebnis, dass die Wahrscheinlichkeit von Frauen, die ihre Entscheidung mit Hilfe eines Decision Aids trafen, sich für eine *brusterhaltende Operation* zu entscheiden, um 25% höher lag als bei Frauen, die keine Entscheidungshilfe erhielten (Waljee, Rogers & Alderman, 2007). Eine erste deutschsprachige Entwicklung und Evaluation von Entscheidungshilfen für die Behandlung des primären Mammakarzinoms erfolgte im Rahmen des oben genannten Förderschwerpunktes des BMG (Vodermaier, Caspari, Köhm & Untch, 2005). Insgesamt zeigt sich in den Studien, dass Decision Aids *von Patienten gut angenommen* werden, sich die *Patientenzufriedenheit* erhöht (Waljee et al., 2007) sowie Ärzte ihren Einsatz als *positiv für den Kommunikationsprozess* bewerten und diese Materialien als *implementierbar in die tägliche Routine* einschätzen (Whelan, Levine & Gafni, 1999; Molenaar, Sprangers, Rutgers et al., 2001). Kein Einfluss konnte auf die psychischen Belastungen nachgewiesen werden (O'Connor et al., 2006). Diskutiert wird aktuell, welchen *Standards* die *Informationsdarbietung auf Decision Aids* entsprechen sollte, da zum einen eine starke Variabilität bzgl. Umfang und Vollständigkeit der aufgeführten Behandlungsoptionen besteht (Fagerlin, Rovner, Stableford et al., 2004) und zum anderen die Darstellung der Information die Risikowahrnehmung und somit die Entscheidungen beeinflusst (Fagerlin, Wang & Ubel, 2005; Schapira, Nattinger & McHorney, 2006). Ein internationaler Zusammenschluss von Wissenschaftlern arbeitet dazu aktuell an einem Kriterienkatalog (International Patient Decision Aids Standard Instrument (IPDAS)), welcher zukünftig die kritische Bewertung der Güte von Entscheidungshilfen ermöglichen soll (Elwyn et al., 2006).

Untersuchungen zu *Patientenschulungen*, die auf die ärztlichen Konsultationen vorbereiten, wurden bisher in deutlich geringerem Maße durchgeführt als Studien zu Decision Aids. Schulungs- und Aufklärungsinitiativen im Bereich der Selbsthilfeorganisationen (z.B. Projekt Diplompatientin von Mamazone, www.mamazone.de) finden unter Patientinnen breiten Zuspruch, wurden jedoch bisher nicht wissenschaftlich begleitet und in ihrer Effektivität hinsichtlich PEF untersucht. Eine in Deutschland neue Entwicklung stellt die Gründung einer Patientenuniversität an der Medizinischen Hochschule Hannover dar, mit medizinischen Fortbildungsangeboten für Patienten, Patientenvertreter und interessierte Bürger (www.patientenuniversitaet.de). Neben allgemeinen Grundlagen zur Entstehung von Krankheiten sowie Diagnostik und Therapie, werden auch Seminare zu spezifischen Erkrankungen wie Krebs entwickelt. Edwards et al. (Edwards, Unigwe, Elwyn & Hoods, 2003b) erarbeiteten ein systematisches Review zu Interventionen, die Patienten über individuelle Risikoabschätzungen aufklären, um Entscheidungen hinsichtlich der Inanspruchnahme medizinischer Screeningmaßnahmen zu treffen. Die meisten eingeschlossenen Studien bezogen sich auf Screeningverfahren in der Onkologie (Mammografie, PSA-Test, Screening von Darm- und Gebärmutterhalskrebs). Entgegen den Ergebnissen zum Einsatz von Decision Aids zeigte sich, dass die Kommunikation und Erklärung des individuellen Krankheitsrisikos (z.B. durch Berücksichtigung der individuellen Riskofaktoren) die *Inanspruchnahme von Screening-Tests erhöht.*

Schon frühzeitig wurde darauf hingewiesen, dass zwischen dem Informationsbedürfnis von Patienten und ihrem Bedürfnis nach Beteiligung unterschieden werden muss (Ende et al., 1989; Fallowfield, 2001). Auf dem Hintergrund des heute umfassend möglichen Zugangs zu medizinischen Informationen durch das Internet wird jedoch angenommen, dass ein Zusammenhang besteht zwischen dem *Ausmaß, in dem sich Patienten informieren,* und ihrem *Mitwirkungswunsch* an Behandlungsentscheidungen. Eine aktuelle Studie in deutschen Brustzentren konnte diese Annahmen jedoch nur tendenziell bestätigen. Aufgrund der stark differierenden *Qualität von Interneteinformationen* wird allerdings darauf hingewiesen, dass zukünftig die Internetseiten mit qualitativ hoch stehendem Schulungs- und Aufklärungscharakter gesondert auf ihre Effekte hinsichtlich PEF untersucht werden sollten (Scheibler, Steffen & Pfaff, 2006).

4. Ausblick

Beim Vorgehen der Partizipativen Entscheidungsfindung werden die medizinischen und evidenzbasierten Erkenntnisse auf der einen Seite mit den Patientenfragen und -bedürfnissen auf der anderen Seite in Verbindung gebracht. Das gut strukturierte Konzept birgt damit für die Onkologie zahlreiche Chancen für eine patientengerechte Versorgung. Die konzeptuellen Entwicklungen des PEF-Modells sind nach 20 Jahren Forschung und Entwicklung gut vorangekommen (Makoul & Clayman, 2006). Empirische Evidenz für die Anwendung von PEF liegt aus verschiedenen Indikationsbereichen vor. Antizipierte Nachteile wie Verunsicherung der Patienten, Vertrauensverlust in den Arzt, erhöhter Zeitaufwand in der ärztlichen Konsultation und der Wunsch nach kostenintensiveren Behandlungen konnten nicht bestätigt werden (Coulter, 1997; Loh et al., 2007c). Die zukünftigen Bemühungen werden daher zunehmend die *Vermittlung von PEF und ihre Umsetzung in der Praxisroutine* in den Mittelpunkt stellen. Dabei spielt zum einen die *Fortbildung der Ärzte in PEF* eine wesentliche Rolle, zum anderen aber auch die *medizinische Ausbildung* (Loh et al., 2006). Wichtig erscheint in zukünftig zu entwickelnden PEF-Fortbildungen, die *Verbindung zur Nutzung von Decision Aids* herzustellen, deren Entwicklungsstand und empirische Grundlagen von allen Transferstrategien am weitesten vorangeschritten sind. Eine wesentliche Voraussetzung für die Anwendung der Partizipativen Entscheidungsfindung ist die Fähigkeit des Arztes, eine *positive, vertrauensvolle und tragfähige Arzt-Patient-Beziehung* aufbauen zu können. Das Gelingen der Kommunikation und eine glaubwürdige Umsetzung von PEF erfordert daher immer auch eine patienten- und beziehungszentrierte Haltung des anwendenden Arztes. Ohne diese Haltung läuft PEF Gefahr, als bloße Technik missverstanden zu werden, um einen Patienten pro forma mit einzubinden. PEF kann dann sogar zu Unzufriedenheit und Angst auf Seiten des Patienten führen (Edwards, Elwyn, Smith et al., 2001). Schulungen für Ärzte müssen somit den Aufbau dieser Fähigkeiten ebenso beinhalten wie die Vermittlung der Vorgehensweise bei Partizipativer Entscheidungsfindung (Bieber et al., 2007; Towle & Godolphin, 1999). Auf Seiten der Patientenschulung ergeben sich viele Überschneidungen mit Themenbereichen der *Patientenkompetenz* und des *Patientenempowerment*, deren verstärkte Verknüpfung in der Zukunft weitere Chancen für eine verbesserte Patientenversorgung birgt. Neuere Entwicklungen, wie die webbasierter interaktiver Informationssysteme, werden dabei eine relevante Rolle spielen (Simon, Vietor, Loh et al., 2007b). Wichtig sind außerdem zum einen die bisher kaum untersuchten *gesundheitsökonomischen Auswirkungen* mit Fragen, ob Therapien durch Partizipative Entscheidungsfindung effektiver umgesetzt werden und daraus Einsparungen im Gesundheitswesen erreicht werden können. Zum anderen bedarf es umfassender Studien, die untersuchen, inwieweit sich die *klinische Versorgung zum Wohle der Patienten und Ärzte* tatsächlich verbessert.

Informationsbedarf und erwünschte Entscheidungsmitwirkung von Patienten – Empirische Befunde zu soliden und systemischen Krebserkrankungen

Jochen Ernst, Christina Schröder, Reinhold Schwarz und Elmar Brähler

Zusammenfassung

Patientenorientierung im Medizinsystem und damit verknüpft die Einbeziehung des Kranken in ihn betreffende medizinische Entscheidungsprozesse werden zunehmend zu einem wichtigen Qualitätskriterium der medizinischen Versorgung. Dieser Beitrag wirft die Frage der Patientenbeteiligung an medizinischen Entscheidungen auf und bespricht das Informationsbedürfnis bei onkologischen Krankheitsbildern. Anhand empirischer Befunde und mittels eines Vergleichs von soliden und malignen systemischen Krebserkrankungen wird gezeigt, dass im Verlauf der Akutbehandlung der Informationsbedarf hinsichtlich der meisten Bereiche der Erkrankung sehr hoch ist. Der Wunsch, an medizinischen Entscheidungen zu partizipieren, ist demgegenüber weniger stark ausgeprägt, insbesondere bei Patienten mit systemischen Erkrankungen.

Summary

Patient-centred medicine and the inclusion of the patient in the medical decision-making process is increasingly becoming an important criterion of the quality of medical supply. The following contribution raises the question of patient participation in medical decisions and discusses oncological patient's information needs. On the basis of empirical findings and a comparison of solid and haemato-oncological diseases it is shown that in the process of the acute treatment the need for information regarding most of the facets of the illness is very high. In contrast, the wish to participate in medical decisions is less strongly pronounced, particularly among patients with systemic illnesses.

1. Einleitung und Fragestellung

1.1 Aspekte des Wandels der Patientenrolle

Der Wandel der Patientenrolle und die Veränderung der Arzt-Patient-Beziehung sind in den letzten Jahren in wachsendem Umfang zum Gegenstand sozialmedizinischer und medizinpsychologischer Analysen geworden. Die Verbesserung der Patientenbeteiligung im medizinischen Behandlungsprozess, eine Stärkung der Patientenrechte und des Patientenschutzes sowie eine größere Patientenorientierung allgemein (z.B. hinsichtlich verbesserter Informationsmöglichkeiten oder transparenter Versorgungsstrukturen) sind dabei die zentralen und übergreifenden Zielgrößen.

Für die Beschreibung der Arzt-Patient-Beziehung im ambulanten und stationären Versorgungsgeschehen sind verschiedene Modelle konzipiert und vielfach diskutiert worden (Makoul & Clayman, 2006). Die Differenzierung der Arzt-Patient-Modelle erfolgt zumeist entlang der Schlüsselkriterien „Kontrolle der Information" und „Kontrolle der Entscheidung" und dementsprechend werden das paternalistische, das informative sowie das „shared-decision-making"- Modell unterschieden (Charles, Gafni & Whelan, 1997). Trifft im klassischen paternalistischen Konzept allein der Arzt kraft seiner Fachkompetenz Entscheidungen, so ist das informative Modell durch eine alleinige oder zumindest eine überwiegend autonome Entscheidung des Patienten charakterisiert (Vick & Scott, 1998). Das Modell des „shared-decision-making" (oder der partizipativen Entscheidungsfindung) hebt sich insbesondere durch einen wechselseitig funktionierenden Informationsaustausch zwischen Behandler und Patient sowie durch das gemeinsame Treffen und Umsetzen von Entscheidungen zu den medizinischen Behandlungsschritten ab (Charles et al., 1997; Gattellari, Butow & Tattersall, 2001; Faller, 2003a; Flynn, Smith & Vanness, 2006). Als wichtiges Merkmal dieses Modells gilt dabei die Ermittlung und Berücksichtigung der Rollenpräferenz des Patienten, welche auch die vom Patienten bewusst getroffene Vorentscheidung für eine paternalistische Beziehung sein kann. In Deutschland hat ein beim BMG eingerichteter Förderschwerpunkt in den letzten Jahren die Forschung zum „shared-decision-making" und dessen praktische Umsetzung in verschiedenen klinischen Bereichen unterstützt (Härter, Loh & Spies, 2005).

Empirische Ergebnisse untermauern, dass eine deutliche Mehrheit (59%) der deutschen Allgemeinbevölkerung einen geteilten Kommunikations- und Behandlungsstil bevorzugt (Coulter & Magee, 2003b; Sawicki, 2005) und damit ebenso wie die kleinere Gruppe (29%), die sich für das informative Modell ausspricht, in der Rolle des Patienten einen hohen Grad der Informiertheit anstrebt. Der tatsächliche medizinische und psychosoziale Mehrwert einer stärkeren Patienteneinbindung in Entscheidungsprozesse ist noch nicht eindeutig belegt. Bisher werden eine höhere Behandlungszufriedenheit, weniger Angst, Depressivität und Entscheidungskonflikte, eine bessere Therapieresonanz (auch in Folge einer größeren Therapietreue aufgrund besserer Informiertheit) oder eine höhere Lebensqualität als mögliche Effekte angesehen (Klemperer, 2003; Hack, Degner, Watson & Sinha, 2006; Mandelblatt, Kreling, Figeuriedo & Feng, 2006). Eine gezielte klinische Implementierung dieses Modells verlangt neben der weiteren Klärung solcher Forschungsfragen jedoch auch die Beschäftigung mit differenziellen klinischen Aspekten. Denn empirische Befunde verdeutlichen, dass der Partizipationswunsch wesentlich vom Krankheitsbild abhängt, untersetzt von der konkreten Krankheitsphase und dem individuellen Copingstil des Patienten, wodurch vor allem Krebspatienten einer besonderen Beachtung bedürfen (Leydon, Boulton, Moynihan et al., 2000; McKinstry, 2000).

1.2 Befunde zur Beteiligung von Krebspatienten an medizinischen Entscheidungen

Hinsichtlich der Beteiligung von Tumorpatienten an medizinischen Entscheidungen wurden überwiegend Patienten mit häufig auftretenden soliden Tumoren – wie Brust- oder Prostatakrebs – untersucht (Fallowfield, 1997; Wei & Uzzo, 2002; Coulter, 2003a; Davison & Goldenberg, 2003; Patel, Mirsadraee & Emberton, 2003; Charles, Gafni & Whelan, 2004; Hawley, Lantz, Janz et al., 2007). Die internationale Forschungslage dokumentiert einheitlich eine eher unbefriedigende Einbeziehung der Krebspatienten in medizinische Entscheidungen. Vielfach werden von Patienten Informationsdefizite und Unzufriedenheit mit den Kommunikationsmustern im stationären Setting beklagt (Ernst, 2006; Vogel, Helmes & Bengel, 2006). Eine gemeinsame Entscheidung wird von etwa 40-89% der Krebspatienten gewünscht, insbesondere hinsichtlich der Therapiewahl und der Rahmenbedingungen der Behandlung (z.B. zu welchem Zeitpunkt die Behandlung erfolgen sollte) (Vogel et al., 2006). Als Prädiktoren für einen größeren Wunsch nach Einbeziehung in Behandlungsentscheidungen sind u.a. jüngeres Alter, bessere Bildung sowie eine höhere Gesundheitskompetenz beschrieben worden (Hawley et al., 2007). Zu beobachten ist, dass Krebspatienten eine innere Repräsentanz für Abstufungen von Ungewissheit und Bedrohung entwickeln (vgl. Kasper, 2004), die angesichts des hohen Ungewissheitspotenzials dieser Erkrankung zu einer stärker phasenspezifischen und situativen Modifikation ihres Partizipationsbedürfnisses beitragen könnte. Diese differenzielle Betrachtungsweise geht mit einem bereits bewährten Trend in der psychoonkologischen Interventionsforschung konform: Die gezielte psychosoziale Unterstützung von Krebspatienten setzt zunehmend auf eine Zusammenhangsbetrachtung von Diagnose und Krankheitsphase, daraus erwachsenden Behandlungsanforderungen und individuellem Bewältigungsstil, die als Spezifitätsdimension bezeichnet wird (Koch & Weis, 1998). Auch der Faktor Arzt bedarf in diesem Zusammenhang einer besonderen Berücksichtigung. Studien berichten, dass gerade bei lebensbedrohlichen Erkrankungen auch im Falle einer geteilten Entscheidung dem Arzt ein unmittelbarer und direkter Einfluss auf das Ergebnis der Entscheidung zukommt (Patel et al., 2003). Es gibt Situationen, z.B. im Kontext einer Palliativbehandlung, in denen Patienten weniger Entscheidungsteilhabe wünschen und ein größeres Bedürfnis nach ärztlicher Empathie zeigen. Die Bedeutung der reinen medizinischen Information wird bei schwerwiegenden onkologischen Erkrankungen geringer (van Oorschot, Leppert & Schweizer, 2007) und das eigentliche Abwägen und Entscheiden als Element der Patientenautonomie tritt in den Hintergrund (Ernst & Schwarz, 2006).

Ob die von Arzt und Patient z.T. unterschiedlichen Auffassungen von „geteilter Entscheidung“ deren Umsetzung hemmen, sollte differenziert untersucht werden (Klemperer & Rosenwirth, 2005; Ernst, Holze, Sonnefeld et al., 2007). Neuere Forschungsansätze zielen ferner auf die Möglichkeiten, Patienten systematisch bei Behandlungsentscheidungen zu unterstützen bzw. die gemeinsame Entscheidungsfindung in die medizinische Praxis zu implementieren (z.B. mittels „Decision Aids“) (Neuman, Charlson & Temple, 2007). Auch die Rolle weiterer Akteure in medizinischen Entscheidungssituationen, wie die der Angehörigen des Patienten (Ernst, Götze, Weißflog et al., 2006; Schäfer, Putnik, Dietl et al., 2006) oder der Pflegenden (Sainio & Lauri, 2003) werden zunehmend thematisiert.

1.3 Forschungsstatus des Themas Patientenbeteiligung bei malignen systemischen Erkrankungen

Ist die Forschungslage zur Entscheidungsbeteiligung von Patienten mit (häufig auftretenden) soliden Tumoren schon aussagekräftig, so sind die Kenntnisse zur Situation bei den *malignen hämatologischen Neoplasien*[1] ungenügend. Dies dürfte in erster Linie auf deren geringen Anteil an allen Krebserkrankungen und auf deren erschwerte klinische Zugänglichkeit (u.a. akute Beschwerden, Transplantationsbedingungen) zurückzuführen sein, welche der überwiegend quantitativ ausgerichteten psychoonkologischen Forschung die Durchführung größerer (kontrollierter) Studien nicht erlaubt. Den aktuell verfügbaren Daten des Robert Koch-Instituts zufolge gab es im Jahr 2002 *24.100 Neuerkrankungen* (jeweils rund zur Hälfte Männer und Frauen), was einem Anteil von weniger als 6% aller bösartigen Neubildungen entspricht (Gesellschaft der epidemiologischen Krebsregister in Deutschland e.V., 2006).

Die klinische Praxis zeigt, dass der Prozess der Entscheidungsfindung bei malignen systemischen Krankheitsbildern äußerst komplex und für den Patienten in seiner Nachhaltigkeit häufig nicht zu überblicken ist. Entscheidungserschwerende Spezifika dieser Krankheitsbilder im Vergleich mit den Standardanforderungen bei soliden Tumoren sind z.B. das Fehlen einer subjektiven körperlichen Verortung des Krankheitsgeschehens, die partielle Unabwägbarkeit von bestimmten Behandlungsstrategien, die z.T. akute Lebensbedrohung sowie die Notwendigkeit, Entscheidungen mit einer hohen Antizipationsleistung zu erbringen. Diese sind über einen großen Zeitraum und unter dem Einfluss „krankmachender" und risikoreicher Therapien mit einem langen Belohnungsaufschub aufrecht zu erhalten. Abbildung 1 bringt diese Situation des Abwägens, der Unsicherheit und der innerlichen Zerrissenheit der betroffenen Patienten zum Ausdruck.

Hinzu kommt eine bei den chronischen Leukämien zunächst unspezifische Symptomatik in Verbindung mit einem gering empfundenen subjektiven Krankheitsgefühl und der Möglichkeit des Abwartens von Therapieentscheidungen im Gegensatz zu einer massiven körperlichen Beeinträchtigung und unmittelbaren Lebensbedrohung bei den akuten Formen mit einem hohen Entscheidungsdruck. Neben anderen Faktoren tragen auch diese Rahmenbedingungen der Entscheidungsfindung zu einer besonderen psychosozialen Belastung vor allem von stationären Patienten bei, was wiederum besondere Anforderungen an eine adäquate psychosoziale Untersetzung der medizinischen Versorgung stellt[2].

---

[1] Hierunter zählen im Wesentlichen Morbus Hodgkin, Non-Hodgkin Lymphome sowie Leukämien (ICD-10-Klassifikation C81-C96).

[2] Nach vorliegenden empirischen Befunden sind Patienten mit bösartigen systemischen Erkrankungen auch tatsächlich häufiger psychoonkologisch betreuungsbedürftig als andere onkologische Patientengruppen (72% vs. <50%) (Jungkeit, 2003; Krauß, Ernst, Kuchenbecker et al., 2007).

Sporadische Befunde, wie in einem solchen Kontext eine Einbindung der Patienten in medizinische Entscheidungen möglich ist und/oder in welcher Form von diesen gewünscht wird bzw. wie groß der Bedarf an entsprechenden Hintergrundinformationen ist, sind z.T. inkonsistent. Hinsichtlich des Wunsches nach Information zur Erkrankung und Therapie zeigt eine Studie von Friis, Elverdam und Schmidt (2003), dass Patienten mit akuten Leukämien weiterführende und differenzierte Informationen eher „umgehen" als zielgerichtet erschließen. Möglicherweise hängt dies mit der bewussten Vermeidung von negativen Affekten in der akuten Krankheitsphase zusammen (Koehler, Kreutzmann, Koenigsmann et al., 2006), andererseits auch mit der Komplexität und dem systemischen Charakter des Krankheitsbildes, das sich dem Patienten als medizinischem Laien zumindest kurzfristig nur sehr schwer verdeutlicht. Therapietreue und Patientenkompetenz sind bei dieser Patientengruppe von hoher klinischer Bedeutsamkeit. Ausdauer, Motivation, Entscheidungsidentifikation und Frustrationstoleranz stehen offensichtlich in einem Zusammenhang mit der erfolgreichen Bewältigung der beschriebenen Therapieanforderungen. Diesbezügliche Probleme sowie das „Hadern" mit der einmal getroffenen Therapieentscheidung und eine bleibende „Entscheidungsschwäche" während des Krankheitsverlaufs bezüglich abgeforderter Nachentscheidungen gehören zu den wichtigen Themen der psychosozialen Mitbetreuung dieser Patientengruppe (Schröder, Schön, Niederwieser & Brähler, 2003). Hier entsteht eine versorgungsrelevante Diskrepanz zwischen der Förderung der notwendigen Patientenautonomie in Form selbst verantworteter, tragfähiger und sich positiv auf die Adhärenz auswirkender Entscheidungen und einer latenten Hilflosigkeit dieser Patienten gegenüber den komplexen Therapieanforderungen und einer fortbestehenden Abhängigkeit vom medizinischen Expertentum.

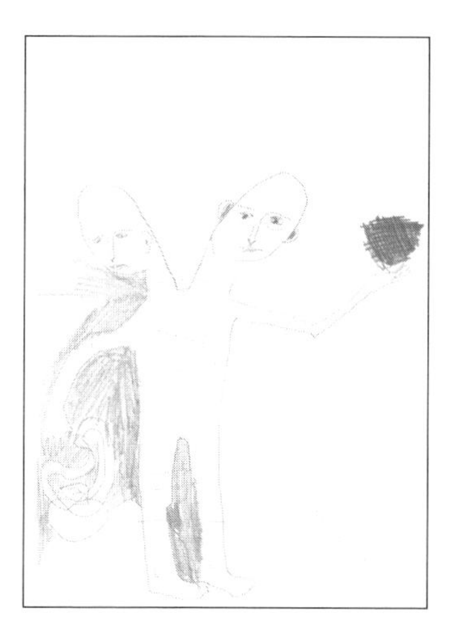

Abbildung 1: Marianne Buttstädt: „Waagschalen", Bleistift [21 x 29,7] [3]

[3] Marianne Buttstädt ist Bildende Künstlerin und führt an der Abteilung Sozialmedizin der Universität Leipzig einen Kunstkurs mit Krebspatienten durch.

1.4 Fragestellungen

Das Ziel unseres Beitrags besteht darin, eine systematische Analyse der klinischen Bedingungen anzustoßen, unter denen eine partnerschaftliche Entscheidungsfindung für *hämatoonkologische Patienten* in der Praxis zu realisieren ist. Nachfolgend werden auf der Basis empirischer Studien zwei hiermit im Zusammenhang stehende Subfragestellungen überprüft:

1. Wie gut fühlen sich diese Patienten über Aspekte der Erkrankung informiert und welche Informationsbedürfnisse gibt es?
2. Wie und in welchen Bereichen der medizinischen und psychosozialen Versorgung möchten diese Patienten an Entscheidungen partizipieren?

Die Darstellung und Wertung der Befunde geschieht explizit in Form eines Vergleichs mit einem Sample von Patienten mit soliden Tumoren.

2. Stichprobe und Methode

Die im Folgenden dargestellten Ergebnisse stammen aus zwei sich ergänzenden Forschungsstudien. Zum einen handelt es sich um ein von der *Deutschen Krebshilfe e.V.* gefördertes Forschungsprojekt. Hier wurden im Rahmen eines prospektiven Forschungsansatzes von 2002 bis 2005 insgesamt 533 stationäre, konsekutiv rekrutierte Tumorpatienten mit einer soliden Krebserkrankung befragt. Bei der zweiten Datenbasis handelt es sich um Ergebnisse eines von der *José Carreras Leukämie-Stiftung e.V.* seit 2005 geförderten Projektes. In dessen Rahmen wurden bislang 81 Patienten mit hämatologischen Neoplasien zu unterschiedlichen psychoonkologischen Themen befragt. Tabelle 1 vermittelt einen Überblick über wichtige soziodemografische und medizinische Merkmale der Befragungsteilnehmer.

Wie erfolgte die Auswahl und Rekrutierung der Patienten? Die Patienten wurden in verschiedenen Kliniken des Universitätskrankenhauses Leipzig bzw. in Facharztpraxen am Behandlungsbeginn angesprochen und um Studienteilnahme gebeten. Ausschlusskriterien waren unzureichende Deutschkenntnisse, ungenügende kognitive bzw. körperliche Voraussetzungen und ein Alter unter 18 Jahren. Rund zwei Drittel der Angesprochenen erklärten die Bereitschaft zur Teilnahme, der Fragebogen wurde persönlich ausgehändigt. Die behandelnden Ärzte schätzten in einem Kurzfragebogen die aktuelle Behandlungssituation der befragten Patienten ein (z.B. Schwere der Erkrankung, aktuelles Behandlungsziel).

Gezielt erhoben wurden Daten zum *Informationsstatus* und zu *Informationsbedürfnissen* der Patienten (eigenes quantitatives Erhebungsinstrument) sowie zur erlebten *Entscheidungsteilhabe* im medizinischen Behandlungsprozess (erhoben auf der Basis der Kontrollpräferenzskala; Degner & Sloan, 1992). Die Entscheidungspräferenzen der Patienten wurden dabei nicht nur für die Therapiewahl, sondern auch für weitere relevante medizinische Handlungsbereiche erfasst.

Ergänzend fließen die Ergebnisse offener Fragen zu den interessierten Themen in die Darstellung ein.

Tabelle 1: Stichprobencharakteristik der befragten Patienten

Merkmal	*solide Tm*		*hämatologische Tm*	
	%	absolut	%	absolut
Geschlecht				
männlich	60.4	322	55.6	45
weiblich	39.6	211	44.4	36
Alter				
Mittelwert	59.4	533	56.4	81
Ø Frauen	54.6	211	57.7	36
Ø Männer	62.5	322	55.3	45
Spannweite	24-85	533	18-84	81
Familie				
verheiratet, in Partnerschaft	65.5	349	58.0	47
unverheiratet, in Partnerschaft	10.3	55	11.1	9
unverheiratet, ohne Partner	17.8	95	24.7	20
anderes/k.A.	6.4	34	6.2	5
Sozialer Status				
erwerbstätig (in Voll- oder Teilzeit)	30.0	160	34.6	28
arbeitslos	8.8	47	7.4	6
Rente	48.0	256	48.2	39
anderes/k. A.	13.2	70	9.8	8
Tumorlokalisation				
solide Tm				
Prostata	27.5	146	--	--
Mamma	13.0	69	--	--
Zervix	7.7	41	--	--
Blase	5.8	31	--	--
andere	46.0	246	--	--
hämatologische Tm				
chronische lymphatische Leukämie	--	--	14.8	12
akute myeloische Leukämie	--	--	19.8	16
Plasmozytom	--	--	11.1	9
andere	--	--	54.3	44

Datenbasis: PA 2002-07, n (solide Tm) = 533, n (häm. Tm) = 81; eigene Berechnungen

3. Ergebnisse

3.1 Informationsbedürfnisse von Krebspatienten

Eine wichtige Schwellenbedingung für die Mitwirkung von Patienten an medizinischen Entscheidungen ist ein hinreichend guter Informationsstatus. Die Basis dafür bildet im Allgemeinen eine ausführliche und verständliche Informationsgabe durch den Arzt. Eingangs wurde bereits darauf verwiesen, dass in diesem Bereich leider deutliche Defizite zu konstatieren sind. Abbildung 2 dokumentiert, dass dies auch für einen Teil der von uns befragten Patienten bestätigt werden kann. Diese sollten ihren Informationsstatus in unterschiedlichen Bereichen der Erkrankung und Behandlung mit Hilfe einer 5-fach gestuften Antwortmöglichkeit zwischen „fühle mich sehr gut informiert“ bis „fühle mich sehr schlecht informiert“ einschätzen. Die Ergebnisse zeigen, dass der Unterschied zwischen den beiden Vergleichsgruppen, also Patienten mit soliden und systemischen Tumoren, relativ gering ist. Letztere Patienten fühlen sich über alle abgefragten Bereiche hinweg insgesamt besser informiert, wenngleich nicht signifikant besser (vor allem in Bezug auf das Ziel und die Risiken der Behandlung sowie die Nachsorge). Informationsdefizite werden von beiden Gruppen in erster Linie für jene Sachverhalte artikuliert, die keinen unmittelbaren Gegenwartsbezug aufweisen und die im Prämissenkatalog der Akutversorgung noch als in gewisser Weise tolerabel gelten können: Darüber, welchen Verlauf die Erkrankung nach der Therapie nehmen wird, fühlt sich mehr als jeder dritte Befragte nur zum Teil oder gar nicht, und rund jeder Zweite über Rehabilitation und Nachsorge nicht informiert. Aber jedem vierten bis fünften Patienten fehlen auch Informationen über relevante Behandlungsalternativen und knapp 15% fühlen sich über die Diagnose nur teilweise oder wenig/gar nicht aufgeklärt. Wenn man dann noch berücksichtigt, dass ein Drittel der Patienten sich nicht ausreichend über zu erwartende Nebenwirkungen ins Bild gesetzt sieht, sind das keine guten Voraussetzungen für eine Mitwirkung von Patienten im Sinne des Konzeptes der geteilten Entscheidungsfindung.

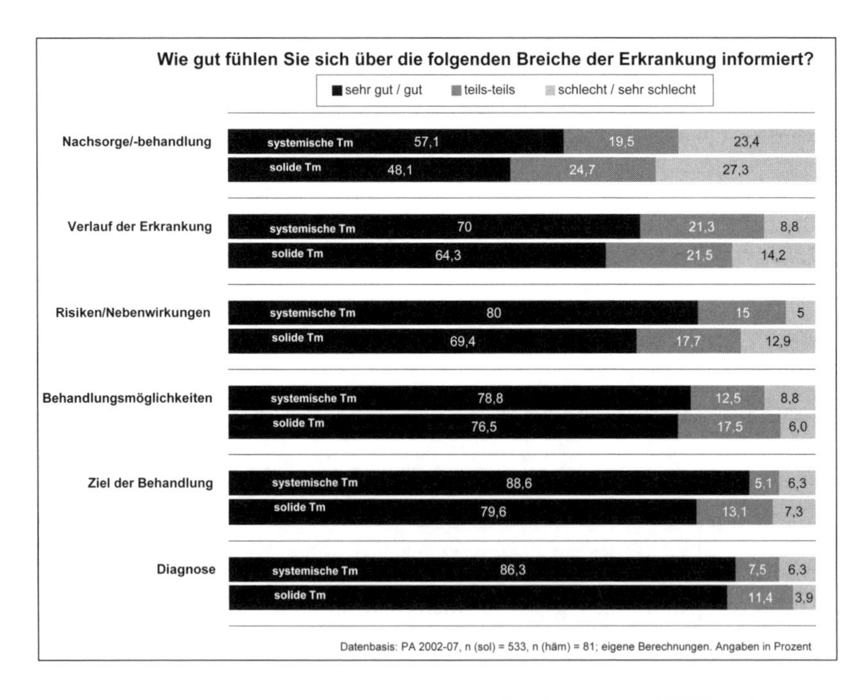

Abbildung 2: Informiertheit über Bereiche der Erkrankung

Ein Patient kommentiert diese Situation in einer freien Antwort folgendermaßen und spricht damit gleich mehrere aus seiner Sicht relevante Ursachen an:

> *Gefahr, Patienten zu überfordern, wenn sie sich erkundigen [oder] informiert [werden]. Ärzte müssen besser ausgebildet werden betreffs Kommunikation, Sicherheit vermitteln, Patient muss immer auf der Lauer liegen, Problem: Personalmangel [3118T1].*[4]

Die Befragten sind außerdem bestrebt, subjektiv empfundene Informationslücken mit Hilfe unterschiedlicher Quellen zu schließen. Abbildung 3 zeigt Bereiche und Handlungsfelder, zu denen sich die Befragten „auf jeden Fall" in der Zukunft noch weiter informieren möchten (weitere Antwortmöglichkeiten waren „möglicherweise" und „nicht"). Das betrifft einerseits krankheitsbezogene Themen im engeren Sinn wie Nachsorge, Nebenwirkungen und Risiken der Behandlung (zwischen 55-78%), andererseits zielt bei jedem Zweiten der Informationswunsch auch auf Transparenz und handlungsleitende Empfehlungen für das Verhalten in jenen Lebensbereichen, in denen sich die Patienten im Anschluss an die Therapie z.T. gänzlich neu orientieren müssen (z.B. zum Einfluss der Erkrankung auf Ernährung, Sexualität, körperliche Leistungsfähigkeit oder auf die berufliche Situation).

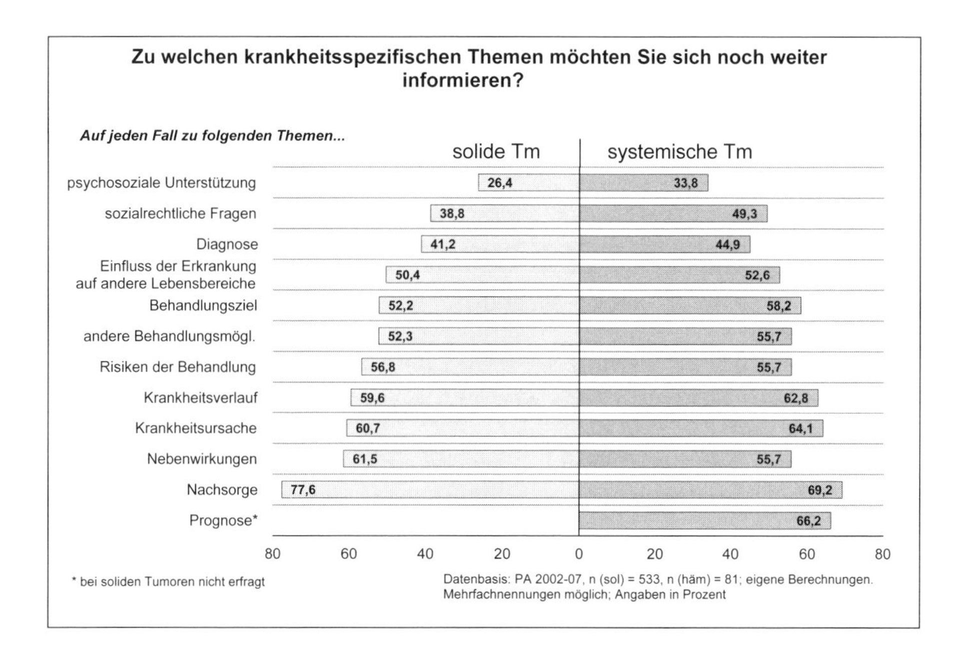

Abbildung 3: Informationswünsche von Tumorpatienten

[4] Patientenzitate entstammen den offenen Fragen des schriftlichen Fragebogens von Patienten mit hämatoonkologischen Erkrankungen.

Bei Patienten mit einer hämatologischen Erkrankung gibt es ein recht ausgeprägtes Interesse an psychosozialen Hilfsangeboten, jeder Dritte bzw. nahezu jeder Zweite (bezogen auf sozialrechtliche Fragen) wünscht Unterstützung bzw. möchte sich weitergehend dazu informieren. Dabei zeigen unsere (hier nicht weiter dokumentierten) quantitativen Auswertungen, dass – unabhängig vom Erkrankungsbild – in den meisten Bereichen der behandelnde Arzt (über 80%) der *wichtigste* Ansprechpartner für die Patienten ist.

3.2 Wunsch nach Entscheidungsbeteiligung bei Krebspatienten

Der Wunsch von Patienten, an medizinischen Entscheidungen mitzuwirken, ist bisher nahezu ausschließlich für den engeren Bereich der eigentlichen Therapieentscheidung belegt. Für viele Patienten kann es jedoch auch wichtig sein, in anderen, eher „randständigen“ Handlungsfeldern Entscheidungen mitzugestalten. Abbildung 4 dokumentiert den Wunsch nach Entscheidungsteilhabe für 11 ausgewählte Bereiche, differenziert nach der Art der Krebserkrankung (solide vs. systemische). In der Abbildung abgetragen sind Patientenangaben der Kontrollpräferenzskala (Degner & Sloan, 1992), die den Wunsch nach Entscheidungsteilhabe misst und Werte von 1 „der Arzt soll allein entscheiden“ bis 5 „der Patient soll allein entscheiden“ annehmen kann.

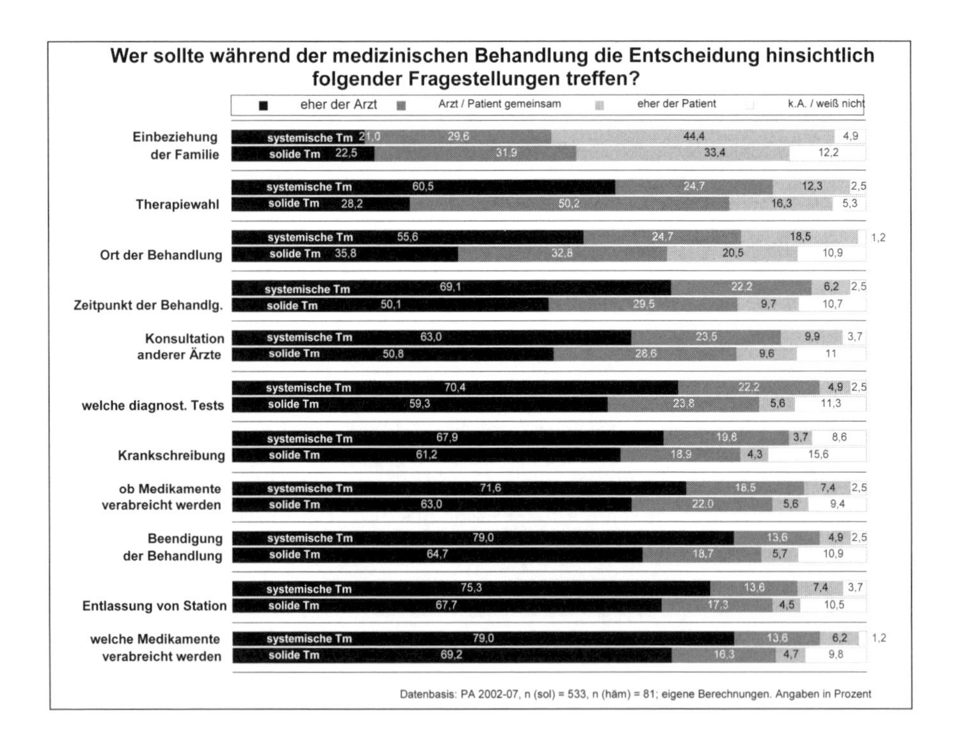

Abbildung 4: Entscheidungsbereiche und von Patienten gewünschte Entscheidungsteilhabe

Es zeigt sich, dass Patienten mit einem soliden Tumor bei den meisten Fragestellungen häufig wünschen, der Arzt solle die Entscheidung weitgehend allein treffen (zwischen 50-69%). Insbesondere gilt das für Bereiche, die ein hohes Maß an medizinischem Fachwissen voraussetzen (Diagnostik, Medikamentenverschreibung, Beendigung der Behandlung). Ein Vergleich zwischen beiden Patientengruppen verdeutlicht, dass bei Personen mit Hämoblastosen die Partizipationswünsche erheblich niedriger sind. Das lässt sich besonders bei der Behandlungsentscheidung sowie bei Fragen nach den Rahmenbedingungen der medizinischen Versorgung wie z.B. Ort der Behandlung beobachten. Etwa zwei von drei Befragten präferieren in diesen Bereichen eine arztgeleitete Entscheidungsfindung und rund ein Viertel eine mit dem Arzt gemeinsame. Frauen sind, wie hier nicht weiter aufgeführte quantitative Auswertungen zeigen, über alle Fragestellungen hinweg stärker an einer Mitwirkung interessiert, vielfach wünschen sie häufiger als männliche Patienten, entweder mit dem Arzt gemeinsam oder allein zu entscheiden.

Die Befragten wurden ergänzend gebeten, in einer offenen Frage ihre Meinung zu Präferenzen und zu den Möglichkeiten der Entscheidungsmitwirkung zu vermerken. Bei der Aggregierung der Texte zeigte sich, dass bestimmte Inhalte und Kategorien besonders häufig wiederkehren: Eine Reihe von Patienten führt aus, ihr *mangelndes Fachwissen* erlaube es nicht, Verantwortung zu übernehmen und schränke ihre Handlungs- und Entscheidungskompetenzen ein. Besonders Patienten mit malignen systemischen Erkrankungen verweisen wiederholt auf den Umstand, dass sie als Laie auch bei einer adäquaten Aufklärung nicht das medizinische Wissen hätten, um Entscheidungen mitzutragen. Beispielhafte diesbezügliche Formulierungen sind u.a.:

> *[Der] Arzt weiß, was er zu machen hat, bin zufrieden mit meinen Ärzten, mir wird alles gut erklärt, Patienten sollen nicht über Arzt bestimmen [3193T1].*
>
> *Bei der Therapie soll nur der Arzt entscheiden, Patienten darüber aber noch besser informieren [1173T1].*
>
> *Dazu muss man Fachwissen haben, aber die meisten sind Laien, deshalb verlasse ich mich auf Arzt und habe Vertrauen [3143T1].*

Manche Patienten fühlen sich auch *psychisch zu stark belastet*, um an schwierigen und nachhaltigen Entscheidungen mitwirken zu können. Einige befürchten, sich selbst – z.B. durch das Einholen einer weiteren ärztlichen Meinung – mit *Verunsicherungen zu belasten* oder in Folge eines zu fordernden Auftretens die vertrauensvolle *Arzt-Patient-Beziehung* zu gefährden. Seltener genannt, und dann meist mit Bezug auf den Erhalt der Autonomie und der körperlichen Integrität, werden Argumente, die für eine Mitwirkung an Entscheidungen sprechen.

4. Zusammenfassung und Ausblick

Gegenstand der vorgestellten Studien waren Fragen zum *Informationsstatus und -bedürfnis* und zur *Entscheidungsteilhabe* von Tumorpatienten unter differenziellem Aspekt. Auf der Basis empirischer Daten wurden komparative Befunde zu soliden und hämatologischen Tumoren dargestellt. Dabei hat sich gezeigt, dass es hinsichtlich erlebter Informationsdefizite und -wünsche zwischen den beiden Gruppen *keine wesentlichen Unterschiede* gibt. Als problematisch muss eingeschätzt werden, dass sich jeweils 4% und 7% der Befragten nur unzureichend und weitere jeweils 5% und 13% nur zum Teil über Diagnose und Behandlungsziel informiert fühlen. Die Ursachen hierfür sind vielschichtig und sollen in weiteren Auswertungen hinterfragt werden. Auch wenn in diesem Zusammenhang psychische Faktoren wie Selbstschutz und Abwehrverhalten der Patienten eine Rolle spielen, so fallen dennoch vermeidbare Kompetenzmängel in den Bereichen ärztliche Gesprächsführung und Beziehungsgestaltung ins Gewicht. Darauf verweisen vor allem die freien Antworten. Patienten berichten von Kommunikationsproblemen mit dem Arzt und bringen zum Ausdruck, nicht ausreichend oder zu wenig verständlich zu verschiedenen Aspekten der Krankheit informiert worden zu sein. Generell wird eine Mitwirkung an den medizinischen Entscheidungen im Behandlungsverlauf von den Patienten gewünscht, in Abhängigkeit vom abgefragten Bereich ist dies jedoch in unterschiedlichem Ausmaß der Fall. Insbesondere bei Tumorpatienten wird es in der Zukunft deshalb notwendig sein, den Verlauf und die Inhalte der Aufklärungs- und Informationsgespräche gezielter an Patientenbedürfnissen und unter Beachtung einer zumeist gegebenen psychischen Ausnahmesituation auszurichten.

Einen wichtigen Einblick in die belastungsabhängige Bedürfnislage hämatoonkologischer Patienten gibt der hier ermittelte Befund, dass diese in einem klinisch relevanten Maß medizinrelevante Entscheidungen (einschließlich Ort und Zeitpunkt der Behandlung) an behandelnde Ärzte delegieren. Die Tatsache, dass sich diese Patientengruppe durchgehend etwas besser informiert fühlt als andere Krebspatienten, scheint zudem die Annahme eines darauf beruhenden Vertrauensbonus gegenüber den Behandlern zu stützen. Deren „erfolgreicheres“ Informationsverhalten verweist angesichts dieser stark verunsicherten und langfristig hoch belasteten Klientel auf einen kleinen diesbezüglichen Qualitätsvorsprung innerhalb der Onkologie. Allerdings können hierzu noch keine abschließenden Aussagen getroffen werden. Solche möglichen Zusammenhänge bedürfen einer weiteren Überprüfung auf breiterer Datengrundlage. Angesichts der vorläufigen Befundlage kann Hämatoonkologen zur Förderung von Autonomie, Therapiemotivation und Situationskontrolle ihrer Patienten jedoch empfohlen werden, sowohl die traditionelle Bereitschaft zur Verantwortungsübernahme beizubehalten, als auch in erweiterte Informationsstrategien und in ein offensiveres Anbieten der Patientenmitentscheidung für individuelle und soziale Rahmenbedingungen des medizinischen Settings zu investieren (z.B. über den Einbezug von Angehörigen). Zudem ist ein vertieftes Nachdenken darüber geboten, wie Entscheidungsbereitschaft bei Patienten mit erhöhten Anforderungen an Antizipationsvermögen und Unsicherheitstoleranz fürsorglich ermöglicht werden kann.

Die Ergebnisse verdeutlichen, dass ein partnerschaftliches Arzt-Patient-Verhältnis für (schwerkranke) Krebspatienten häufig nicht primär mit einer gemeinsamen Therapieentscheidungsfindung verknüpft ist, die im Regelfall einem rationalen und strukturierten Algorithmus folgt. Dies gilt in besonderer Weise für Patienten mit systemischen Tumoren. Für die Betroffenen scheinen vielmehr – und hierauf verweisen insbesondere auch offen gestellte Fragen – langfristig wirkende emotionale und ethische Aspekte der Beziehung zum Behandler wie Zuwendung, auch in Form von Verantwortungsübernahme, Offenheit und Verlässlichkeit bedeutsamer zu sein. Dies sollte in weiteren Analysen überprüft werden.

Danksagung

Wir bedanken uns bei den Kooperationspartnern: dem Universitätsklinikum Leipzig, Abteilung Hämatologie und Onkologie, geleitet von Prof. Dr. Niederwieser; der Facharztpraxis für Hämatologie/Onkologie Dr. Schwarzer, Dr. Aldaoud; dem Städtischen Klinikum St. Georg in Leipzig, Frau Dr. Mantovani-Löffler – sowie bei allen Patienten und deren Angehörigen, die uns bei der Durchführung der Studien unterstützten.

Patientenkompetenz im onkologischen Kontext: Konzeptionelle Grundlagen und Messung

Jürgen M. Giesler und Joachim Weis

Zusammenfassung

Der Begriff der Patientenkompetenz wird im Kontext von Krebs- und anderen Erkrankungen seit einiger Zeit zunehmend häufiger gebraucht, aber selten klar definiert. Zugleich fehlen Messinstrumente, mit denen Patientenkompetenz erfasst werden könnte. Dies ist vor allem deshalb bedauerlich, weil vielfach positive Effekte von Patientenkompetenz auf Gesundheitsparameter oder den Verlauf einer Krebserkrankung vermutet werden. Ohne entsprechende Messverfahren können diese Annahmen jedoch nicht überprüft werden. Vor diesem Hintergrund haben wir versucht, das Konzept der Patientenkompetenz zu präzisieren und ein Verfahren zu ihrer Erfassung im Kontext von Krebserkrankungen zu entwickeln. Wir stellen zunächst eine Rahmendefinition und ein hypothetisches Modell möglicher Manifestationsbereiche von Patientenkompetenz vor, die sich auf Theorien und Forschungsliteratur zu Kompetenz, Selbstwirksamkeit und Coping sowie eine eigene Pilotstudie stützen. Im Anschluss daran beschreiben wir das von uns entwickelte Verfahren zur Messung von Patientenkompetenz im Kontext einer Krebserkrankung, das einer multizentrischen Studie mit 536 Tumorpatienten zufolge acht verschiedene Kompetenzdimensionen erfasst. Mit diesem Verfahren verfügt die Analyse gesundheitsbezogener Auswirkungen von Patientenkompetenz erstmals über eine brauchbare methodische Basis, weitere Untersuchungen zu seiner Konstruktvalidität sind jedoch erforderlich. Zukünftige Forschung sollte darüber hinaus prüfen, inwieweit die ermittelten Kompetenzdimensionen auch für andere chronische Erkrankungen Gültigkeit haben.

Summary

The concept of patient competence is increasingly being used, but seldom clearly defined in the context of cancer and other diseases. In addition, measures of patient competence are not yet available. This is especially troublesome as patient competence is frequently associated with positive effects on health parameters or the course of cancer. Without reliable and valid measures of patient competence, however, none of these assumptions can be tested empirically. Therefore, we set out to clarify this concept and develop a measure of patient competence in the context of oncology. Based on theory, the research literature on competence, self-efficacy, and coping as well as pilot research conducted by ourselves, we present a working definition of patient competence that is complemented by a hypothetical model of domains in which patient competence may be assumed to typically manifest itself. We then describe the steps we have been taking in developing a self-rating measure of patient competence in the context of cancer that assesses eight different dimensions of competence as determined in a multi-center study with 536 cancer patients. Given this result, empirical analyses of possible health effects of patient competence are provided a sound methodological basis, although additional research is clearly necessary to further establish the construct validity of this measure. Also, future research should explore whether the competence dimensions found here may be generalised to other chronic conditions.

1. Patientenkompetenz im Kontext aktueller Entwicklungen des Gesundheitswesens

Der Begriff Patientenkompetenz wird seit gut sechs Jahren im Kontext onkologischer und anderer Erkrankungen mit zunehmender Häufigkeit gebraucht. Dabei lassen sich im Wesentlichen zwei Arten der Verwendung dieses Begriffs unterscheiden. So wird „Patientenkompetenz" zum einen benutzt, um die Stellung von Patienten als „Experten in eigener Sache" zu bezeichnen. In diesem Sinne beschreibt der Begriff die spezifische Perspektive, die z.B. Krebsbetroffene in ihrem Erleben, Wissen und Handeln im Umgang mit ihrer Erkrankung und deren Behandlung in verschiedenen Bereichen des Gesundheitswesens gewinnen (können) und die es ihnen ermöglicht, ihren „Alltag trotz sozialer und/oder gesundheitlicher Problemlagen zu meistern" (Kösters, 2000, S. 33; Schulte, 2004, S. 117). Zum anderen wird „Patientenkompetenz" vielfach aber auch ins Feld geführt, um Forderungen nach einer stärkeren Berücksichtigung der Perspektive der Patienten bei medizinischen Behandlungsentscheidungen sowie der Behandlung selbst Ausdruck zu verleihen und Forderungen nach einer aktiv(er)en Teilhabe von Patienten zu begründen. In dieser zweiten, stärker programmatischen Lesart erscheint „Patientenkompetenz" eng verwandt mit dem Treffen gemeinsamer Entscheidungen durch Patient und Arzt sowie mit Patientenbedürfnissen nach therapiebezogener Selbst- und Mitbestimmung. Ein hohes Maß an Eigenaktivität und die Übernahme von Verantwortung für die eigene Gesundheit stellen im Sinne dieser Lesart weitere wesentliche Merkmale von Patientenkompetenz dar. Beide Arten der Verwendung des Begriffs haben aber die meist explizite Annahme gemeinsam, dass „Patientenkompetenz" sich positiv auf Gesundheit, das Ergebnis einer Behandlung und den Verlauf von Erkrankungen auswirke.

Betrachtet man die Verwendung des Begriffs Patientenkompetenz in einer weiteren, über das von Krankheit betroffene Individuum hinausgehenden Perspektive, wird schnell deutlich, dass „Patientenkompetenz" in einem gesellschaftlichen Kontext steht, der durch weitreichende Veränderungen der Patientenrolle und des Systems der gesundheitlichen Versorgung gekennzeichnet ist (Dierks & Schwartz, 2002). Diese beinhalten das erklärte Bemühen um eine stärkere Ausrichtung der Versorgung an den Bedürfnissen von Patienten und die Bereitstellung größerer Möglichkeiten der Partizipation auf den verschiedenen Ebenen des Gesundheitswesens unter gleichzeitiger Berücksichtigung der Notwendigkeit, die Kosten der Versorgung zu reduzieren, sowie eine zunehmend breitere und schnelle Verfügbarkeit von Gesundheitsinformation in Kommunikationsmedien wie dem Internet. Es verwundert deshalb kaum, dass sich in diesem Kontext neben „Patientenkompetenz" weitere Begriffe mit offensichtlich ähnlicher Bedeutung wie z.B. „Eigenkompetenz" (DAK, 2004), „Nutzerkompetenz" (SVR, 2001), „Gesundheitsmündigkeit" (Schröder, 2004) oder auch „Gesundheitskompetenz" (GVG, 2003) finden. Wie im Falle von „Patientenkompetenz" besteht dabei meist ebenfalls die Erwartung, dass sich die betreffenden Kompetenzen positiv auf Gesundheit oder Krankheitsverlauf auswirken.

In Anbetracht der großen Bedeutung, die Betroffene und verschiedene andere Akteure des Gesundheitswesens mit „Patientenkompetenz" verbinden, und der sehr weit reichenden Erwartungen, die hinsichtlich ihrer gesundheitsbezogenen Auswirkungen bestehen, sollte man annehmen, dass dieses Konzept eine den üblichen sozial- und gesundheitswissenschaftlichen Standards genügende Explikation erfahren hätte, dass Verfahren zur Diagnose und Messung individueller Unterschiede in Bezug auf „Patientenkompetenz" zur Verfügung stehen und dass empirische Studien zu möglichen Determinanten und gesundheitsbezogenen Effekten von „Patientenkompetenz" vorliegen. Dies trifft jedoch in keiner Weise zu. Für die anderen hier angeführten Kompetenzkonzepte gilt im Wesentlichen dasselbe. Auch haben zwischenzeitlich vorgelegte Arbeiten von Kranich (2004, 2005b) und Nagel, Theobald, Neusetzer und Audörsch (2004) diese Situation nicht grundlegend verändert. Dies hat uns veranlasst, den Begriff der Patientenkompetenz im Rahmen eines von 2002 bis 2006 durchgeführten Forschungsprojekts der Klinik für Tumorbiologie Freiburg zu präzisieren und ein Verfahren zur Selbsteinschätzung von Merkmalen der Patientenkompetenz im Kontext *onkologischer* Erkrankungen zu entwickeln, um mittelfristig empirische Forschung zu möglichen Determinanten und gesundheitsbezogenen Auswirkungen von „Patientenkompetenz" in diesem Bereich zu ermöglichen.[1]

Ziel dieses Beitrags ist es, das in diesem Rahmen erarbeitete Verständnis von Patientenkompetenz und seine methodischen Grundlagen zur Diskussion zu stellen (vgl. auch Giesler & Weis, in press). Unsere Darstellung beginnt mit einer Beschreibung konzeptioneller Grundlagen, in die wir allgemein-psychologische Kompetenzkonzepte und die Theorie der Selbstwirksamkeit (Bandura, 1997) einbeziehen. Dabei soll nicht zuletzt auch die Vielfalt der Anwendungsmöglichkeiten des Kompetenzkonzepts deutlich werden. Im Anschluss daran beschreiben wir die von uns erarbeitete Konzeption von Patientenkompetenz im onkologischen Kontext und stellen das in diesem Zusammenhang entwickelte Selbsteinschätzungsverfahren vor. Den Abschluss unseres Beitrags bildet eine Skizze möglicher Perspektiven künftiger Forschung zu „Patientenkompetenz".

2. Grundlagen

2.1 Psychologische Kompetenzkonzeptionen

Will man das Konzept der Patientenkompetenz präzisieren und auf den Bereich onkologischer Erkrankungen beziehen, bietet es sich an, auf Kompetenzkonzeptionen zurückzugreifen, die in der Tradition der (allgemein-)psychologischen Forschung entwickelt wurden. Diese bestimmt Kompetenz in der Regel allgemein als eine Fähigkeit, die es einem Individuum erlaubt, sich effektiv mit Anforderungen seiner Umwelt

[1] Gefördert aus Mitteln der Fördergesellschaft Forschung Tumorbiologie, Freiburg.

auseinanderzusetzen, d.h. bestimmte sich ihm stellende Aufgaben zu bewältigen oder von ihm angestrebte Ziele zu erreichen (Erpenbeck & von Rosenstiel, 2003; Dorsch, 2004). Stärker verhaltenstheoretisch orientierte Konzeptionen bestimmen Kompetenz dagegen primär als Gesamtheit der einem Individuum zur Verfügung stehenden Fertigkeiten oder Verhaltensweisen (Sommer, 1977). Wie Weinert (2001) jedoch gezeigt hat, lassen sich Fähigkeiten und Fertigkeiten nicht immer klar voneinander unterscheiden.

Das skizzierte Verständnis von Kompetenz wurde innerhalb der Psychologie erstmals von White (1959) im Rahmen allgemeiner Überlegungen zur Motivation menschlichen Handelns zur Diskussion gestellt. Weitere herausragende Beispiele empirisch gehaltvoller psychologischer Kompetenzkonzeptionen stellen Chomskys Theorie der Sprachkompetenz (Chomsky, 1968), verschiedene Theorien sozialer und emotionaler Kompetenzen (z.B. Eisenberg, 1998; Dierk, Sommer & Heinrigs, 2002) sowie Ansätze der angewandten Entwicklungspsychologie jüngeren Datums dar, die auf die Konzeptualisierung von Alltagskompetenz und eine ressourcenorientierte Betrachtung des höheren Lebensalters zielen (Kruse, 1996; Wahl, 1998). Von besonderem Interesse ist im vorliegenden Zusammenhang jedoch, dass White (1959) Kompetenz zwar prinzipiell bereits im Sinne einer Fähigkeit bestimmte, ihr dabei aber zugleich motivationale Eigenschaften zuschrieb. Die Notwendigkeit hierfür sah er darin begründet, dass der Erwerb von Kompetenz beim Menschen in einem lang andauernden Prozess erfolge. Infolgedessen sei ein Bestreben, Kompetenz und eigene Wirksamkeit in spezifischen Situationen zu erleben, als motivierende Kraft anzunehmen, die dazu beitrage, diesen langen Zeitraum zu überbrücken.

Für die Explikation des Konzepts der Patientenkompetenz im Kontext onkologischer Erkrankungen hat dieses psychologisch fundierte Verständnis von Kompetenz im Wesentlichen drei Implikationen. Es regt erstens dazu an, Patientenkompetenz allgemein als eine Fähigkeit von Patienten zu begreifen, die den Umgang mit ihrer (Krebs-)Erkrankung betrifft. Es fordert zweitens dazu auf, im Hinblick auf die dann noch erforderliche weitere Konkretisierung diejenigen Anforderungen zu systematisieren, die sich im Rahmen einer Krebserkrankung und ihrer Behandlung ergeben. Drittens gibt es Anlass, auch mögliche motivationale Aspekte von Patientenkompetenz in die Konzeption einzubeziehen.

2.2 Die Perspektive der Theorie der Selbstwirksamkeit

Die von Bandura (1997) auf der Basis seiner sozial-kognitiven Lerntheorie entwickelte *Theorie der Selbstwirksamkeit* unterscheidet sich zwar in einigen Grundannahmen von der auf einem Kompetenzkonzept basierenden Motivationstheorie Whites (1959), sie teilt mit dieser aber den zentralen Bezugspunkt des Erlebens der eigenen Wirksamkeit. Zudem sind in ihrem Rahmen in jüngerer Zeit zwei empirische Arbeiten entstanden, die spezifische Aspekte der Kompetenz in Bezug auf den Umgang mit einer Tumorerkrankung konzeptualisieren und in diesem Zusammenhang auch entsprechende Messverfahren entwickelt haben (Merluzzi, Nairn, Hedge et al., 2001; Bulsara, Styles, Ward & Bulsara, 2006). Deshalb soll im Folgenden kurz auf diese Konzeption und die genannten Arbeiten eingegangen werden.

Das Zentrum der Theorie der Selbstwirksamkeit bildet das Konstrukt der Selbstwirksamkeits*überzeugungen*. Es bezeichnet die Zuversicht eines Individuums, in jeweils spezifischen Erlebens- und Verhaltensbereichen wirksam handeln zu können. Selbstwirksamkeitsüberzeugungen werden vielfach auch als Kompetenzerwartungen bezeichnet und von Handlungs-Ergebnis-Erwartungen abgegrenzt. Diese Kompetenzerwartungen beschreiben die Überzeugung eines Individuums, über bestimmte Verhaltensweisen zu verfügen, die zur Erreichung persönlicher Ziele erforderlich sind, und diese auch tatsächlich ausführen zu können, sobald die Situation dies erfordert. Handlungs-Ergebnis-Erwartungen beziehen sich dagegen auf die Überzeugung, dass spezifische Handlungen oder Verhaltensweisen spezifische (positive oder negative) Konsequenzen zur Folge haben. Während Bandura (1997) Selbstwirksamkeitserwartungen ausschließlich im Kontext jeweils spezifischer Situationen konzeptualisiert und untersucht (z.B. ein Angst auslösendes Objekt wie etwa eine Spinne berühren zu können), hat Schwarzer (1994) dieses Konzept von konkreten Handlungskontexten gelöst und im Sinne einer Allgemeinen Selbstwirksamkeitserwartung generalisiert, die sich über eine Vielzahl verschiedener Handlungsbereiche erstreckt (wie z.B. seine Interessen auch gegen Widerstände verwirklichen zu können). Unabhängig davon aber, auf welcher Ebene Selbstwirksamkeitsüberzeugungen im Einzelnen analysiert werden, wird allgemein angenommen, dass diese einen maßgeblichen Einfluss darauf haben, dass Menschen ein spezifisches Verhalten überhaupt initiieren und dann über einen bestimmten Zeitraum aufrechterhalten.

Kompetenzerwartungen, "sense of empowerment" und die Bewältigung von Krebserkrankungen

Unter Rückgriff auf die Theorie der Selbstwirksamkeit haben Merluzzi et al. (2001) mit dem Cancer Behavior Inventory (CBI) schon früh ein Verfahren zur Erfassung spezifischer Selbstwirksamkeitsüberzeugungen vorgestellt, die sich auf die Bewältigung einer Krebserkrankung beziehen. Dabei knüpfen sie unter anderem an Arbeiten von Telch und Telch (1986) an und ordnen Selbstwirksamkeitsüberzeugungen theoretisch in ein umfassendes Modell der Selbst-Regulation (Carver & Scheier, 1998) ein. Empirisch können Merluzzi et al. (2001) mit Hilfe von Faktorenanalysen dann sieben Dimensionen von Selbstwirksamkeitsüberzeugungen in Bezug auf die Bewältigung einer Krebserkrankung unterscheiden: *Aufrechterhalten von Aktivität und Unabhängigkeit*, *Suchen und Verstehen medizinischer Information (über die Erkrankung)*, *Bewältigen von Stress*, *Umgehen mit Nebenwirkungen*, *Annehmen der Krebserkrankung und Bewahren einer positiven Haltung*, *Umgehen mit Gefühlen* sowie *Suchen von sozialer Unterstützung*. Patienten, die hohe Werte auf diesen Dimensionen erreichen, verfügen in starkem Maße über die Überzeugung, die eine jeweilige Dimension definierenden Verhaltensweisen realisieren zu können. Eine ebenfalls vorliegende Kurzform des Verfahrens erfasst Heitzmann et al. (Heitzmann, Merluzzi, Roscoe et al., 2006) zufolge allerdings nur vier Dimensionen.[2] Diese sind den ursprünglich

[2] Inzwischen haben wir damit begonnen, eine deutschsprachige Version dieses Verfahrens zu erstellen und zu erproben (Giesler, Reuter, Merluzzi, Härter & Weis, in Vorbereitung; Giesler & Weis, in press).

ermittelten jedoch weitgehend vergleichbar. Wie ergänzende Analysen zeigen, bestehen signifikante Zusammenhänge zwischen bewältigungsbezogenen Selbstwirksamkeitsüberzeugungen und Lebensqualität sowie Krankheitsanpassung (Merluzzi et al., 2001; Heitzmann et al., 2006; vgl. auch Cunningham, Lockwood & Cunningham, 1991).

In allerjüngster Zeit haben Bulsara et al. (2006) auf die Theorie der Selbstwirksamkeit zurückgegriffen, um das Konzept des „Empowerment" (vgl. Zimmerman, 1995; Aujoulat, d'Hoore & Deccache, 2007) näher zu bestimmen und auf den Prozess der Bewältigung einer Krebserkrankung zu beziehen. Bulsara et al. (2006, S. 3) begreifen „Empowerment" in diesem Zusammenhang als *Fähigkeit* von Patienten „to accept their illness and to develop and utilise specific coping strategies in order to regain a sense of control". Dabei wird ähnlich wie in anderen Ansätzen erwartet, dass sich „Empowerment" als Personmerkmal der Erkrankten positiv auf deren Gesundheitszustand auswirkt. Mit Hilfe qualitativer Interviews mit Tumorpatienten identifizieren Bulsara et al. (2006) dann 14 Themenfelder, die für „Empowerment" in diesem Kontext relevant sind, und entwickeln auf dieser Basis eine von ihnen so genannte „Patient Empowerment Scale". Die empirische Überprüfung der Reliabilität und Validität dieser Skala fällt insgesamt zufrieden stellend aus, doch werden ergänzende Validierungsstudien für erforderlich gehalten.

Die referierten Arbeiten richten ihre Aufmerksamkeit auf spezifische Aspekte des auf eine Krebserkrankung bezogenen Bewältigungsverhaltens von Patienten. Sie konzeptualisieren und operationalisieren diese entweder im Sinne von – auf die Zukunft gerichteten – Kompetenz*erwartungen* wie Merluzzi et al. (2001) oder im Sinne von – auf die gegenwärtige Lebenssituation der Patienten bezogenen – Kompetenz*überzeugungen* wie Bulsara et al. (2006). Gemeinsam ist beiden Arbeiten aber, dass sie Krankheitsbewältigung in Übereinstimmung mit der Theorie der Selbstwirksamkeit unter dem Gesichtspunkt zu Grunde liegender *Fähigkeiten* analysieren. Dabei weisen vor allem Bulsara et al. (2006) ausdrücklich darauf hin, dass die Entwicklung von Verfahren zur Erfassung solcher Fähigkeiten letztlich auf die Ermittlung und Nutzung der Bewältigungs*potenziale* zielt, die einem Patienten zur Verfügung stehen. Beide Arbeiten konvergieren somit in ihrer grundsätzlichen Ausrichtung mit dem hier zuvor skizzierten fähigkeitsorientierten Verständnis von Patientenkompetenz. Dennoch muss betont werden, dass diese Arbeiten nur Teilaspekte von Kompetenz, nicht aber Kompetenz als solche analysieren. Auch in methodischer Hinsicht weisen sie punktuelle Schwächen auf. So erlaubt die Arbeit von Merluzzi et al. (2001) aufgrund des querschnittlichen Designs keine Antwort auf die theoretisch wie praktisch wichtige Frage nach der Richtung der Zusammenhänge zwischen Selbstwirksamkeit und Lebensqualität. Bei Bulsara et al. (2006) steht dagegen letztlich die diskriminante Validität des entwickelten Verfahrens in Frage, da „Empowerment" bereits auf der konzeptionellen Ebene mit Selbstwirksamkeit in Bezug auf ein *Akzeptieren* und *Bewältigen* der Krebserkrankung in Zusammenhang gebracht wird. Trotz dieser Einschränkungen ist mit den in diesen Arbeiten entwickelten Verfahren im angloamerikanischen Sprachraum aber zumindest eine erste Basis für die Erfassung kompetenzbezogener Konstrukte im onkologischen Kontext geschaffen worden. Dies unterstreicht einmal mehr die Notwendigkeit, solche Instrumente auch im deutschsprachigen Raum zu entwickeln, um Bewältigungspotenziale zuverlässig abbilden und mögliche Determinanten sowie vermutete gesundheitsbezogene Effekte von Patientenkompetenz empirisch untersuchen zu können.

3. Patientenkompetenz: Arbeitsdefinition und Manifestationsmodell

Vor dem Hintergrund der dargestellten Überlegungen haben wir im Rahmen unseres Forschungsprojekts zunächst eine Arbeitsdefinition und ein Modell möglicher Manifestationsbereiche von „Patientenkompetenz“ mit dem Ziel formuliert, das intendierte Verfahren zur Erfassung von „Patientenkompetenz“ konzeptgesteuert entwickeln zu können und damit zugleich Perspektiven für künftige Forschung auf diesem Feld zu eröffnen (Weis & Giesler, 2004). Die Entwicklung dieser Arbeitsdefinition und des sie ergänzenden Manifestationsmodells stützt sich dabei zusätzlich auf eine Durchsicht der einschlägigen Forschungsliteratur zu „Krankheitsverarbeitung“ (u.a. Lazarus & Folkman, 1984; Lazarus, 1993; Schröder, 1997; Filipp & Aymanns, 2003) und zu Programmen des Selbst-Management (Lorig, Sobel, Stewart et al., 1999; Lorig & Holman, 2003; Cimprich, Janz, Northouse et al., 2005) sowie auf teilstrukturierte Interviews mit Tumorpatienten (N=15), die wir zu ihrem Verständnis von „Patientenkompetenz“ befragt haben (Giesler & Weis, 2005). Auf der Basis dieser Interviews ließen sich inhaltsanalytisch vier Facetten der Bedeutung von „Patientenkompetenz“ im Verständnis der Befragten unterscheiden: „Wissen und Expertise in Bezug auf die Erkrankung und ihre Behandlung“, „Mitbestimmung bei Entscheidungen“, „Anpassung an Krankheitsfolgen“ und „Entwickeln einer persönlichen Perspektive, mit der ich leben kann“. Diese decken sich annähernd mit Aspekten des Erlebens und Verhaltens, die Gegenstand der Krankheitsverarbeitungsforschung und von Selbst-Management-Programmen sind, wie z.B. Informationssuche, Umgang mit emotionalen Belastungen oder Austausch mit anderen.

Nimmt man die Ergebnisse dieser verschiedenen Schritte und die zuvor skizzierten Überlegungen zusammen, lässt sich „Patientenkompetenz“ zunächst global als *Fähigkeit zur Krankheitsverarbeitung im weitesten Sinne* verstehen, d.h. als eine Fähigkeit, die sich auf die Lösung oder Bewältigung all derjenigen Aufgaben bezieht, denen sich Patienten im Hinblick auf ihre jeweilige Erkrankung gegenübersehen. Bezogen auf den konkreten Kontext von Krebserkrankungen kann diese Perspektive dann erweitert und *Patientenkompetenz* im Sinne einer Arbeitsdefinition bestimmt werden als *Fähigkeit*, diejenigen *Anforderungen und gefühlsmäßigen Belastungen zu bewältigen, die im Kontext einer Krebserkrankung und ihrer Behandlung entstehen, dabei orientiert an persönlichen Bedürfnissen und Zielvorstellungen zu handeln und Ressourcen des persönlich-sozialen Umfelds sowie des Gesundheitswesens als Ganzem zu erschließen und zu nutzen.*

Diese Arbeitsdefinition repräsentiert eine Synthese aus einem allgemein-psychologisch informierten Verständnis von Kompetenz und der Tradition der Krankheitsverarbeitungsforschung. Sie macht dabei deutlich, dass Patientenkompetenz eine prinzipiell subjektive *Voraussetzung* des vielfältigen Verhaltens und Erlebens von Patienten im Kontext einer Krebserkrankung darstellt und insofern nicht mit „partizipativer Entscheidungsfindung“ (Härter, Loh & Spies, 2005) gleichzusetzen ist. Zudem intendiert diese Arbeitsdefinition eine klare analytische Differenzierung zwischen Fähigkeiten von Patienten einerseits und Merkmalen ihrer Motivation andererseits wie z.B. Bedürfnissen nach Information, Partizipation und Selbstbestimmung im Kontext einer Tumorerkrankung. Gleichwohl ist sie in der Lage, die Patientenanliegen der Teilhabe an behandlungsbezogenen Entscheidungen und der Selbstbestimmung zu integrieren, indem sie explizit in Rechnung stellt, dass Patienten sich in ihrem Handeln (auch) an ihren Bedürfnissen und persönlichen Zielen orientieren. Wesentlich ist darüber hinaus, dass die hier vorgeschlagene Auffassung von Patientenkompetenz vom Vorhandensein *interindividueller Unterschiede* in der *Fähigkeit* zur Bewältigung einer Tumorerkrankung ausgeht und deren diagnostische Erfassung anstrebt, um sicherstellen zu können, dass entwicklungs- und interventionsbedingte Veränderungen der Kompetenz(en) von Tumorpatienten zuverlässig abgebildet werden können. Schließlich kommt der Arbeitsdefinition eine zentrale heuristische Funktion für die Entwicklung von – möglicherweise ganz unterschiedlichen – Verfahren zur Erfassung von Patientenkompetenz zu, indem sie dazu auffordert, diejenigen Aufgaben zu identifizieren, denen sich Patienten mit einer Krebserkrankung gegenüber sehen, und die Erlebens- und Verhaltensweisen zu bestimmen, die zur Bewältigung dieser Aufgaben erforderlich sind.

Die Grundelemente der Arbeitsdefinition lassen sich in ein *hypothetisches Modell von Manifestationsbereichen* der „Patientenkompetenz" überführen, die auch als *Bereiche* oder *Domänen* „kompetenten" Patientenverhaltens bezeichnet werden können. Die Formulierung eines solchen Modells stellt einen notwendigen Zwischenschritt auf dem Weg der Konstruktion von Verfahren zur Erfassung von „Patientenkompetenz" dar. Seine Hauptfunktion ist es, eine systematische Zusammenstellung derjenigen Erlebens- und Verhaltensweisen von Patienten zu ermöglichen, von denen begründet angenommen werden kann, dass „Patientenkompetenz" in ihnen zum Ausdruck kommt. Unerlässlich ist ein solches Modell deshalb, weil der Begriff Patientenkompetenz im Unterschied zu anderen Kompetenzkonstrukten inhaltlich zunächst nicht spezifiziert ist, sondern nur diejenige Person, den Patienten, benennt, der Kompetenz im Sinne einer Fähigkeit zugesprochen wird. In seiner aktuellen Version spezifiziert das Modell die folgenden sechs Bereiche, in denen sich Patientenkompetenz manifestieren kann:

- Information und Entscheidung in Bezug auf die Krebserkrankung, deren Diagnose und Behandlung,
- Interaktion von Patient und Arzt (und weiteren an der Behandlung beteiligten Personen),
- Umgang mit den im Kontext der Krebserkrankung und ihrer Behandlung auftretenden emotionalen Belastungen,
- Aktivieren und Annehmen von sozialer Unterstützung durch bedeutsame Bezugspersonen (Partner, Familie, Freunde),
- Reflektieren und ggf. Verändern des persönlichen Lebensstils (Rauchen, Alkoholkonsum, Bewegung/Sport und Ernährung) und

– Inanspruchnahme von Leistungen und Angeboten des Gesundheitswesens (einschließlich komplementärmedizinischer Mittel und psychosozialer Angebote).

In Abbildung 1 sind die angeführten Manifestationsbereiche zur besseren Veranschaulichung nochmals grafisch dargestellt.

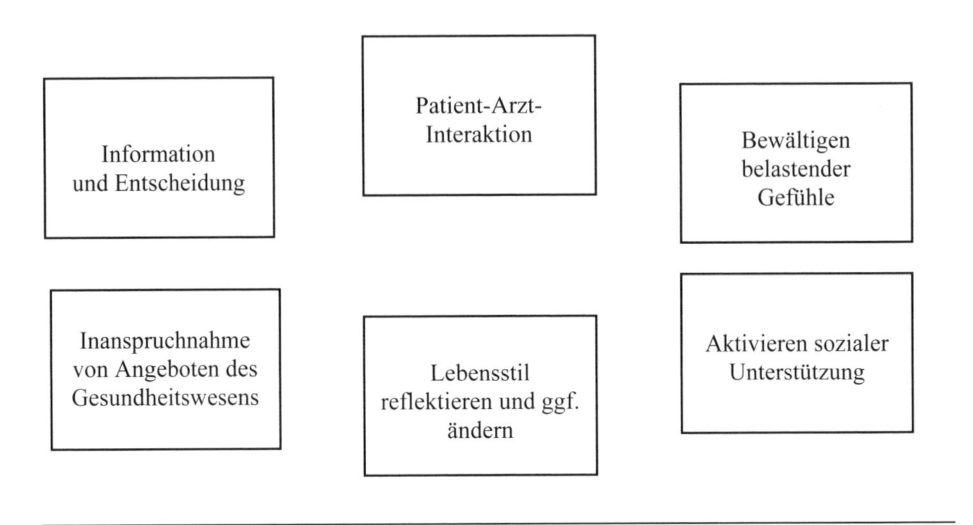

Abbildung 1: Modell möglicher Manifestationsbereiche von „Patientenkompetenz"

Einige der unterschiedenen Manifestationsbereiche weisen partielle Entsprechungen zu Elementen wie „Suchen und Verstehen von medizinischer Information" oder „Suchen sozialer Unterstützung" auf, die auch in den Konzeptionen von Merluzzi et al. (2001) bzw. Bulsara et al. (2006) berücksichtigt werden. Zu betonen ist jedoch, dass das Modell primär darauf zielt, situationsbezogene Bewältigungsanforderungen im Kontext der Krebserkrankung zu systematisieren, nicht aber Dimensionen des Bewältigungshandelns. Darüber hinaus sollte klar gesehen werden, dass sich die von uns vorgeschlagene Auffassung von Patientenkompetenz zwar an psychologischen Fähigkeitskonzeptionen orientiert, dass sie aber verhaltensbezogene, kognitive sowie emotions- und motivationsbezogene Aspekte des Erlebens von Krebspatienten berücksichtigt. Dabei ist es von besonderem Interesse, eventuelle Wechselwirkungen zwischen Patientenkompetenz und Motivationsmerkmalen, wie z.B. dem Informations- und Partizipationsbedürfnis von Tumorpatienten, empirisch zu analysieren. So ist zum einen vorstellbar, dass vorhandene Fähigkeiten ein Bedürfnis nach Information, Partizipation oder Selbstbestimmung im Kontext einer Tumorerkrankung entstehen lassen, zum anderen ist aber ebenso denkbar, dass vorhandene Bedürfnisse nach z.B. Selbstbestimmung ein entsprechendes Handeln anregen und in Verbindung mit spezifischen Erfahrungen zur Entwicklung von „Patientenkompetenz" beitragen.

4. Entwicklung eines Fragebogens zur Selbsteinschätzung von Patientenkompetenz im Kontext der Krebserkrankung

Entsprechend der als vordringlich eingeschätzten Aufgabe der Entwicklung von Instrumenten zur diagnostischen Erfassung von Patientenkompetenz, haben wir auf der Basis der oben entwickelten Arbeitsdefinition und des Manifestationsmodells ein Verfahren zur Selbsteinschätzung von Merkmalen der Patientenkompetenz im Kontext von Krebserkrankungen entwickelt und in einer multizentrischen Studie auf seine Reliabilität und faktorielle Struktur geprüft (Giesler & Weis, in press). Die zentralen methodischen Schritte und inhaltlichen Ergebnisse dieser Studie möchten wir abschließend kurz darstellen.

Den ersten Schritt der Verfahrenskonstruktion bildete die Zusammenstellung von Erlebens- und Verhaltensweisen, von denen angenommen werden konnte, dass Patientenkompetenz in ihnen zum Ausdruck komme. Hierzu wurde auf die bereits zur Entwicklung des Modells der Manifestationsbereiche und der Arbeitsdefinition genutzten Quellen (Durchsicht relevanter Literatur und Testverfahren sowie teilstrukturierte Interviews mit Patienten) zurückgegriffen. Die Sammlung dieser Erlebens- und Verhaltensweisen wurde dann auf Redundanzen überprüft und in ihrem Umfang reduziert. In einem weiteren Schritt wurden die danach verbliebenen Erlebens- und Verhaltensweisen Krebspatienten und psychoonkologischen Experten mit der Bitte vorgelegt, jeweils anzugeben, inwieweit in diesen ihrer persönlichen Ansicht nach Patientenkompetenz zum Ausdruck komme. Auf der Basis der Ergebnisse dieser Einschätzungen wurde die Liste dieser Erlebens- und Verhaltensweisen dann nochmals revidiert. Danach verblieben 130 Items, die sich mit leicht unterschiedlicher Häufigkeit auf die einzelnen Manifestationsbereiche der Patientenkompetenz verteilten. Sie waren bis auf wenige Ausnahmen auf der Basis fünfstufiger Antwortskalen im Hinblick auf ihr jeweiliges persönliches Zutreffen zu beantworten. Items, die sich auf den Manifestationsbereich der Bewältigung belastender Gefühle bezogen, waren jedoch mit der ergänzenden Antwortoption „nicht sinnvoll zu beantworten" versehen, da zusätzliche Piloterhebungen dies sinnvoll erscheinen ließen. Die so gestaltete Testversion des Verfahrens zur Selbsteinschätzung der Patientenkompetenz wurde dann in einem letzten Schritt im Rahmen der multizentrischen Studie überprüft. Hierzu wurde eine Stichprobe von 536 Krebspatienten aus Kliniken der onkologischen Rehabilitation, onkologischen Schwerpunktpraxen sowie Einrichtungen der Akutversorgung und der ambulanten Nachsorge herangezogen. Das Durchschnittsalter der Befragten lag bei rund 56 Jahren, 71% von ihnen waren Frauen. 40% der Befragten waren an Brustkrebs, jeweils etwa 10% an einem kolorektalen oder einem Prostatakarzinom erkrankt.

Aufgrund des leicht abweichenden Antwortformats der Items aus dem Manifestationsbereich der *Bewältigung belastender Gefühle* wurden die Items der Testversion des Verfahrens in zwei entsprechend getrennten Sets faktorisiert (Hauptachsenmethode). Hierdurch ließen sich fünf eher „problembezogene" Dimensionen der Patientenkompetenz im Kontext onkologischer Erkrankungen unterscheiden sowie drei eher „emotionsbezogene" Dimensionen, die jeweils rund 30% der Varianz erklärten. Im Anschluss an diese Analysen wurden Skalen zur Erfassung dieser Dimensionen gebildet und nach dem Modell der sogenannten „Klassischen Testtheorie" in Bezug auf ihre Reliabilität überprüft. Ausgewählte Ergebnisse dieser Berechnungen sind in den Tabellen 1 und 2 wiedergegeben. Zur inhaltlichen Beschreibung der Skalen sind dabei neben den Skalenbezeichnungen die Items angeführt, die auf dem korrespondierenden Faktor im Rahmen der Faktorenanalyse die höchste Ladung gezeigt hatten. Die Skalen sind jeweils so angelegt, dass hohe Werte einer positiven Einschätzung in Bezug auf den betreffenden Kompetenzaspekt entsprechen.

Tabelle 1: Ausgewählte Kennwerte der Skalen zur Selbsteinschätzung „problembezogener" Kompetenzen im Kontext einer Tumorerkrankung ($512 \leq n \leq 531$)

Skalenbezeichnung (Itemanzahl und Beispielitem)	*M*	*SD*	*Cronbach-α*
Suchen von Information zu Erkrankung und Behandlung (8 Items; z.B. „Habe mich über mögliche Nebenwirkungen informiert")	3.73	.86	.83
Selbstregulation/Achtsamkeit (11 Items, z.B. „Sorge für ausreichend Ruhe und Erholung im Alltag")	3.65	.81	.77
Selbstbewusster Umgang mit Ärzten (7 Items, z.B. „Erreiche, dass meine Wünsche berücksichtigt werden")	4.00	.68	.76
Bemühen um autonome Entscheidung (7 Items, z.B. „Nahm mir Zeit, die beste Behandlung herauszufinden")	2.62	.95	.74
Interesse an sozialrechtlicher Unterstützung (2 Items, z.B. „Habe mich über sozialrechtliche Hilfen informiert")	3.65	1.44	.87

Tabelle 2: Ausgewählte Kennwerte der Skalen zur Selbsteinschätzung „emotionsbezogener" Kompetenzen im Kontext einer Tumorerkrankung ($292 \leq n \leq 455$)

Skalenbezeichnung (Itemanzahl und Beispielitem)	*M*	*SD*	*Cronbach-α*
Bewältigen emotionaler Belastungen (10 Items, z.B. „Kann mit Ängsten gut umgehen")	3.49	.67	.84
Bewusste Auseinandersetzung mit der Bedrohung durch die Erkrankung (6 Items, z.B. „Denke nach, was die Erkrankung für mein weiteres Leben bedeutet")	3.71	.71	.65
Vermeidung (6 Items, z.B. „Lasse mir nicht anmerken, wie ich mich in Wirklichkeit fühle")	2.65	.77	.64

Wie die Tabellen 1 und 2 zeigen, beschreiben sich die Befragten auf den verschiedenen Kompetenzdimensionen mit Ausnahme von *Bemühen um autonome Entscheidung* und *Vermeidung* recht positiv. Es überrascht deshalb kaum, dass sich die Summenwerte der Skalen – bei zumeist symmetrischer Verteilungsform – nicht normal verteilen. Die Zuverlässigkeitskennwerte erreichen jedoch mehrheitlich eine Höhe, die als zufrieden stellend bis gut zu bezeichnen ist. Ausnahmen stellen lediglich die Skalen *Bewusste Auseinandersetzung mit der Bedrohung durch die Erkrankung* und *Vermeidung* dar. Es dürfte jedoch problemlos möglich sein, die Reliabilität der Skala *Bewusste Auseinandersetzung* (Tabelle 2) durch Hinzufügen geeigneter Items zu erhöhen. Angesichts der offensichtlich starken Überschneidung der Inhalte, welche die

Skala *Vermeidung* und verschiedene andere Skalen verfügbarer Coping-Inventare erfassen, dürfte es sich aber empfehlen, in einer künftigen Version des Verfahrens zur Selbsteinschätzung der Patientenkompetenz im Kontext einer Tumorerkrankung auf diese Skala zu verzichten.

Die Skalen sind weitgehend unabhängig voneinander, ihre Korrelationen betragen im Median r=.15. Engere Zusammenhänge bestehen lediglich zwischen *Suchen nach Information* und *Bemühen um autonome Entscheidung* (r=.52) *sowie zwischen Selbstregulation/Achtsamkeit* und *Bewusste Auseinandersetzung* (r=.46). Zwischen einzelnen Skalen und demografischen Merkmalen sowie Merkmalen der Erkrankung und Behandlung der Patienten zeigen sich plausible Beziehungen, die als vorläufige Hinweise auf die Validität der entwickelten Skalen zu werten sind. So geben etwa Patienten mit einem Rezidiv ein höheres Maß an *Bewusster Auseinandersetzung* an als erstmalig Erkrankte, und Patienten mit höherer Schulbildung schätzen sich in Bezug auf das *Suchen von Information* und ihr *Bemühen um Autonome Entscheidung* positiver ein als solche mit geringerer Schulbildung. Weitere inhaltliche Ergebnisse finden sich bei Giesler und Weis (in press). Unabhängig von diesen insgesamt positiv zu wertenden Befunden sind jedoch weitergehende Studien zur konvergenten und diskriminanten Validität des Verfahrens erforderlich. Dabei wird dann auch die heuristische Tauglichkeit des hypothetischen Modells der Manifestationsbereiche der Patientenkompetenz noch eingehender zu diskutieren sein.

5. Zusammenfassung und Ausblick

In diesem Beitrag haben wir am Beispiel onkologischer Erkrankungen zu zeigen versucht, dass der vielfach programmatisch gebrauchte Begriff der Patientenkompetenz systematisch entwickelt und in ein hypothetisches Konstrukt überführt werden kann, das geeignet ist, interindividuelle Unterschiede in Bezug auf die *Fähigkeit* zur Bewältigung einer Krebserkrankung zu beschreiben. Voraussetzung hierfür ist jedoch die Orientierung an einem psychologisch fundierten Kompetenzbegriff, der Kompetenz in Relation zu jeweils spezifischen Anforderungen und Belastungen konzipiert, die sich z.B. im Kontext von Krebserkrankungen und ihrer Behandlung ergeben. Auf der Basis einer entsprechenden Arbeitsdefinition und eines hypothetischen Modells von Manifestationsbereichen der Patientenkompetenz ließ sich so ein Selbsteinschätzungsverfahren entwickeln, das empirisch fünf problem- und drei emotionszentrierte Kompetenzen in Bezug auf den Umgang mit einer Krebserkrankung differenziert. Damit ist erstmals eine methodische Grundlage dafür geschaffen, Bewältigungspotenziale und ihre („natürliche" oder interventionsabhängige) Veränderung im Kontext einer Krebserkrankung hinreichend zuverlässig erfassen und potenzielle Einflussfaktoren sowie vermutete gesundheitsbezogene Auswirkungen von Patientenkompetenz empirisch analysieren zu können. Die Reliabilität der Skala *Bewusste Auseinandersetzung mit der Bedrohung durch die Erkrankung* ist hierbei jedoch noch verbesserungsbedürftig. Darüber hinaus sind weitere umfassende Untersuchungen zur Konstruktvalidität des hier vorgestellten Verfahrens erforderlich. Dabei sollten ergänzend auch andere methodische Optionen wie z.B. Fremdbeurteilungen der Patientenkompetenz oder die Erfassung von Wissen in Bezug auf Erkrankung und Behandlung einbezogen werden (vgl. hierzu auch Giesler & Weis, in press). Angesichts der hier entwickelten theoretischen Konzeption und der empirisch belegten Mehrdimensionalität der Selbsteinschätzungen der Patientenkompetenz von Tumorpatienten ist allerdings schon jetzt zu überlegen, ob man fortan nicht besser von Patientenkompetenz*en* sprechen und auch eventuelle diagnostische Aussagen entsprechend differenzieren sollte.

Da Patientenkompetenz letztlich kein Konzept darstellt, das sich auf den Bereich der Tumorerkrankungen beschränken ließe, sollte im Rahmen zukünftiger Forschung zudem geprüft werden, inwieweit sich die hier ermittelten Kompetenzen auf den Umgang mit anderen schwerwiegenden chronischen Erkrankungen übertragen lassen. Dass ein solcher Versuch in der Tat aussichtsreich sein dürfte, wird deutlich, wenn man aktuelle Selbst-Management-Ansätze betrachtet (Department of Health, 2001; Lorig & Holman, 2003), die in der Regel Elemente wie Problemlösen, Entscheiden oder Erschließen und Nutzen von Ressourcen beinhalten, die einzelnen hier ermittelten Kompetenzdimensionen ähneln. Zudem greifen auch diese Ansätze auf die Theorien der Selbstwirksamkeit und des „Empowerment" zurück. Ein eingehender Vergleich dieser Konzeptionen könnte deshalb sicher auch dazu beitragen, differenzierte Konzepte zur Förderung von Patientenkompetenzen zu entwickeln.

Das Beratungsangebot „Second Opinion“ Erfahrungen und Ergebnisse eines Modellprojekts einer ambulanten Beratung für onkologische Patienten

Ulrike Heckl, Joachim Weis, Niko Kohls und Hans-Helge Bartsch

Zusammenfassung

In der Onkologie hat das Einholen einer Zweitmeinung (Second Opinion) durch die Patienten in den letzten Jahren insbesondere im Bereich der palliativmedizinischen Behandlung zunehmend an Bedeutung gewonnen. Die Gründe hierfür sind vielfältig und dürften in den Veränderungen in der Patientenrolle sowie im erhöhten Informationsstand, aber auch größerem Informationsbedürfnis der Patienten zu suchen sein. Bislang gibt es jedoch wenig empirische Untersuchungen zur Bedeutung der Second Opinion in der Onkologie. In der Klinik für Tumorbiologie wurde bereits im Jahre 1999 ein ambulantes Beratungsangebot „Second Opinion“ eingerichtet, das eine umfassende interdisziplinäre Beratung beinhaltet. Ziel dieser Beratung ist es, den Patienten durch umfassende Beratung Entscheidungshilfen zu geben sowie ihre Krankheitsverarbeitung zu unterstützen und das Selbsthilfepotenzial zu stärken. Die Evaluationsergebnisse einer prozessorientierten Begleitforschung von N=600 Patienten über einen Zeitraum von 3.5 Jahren zeigen hinsichtlich der Motivation für die Inanspruchnahme der Beratung, dass sie mit der bisherigen Information sowie mit der Art und Weise der Informationsvermittlung unzufrieden waren. Ebenso wird die mangelnde Zusammenarbeit der behandelnden Einrichtungen untereinander kritisiert. Die Patienten suchen in der Second Opinion in erster Linie eine Orientierungshilfe, wobei der Wunsch nach umfassenden Informationen zu unkonventionellen Methoden in der Krebstherapie einen hohen Stellenwert einnimmt. Das Beratungsangebot „Second Opinion“ ist auf die Bedürfnisse der Patienten ausgerichtet. Sie schätzen insbesondere die umfassende und individuell ausgerichtete Information sowie die zeitliche und psychosoziale Zuwendung und erleben die Second Opinion als hilfreich für die Entscheidungsfindung.

Summary

The demand for a second opinion in oncology has increased within the last years, especially in the field of palliative care. The reasons for the demand of a second opinion are manifold, but may be seen mainly in the changes of the patients’ role as well as their higher level of and the need for further information. So far there are only a few systematic studies on this topic. In 1999, we established a program for a second opinion in the Tumor Biology Centre, which includes an interdisciplinary and integrative counseling approach. The objectives of the consultation were to support the patient in decision-making and to enhance the personal resources of the patients to cope with cancer related problems. This article is presenting results of a systematic formative evaluation of the program over a time period of 3.5 years. We included N=600 patients who have been interviewed by questionnaires regarding their motivation for utilisation of support, showing they were unsatisfied with their current state of information and the type and kind of information communication. They also criticized a lack of cooperation between the institutions of health care. Furthermore, patients use the second opinion consultation because they want to get support and better orientation in decision making and are particularly interested in information about complementary medicine. Overall, the evaluation shows that the integrative and individual consultation program meets the needs of the patients for comprehensive medical and psychosocial support and is experienced as helpful for their decision making.

1. Wissenschaftlicher Hintergrund

Der Begriff „Second Opinion“ oder „Zweitmeinung“ ist in Deutschland nicht verbindlich auf der Basis einer gesetzlichen oder gesundheitspolitischen Grundlage definiert. Im Allgemeinen wird hierunter eine von Patienten veranlasste Begutachtung ihrer diagnostischen und/oder therapeutischen Situation durch einen zweiten unabhängigen Arzt verstanden. Diese Formen der Zweitbegutachtungen beziehen sich in der Regel ausschließlich auf eine isolierte medizinische Fragestellung in Zusammenhang mit der Diagnostik oder Therapie. Nur in Ausnahmefällen werden mehrere unabhängige Fachleute in Form einer umfassenden Beratung hinzugezogen. Die Gründe für die zunehmende Popularität einer Zweitmeinung bei den Patienten sind vielfältig und im Einzelnen noch wenig beforscht. Zahlreiche Studien zur Frage der Einbeziehung der Patienten in medizinische Entscheidungsprozesse („shared decision making“) belegen, dass Krebspatienten einen großen Informationsbedarf haben, sich in eigener Sache kompetent machen wollen und in den Entscheidungsprozess hinsichtlich diagnostischer und therapeutischer Fragen einbezogen werden möchten (Degner, Kristjanson, Bowman et al., 1997; Gattellari, Burow & Tattersall, 2001). Diesem veränderten Selbstverständnis der Patienten entspricht der Wunsch nach einer patientengerechten Information und Beratung, die persönliche Behandlungswünsche und Krankheitsvorstellungen berücksichtigt (Bottles, 2000). In der Diskussion um das Konzept der Patientenkompetenz wird in ähnlicher Weise davon ausgegangen, dass das Einholen einer Zweitmeinung auch Ausdruck eines kompetenten Umgangs mit der Erkrankung sein kann bzw. dem Anliegen entspricht, bei komplexen Behandlungsentscheidungen verschiedene Experten zu Rate zu ziehen (Weis & Giesler, 2004). Nun haben heute Patienten freien Zugriff auf Informationen aus den unterschiedlichsten Medien. Neben den Arztgesprächen nutzen sie zusätzliche Informationsquellen, unter denen das Internet einen wichtigen Stellenwert einnimmt (Chen & Siu, 2001; Jazbinsek 2002; Kirsching & von Kardorff, 2002; Stamatiadis-Smidt, Hiller & Wilcke, 2002; Kirsching & von Kardorff, 2007). Allerdings bringt dieses Mehr an Information nicht unbedingt ein Mehr an Wissen mit sich. Patienten fehlen Kriterien für eine Beurteilung, welche Informationen für ihre Krankheitssituation relevant sind. Angesichts des Überangebots an Informationen ist das Bedürfnis nach Orientierung groß (Heimpel, Hess, Hohenberger et al., 1999; Encke, 2003). Auch wenn der behandelnde Arzt immer noch der wichtigste Ansprechpartner für die meisten Patienten ist, bevorzugt inzwischen ein nicht unerheblicher Teil das Einholen einer zusätzlichen Facheinschätzung, einer zweiten Meinung oder „Second Opinion“, um zu mehr Sicherheit zu gelangen. Allerdings suchen Patienten in dieser Beratung häufig mehr als nur eine weitere fachkundige Meinung zu ihrer Erkrankungssituation. Sie wünschen sich ausreichend Zeit für ihre individuellen Fragen und Überlegungen, um an den Therapieentscheidungen teilhaben zu können (Fischbeck, 2003; Ernst, Schwarz & Krauß, 2004; Adams, 2005; Diercks & Seidel, 2005; Härter, Loh & Spies, 2005). Dahinter steht auch ein Bedürfnis nach mehr Zuwendung und Verständnis für die eigene Situation, die sie in ihrer medizinischen Betreuung oft vermissen.

1.1 Beschreibung des Beratungsangebots „Second Opinion“

Im Jahr 1999 wurde an der Klinik für Tumorbiologie (KTB) das Angebot „Second Opinion“ als ein umfassendes interdisziplinäres Beratungsangebot etabliert. Mit dieser umfassenden Beratung wurde versucht, auf die Bedürfnisse von Patienten zu reagieren, die nicht nur hinsichtlich ihres somatischen Krankheitsgeschehens beraten werden möchten, sondern auch erwarten, dass ihre persönlichen Präferenzen, ihre Ätiologie- und Therapievorstellungen und ihre soziale Situation mit einbezogen werden. Zielsetzungen des Angebots sind die Unterstützung der Patienten in komplexen Entscheidungssituationen, Förderung der Patientenkompetenz und Verbesserung der Lebensqualität. Hintergrund für dieses Angebot sind die wissenschaftlichen Erkenntnisse, dass bei Krebspatienten ein Bedarf an Entscheidungshilfen besteht, informierte und kompetente Patienten ihre Erkrankungssituation besser beurteilen und dadurch aktiv ihre Behandlung unterstützen können (Kranich, 2004; Weis & Giesler, 2004; Kranich, 2005a; Rutten, Arora, Bakos et al., 2005).

Das Beratungsangebot „Second Opinion“ der KTB unterscheidet sich von den herkömmlichen Angeboten einer „Second Opinion“ dadurch, dass es sich nicht nur auf eine medizinische Beratung in Bezug auf Diagnostik oder Behandlung der Tumorerkrankung beschränkt, sondern ein breites Spektrum von Beratungsangeboten umfasst (Bartsch, Heckl & Weis, 2004):

- eine internistische onkologische Beratung,
- eine Beratung aus dem Bereich der naturheilkundlichen und komplementären Therapieverfahren,
- eine psychosoziale Beratung,
- eine Ernährungsberatung,
- eine Pflegeberatung,
- eine physiotherapeutische Beratung,
- eine Beratung zur Lymphdrainage.

Auch wenn das primäre Anliegen der meisten Patienten auf das Überprüfen des weiteren Procederes im Rahmen der Tumorerkrankung gerichtet ist, dient das umfassende Beratungsangebot der Abklärung eines möglichen zusätzlichen Unterstützungs- und/oder Behandlungsbedarfs in den oben genannten Bereichen sowie der Überprüfung und Förderung des Selbsthilfepotenzials der Patienten. Ebenfalls dient das Angebot der Orientierungshilfe für die Patienten und unterstützt sie im Entscheidungsprozess bei komplexen Fragen der Diagnostik und Behandlung. Insgesamt soll das Angebot dazu beitragen, die Lebensqualität der Patienten zu verbessern.

Es hat sich bewährt, dass die Angehörigen an den Beratungen teilnehmen. So können alle Beteiligten Anregungen aus den Beratungen für die gemeinsame Bewerkstelligung des Alltags mitnehmen und auch Themen der krankheitsbezogenen Kommunikation in Partnerschaft und Familie angesprochen werden.

Zu Beginn steht das ärztliche Anamnesegespräch mit körperlicher Untersuchung seitens des aufnehmenden Arztes. Zuvor waren alle vorliegenden Diagnoseunterlagen (Bilder der Röntgen, CT- oder Kernspinuntersuchungen des Patienten) zusammen mit einem Radiologen begutachtet worden; eine nochmalige Basisdiagnostik erfolgt jedoch nicht. Im Anschluss an das Anamnesegespräch und die körperliche Untersuchung erhalten die Patienten einen Plan, der sie über ihre weiteren Beratungstermine informiert. Im Abschlussgespräch durch den Chefarzt oder leitenden Oberarzt werden die weiteren diagnostischen und therapeutischen Optionen erläutert und auch auf die Empfehlungen der übrigen Beratungen Bezug genommen. Dieses Gespräch kann auf einer Tonbandkassette aufgezeichnet werden, um die Gelegenheit zu haben, zu Hause noch einmal in Ruhe die Empfehlungen nachzuvollziehen. Darüber hinaus bekommen die Patienten auch einen ausführlichen, an sie selbst adressierten schriftlichen Bericht über die Beratungen. Das Beratungsangebot stellt keine Kassenleistung dar, sondern wird von den Patienten finanziell selbst getragen (Kosten des Beratungsangebotes: 818 €). Die gesamte Beratung umfasst durchschnittlich je nach Anzahl der Teilberatungen 7-11,5 Stunden und erstreckt sich über zwei Tage.

1.2 Ziele und Fragestellungen der Evaluation

Das Beratungsangebot „Second Opinion" wurde im Rahmen eines Projektes zur prozessorientierten Begleitforschung evaluiert (Förderer: Gesellschaft zur Förderung der Forschung und Wissenschaft in der Klinik Tumorbiologie). Das Projekt wurde im Institut für Rehabilitationsforschung und Prävention der Klinik für Tumorbiologie durchgeführt; die Aufgaben der Begleitforschung waren personell von den Aufgaben der Beratung getrennt. Alle Beratungen wurden von erfahrenen Mitarbeitern der Klinik für Tumorbiologie durchgeführt. Die Auswertung der Dateien erfolgte überwiegend auf deskriptiver Ebene und diente primär der Identifikation von wichtigen Prozess- und Ergebnismerkmalen. Die wesentlichen Forschungsfragen richteten sich auf:

- die Charakterisierung der Inanspruchnehmer der „Second Opinion" nach soziodemografischen und medizinischen Merkmalen,
- die Beweggründe der Patienten zur Einholung einer „Second Opinion",
- Zufriedenheit der Inanspruchnehmer mit dem Bratungsangebot „Second Opinion",
- Inanspruchnahme von komplementärmedizinischen Therapieverfahren.

Die Evaluation erfolgte auf zwei Ebenen. Sie umfasste einerseits eine systematische und in großen Teilen standardisierte Dokumentation der Beratungsinhalte und Empfehlungen aus Sicht der Berater. Andererseits wurden subjektive Einschätzungen und Bewertungen der Patienten über Fragebögen erfasst. Inhaltlich umfassten die selbst entwickelten Fragebögen Fragen zu den Motiven und Hintergründen der Inanspruchnahme, Erwartungen und Zufriedenheit mit dem Angebot. Zusätzlich wurde zur Bestimmung des funktionellen Status ein standardisiertes Instrument zur Erfassung der Lebensqualität (EORTC-OLQ-C30) eingesetzt. Die Befragungen der Patienten erfolgten vor Beginn der Beratung (T1), unmittelbar nach der Beratung (T1') sowie vier Monate danach (T2). Tabelle 1 gibt die Instrumente und die Erhebungszeitpunkte in einer Übersicht wieder.

Tabelle 1: Untersuchungsplan und Erhebungsinstrumente

	T1	*T1'*	*T2*
Meßzeitpunkt	Zu Beginn der Beratung	Am Ende der Beratung	4 Monate nach der Beratung
Instrumente und Inhalte der Befragung	Erwartungen und Anliegen an die Behandlungssituation	Zufriedenheit mit den Beratungen (aktuell)	Zufriedenheit mit den Beratungen (retrospektiv)
	Soziodemografische und medizinische Daten		
	EORTC QLQ-C30		EORTC QLQ-C30
			Umsetzung der Empfehlungen

2. Ausgewählte Ergebnisse

In dieser Darstellung werden ausgewählte Ergebnisse der Projektphase in der Zeit von Februar 1999 bis Juni 2002 vorgestellt. Von den initial 668 Fragebögen erhielten wir N=600 bei T1 (89.8%) sowie N=418 bei T1' (62.4%) zurück.

Tabelle 2: Rücklauf der Fragebögen

Fragebogen	*N ausgegebene Fragebögen*	*N Rücklauf*	*% Rücklauf*
T1	N=668	N=600	89.8%
T1'	N=668	N=417	62.4%
T2	N=600	N=363	60.5%

Der höhere Ausfall bei T1' lässt sich aus der unterschiedlichen Handhabung der Rückgabe der Fragebögen seitens der Patienten erklären. Während der ausgefüllte Fragebogen T1 von den Patienten noch vor Abschluss aller Beratungen abgegeben und nur im Ausnahmefall von zu Hause per Post an die Klinik geschickt wurde, sahen sich viele Patienten aus Zeitgründen (zum Beispiel wegen langer Heimfahrt, reservierte Sitzplätze im Zug) nicht in der Lage, die Bewertungen der einzelnen Beratungen in Fragebogen T1' noch in der Zeit ihres Aufenthalts in Freiburg auszufüllen. Trotz telefonischer Erinnerung ließ sich der Rücklauf nicht steigern.

2.1 Charakterisierung der Inanspruchnehmer

Das Durchschnittsalter der N=600 Inanspruchnehmer betrug 56.6 Jahre (Altersrange: 19.5-91), wobei der Altersdurchschnitt der Männer mit 59.2 Jahren etwas höher lag als der der Frauen mit 54.8 Jahren. 61.8% (N=371) der Inanspruchnehmer waren Frauen und 38.2% (N=229) Männer. Hinsichtlich der ökonomischen Situation handelte es sich um eine selektierte Auswahl von Patienten mit höherem Schulabschluss und höherem Bildungsstand. Dies dürfte die Tatsache widerspiegeln, dass die „Second Opinion“ keine Kassenleistung darstellt und die Patienten für dieses Beratungsangebot finanziell selber aufkommen müssen.

Die Diagnoseverteilung zeigte, dass die Diagnosegruppen Mamma-Ca (33.6%), gastrointestinale Tumoren (16.2%) und Prostata-Ca (9.4%) am häufigsten vertreten waren (siehe dazu Tabelle 3). Der Tumorstatus wurde über eine Fremdeinschätzung durch den Arzt vorgenommen. Mehr als ein Drittel der Patienten (36.1%), die die „Second Opinion“ aufsuchten, kamen mit einem progredienten Tumorleiden, 11.5% kamen nach einem Rezidiv und immerhin 23.4% in einer kompletten Remission. Bei den übrigen Patienten war der aktuelle Tumorstatus entweder unklar oder sie befanden sich in einer Teilremission.

Tabelle 3: Medizinische Daten (N=600)

Medizinische Daten	*%*
Diagnosegruppe	
Mamma-Ca	33.6%
Gastrointestinale Tumore	16.2%
Prostata	9.4%
Gynäkologische Tumore	7.7%
Bronchialkarzinom	7.2%
Pankreas und Gallen	5.8%
Niere, Blase und ableitende Harnwege	4.0%
Systemische Erkrankungen	4.1%
Sonstige	12.1%
Tumorstatus	
unklar	15.2%
Rezidiv	11.5%
Progredienz	36.1%
Komplette Remission	23.4%
Partielle Remission	9.4%
Unverändert	7.5%

Zum Zeitpunkt der Inanspruchnahme der „Second Opinion“ befanden sich die Patienten in unterschiedlichem Behandlungsstatus. Die Mehrzahl der Inanspruchnehmer war in einer palliativen Behandlungssituation. Bei 48.7% (N=265) der Patienten war die Therapie bereits eingeleitet worden; teilweise nutzten Patienten die Pausen zwischen den einzelnen Chemotherapiezyklen, um das Beratungsangebot wahrzunehmen. Nur 20.8% (N=113) kamen mit einem Therapievorschlag, der noch nicht umgesetzt worden war. Ohne eine Vorempfehlung für eine tumorspezifische Therapie kamen 15.6% (N=85) der Patienten. Zu dieser Gruppe gehörten auch Patienten, bei denen keine tumorspezifische Therapie empfohlen worden war, die aber von ihren behandelnden Ärzten ein supportives Therapiekonzept unterbreitet bekommen hatten (siehe dazu Tabelle 4).

Tabelle 4: *Aktueller Behandlungsstatus der Patienten zum Zeitpunkt der Beratung*

Aktueller Behandlungsstatus	*%*
– es gibt weder ein Therapiekonzept für eine tumorspezifische noch für eine supportive Therapie	8.8%
– es liegen unterschiedliche Therapiekonzepte für eine tumorspezifische Therapie vor	6.1%
– eine tumorspezifische Therapie wurde noch nicht eingeleitet	20.8%
– eine tumorspezifische Therapie ist bereits eingeleitet worden	48.7%
– im Moment keine tumorspezifische Therapie, aber eine supportive Therapie	15.6%

2.2 Ergebnisse zur Lebensqualität

Bei den Funktionsskalen des EORTC-QLQ-C30 zeigte die Untersuchungsgruppe die höchsten Werte in der körperlichen und kognitiven Funktion, während die emotionale Funktion, Rollenfunktion und soziale Funktion deutlich niedriger lag. Zur Einordnung dieser Werte wurde aufgrund der heterogenen Zusammensetzung der Diagnosegruppen ein Vergleich mit den Referenzdaten der gesunden Normalbevölkerung herangezogen. Dieser zeigte, dass die Inanspruchnehmer der „Second Opinion“ in allen Skalen signifikant schlechtere Werte aufwiesen, wobei die größten Diskrepanzen in der Rollenfunktion, der emotionalen und sozialen Funktion lagen (Schwarz & Hinz, 2001). In gleicher Weise ergaben sich insgesamt für die Symptomskalen der Inanspruchnehmer eine im Vergleich zu den Referenzdaten höhere Belastung, wobei speziell die Werte in den Bereichen Fatigue und Schlafstörungen die höchsten Ausprägungen zu verzeichnen hatten (siehe Tabellen 5 und 6). Die Werte zur Lebensqualität spiegeln die Tatsache wieder, dass sich die Untersuchungsgruppe zu einem erheblichen Anteil in fortgeschrittener Erkrankung befand.

Tabelle 5: Lebensqualität: Funktionsskalen der Inanspruchnehmer (T1) im Vergleich zur Normalbevölkerung

Funktionsskalen	*Inanspruchnehmer „Second Opinion" N=334*		*Normalbevölkerung* N=2028*	
	MW	*SD*	*MW*	*SD*
Körperliche Funktion	78.9	19.3	90.1	16.7
Rollenfunktion	57.1	32.8	88.0	22.9
Emotionale Funktion	52.4	24.3	78.7	21.0
Kognitive Funktion	76.9	24.0	91.2	17.0
Soziale Funktion	57.0	30.0	91.0	19.4

* Schwarz & Hinz, 2001

Tabelle 6: Lebensqualität: Symptomskalen der Inanspruchnehmer (T1) im Vergleich zur Normalbevölkerung

Symptomskalen	*„Second Opinion" N=334*		*Normalbevölkerung* N=2028*	
	MW	*SD*	*MW*	*SD*
Fatigue	42.2	27.3	17.1	22.0
Erbrechen	9.7	18.7	2.8	9.9
Schmerzen	29.8	31.0	15.4	24.4
Kurzatmigkeit	24.5	30.7	8.1	20.3
Schlaflosigkeit	42.5	36.0	16.4	27.2
Appetitlosigkeit	16.7	28.6	5.4	16.0
Verstopfung	14.8	27.3	3.6	13.7
Durchfall	15.2	25.0	2.8	11.7

* Schwarz & Hinz, 2001

2.3 Beweggründe für das Aufsuchen der „Second Opinion"

Als wichtigste Beweggründe für das Einholen einer zweiten Meinung wurden von den Patienten der Wunsch nach einer Orientierungshilfe (94.7%), Informationen zu komplementärmedizinischen Verfahren (91%) sowie der Wunsch nach einer umfassenden Beratung (89.1%) genannt. Dies spricht für den Wunsch der Patienten, sich zu informieren und die eigenen Handlungsmöglichkeiten zu stärken. Mit etwas Abstand in der Anzahl der Nennungen folgt der Wunsch, das bisherige Therapiekonzept überprüfen zu lassen (63.8%). Dies kann als ein Hinweis dafür gesehen werden, Therapieentscheidungen überdenken und abwägen zu wollen, um sie dann im positiven Entscheidungsfall besser mit tragen zu können. Weiterhin wurden als Beweggründe genannt, das Selbsthilfekonzept zu stärken (56%) oder eine Unterstützung in der Krankheitsverarbeitung (53%) zu erhalten. Diese Ergebnisse weisen darauf hin, dass der umfassende Beratungscharakter dem Bedarf der Patienten entspricht und sie offensichtlich nicht ausschließlich eine medizinische Beratung im üblichen Sinne erwarten, sondern an

Informationen sowie einer Unterstützung interessiert waren, die ihre eigenen Handlungsmöglichkeiten stärken.

2.4 Beurteilung der bisherigen medizinischen Versorgung durch die Patienten

Bezüglich der Beurteilung der vorbehandelnden Ärzten und klinischen Einrichtungen durch die Patienten zeigen die Ergebnisse, dass die Zufriedenheit der Patienten mit der fachlichen Behandlung durch ihre Ärzte relativ groß ist. Am besten, wenn auch nur knapp, schnitten dabei die Hausärzte ab, dicht gefolgt von den Onkologen und den klinischen Einrichtungen. Anders fielen die Ergebnisse zum Informationsaustausch, den Organisationsabläufen und zum Umfang der bisherigen Information zur Erkrankung aus. Hiermit war ein Großteil der Patienten wenig zufrieden. Nimmt man die Antworten zu den Kategorien „sehr unzufrieden“ und „eher unzufrieden“ zusammen, dann sind 64.7% der Patienten in Bezug auf den Informationsaustausch der behandelnden Ärzte untereinander bzw. der Kliniken, in denen sie behandelt wurden, unzufrieden. Zudem sind 60% von ihnen unzufrieden mit dem Umfang der Informationen, den sie bisher zu ihrer Erkrankung bekommen haben. Entsprechend wird auch die Art und Weise der Informationsübermittlung negativ bewertet; nur 6.3% waren mit Informationsübermittlung „sehr zufrieden“, während 58.5% damit unzufrieden waren. Selbst wenn es sich hier um eine selektierte Stichprobe handelt, weisen diese Ergebnisse darauf hin, dass die patientenzentrierte Information und Kommunikation sowie die Arzt-Patient-Beziehung immer noch ein erhebliches Verbesserungspotenzial aufweist.

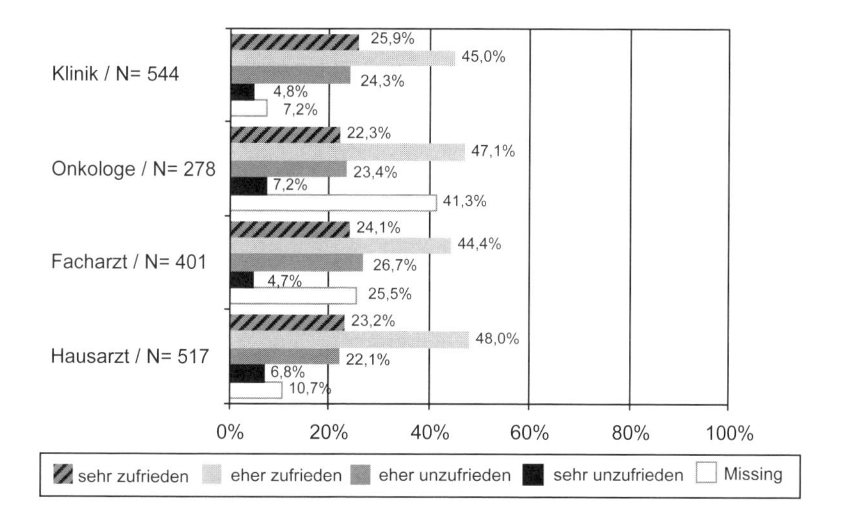

Abbildung 1: Beurteilung der bisherigen medizinischen Versorgung

2.5 Zufriedenheit mit dem Beratungsangebot

Die Zufriedenheit mit den einzelnen Beratungen wurde zum Ende der Beratungen (T1') differenziert für die einzelnen Angebote der Beratung sowie in der katamnestischen Nachbefragung (T2) retrospektiv im Hinblick auf die allgemeine Zufriedenheit mit der „Second Opinion“ erfragt. Insgesamt zeigten sich die Patienten mit dem Beratungsangebot der „Second Opinion“ sehr zufrieden. Die Zufriedenheit der Patienten war in allen Komponenten der Beratung hoch. Zum Zeitpunkt T1' siedelten sich die Mittelwerte zwischen 3.5 und 3.9 an („1“ entspricht dabei „sehr unzufrieden“, „4“ entspricht „sehr zufrieden“). Noch nach vier Monaten äußerten sich 54.4% der Patienten mit dem Angebot insgesamt „sehr zufrieden“ und 37.5% „eher zufrieden“.

2.6 Umsetzung der Empfehlungen aus der „Second Opinion“

In der katamnestischen Nachbefragung vier Monate nach der Beratung war es von besonderem Interesse, inwieweit die Patienten die Empfehlungen aus der „Second Opinion“ umgesetzt hatten.

Im Bereich der weiterführenden *Diagnostik* hatten 45.7% ein Bild gebendes Verfahren durchführen lassen, 11.3% empfohlene Laboruntersuchungen, 9.1% eine histologische oder zytologische Untersuchung und 6.3% einen chirurgischen Eingriff. Bezogen auf die *Empfehlungen zum weiteren therapeutischen Vorgehen* haben sich 39.7% einer Chemotherapie, 20.1% einer Immuntherapie, 19.6% einer Hormontherapie und 6.3% einer Strahlentherapie unterzogen. 12.7% ließen eine Operation durchführen. Im psychosozialen Bereich (siehe Tabelle 7) wurden am häufigsten eine Psychotherapie für den Patienten/in (33.5%), der Kontakt zu einer psychosozialen Beratungsstelle (16.2%), eine Psychotherapie für den Partner/in (8%) sowie eine Paarberatung (7.3%) empfohlen. Viele dieser Empfehlungen aus der *psychosozialen Beratung* wurden von den Patienten umgesetzt, wobei in der Darstellung der Ergebnisse die Angaben für die Kategorien „einmalig“, „mehrfach“ und „regelmäßig“ zusammengefasst worden sind. Hierbei wurden die Empfehlungen für eine ambulante Psychotherapie für den Partner oder die Partnerin zu einem überwiegenden Anteil (83.7%) umgesetzt. Jeweils ca. ein Drittel nahm Kontakt zu einer psychosozialen Beratungsstelle auf (33%), hat eine Psychotherapie für sich selbst begonnen (29.4%) oder hat eine Paarberatung in Anspruch genommen (38%).

In der Beratung wurden auch Verhaltensempfehlungen ausgesprochen, wie das Praktizieren von Entspannungsübungen, der Einsatz von psychologischen Selbstkontrollstrategien gegen Grübeln, Angst machende Gedanken, zur Schmerzlinderung oder als Einschlafhilfen sowie der Stellenwert von gesundheitsfördernden Aktivitäten und zufriedenstellenden sozialen Kontakten. Diesen Empfehlungen war ebenfalls ein Großteil der Patienten nachgekommen. Weiterhin bestätigten 59.8% der Patienten die Umsetzung der Empfehlungen aus der *Ernährungsberatung* und 32.8% der Patienten gaben an, dass sie die Empfehlungen aus der *Pflegeberatung* umgesetzt hatten. 37.5% der Patienten gaben an, die *physiotherapeutischen Empfehlungen* umgesetzt zu haben und 17.6% die Empfehlungen aus der *Beratung zur Lymphdrainage*.

Insgesamt belegen die Ergebnisse eine relativ hohe Quote an Umsetzungen der ausgesprochenen Empfehlungen. Bei der Interpretation der Ergebnisse ist jedoch zu berücksichtigen, dass in der Beantwortung der Frage nach der Umsetzung der Empfehlungen aus der „Second Opinion“ der Einfluss einer möglichen zwischenzeitlich erfolgten Empfehlung oder Rücksprache mit den behandelnden Ärzten zu Hause nicht kontrolliert werden konnte.

Tabelle 7: Empfehlungen weiterführender psychosozialer Unterstützungsangebote und deren Umsetzung (Mehrfachantworten möglich)

Empfehlungen	*Anzahl der Empfehlungen* (Gesamt N=554) *T1'*	*Empfehlungen* [1] %	*Anzahl der Umsetzungen* (Gesamt N=363) *T2*	*Umsetzung* [2] %
Psychotherapie für den Patienten	N=180	33.5%	N=53	29.4%
Psychotherapie für den Partner	N=43	8.0%	N=36	83.7%
Paarberatung	N=39	7.3%	N=15	38.5%
Kontakt zu einer Beratungsstelle	N=91	16.9%	N=30	33.0%

[1] = % bezogen auf die Gesamtanzahl aller Empfehlungen
[2] = % bezogen nur auf die Anzahl der Empfehlungen für den jeweiligen Bereich

2.7 Komplementärmedizinische Therapieverfahren (KM): Inanspruchnahme und Umsetzung der Empfehlungen

Die Zielsetzung, die die Patienten mit der Inanspruchnahme von komplementärmedizinischen Therapieverfahren verfolgten, erstreckte sich von der Beeinflussung des körperlichen Befindens, über eine tumorspezifische Wirkung bis hin zur Minderung von Nebenwirkungen und der Beeinflussung des seelischen Befindens. Die Initiative zur Inanspruchnahme vom KM ging größtenteils von den Patienten selbst aus, während die Verordnung der KM-Präparate hauptsächlich durch den Hausarzt und durch Selbstmedikation erfolgte.

Den größten Informations- und Beratungsbedarf hatten die Patienten mit 98.5% zur Mistel und mit 95.4% zu den Kombinationspräparaten (Vitamine, Mineralien und Spurenelemente). Großes Interesse fanden Enzympräparate, Thymus-Präparate, Vitamine und Mineralien und Spurenelemente, gefolgt von Organpräparaten und Phytotherapeutika. Homöopathische Medikamente, ASI (Tumorimpfung) und anthroposophische Präparate traten dagegen mehr in den Hintergrund. 65.3% der Patienten wurden Empfehlungen gegeben, die auf eine Modifikation des praktizierten Konzepts hinausliefen. 12.2% der Patienten wurde das Konzept, das sie praktizieren, bestätigt und 21.7% wurde eine Neuempfehlung ausgesprochen. Zu einer Ablehnung des Konzepts kam es nur in 0.7%.

Abbildung 2 zeigt den Vergleich der direkten Inanspruchnahme von KM zum Zeitpunkt T1 und T2. Für diesen Vergleich konnten nur die Daten der Patienten einbezogen werden, die die entsprechenden Fragen sowohl in Fragebogen T1 wie auch in Fragebogen T2 beantwortet hatten, nämlich N=275.

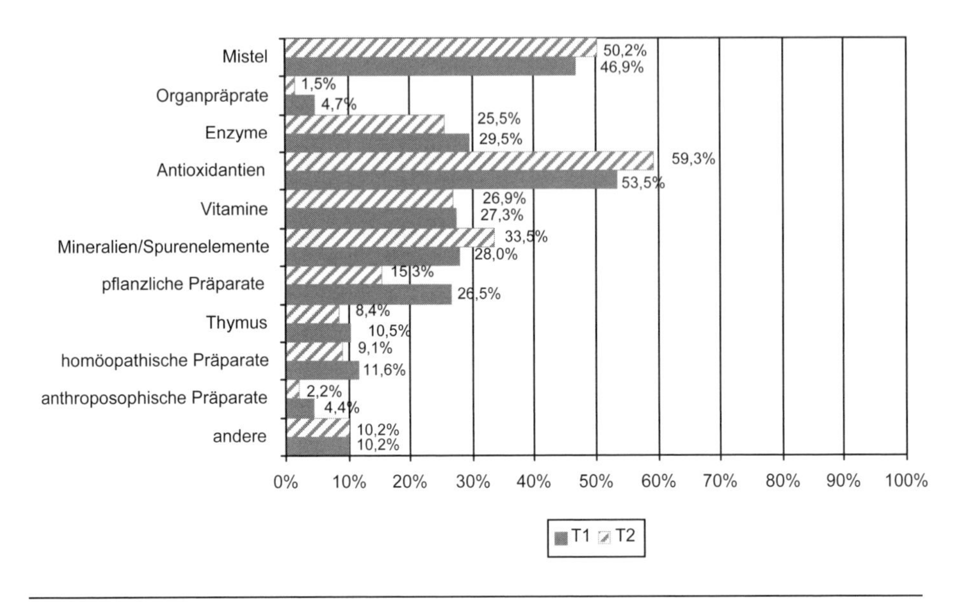

Abbildung 2: Vergleich der Inanspruchnahme von KM zum Zeitpunkt T1 und T2 (N=275) Mehrfachantworten

Eine deutliche Reduzierung erfolgte bei den Organpräparaten, den homöopathischen Mitteln, den pflanzlichen Präparaten und den Enzymen. Die Einnahme der anthroposophischen Medikamente wurde um die Hälfte gekürzt. Die Reduzierung mancher Präparate ist nicht unbedingt darauf zurückzuführen, dass sie in den Empfehlungen abgelehnt wurden, vielmehr musste bei vielen Patienten eine Auswahl aus der großen Fülle der Präparate getroffen werden.

Die katamnestische Nachbefragung ergab, dass die Inanspruchnahme von KM nach der Beratung in der „Second Opinion“ von den Patienten modifiziert wurde. Häufiger wurden Mistelpräparate genommen und Antioxidantien, eine Steigerung erfuhren auch die Mineralien und Spurenelementen. Die Einnahme von Vitaminen war annähernd gleich geblieben wie zuvor.

Weiterhin zeigte sich, dass die Zufriedenheit der Patienten mit ihrem neuen KM-Konzept nach der Beratung gestiegen war. So waren zum Zeitpunkt T2 80.8% der Patienten „sehr zufrieden“, bzw. „eher zufrieden“, während es zum Zeitpunkt T1 nur 53.9% waren (Abbildung 3).

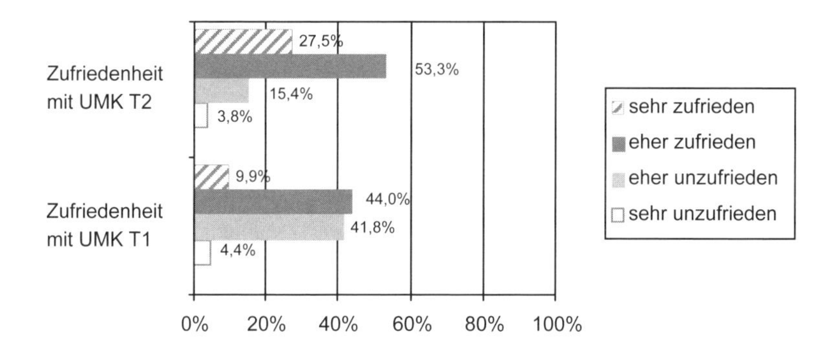

Abbildung 3: Vergleich der Zufriedenheit der Patienten mir ihrem KM-Konzept zum Zeitpunkt T1 und T2 (N=182)

3. Diskussion

Das Beratungsangebot „Second Opinion“ der Klinik für Tumorbiologie wurde eingerichtet, um Tumorpatienten eine Orientierungshilfe angesichts der vielfältigen Informationen zum Thema Krebs und seinen Behandlungsmöglichkeiten anzubieten und sie durch eine individuelle Beratung unter Einbeziehung psychosozialer Faktoren im Umgang mit ihrer Erkrankung zu unterstützen. Dabei zielen die Beratungsaktivitäten darauf, den Patienten im Umgang mit seiner Erkrankung und den anstehenden Entscheidungen kompetent zu machen und ihn dadurch in seinem Selbsthilfepotenzial zu stärken. Das Konzept der Beratung „Second Opinion“ basiert auf dem Leitbild der Klinik für Tumorbiologie, das sich einer umfassenden, integrativen und patientenzentrierten Behandlung verpflichtet. Folgerichtig beschränkt sich das Beratungsprogramm der „Second Opinion“ nicht nur auf eine fachmedizinische Beratung, sondern bezieht entsprechend dem biopsychosozialen Modell alle Aspekte der Krankheit sowie Folgen der Therapie mit ein.

Die Ergebnisse zeigen insgesamt, dass die *Inanspruchnehmer der „Second Opinion“* offensichtlich eine selektierte Auswahl von Patienten darstellt. Im Hinblick auf die sozioökonomischen Variablen handelt es sich um Menschen mit einem höheren Bildungsstand, einem höheren Schulabschluss und in einer ökonomisch gut gesicherten Situation. Dies spiegelt die Rahmenbedingungen wider, dass die „Second Opinion“ keine Kassenleistung darstellt, sondern von den betroffenen Patienten selbst getragen werden muss.

Die Analysen zu den *Beweggründen* der Patienten ergaben, dass die Patienten eine Orientierung und Hilfestellung in schwierigen und komplexen medizinischen Entscheidungssituationen suchen und sich bisher teilweise auch von ihren primär behandelnden Zentren bzw. Ärzten in dieser Situation allein gelassen fühlen. Betrachtet man die Beweggründe genauer, so bezieht sich die Kritik der Patienten an den vorbehandelnden Ärzten weniger auf die fachliche Beratung und Betreuung, sondern auf die Art und Weise, wie Informationen vermittelt werden und wie sich die Patienten als Menschen in der Situation einer chronischen Erkrankung wahrgenommen fühlen. Hier wird wiederum die Notwendigkeit einer patientenzentrierten Aufklärung und Informationsvermittlung deutlich. Vor diesem Hintergrund sollte eine umfassende patientenzentrierte Beratung und Informationsvermittlung ein wichtiger Baustein in unserem Medizinsystem werden, was nicht nur im Rahmen eines speziellen Beratungsangebots wie der „Second Opinion" umgesetzt werden sollte, sondern grundsätzlich, wie von verschiedener Seite gefordert (Butow, Brown, Cogar et al., 2002), auch in allen Bereichen der Primärversorgung und Nachsorge von Tumorpatienten Eingang finden sollte.

Hinsichtlich der medizinischen Situation zeigt sich, dass der *Großteil sich in einer palliativen Behandlungssituation* befindet und mehr als ein Drittel der Patienten mit einem progredienten Tumorleiden die „Second Opinion" aufsuchen. Entsprechend des Angebots einer Zweitmeinung kommen 70% der Patienten mit einem bereits bestehenden Therapiekonzept und dem Wunsch, dieses Therapiekonzept von einem weiteren Experten prüfen zu lassen. Gerade diese zahlenmäßig große Teilgruppe steht oft vor schwierigen Entscheidungssituationen, da eine Heilung nicht mehr möglich ist, ein klares Therapiekonzept oft nicht zur Verfügung gestellt werden kann und die Therapievorschläge vor dem Hintergrund der individuellen Lebensqualität und der zu erwartenden Nutzen abgewogen werden müssen (Schapira, 2005). Mit den oben gemachten Einschränkungen bezüglich der sozioökonomischen Situation kann hier festgehalten werden, dass die richtige Zielgruppe für eine Zweitmeinung erreicht wird.

Die Abklärung und Überprüfung *komplementärmedizinischer Behandlungsmethoden* (KM) stellt eine weitere wichtige Aufgabe für die „Second Opinion" dar. Man muss hier berücksichtigen, dass viele Patienten diesbezüglich bereits vorinformiert waren und komplementärmedizinische Behandlungskonzepte nutzten. Die Ergebnisse zeigen deutlich, dass durch die fachliche Beratung die Inanspruchnahme der KM von den Patienten erheblich modifiziert worden ist. Insbesondere das breite Spektrum verschiedener Mittel konnte reduziert und stärker auf die individuelle Situation ausgerichtet werden. Die stärkere Fokussierung der KM sowie Begrenzung auf die nötigsten Präparate können als wesentliche Effekte der Beratung angesehen werden. Trotz der verschiedenen Schwierigkeiten in der Umsetzung zeigt die katamnestische Nachbefragung, dass die Patienten mit ihrem aktuellen KM-Konzept deutlich zufriedener waren als zuvor. Auch hier muss ein wesentlicher Wirkmechanismus in der erhöhten Sicherheit im Umgang mit diesem für alle Krebspatienten relevanten und zugleich sehr verunsichernden Thema angesehen werden. Auch diese Befunde geben wiederum deutliche Hinweise darauf, dass die komplementärmedizinischen Anliegen der Patienten in einem Gesamtplan der medizinischen Maßnahmen integriert werden sollten, um die Patienten vor Scharlatanen und dubiosen Methoden zu schützen.

Das Beratungsangebot „Second Opinion" ist in einem sich in Veränderung begriffenen Gesundheitsversorgungssystems einzuordnen. Wie die Evaluation zeigt, sind wesentliche inhaltliche Bestandteile der „Second Opinion", ihre Ausrichtung auf patientengerechte Information und Beratung sowie ihre Zielsetzung der Stärkung der Patientenkompetenz eng den Zielen einer zunehmenden Patientenorientierung in der Medizin und der Gewährleistung von Patientenautonomie verknüpft. Insgesamt lässt sich festhalten, dass die Hilfe bei der Bewertung vorhandener Informationen, neue ergänzende Erkenntnisse und die psychosoziale Zuwendung zum Patienten die wesentlichen Wirkelemente der „Second Opinion" zu sein scheinen. Gerade in schwierigen und komplexen Entscheidungssituationen wird deutlich, dass sich ein Mangel an Zeit und ärztlicher Zuwendung negativ auf die Zufriedenheit der Patienten auswirkt und zu einer stärkeren Verunsicherung über ihre eigene Behandlungssituation führt. Das Beratungsangebot „Second Opinion" reagiert mit seinem Konzept der umfassenden Patientenberatung auf diese Entwicklung. Dies bedeutet, dass die Beratungen nicht nur von einer hohen fachlichen Qualität sein müssen, sondern auch sehr zeitintensiv sind. Unsere Erfahrung zeigt, dass diese zeitintensive Zuwendung es den Patienten ermöglicht, zu einer sichereren Einschätzung ihrer Situation zu gelangen.

4. Ausblick

Eine umfassende Patientenberatung entspricht dem sich verändernden Selbstverständnis der Patienten, in dem die traditionelle Patientenrolle für viele Patienten nicht mehr akzeptabel erscheint (Bottles, 2000). Die „Second Opinion" stärkt das aktive Rollenverständnis des Patienten und entspricht den Bedürfnissen nach einer stärkeren Einbeziehung in medizinische Entscheidungsprozesse (Shared-decision-making) (Caspari, Untch & Vodermaier, 2003; Floer, Schnee, Böcken et al., 2004). Es erstaunt also nicht, dass aus einer Fragebogenerhebung der Selbsthilfe Kontakt- und Informationsstelle (SEKIS) hervorgeht, dass Patienten sich kompetente, unabhängige Anlaufstellen wünschen, wo sie Informationen zu „Krankheiten und Krankheitsbildern, Diagnose- und Behandlungsmöglichkeiten, unterschiedlichen Lehrmeinungen, Behandlungsleitlinien usw." (Stamatiadis-Smidt et al., 2002) bekommen können. Unsere Ergebnisse weisen darauf hin, dass Patienten sich darüber hinaus wesentlich mehr wünschen. Aus der Konfrontation mit der technischen Seite der Medizin und den oft sehr unpersönlichen Abläufen in der medizinischen Versorgung resultieren ausgeprägte Bedürfnisse nach menschlicher und zeitlicher Zuwendung.

Diese Entwicklung macht eine Veränderung des Selbstverständnisses der Medizin notwendig. Sie muss die Patienten in ihren individuellen Fragen ernst nehmen und sich ihnen als Kooperationspartner zur Verfügung stellen. Das ist insbesondere im Zusammenhang mit einer chronischen Erkrankung wie einer Tumorerkrankung von zentraler Bedeutung, da sie eine dauerhafte Begleitung und Zusammenarbeit erfordert. Ein gut informierter Patient, der gemeinsam mit dem Arzt seine Entscheidung für eine Therapie getroffen hat, wird eine größere Compliance mit der angeordneten Therapie zeigen. Wie Studien zeigen, ist Compliance keine Eigenschaft des Patienten, sondern eine Verhaltensweise, die immer wieder aktiv hergestellt werden muss und eine gute Arzt-Patient-Kooperation voraussetzt (Petermann, 2000). Insofern sind auch medizinische Entscheidungshilfen durch sogenannte „Decision Aids", wie Broschüren, Audio- und Videokassetten und interaktive Internetseiten, mit deren Hilfe sich Patienten informieren können, alleine nicht ausreichend. Wichtig ist die Bereitschaft der Ärzte als wichtigste Ansprechpartner, den Prozess einer gemeinsamen Entscheidungsfindung mit ihren Patienten einzugehen. Hierfür sind kommunikative Basisfertigkeiten erforderlich, die heute im Rahmen von Aus-, Weiter- und Fortbildung angeboten, jedoch immer noch zu wenig genutzt werden. Gleichzeitig ist eine Aufwertung des ärztlichen Gesprächs, z.B. in einem daran angepassten einheitlichen Bewertungs- oder Honorarverteilungsmaßstab, erforderlich. Wünschenswert wäre es, wenn die Versicherungsträger ein Honorierungsmodell bereit stellen würden (Aufnahme in die Regelversorgung), damit ein solches Beratungsangebot nicht nur Selbstzahlern vorbehalten bleibt. Langfristig wäre zu überprüfen, inwieweit sich der Gesamteffekt von patientenzentrierter Beratung und gemeinsamer Entscheidungsfindung auf eine Kostensenkung in Folge einer Verringerung der Über- und Fehlversorgung auswirkt. In zukünftigen Kosten-Nutzen-Analysen sollte geprüft werden, inwieweit diese individuelle patientenzentrierte Beratung auch als Leistung des Gesundheitswesens unter ökonomischen Gesichtspunkten sinnvoll ist und als Kassenleistung verankert werden kann, um sie nicht nur als Sonderleistung für eine privilegierte Teilgruppe zu ermöglichen.

Danksagung

Die Durchführung des Projektes wurde ermöglicht durch die finanzielle Unterstützung der Gesellschaft zur Förderung der Wissenschaft und Forschung an der Klinik für Tumorbiologie.

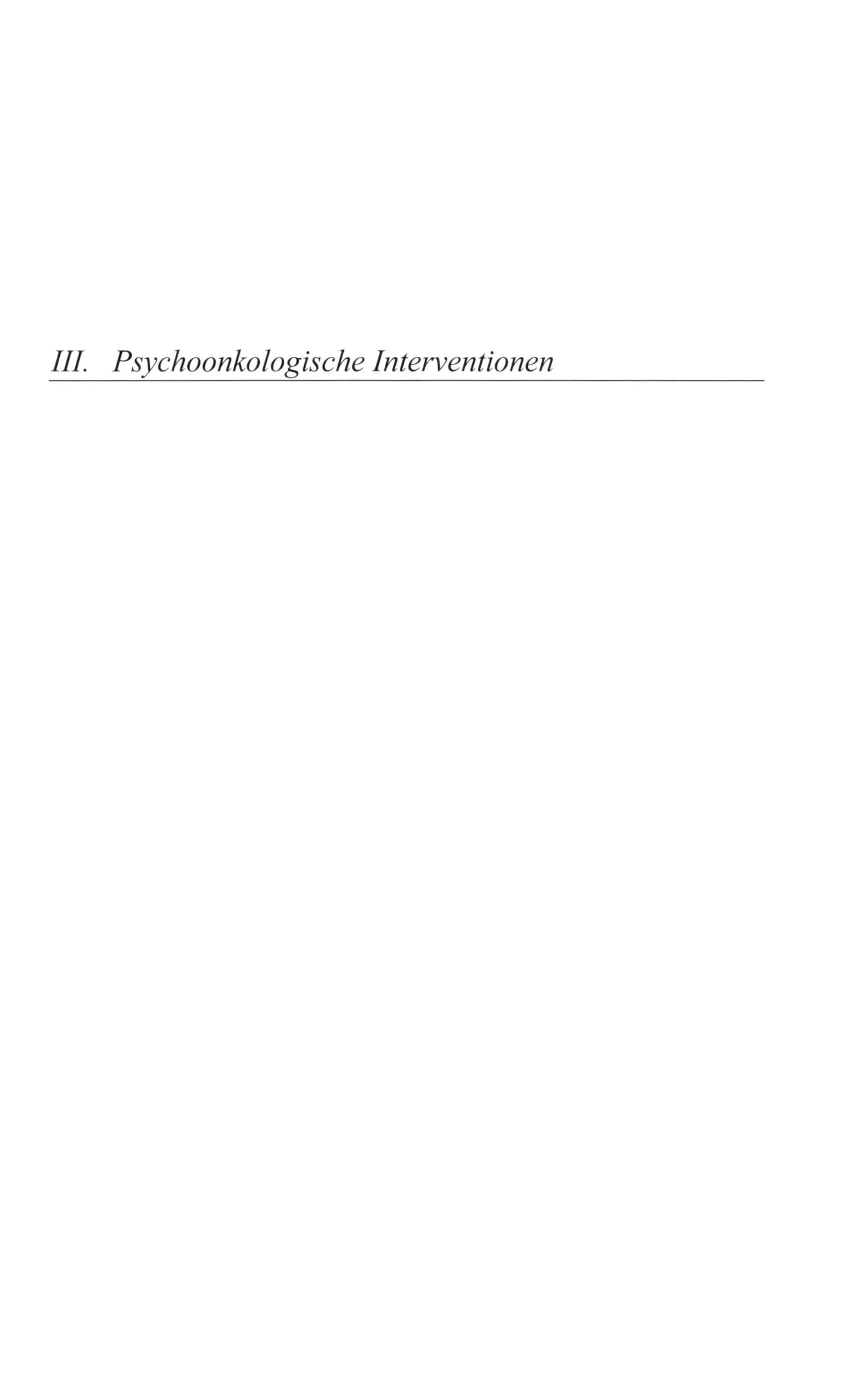

III. Psychoonkologische Interventionen

Erfolg psychologischer Interventionen – ein Review

Hermann Faller

Zusammenfassung

Im folgenden Beitrag soll anhand eines selektiven Reviews wichtiger Original- und Übersichtsarbeiten der Stand der Evidenz zur Wirksamkeit psychoonkologischer Interventionen mit Fokus auf Brustkrebs kritisch diskutiert werden. Die am häufigsten untersuchten psychologischen Interventionen bei Krebskranken sind supportiv-expressive (psychodynamische) und kognitiv-verhaltenstherapeutische Therapien sowie strukturierte psychoedukative Interventionen. Diese therapeutischen Ansätze scheinen sich allerdings weniger in ihren Inhalten als vielmehr in den verwandten Techniken und insbesondere dem Grad der Strukturierung zu unterscheiden. Als Zielkriterien werden meist das psychische Befinden und die Lebensqualität verwandt. Für supportiv-expressive und kognitiv-behaviorale Therapien stehen Studien mit Hinweisen auf die Wirksamkeit solchen Studien gegenüber, die keinen Wirksamkeitsnachweis erbringen konnten. Günstiger scheint die Befundlage für strukturierte psychoedukative Interventionen zu sein. Die vorliegenden Übersichtsarbeiten kommen zu sehr inkonsistenten Bewertungen. Metaanalysen zeigen Effektstärken in einem breiten Schwankungsbereich zwischen kleinen und großen Effekten. Ein generelles Problem der Evaluationsstudien ist, dass die jeweilige Intervention meist allen Krebspatienten angeboten wurde, nicht nur den psychisch belasteten, so dass von vornherein keine Verbesserung des psychischen Befindens zu erwarten war und auch nicht festgestellt werden konnte. Die Frage, ob psychologische Interventionen die Überlebenszeit bei Brustkrebs verlängern, kann aufgrund der relativ einheitlichen Evidenz verneint werden. Für die Praxis kann die Schlussfolgerung gezogen werden, dass es nicht sinnvoll erscheint, allen Krebskranken eine psychologische Intervention anzubieten; diese sollte vielmehr denjenigen Patienten vorbehalten bleiben, die ihrer bedürfen, weil sie besonders belastet sind.

Summary

The present paper aims at critically discussing the evidence regarding the effects of psychooncological interventions in breast cancer on the basis of a selective review of both original studies and reviews. Among psychological interventions for cancer patients, supportive-expressive (psychodynamic) and cognitive-behavioural treatments, as well as structured psycho-educational interventions, have gained the most attention. These therapeutic approaches appear to differ less in their thematic contents, but rather in the techniques used, and particularly, in the degree of structuring. Both psychological wellbeing and quality of life have most frequently been used as outcome criteria. For both supportive-expressive and cognitive-behavioural treatments studies showing efficacy are in disparity with studies without such results. More consistent evidence of efficacy is available for structured psycho-educational interventions. Present reviews report rather inconsistent assessments on efficacy. Meta-analyses report effect sizes ranging from small to large effects. Many evaluation studies are limited in regards to the respective interventions being offered to all cancer patients, not only to those showing substantial psychological distress. As a consequence, psychological wellbeing and quality of life could neither be expected nor further improved. Relative consistent evidence showing that psychological interventions do not enhance the survival of breast cancer patients is available. On the basis of existing research, it can be concluded that it does not appear to be sensible to offer psychological interventions to all cancer patients. Instead, these interventions should be provided only to those patients who are in need due to their emotional distress.

1. Ziele psychologischer Interventionen

Krebskranke sind mit einer ganzen Reihe von Belastungen konfrontiert. An erster Stelle steht die Todesdrohung. Während Gesunde meist nicht daran denken, dass sie einmal sterben müssen, ist dies für Krebskranke unmittelbare psychische Realität, und zwar zunächst unabhängig von den Behandlungsmöglichkeiten und der tatsächlichen Prognose. Die natürliche Selbstverständlichkeit des Daseins ist verloren gegangen. Auch nach einer erfolgreichen Primärbehandlung bleibt der Verlauf unsicher. Hinzu kommen körperliche Beschwerden durch die Erkrankung und eingreifende Behandlungsmaßnahmen, die dem oder der Betroffenen den Verlust der körperlichen Integrität vor Augen führen. Das Körperbild verändert sich. Infolge der verminderten Leistungsfähigkeit müssen möglicherweise Alltagsaktivitäten eingeschränkt werden. Soziale Rollen in Beruf und Familie stehen in Frage: Werde ich weiter meinen Beruf ausüben können? Werde ich meine Familie versorgen können? Wie wirkt sich die Erkrankung auf meine Partnerschaft aus? Auf der einen Seite ist ein Schwerkranker in hohem Maße auf andere angewiesen, ist abhängig von Ärzten, die zentrale Therapieentscheidungen treffen, und von Angehörigen, auf deren Unterstützung er hofft. Auf der anderen Seite ist Krebs noch immer eine Krankheit, über die man nicht gerne spricht: Befangenheit, Kommunikationstabus, Angst vor Stigmatisierung und sozialem Rückzug können die Folge sein (Faller & Weis, 2005).

Um die genannten Belastungen zu bewältigen, benötigen Krebskranke bedarfsgerechte Unterstützung. An erster Stelle der Bedürfnisse Krebskranker steht das Informationsbedürfnis (Übersicht: Faller & Weis, 2005). Information über die Erkrankung und ihre Behandlungsmöglichkeiten ermöglicht den Betroffenen, das zunächst oft verlorengegangene Erleben von Kontrolle wiederzugewinnen. An zweiter Stelle steht das Bedürfnis, bei Entscheidungen über Behandlung und Nachsorge einbezogen zu werden (shared decision making, partizipative Entscheidungsfindung; Härter, Loh & Spies, 2005). An dritter Stelle folgen schließlich Bedürfnisse nach professioneller psychosozialer Versorgung. Dies bedeutet, dass psychologische Interventionen je nach ihren Zielsetzungen unterschiedlich große Adressatenkreise aufweisen können. Während psychoedukative Interventionen, die Informationen und Selbstmanagementfähigkeiten vermitteln, wahrscheinlich für einen Großteil der Betroffenen angebracht sind, profitieren von psychotherapeutischen Interventionen im engeren Sinne wahrscheinlich nur diejenigen Betroffenen, die eine substanzielle emotionale Belastung aufweisen.

Das Ausmaß des emotionalen Distress ist bei Krebskranken unterschiedlich groß: Es reicht von normalen Gefühlen von Trauer, Angst und Verletzlichkeit bis hin zum

Vollbild einer klinischen Störung, wie einer Depression oder Angststörung. Während die normalen Belastungsgefühle, von denen wahrscheinlich fast alle Patienten irgendwann im Verlauf ihrer Erkrankung einmal betroffen sind, oft von alleine wieder vergehen oder von den Betroffenen selbst oder mit Unterstützung von Angehörigen oder Freunden bewältigt werden, benötigen stärker belastete Patienten und insbesondere diejenigen, die eine klinische Störung entwickeln, professionelle Unterstützung. Eine US-amerikanische Konsensuskonferenz zu den Bedürfnissen von Brustkrebspatientinnen kam zu der Schlussfolgerung, dass die Mehrzahl der Betroffenen die Erkrankung psychisch gut bewältigt (Hewitt, Herdman & Holland, 2004). Bei 10% bis 25% tritt jedoch eine schwere (majore) Depression auf. Psychische Belastungen hingegen, die nicht die Kriterien einer psychischen Störung erfüllen, werden bei 20% bis 40% der Betroffenen, im Mittel bei 30%, festgestellt. Zwei Drittel der belasteten Frauen würden ein psychosoziales Angebot akzeptieren, so dass man insgesamt mit einer Inanspruchnahme von 10% bis 30% rechnen kann.

2. Typen psychoonkologischer Interventionen

Drei große Gruppen psychoonkologischer Interventionen sind bisher am häufigsten Gegenstand von Evaluationsstudien gewesen: supportiv-expressive (psychodynamische) Therapien (z.B. Classen, Butler, Koopman et al., 2001; Goodwin, Leszcz, Ennis et al., 2001), kognitiv-verhaltenstherapeutische Therapien (z.B. Greer, Moorey, Baruch et al., 1992; Kissane, Bloch, Miach et al., 1997) und strukturierte psychoedukative Programme (z.B. Fawzy & Fawzy, 1994; Andersen, Farrar, Golden-Kreutz et al., 2004; Weis, Heckl, Brocai & Seuthe-Witz, 2006). Trotz der unterschiedlichen therapeutischen Orientierungen, denen diese Interventionen entstammen, scheinen sie sich weniger in ihren Zielen und Inhalten als vielmehr in den Techniken zu unterscheiden (Hewitt et al., 2004; Reuter & Weis, 2007). Ziele umfassen u.a. die Auseinandersetzung mit den durch die Krebserkrankung hervorgerufenen Problemen zu fördern, Trauer über Verluste durchzuarbeiten, den Ausdruck von Gefühlen zu unterstützen, Sinnfindungsprozesse anzustoßen, die Beziehungen in der Gruppe zu stärken und ein unterstützendes Netzwerk zu entwickeln. Die in den Gruppensitzungen behandelten Themen betreffen u.a. das Erleben von Todesangst, Angst vor einem Rezidiv, Unsicherheit des Verlaufs, die Neudefinition der Prioritäten des eigenen Lebens angesichts der Krebserkrankung, verändertes Körper- und Selbstbild, Beziehungen zu Partner, Familie und Freunden sowie die Arzt-Patient-Beziehung. Unabhängig von der therapeutischen Orientierung kommen meist zusätzlich Entspannungsverfahren wie progressive Muskelrelaxation, geleitete Imagination oder Selbsthypnose zum Einsatz. Diese haben sich in einer großen Zahl von Studien als wirksam zur Verbesserung der Stimmung und der Lebensqualität sowie zur Verminderung von Distress und Therapienebenwirkungen erwiesen (Hewitt et al., 2004).

Deutliche Unterschiede zwischen den Verfahren finden sich im Setting und in der Technik. Meist werden supportiv-expressive Therapien über einen längeren Zeitraum, z.B. ein Jahr oder auch länger, mit wöchentlichen ½-stündigen Sitzungen durchgeführt. Die Methode ist unstrukturiert, der Therapeut gibt keine Themen vor, verwendet keine speziellen didaktischen Methoden und insbesondere keine Edukation wie z.B. Informationsvermittlung. Er erleichtert lediglich die Diskussion und fördert insbesondere den Ausdruck von Gefühlen. Kognitiv-verhaltenstherapeutische Verfahren sind meist kürzer angelegt und umfassen z.B. sechs bis zwanzig wöchentliche Sitzungen. Zwar ist auch hier die Aufgabe des Therapeuten, Diskussion und Gefühlsausdruck zu erleichtern; er setzt jedoch darüber hinaus gezielt verhaltenstherapeutische Strategien ein, wie z.B. Problemlösetechniken oder kognitive Strategien wie das ABC-Schema, und gibt den Patienten beispielsweise Handouts mit, damit sie die erlernten Strategien auch zu Hause anwenden können. Noch einen Schritt weiter in der Strukturierung gehen psychoedukative Interventionen (Patientenschulungen). Ihr Ziel ist neben der psychischen Unterstützung auch die Vermittlung von Wissen und Kompetenzen in Bezug auf Krankheit, Behandlung, Gesundheitsverhalten und Lebensstil (Empowerment; siehe Faller, 2003b), um die Krankheitsbewältigung und Kommunikation mit dem medizinischen Team zu verbessern. Die Methode ist strukturiert: In einem Manual ist das Curriculum mit Lernzielen und didaktischen Methoden niedergelegt. Die Vorgehensweise ist interaktiv: Wissensvermittlung erfolgt nicht frontal anhand von Vorträgen, sondern anknüpfend an den Alltagserfahrungen und Bedürfnissen der Teilnehmer. Diese bekommen ganz konkrete Bewältigungs- und Kommunikationsstrategien an die Hand gegeben, so dass sie nicht nur mit ihren Problemen konfrontiert werden, sondern auch Lösungsmöglichkeiten und Selbstwirksamkeit entwickeln können (Ressourcenorientierung).

3. Wirksamkeit auf psychisches Befinden und Lebensqualität

Auch in der Psychoonkologie hat sich als Goldstandard zur Evaluation der Wirksamkeit von Interventionen die randomisierte kontrollierte Studie durchgesetzt. Dieses Design bietet die höchste Sicherheit dafür, dass die festgestellten Verbesserungen auch tatsächlich auf die Intervention zurückgeführt werden können. Inzwischen liegt eine große Zahl von randomisierten kontrollierten Studien vor, in denen die Wirksamkeit psychoonkologischer Interventionen geprüft wurde. Die in Evaluationsstudien herangezogenen Ergebniskriterien spannen sich von biomedizinischen Parametern wie Überlebenszeit oder Immunfaktoren über psychische Variablen wie Lebensqualität, psychisches Befinden, Wissen, Gesundheitsverhalten und Behandlungszufriedenheit, bis hin zu sozialen Variablen wie Qualität sozialer Beziehungen oder, z.B. bei Rehabilitationsprogrammen, Erwerbsfähigkeit. Primäre Zielkriterien stellen Lebensqualität und psychisches Befinden dar, weil diese meist unmittelbar von psychologischen Interventionen angesprochen werden. Im Folgenden werden für die drei oben skizzierten Typen psychoonkologischer Interventionen aktuelle randomisierte kontrollierte Studien bei Brustkrebspatientinnen vorgestellt, die in hochrangigen wissenschaftlichen Zeitschriften publiziert wurden. Die Indikation Brustkrebs wurde deshalb ausgewählt, weil hier die Evidenzlage am breitesten ist, so dass am ehesten verlässliche Aussagen getroffen werden können. Bei der Auswahl wurden zum einen einflussreiche Pionierarbeiten und zum anderen methodisch hochwertige aktuelle Studien berücksichtigt. Allerdings muss darauf hingewiesen werden, dass auch die besten Studien innerhalb des Feldes nicht frei von methodischen Fehlern sind, wie insbesondere selektive Präsentation signifikanter Ergebnisse aus einer Vielzahl getesteter Outcomekriterien, Ausschluss von Studienteilnehmern aus der Auswertung, für die die Intervention wenig erfolgreich war, ungeplante Subgruppenanalysen oder einseitig positive Darstellung widersprüchlicher Befunde.

Für supportiv-expressive Therapie haben zwei Studien, die in der Tradition der von Spiegel, Bloom, Kraemer und Gottheil (1989) entwickelten Intervention stehen, Erfolge im Sinne einer Verminderung psychischer Belastung demonstriert (Classen et al., 2001; Goodwin et al., 2001), während eine andere Studie keinen Effekt zeigte (Bordeleau, Szalai, Ennis et al., 2003). Sieht man genauer hin, ist das Bild auch bei den beiden Studien mit positiven Ergebnissen nicht ganz so eindeutig. In der Studie von Classen et al. (2001) aus der Arbeitsgruppe von Spiegel zeigte sich der Erfolg lediglich auf einer von mehreren eingesetzten Skalen, der Impact of Event-Scale, die krebsspezifische Belastung misst, und hier wiederum nur auf der Subskala Vermeidung: Die Teilnehmer der Interventionsgruppe vermieden es weniger, an die Erkrankung zu denken. Dies zeigt jedoch im Wesentlichen, dass die supportiv-expressive Intervention, die ja eine Konfrontation mit der Erkrankung fördern will, auch der Intention entsprechend implementiert wurde. Auf anderen Skalen des emotionalen Befindens, die darüber hinausgehende Effekte anzeigen würden, fanden sich jedoch keine Unterschiede zwischen Interventions- und Kontrollgruppe. In der Studie von Goodwin et al. (2001), in der ebenfalls Spiegels Manual eingesetzt wurde und auch die Therapeuten von Spiegel ausgebildet und supervidiert wurden, zeigten sich Erfolge nur bei psychisch belasteten Patienten, nicht in der Gesamtgruppe. Dies ist im Übrigen ein in psychoonkologischen Evaluationsstudien häufig auftretendes, einfach zu erklärendes Phänomen: Wem es schon vor einer Maßnahme gut geht, kann von einer Therapie nicht mehr sehr profitieren. Psychologische Interventionen sollten dementsprechend nicht allen Krebskranken angeboten werden, sondern nur denjenigen, die psychisch belastet sind oder ein Interesse an psychologischer Unterstützung äußern.

Zur kognitiv-behavioralen Therapie liegen die schon etwas älteren Befunde aus der Arbeitsgruppe von Greer et al. (1992; Moorey, Greer, Watson et al., 1994) mit einer individuellen kognitiven Therapie vor, die Erfolge bei Angst, weniger bei Depression belegen. Zur kognitiv-verhaltenstherapeutischen Gruppentherapie haben Studien Wirkungen bei Depression (Antoni, Lehman, Kilbourn et al., 2001) und Angst (Kissane, Bloch, Smith et al., 2003) gezeigt, in anderen Studien waren Erfolge jedoch nur von sehr kurzfristiger Natur (Edelman, Bell & Kidman, 1999a) oder blieben auch ganz aus (Edmonds, Lockwood & Cunningham, 1999). In einer Studie mit Krebskranken unterschiedlicher Diagnosen (45% Brustkrebs) erwies sich eine zehnstündige Problemlösetherapie als effektiv, mit großen Effektstärken (Nezu, Nezu, Felgoise et al., 2003).

Günstiger ist die Befundlage bei strukturierten psychoedukativen Interventionen. Diese zeigten klare Effekte bei psychischer Belastung, Gesundheitsverhalten und Immunfaktoren (Andersen et al., 2004) bzw. Lebensqualität, psychischer Belastung, Selbstwertgefühl und Körperbild (Helgeson, Cohen, Schulz & Yasko, 1999), die auch langfristig stabil blieben (Helgeson, Cohen, Schulz & Yasko, 2001). Diese Effekte waren stärker ausgeprägt als diejenigen in einer reinen Gesprächsgruppe *(peer discussion)*. Die *peer discussion* erwies sich jedoch nicht nur als ineffektiv, sondern für manche Teilnehmerinnen sogar als schädlich. Eine genauere Analyse von Subgruppen ergab, dass Brustkrebspatientinnen, die in einer guten, emotional unterstützenden Partnerbeziehung lebten, in Folge der Intervention eine Zunahme von krebsspezifischer Belastung und negativen Interaktionen erfuhren (Helgeson, Cohen, Schulz & Yasko, 2000). Diese Studie weist damit auf mögliche Risiken und Nebenwirkungen psychoonkologischer Interventionen, in diesem Falle die Labilisierung sozialer Netzwerke, hin. Risiken und Nebenwirkungen wurden bisher viel zu selten untersucht, wohl vor dem Hintergrund der etwas naiven Annahme, dass es den Kranken nicht schaden könne, wenn man ihnen eine therapeutische Unterstützung zukommen lässt.

3.1 Übersichtsarbeiten

Betrachtet man die in den letzten Jahren erschienenen Übersichtsarbeiten zur Wirksamkeit psychoonkologischer Interventionen, so bestätigt sich darin der etwas inkonsistente Eindruck (Tabelle 1). Man kann bei den Übersichtsarbeiten narrative Reviews mit eher unsystematischer Auswahl der Studien, systematische Reviews, in denen die Auswahl und Bewertung der Studien nach klar definierten Regeln erfolgt, und Metaanalysen, in denen eine quantitative Synthese der Effektstärken aus individuellen Studien vorgenommen wird, unterscheiden.

Während ein narratives Review (Compas et al., 1998) für kognitive Verhaltenstherapie, *coping skills training* und supportiv-expressive Therapie lediglich die Bewertung „möglicherweise wirksam" vergeben hat – die Einschränkung resultiert daraus, dass die positiven Befunde oft nicht repliziert wurden –, kamen zwei andere narrative Reviews zu der Auffassung, dass psychoonkologische Interventionen generell effektiv sind, um die Lebensqualität und das psychische Befinden zu verbessern (Andersen, 2002; Schulz et al., 2001). Beide systematischen Reviews (Ross et al., 2002; Newell et al., 2002) kamen zu dem Ergebnis, dass kein eindeutiger Erfolg hinsichtlich des psychischen Befindens belegt sei, da Effekte entweder nur bei den stärker belasteten Patienten nachgewiesen werden konnten, neuere und qualitativ bessere Studien keinen Effekt zeigten oder aber die Replikation für positive Befunde fehle. Auch wenn das Review von Newell et al. (2002) dadurch hervorsticht, dass es nur methodisch gute randomisierte Studien einbezieht (Lepore & Coyne, 2006), legt es doch unangemessen strenge Kriterien für die Bewertung der Effektivität an (siehe dazu näher Faller, 2005a; Hewitt et al., 2004). Vier Metaanalysen (Devine & Westlake, 1995; Meyer & Mark, 1995; Sheard & Maguire, 1999; Rehse & Pukrop, 2003) fanden kleine bis mittelgroße Effekte hinsichtlich emotionalem Befinden, Angst und Depressivität und einen mittelgroßen bis großen Effekt hinsichtlich Lebensqualität. Diese Metaanalysen schlossen allerdings auch weniger gute, nicht-randomisierte Studien ein. Osborn, Demoncada und Feuerstein (2006) schlossen nur randomisierte Studien höherer Qualität in ihre Metaanalyse zur Wirksamkeit von kognitiver Verhaltenstherapie bzw. Edukation (reine Informationsvermittlung) ein und fanden sehr große Effekte für kognitive Verhaltenstherapie auf Depression, Angst und Lebensqualität, die allerdings nicht anhielten, und keine Effekte der Informationsgabe.

Obwohl die Evidenz zur Wirksamkeit psychologischer Interventionen bei Krebskranken noch immer intensiv diskutiert wird (Andrykowski & Manne, 2006; Manne & Andrykowski, 2006; Coyne, Lepore & Palmer, 2006), wurde psychoonkologischen

Interventionen sowohl in der australischen Leitlinie zur Behandlung psychischer Belastung bei Krebskranken (NHMCR, 2003) als auch in der US-amerikanischen Konsensuskonferenz (Hewitt et al., 2004) der höchste Evidenzgrad I zugesprochen.

Tabelle 1: Übersichtsarbeiten zur Effektivität psychoonkologischer Interventionen

Autor, Jahr	*Review-Typ*	*Ergebnis* (Effektstärke: Cohens d)
Compas, Haaga, Keefe et al., 1998	narratives Review	kognitiv-behaviorale Therapie, coping skills training, supportiv-expressive Therapie: möglicherweise wirksam (Replikation fehlt)
Schulz, Winzer, Stump & Koch, 2001	narratives Review	Lebensqualität: generell effektiv
Andersen, 2002	narratives Review	psych. Befinden: generell effektiv
Gottlieb & Wachala, 2007	narratives Review	psych. Befinden und Lebensqualität: generell effektiv
Ross, Boesen, Dalton & Johansen, 2002	systematisches Review	psych. Befinden: kein eindeutiger Effekt (neuere Studien kein Effekt; Effekt nur bei Hochbelasteten)
Newell, Sanson-Fisher & Savolainen, 2002	systematisches Review	psychosoz. Outcomes: keine definitive Empfehlung (Replikation fehlt)
Devine & Westlake, 1995	Metaanalyse	Angst 0.56, Depression 0.54 (mittelgroßer Effekt)
Meyer & Mark, 1995	Metaanalyse	Emot. Befinden 0.24 (kleiner Effekt)
Sheard & Maguire, 1999	Metaanalyse	Angst 0.42 (0.36*), Depression 0.36 (0.21*) *nur bessere Studien (kleiner bis mittelgroßer Effekt)
Rehse & Pukrop, 2003	Metaanalyse	Lebensqualität 0.65 (mittelgroßer bis großer Effekt)
Osborn, Demoncada & Feuerstein, 2006	Metaanalyse	Depression 1.2, Angst 1.99, Lebensqualität 0.91 (jeweils große Effekte)

3.2 Wirkfaktoren

In den genannten Übersichtsarbeiten wurde auch versucht, Hinweise auf diejenigen Komponenten und Merkmale psychoonkologischer Interventionen zu gewinnen, die mit einer besonders guten Wirksamkeit einhergehen. Mehrerer Reviews und Metaanalysen kamen zu dem Ergebnis, dass strukturierte psychoedukative Programme effektiver sind als reine Gesprächsgruppen zum Austausch von Gefühlen (Sheard & Maguire, 1999; Andersen, 2002; Ross et al., 2002; Hewitt et al., 2004; Rehse & Pukrop, 2003). Gruppeninterventionen erwiesen sich nach manchen Übersichtsarbeiten als effektiver als Einzeltherapie (Sheard & Maguire, 1999; Graves, 2003; Hewitt et al., 2004), wohingegen individuelle kognitive Verhaltenstherapie der Gruppentherapie überlegen war (Osborn et al., 2006). Außer bei kognitiver Verhaltenstherapie ist die Befundlage zur Einzeltherapie insgesamt noch etwas schwächer (Hewitt et al., 2004). Längere Interventionen waren effektiver als kürzere (Rehse & Pukrop, 2003). Besonders effektiv waren Programme, die die Selbstwirksamkeit förderten, z.B.

durch Verhaltensübungen (Graves, 2003). Kein Hinweis fand sich hingegen für eine generelle Überlegenheit einer der beiden psychotherapeutischen Orientierungen (psychodynamisch vs. verhaltenstherapeutisch; Hewitt et al., 2004). Allerdings fehlen Studien, in denen die beiden Therapierichtungen direkt miteinander verglichen wurden.

4. Wirksamkeit auf den Krankheitsverlauf

Eine von Betroffenen wie auch Psychoonkologen immer wieder gestellte Frage ist diejenige, ob psychotherapeutische Verfahren den Verlauf einer Krebskrankheit beeinflussen. Deshalb soll im Folgenden die Evidenzlage hinsichtlich der Wirkung psychoonkologischer Interventionen auf die Überlebenszeit dargestellt werden. Eine klare Datengrundlage für die Beurteilung dieser Fragestellung liegt lediglich beim Mammakarzinom vor. Große Bekanntheit hat eine Studie von Spiegel et al. (1989) gewonnen: 86 Patientinnen mit metastasiertem Brustkrebs waren randomisiert entweder der Behandlungs- oder der Kontrollgruppe zugewiesen worden. Die Mitglieder der Behandlungsgruppe nahmen ein Jahr lang an einer wöchentlichen supportiv-expressiven Gruppentherapie teil. Diese Intervention war im Hinblick auf psychisches Befinden und Lebensqualität erfolgreich. In einer ursprünglich nicht geplanten Post-hoc-Analyse stellten die Autoren zudem fest, dass die Teilnehmer der Behandlungsgruppe auch eine längere Überlebenszeit aufwiesen. Da diese Auswertung aber nicht hypothesengeleitet erfolgte, konnte nicht ausgeschlossen werden, dass es sich um einen Zufallsbefund handelte. Deshalb wurde (auch von den Autoren selbst) eine Replikation für erforderlich gehalten. Eine nachträgliche Analyse des Überlebensverlaufs der Studienteilnehmer durch Fox (1998) hatte außerdem gezeigt, dass die Patientinnen der Behandlungsgruppe einen ähnlichen Verlauf aufwiesen wie eine Referenzgruppe aus dem lokalen Tumorregister, Patientinnen der Kontrollgruppe dagegen einen deutlich ungünstigeren Verlauf zeigten. Es kann deshalb vermutet werden, dass in der Kontrollgruppe Patientinnen mit ungünstigerer Prognose versammelt waren. Derartige Ungleichverteilungen können bei kleinen Stichproben trotz Randomisierung vorkommen.

Inzwischen sind drei neue kontrollierte randomisierte Interventionsstudien bei Patientinnen mit metastasiertem Brustkrebs (Cunningham, Edmonds, Jenkins et al., 1998; Edelman, Lemon, Bell & Kidman, 1999b; Goodwin et al., 2001) sowie eine Studie mit Patientinnen in frühen Krankheitsstadien (Kissane, Love, Hatton et al., 2004) publiziert worden, darunter auch eine große Replikationsstudie, bei der die Intervention genau nach dem Vorbild von Spiegel et al. (1989) durchgeführt und die Therapeuten von David Spiegel persönlich ausgebildet und supervidiert wurden (Goodwin et al., 2001). In allen vier Studien zeigten die Mitglieder der Behandlungsgruppe keine längere Überlebenszeit im Vergleich zur Kontrollgruppe. Diese Ergebnisse sprechen dagegen, dass psychosoziale Interventionen die Überlebenszeit verlängern. Zu dieser Schlussfolgerung kommt auch ein entsprechendes Cochrane-Review (Edwards, Hailey & Maxwell, 2005). Trotz gegenteiliger, jedoch bisher nicht replizierter Befunde bei anderen Indikationen (Fawzy, Fawzy, Hyun et al., 1993;

Küchler, Henne-Bruns, Rappat et al., 1999) erscheint es insgesamt eher unwahrscheinlich, dass durch psychologische Interventionen der körperliche Krankheitsverlauf beeinflusst werden kann.

5. Zukünftige Forschungsthemen

Noch selten findet man im Bereich der Psychoonkologie Studien, die die wirksamen Bestandteile einer Intervention (z.B. das Ausmaß, in dem eine Intervention das Erleben von Selbstwirksamkeit fördert) herauszufinden versuchen (Prozess-Ergebnis-Forschung). Von einer derartigen Mediator-Analyse, die Wirkfaktoren identifiziert, die zwischen der Intervention und dem Therapieergebnis vermitteln, kann eine Moderator-Analyse unterschieden werden, bei der es darum geht, patientenbezogene Merkmale zu identifizieren, die die Wirksamkeit einer Intervention verändern. Ein Moderator kann beispielsweise das Geschlecht sein: Ist eine Intervention bei Männern genauso effektiv wie bei Frauen? Im Sinne einer geschlechtssensitiven Forschung können Ergebnisse, die mit Brustkrebspatientinnen gewonnen wurden, sicher nicht ohne Weiteres auf Männer und andere Tumorarten übertragen werden. Mediator- und Moderatoranalysen haben unterschiedliche Zielsetzungen: Die Analyse von Mediatoren hat das Ziel, die wirksamen Bestandteile einer Intervention herauszufinden, um die Intervention zu optimieren. Die Analyse von Moderatoren hingegen hat das Ziel herauszufinden, bei welcher Patientengruppe die Intervention am besten wirkt, um eine differenzielle Indikation durchzuführen oder patientenspezifische Interventionen zu entwickeln. In beiden genannten Bereichen der psychoonkologischen Interventionsforschung besteht noch ein großes Defizit.

6. Schlussfolgerungen für die Praxis

Aus der dargestellten Evidenzlage zur Wirksamkeit psychologischer Interventionen können Schlussfolgerungen für die Gestaltung der psychosozialen Versorgung Krebskranker abgeleitet werden. Diese sollte sich an den Bedürfnissen der Betroffenen orientieren. Fast alle Krebskranken haben ein großes Bedürfnis nach Information, sowohl um die mit der Tumordiagnose verbundene Unsicherheit besser zu bewältigen, als auch um bei medizinischen Entscheidungen mitwirken zu können. Neben der Informationsvermittlung und einem an den Bedürfnissen der Patienten orientiertem Partizipationsangebot sollte ein routinemäßiges Screening auf psychische Belastung und das Bedürfnis nach psychosozialer Unterstützung durchgeführt werden (Faller, 2005b). Ein Screening ist aber nur dann sinnvoll, wenn auch eine entsprechende Versorgung angeboten wird. Das Angebot an psychoonkologischer Versorgung sollte ein niederschwelliges psychoedukatives Angebot umfassen, das den Patientinnen und Patienten Wissen und Bewältigungsstrategien an die Hand gibt und ihre Selbstwirksamkeit fördert. Bei Vorliegen stärkerer psychischer Belastung oder einer psychischen Störung sollte zudem eine intensivere psychologische und/oder pharmakologische Therapie angeboten werden. Eine derartig abgestufte Versorgung würde am ehesten dem Bedarf und den Bedürfnissen Krebskranker gerecht werden.

Diagnose und Therapie von Progredienzangst

Peter Herschbach und Petra Berg

Zusammenfassung

Patienten mit chronischen körperlichen Erkrankungen leiden unter der Angst, die Erkrankung könnte fortschreiten oder sich ausbreiten. Für Krebspatienten scheint dies einer der wichtigsten emotionalen Stressoren zu sein. Wir nennen diese Angst „Progredienzangst" und grenzen sie ab von den klassischen psychischen Angststörungen. Während die psychischen Angststörungen im Grundsatz irrational sind, gilt dies für Progredienzangst nicht, sie ist real und berechtigt. Die Eigenständigkeit der Progredienzangst erfordert eine eigene Erfassung und Therapie.

Der Progredienzangstfragebogen (PA-F; 43 Items) und seine Kurzform (PA-F-KF; 12 Items) sind neu entwickelte und psychometrisch geprüfte Tests, die es erlauben, Art und Umfang der emotionalen Belastung durch Progredienzängste zu quantifizieren.

Die Psychotherapie realer Ängste kann sich kaum auf Erfahrungen und Vorbilder berufen. Daher wurde eine Gruppenpsychotherapie entwickelt und evaluiert, die die Bewältigung von dysfunktionaler Progredienzangst bezweckt. Die Progredienzangsttherapie (PaThe) besteht im Wesentlichen aus vier hoch strukturierten Doppelstunden, in denen die Patienten ihre Progredienzängste analysieren, sich mit ihnen im Einzelnen konfrontieren und Bewältigungsstrategien für den Alltag erlernen.

Die Evaluation der Progredienzangsttherapie im Rahmen eines randomisierten Kontrollgruppendesigns mit 1-Jahreskatamnese weist auf ihre Wirksamkeit hin.

Summary

Patients with chronic physical diseases experience fear that their disease could progress. For cancer patients this fear seems to be a major source of emotional stress. We call this fear "Fear of Progression" and differentiate it from psychiatric disturbances such as anxiety disorders because it is an adequate response to an extraordinary life event and not an irrational reaction. This independence of the "Fear of Progression" requires individual assessment and therapy.

We developed and psychometrically evaluated a new questionnaire to measure this unique anxiety, the Fear of Progression Questionnaire (FoP-Q; 43 items; and a short form with 12 items). Both questionnaires allow to assess the pattern and amount of fear of progression in patients with chronic diseases.

Since there exists very little experience with psychotherapy of realistic fears we developed and evaluated a group therapy aiming to reduce dysfunctional fear of progression. It is a directive highly structured cognitive behavioural intervention lasting four two hour sessions. Patients learn to analyse their fears, to confront themselves with them, and they learn coping strategies for every day life.

The evaluation of the "Fear of Progression" therapy within the framework of a randomised control group design with a 1 year follow-up indicates positive effects.

1. Was ist „Progredienzangst“?

„Progredienzangst“ (PA) ist eine reaktive Furcht von chronisch(-körperlich) Kranken, ihre Erkrankung könne fortschreiten oder sich ausbreiten.

> *„Die Sorgen werden nie weggehen, wenn man so eine Krankheit hat ist es immer im Kopf, da kann man sich nicht mehr ablenken. Manchmal, wenn ich andere sehe, denen es schlechter geht, da denke ich, habe ich noch Glück.“*

> *„Die ständige Angst, Begleiter jedes chronisch Kranken (nur für kurze Zeitabschnitte gelingt eventuell eine Verdrängung) über viele Jahre bzw. lebenslang, wird meines Erachtens unterschätzt.“*

Betrachtet man PA genauer (siehe Zitate oben), so wird deutlich, dass es sich hier um spezielle Ängste handelt, die sich unterscheiden von den klassischen psychischen Ängsten, wie sie unter den Psychischen Störungen der ICD-10 (Internationale Klassifikation psychischer Störungen) klassifiziert werden. Diese neurotischen Ängste sind im Kern irrational, also dem Gegenstand gegenüber unangemessen. Dies ist gerade ein zentrales Definitionsmoment von Neurotizismus. Die folgenden ausgewählten Diagnosekriterien aus der ICD-10 sollen dies deutlich machen:

- Phobische Störungen (ICD-10: F 40): *„... Angst, die durch ... eindeutig definierte, im Allgemeinen ungefährliche Situationen oder Objekte – außerhalb des Patienten – hervorgerufen werden“.*
- Panikattacken (F 41.0): *„... Angstattacken (Panik), die sich nicht auf spezifische Situationen oder besondere Umstande beschränken ...“.*
- Generalisierte Angststörung (F41.1): *„... Angst, die aber nicht auf bestimmte Situationen in der Umgebung beschränkt ... ist, d.h. sie ist frei flottierend“.*

Progredienzängste sind im Gegensatz dazu dem Gegenstand gegenüber angemessen und unvermeidbar. Eine „geheilte“ Brustkrebspatientin etwa kann selbst nach mehr als 10 Jahren noch ein Rezidiv oder Fernmetastasen entwickeln. Die Angst davor ist grundsätzlich berechtigt.

Die Symptomatik der Angst (u.a. Nervosität, Herzklopfen, Magenschmerzen, Verspannungen, Schlafstörungen) hingegen ist kein entscheidendes Abgrenzungskriterium gegenüber Angststörungen. Die engste Verwandtschaft zeigt das Konzept zu den Anpassungsstörungen (F34.2). Hier treffen in der Regel jedoch die zeitlichen Definitionskriterien nicht zu (Beginn der Störung innerhalb eines Monats nach dem belastenden Ereignis, Dauer nicht länger als sechs Monate).

Die Unterschiede zwischen PA und anderen Ängsten haben bedeutsame Konsequenzen für Diagnostik und Therapie. Wir grenzen PA deshalb ab und definieren: Progredienzangst ist eine reaktive, bewusst wahrgenommene Furcht, die aus der realen Erfahrung einer schweren, potenziell lebensbedrohlichen oder zur Behinderung führenden Erkrankung und ihrer Behandlung entsteht. Ihre Ausprägung beschreibt ein Kontinuum zwischen „funktionaler“ und „dysfunktionaler“ Angst mit potenziell negativen Auswirkungen auf verschiedene Lebensbereiche wie z.B. Beruf, Sozialkontakte, medizinische Behandlung. Progredienzangst kann in ihren emotionalen, physiologischen, kognitiven und behavioralen Dimensionen erfasst werden. Als behandlungsbedürftig im Sinne psychosozialer Therapie werden Patienten angesehen, die sich durch Art und Umfang der Angst subjektiv stark und nachhaltig in ihrer Lebensqualität bzw. Alltagsbewältigung eingeschränkt fühlen.

Mit der Angst zu leben, die Erkrankung könne – auch nach abgeschlossener erfolgreicher Behandlung – wiederkehren oder sich ausbreiten (Rezidive, Metastasen), gehört zu den größten Herausforderungen für Krebskranke. Dies belegt eine Reihe von Studien. Die Häufigkeit von psychiatrischen Angststörungen etwa variiert zwischen 4% (Derogatis, Morrow, Fetting et al., 1983) und 49% (van't Spijker, Trijsburg & Duivenvoorden, 1997). Mehr als die Hälfte aller Krebspatienten fürchtet das erneute Auftreten eines Tumors (Stalker, Johnson & Cimma, 1989). Nach O'Neil (1975) ist die Furcht vor einem Rezidiv beinahe ständig präsent. Bei fast der Hälfte der Patienten (48%) ist sie begleitet von einem Gefühl der Ungewissheit hinsichtlich des weiteren Krankheitsverlaufs (siehe auch Wong & Bramwell, 1992; Lee-Jones, Humphris, Dixon & Hatcher, 1997).

In eigenen Untersuchungen zeigte sich, dass Ängste nicht nur die häufigsten, sondern auch die stärksten emotionalen Belastungen für Krebskranke sind. Etwa ein Drittel (32.2%) von 1721 untersuchten Krebspatienten unterschiedlicher Diagnosen und Krankheitsstadien empfinden krebsspezifische Ängste als stark oder sehr stark belastend. Damit stehen sie an der Spitze einer Rangreihe von insgesamt 23 krebstypischen Belastungen aus allen Lebensbereichen (7; Tabelle 1).

Tabelle 1: Krebsspezifische psychosoziale Belastungen, erfasst mit dem Fragebogen zur Belastung von Krebskranken (FBK-R23, 8; N=1721)

	M	*SD*	% stark bel.
Angst vor dem Fortschreiten der Erkrankung	*2.41*	*1.80*	*32.2*
sich schlapp und kraftlos fühlen	2.06	1.68	22.3
Angst vor nochmaligem Krankenhausaufenthalt	*1.92*	*1.78*	*23.2*
weniger fähig sein, Hobbies nachzugehen	1.91	1.79	24.0
Angst vor Schmerzen haben	*1.77*	*1.73*	*20.9*
Schlafstörungen haben	1.76	1.74	20.7
angespannt, nervös sein	1.75	1.58	16.2
Angst vor Arbeitsunfähigkeit haben	*1.66*	*1.83*	*21.3*
weniger unternehmen	1.46	1.70	17.2
weniger Sex haben	1.45	1.71	16.0
sich körperlich unvollkommen fühlen	1.34	1.66	15.0
Wund- und Narbenschmerzen haben	1.19	1.49	9.8
ungeklärte körperliche Beschwerden haben	1.10	1.52	10.0
keine Infos über soz. Unterstützungsmögl. haben	0.98	1.51	10.8
nicht gut über Krankheit/Behandlung informiert sein	0.84	1.37	7.3
die Körperpflege fällt schwerer	0.80	1.37	7.8
der Partner kann sich nicht einfühlen	0.70	1.27	5.6
nicht über seelische Belastungen zu sprechen können	0.69	1.29	6.5

Fortsetzung Tabelle 1

	M	*SD*	% stark bel.
unterschiedliche Äußerungen verschiedener Ärzte	0.68	1.31	6.5
sich unsicherer gegenüber anderen fühlen	0.66	1.21	4.9
sich weniger wertvoll fühlen	0.57	1.19	5.3
Schwierigkeit, in der Familie offen zu sprechen	0.55	1.19	5.3
verständnislose Reaktionen erfahren	0.55	1.13	4.3

2. Wie kann man Progredienzangst messen?

Die konzeptuelle Eigenständigkeit von PA bei chronisch Kranken bzw. die Abgrenzung von den klassischen neurotischen Ängsten erfordert konsequenterweise eine eigenständige Erfassung. Dies gilt für weitere wissenschaftliche Untersuchungen wie für klinische Anwendungen. Aus diesem Grunde wurde der Progredienzangstfragebogen (PA-F) entwickelt (Herschbach, Berg, Dankert et al., 2005). Es handelt sich um einen Paper-und-Pencil-Selbstbeantwortungsfragebogen für chronisch Kranke, der geeignet ist, Art und Umfang einzelner Progredienzängste zu quantifizieren. Die Entwicklung und psychometrische Evaluation erfolgte in vier Stufen.

1. Die Gewinnung der Items geschah auf der Basis von 65 halbstandardisierten Interviews mit Patienten mit Krebs, Rheuma und Diabetes mellitus zu den Themenbereichen: *Wie machen sich die Sorgen/Befürchtungen/Ängste (S/B/Ä) bei Ihnen bemerkbar (gedanklich, körperlich, im Verhalten)? Welche Auslöser bzw. Anlässe für S/B/Ä gibt es bei Ihnen (z.B. Schmerzen, Arzttermine, Fernsehsendungen)? Auf welche Lebensbereiche wirken sich die S/B/Ä bei Ihnen aus (z.B. Partnerschaft/Familie, Beruf/Hauhalt, Freizeit)? Was hilft Ihnen gegen die S/B/Ä?* (vgl. Dankert, Duran, Engst-Hastreiter et al., 2003).
2. Eine Vorläuferversion des Fragebogens, bestehend aus 87 Items, wurde von 411 Patienten beantwortet. Diese Auswertung bezweckte eine Itemreduktion und Skalenbildung (Reliabilität) (Tabelle 2).
3. Diese reduzierte 43-Item-Version wurde einer neuen Stichprobe von 439 Patienten vorgelegt, um die konvergente und diskriminante Validität des Bogens zu prüfen und zu bestätigen.

Das Ergebnis ist ein 43-Item-Fragebogen, der die Skalen Affektive Reaktionen (13 Items), Partnerschaft/Familie (7 Items), Beruf (7 Items), Autonomieverlust (7 Items) und Angstbewältigung (9 Items) beinhaltet. Er kann auf der Ebene der Einzelitems (Antwortkategorien: Häufigkeit auf einer fünfstufigen Skala von „nie“ bis „oft“), der Skalen und als Summenwert ausgewertet werden. Der Summenwert umfasst lediglich die Skalen Affektive Reaktionen, Partnerschaft/Familie, Beruf und Autonomieverlust (Cronbachs Alpha = .95).

Insgesamt ist der nun vorliegende psychometrisch geprüfte PA-F geeignet für die Untersuchung von Progredienzangst. Die Ergebnisse liefern Hinweise auf den psychosozialen Behandlungsbedarf, die Therapieplanung und -evaluation.

Die häufigsten Progredienzängste (Items des PA-F) von Krebspatienten nach eigenen Studien sind in Tabelle 3 dargestellt. Es lässt sich leicht erkennen, dass hier kliniknahe und auch grundsätzlich beeinflussbare Aspekte abgebildet werden, etwa im Hinblick auf Empfehlungen für die Krebsnachsorgeintervalle.

Tabelle 2: Reliabilitätsangaben zum PA-F, (N=411)

Skalenbezeichnungen	*Zahl Items*	*Cronbachs Alpha*	*Test-Retest-Reliabilität*
Affektive Reaktionen	13	.92	.91
Partnerschaft/Familie	7	.80	.93
Beruf	7	.92	.88
Autonomieverlust	7	.87	.91
Summenwert	34	.95	.94
Angstbewältigung	9	.70	.77

Tabelle 3: Die häufigsten Progredienzängste von Krebspatienten (erfasst mit dem Progredienzangstfragebogen)

1. Vor Arztterminen oder Kontrolluntersuchungen bin ich ganz nervös.
2. Wenn ich an den weiteren Verlauf meiner Erkrankung denke, bekomme ich Angst.
3. Ich habe Angst vor drastischen medizinischen Maßnahmen im Verlauf der Erkrankung.
4. Mich beunruhigt, was aus meiner Familie wird, wenn mir etwas passieren sollte.
5. Ich habe Angst vor Schmerzen.
6. Es beunruhigt mich, dass ich im Alltag auf fremde Hilfe angewiesen sein könnte.
7. Ich mache mir Sorgen, dass meine Medikamente meinem Körper schaden könnten.
8. Die Frage, ob meine Kinder meine Krankheit auch bekommen könnten, beunruhigt mich.

Im Laufe der praktischen Anwendungen des PA-F zeigte sich Bedarf nach einer kürzeren, ökonomisch einsetzbaren Version des Fragebogens (z.B. für Screeningzwecke). Vor diesem Hintergrund wurde eine Kurzversion entwickelt und psychometrisch überprüft (Mehnert, Herschbach, Berg et al., 2006a; vgl. Abbildung 1). Hierzu wurden 1083 Brustkrebspatientinnen aus dem Hamburgischen Krebsregister befragt. Die interne Konsistenz des Fragebogens ist erfreulich hoch (Cronbachs α=.87). Entstanden ist der PA-F-KF, der eindimensional ist und aus 12 Items besteht. Er ist insbesondere für Einsätze in der Routinemedizin gedacht.

Gegenwärtig werden umfangreiche Studien zur Überprüfung der Bedeutsamkeit und zum Vergleich der Progredienzangst bei diversen Diagnosegruppen chronisch Kranker durchgeführt. Bisher liegen Daten von 863 Personen mit den folgenden Diagnosen vor: Schlaganfall, PAVK (periphere arterielle Verschlusskrankheiten),

Krebs, Nierentransplantierte, Multiple Sklerose, Diabetes mellitus, Myokardinfarkt, COPD (chronische Bronchitis, chronisch obstruktive Bronchitis und/oder Lungenemphysem), Morbus Crohn, Morbus Parkinson und chronisch-entzündliches Rheuma. Es stellte sich bisher dabei heraus, dass Krebskranke nicht die am stärksten belastete Gruppe ist (vgl. Berg, Marten-Mittag & Herschbach, 2008).

PA-F-*KF*

Im Folgenden finden Sie eine Reihe von Aussagen, die sich alle auf Ihre Erkrankung und mögliche **Zukunftssorgen** beziehen. Bitte kreuzen Sie bei jeder Aussage an, was für Sie zutrifft. Sie können wählen zwischen „nie", „selten", „manchmal", „oft" und „sehr oft". Bitte lassen Sie keine Frage aus.

Sie werden sehen, dass einige Fragen nicht auf Sie zutreffen. Wenn Sie beispielsweise keine Familie haben, können Sie Fragen zur Familie eigentlich nicht beantworten. Wir bitten Sie, in diesen Fällen ein Kreuz bei „nie" zu machen.

	nie	**selten**	**manch-mal**	**oft**	**sehr oft**
1. Wenn ich an den weiteren Verlauf meiner Erkrankung denke, bekomme ich Angst.	☐	☐	☐	☐	☐
2. Vor Arztterminen oder Kontrolluntersuchungen bin ich ganz nervös.	☐	☐	☐	☐	☐
3. Ich habe Angst vor Schmerzen.	☐	☐	☐	☐	☐
4. Der Gedanke, ich könnte im Beruf nicht mehr so leistungsfähig sein, macht mir angst.	☐	☐	☐	☐	☐
5. Wenn ich Angst habe, spüre ich das auch körperlich (z.B. Herzklopfen, Magenschmerzen, Verspannung).	☐	☐	☐	☐	☐
6. Die Frage, ob meine Kinder meine Krankheit auch bekommen könnten, beunruhigt mich.	☐	☐	☐	☐	☐
7. Es beunruhigt mich, daß ich im Alltag auf fremde Hilfe angewiesen sein könnte.	☐	☐	☐	☐	☐
8. Ich habe Sorge, daß ich meinen Hobbies wegen meiner Erkrankung irgendwann nicht mehr nachgehen kann.	☐	☐	☐	☐	☐
9. Ich habe Angst vor drastischen medizinischen Maßnahmen im Verlauf der Erkrankung.	☐	☐	☐	☐	☐
10. Ich mache mir Sorgen, daß meine Medikamente meinem Körper schaden könnten.	☐	☐	☐	☐	☐
11. Mich beunruhigt, was aus meiner Familie wird, wenn mir etwas passieren sollte.	☐	☐	☐	☐	☐
12. Der Gedanke, ich könnte wegen Krankheit in der Arbeit ausfallen, beunruhigt mich.	☐	☐	☐	☐	☐

Abbildung 1: Kurzform des Progredienzangstfragebogens (PA-F-KF)

3. Die Behandlung dysfunktionaler Progredienzangst

PA kann auf einem Kontinuum von Funktionalität bis Dysfunktionalität angesiedelt werden. Dysfunktional und behandlungsbedürftig ist sie, wenn sich ein Patient durch Art und Umfang der Angst in seiner Lebensqualität eingeschränkt fühlt. Im klinischen Alltag treffen wir auf Krebspatienten, die entweder von ihren Progredienzängsten überwältigt werden oder aber die meiste Zeit des Tages über ihre Prognose oder mögliche Behandlungserfordernisse nachgrübeln – auch lange Zeit nach Abschluss der medizinischen Behandlungen. Als besonders belastend erweisen sich die Zeiten um die empfohlenen Nachsorgetermine. Für diese Patienten besteht Bedarf für psychotherapeutische Unterstützung. Die postulierte Eigenständigkeit der Progredienzangst erfordert daher auch eine eigenständige Psychotherapie. Tatsächlich liegen bisher kaum Erfahrungen mit der Behandlung ausgeprägter Realängste vor (Ausnahme: Moorey & Greer, 1991; Moorey, 1996).

3.1 Konzept und Therapieziele

Zentrale Grundlage der Entwicklung der Progredienzangst-Therapie (PaThe)[1] ist die Tatsache, dass die hier vorliegende Progredienzangst im Kern rational und vernünftig ist und dass die Therapiebedürftigkeit nur dann entsteht, wenn die Patienten von der Angst überflutet werden und ihre Lebensqualität massiv eingeschränkt wird. Wir nennen die Progredienzangst in diesem Fall dysfunktional.

Die klinische Ausgangserfahrung für die Entwicklung von PaThe ist die Einzeltherapie mit chronisch Kranken[2]. Hier zeigte sich immer wieder, dass eine Konfrontation und direktive Klärung der Angst ihr das Mystisch-globale und Unfasslich-bedrohliche nimmt. Die Angst verliert an Bedrohlichkeit, wenn man sich ihr stellt, sie konkretisiert und analysiert, sie auch aushält.

Ziel der Therapie ist daher nicht Angstfreiheit, sondern die Nutzung der Angst als Signal und Handlungsmotivation zur Selbstfürsorge sowie Erhöhung bzw. Aufrechterhaltung der Lebensqualität. Die Patienten sollen lernen, dass sie der Angst etwas entgegenzusetzen haben, ihr nicht ausgeliefert sind. Durch die Reflexion und Umbewertung von Lebenszielen und -bereichen sollen sie an Lebensqualität gewinnen. Positive individuelle und soziale Erfahrungen und Erfolgserlebnisse in der Gruppe schließlich sollen ihr Selbstwertgefühl stärken.

Der Patient soll „Werkzeuge" an die Seite gestellt bekommen, die ihm im Alltag helfen, mit der Angst umzugehen, sich nicht passiv überfluten zulassen und die Kontrolle zu behalten.

---

[1] Gefördert im rehabilitationswissenschaftlichen Forschungsverbund Bayern vom Bundesministerium für Forschung und Bildung (BMBF) und der Deutschen Rentenversicherung, dem damaligen Verband der deutschen Rentenversichungsträger (VDR) und der LVA-Unterfranken.

[2] Insbesondere von Gabriele Duran, Ursula Engst-Hastreiter, Sabine Waadt, Petra Berg und Peter Herschbach.

Grundgedanke bei der Untersuchung von PaThe war die Indikationssteuerung. Dies bedeutet, die Therapie soll nur den Patienten angeboten werden, die tatsächlich unter dysfunktionalen Progredienzängsten leiden. Die „Dysfunktionalität" wurde über einen Schwellenwert auf der Kurzform des PA-F festgestellt. Um diesen Schwellenwert und generell den Bedarf für die PaThe zu ermitteln wurde eine Bedarfsanalysestudie mit 150 Krebspatienten und 133 Rheumapatienten in Rehabilitationskliniken durchgeführt[3]. Für die Krebskranken stellte sich heraus, dass 64.5% der Patienten Interesse an einer solchen Therapie haben, und dass letztlich ein Wert von 34 (Median) auf dem PA-F-KF zu einer Beteiligungsrate von 35.7% (Interesse und hohe Angstausprägung) der jeweiligen Neuaufnahmen der Kliniken führen würde.

Das Therapieprogramm selbst umfasst vier Gruppensitzungen zu je eineinhalb Stunden Dauer. Diese werden ergänzt durch zwei Boosteranrufe nach Therapieende (vgl. Abschnitt 3.6).

Das Konzept stützt sich auf die kognitive Verhaltenstherapie, ist halbstandardisiert und direktiv auf Progredienzangst ausgerichtet[4]. Grundsätzlich wird ein niederschwelliger Zugang versucht. Die Begriffe Angst oder Progredienzangst werden vermieden zugunsten der Begriffe Sorgen und Befürchtungen. Die Psychotherapie wird „Seminar" genannt.

Die therapeutischen Kernelemente sind die Verhaltensanalyse, die Angstkonfrontation und konkrete Alltagskonsequenzen. Diese Elemente werden über alle Sitzungen hinweg begleitet durch die Rahmeninterventionen Hausaufgaben/Tagebuch, „Lösungskoffer" und Entspannungsübungen.

3.2 Therapieelement: Selbstbeobachtung und Diagnostik

Die Wahrnehmung und Beschreibung der Angst ist die zentrale Voraussetzung für die Behandlung. Sie wird zunächst in Patienten-Zweiergruppen ausgetauscht (Auslöser, Hinweise, Formen, Inhalte, bisherige Bewältigungsversuche der Progredienzangst). Dieser Austausch soll die darauf folgende Verhaltensanalyse in der Gruppe vorbereiten. Es geht insgesamt um die Wahrnehmung der Ängste und deren Differenzierung in körperliche „Signale", gedankliche Befürchtungen und Handlung.

3.3 Therapieelement: Angstkonfrontation und Neubewertung

Die Konfrontation der Patienten mit ihrer Progredienzangst steht im Zentrum von PaThe. Wir gehen grundsätzlich davon aus, dass Angst eine lebensnotwendige Emotion ist, die bereits bei der Wahrnehmung eines Hinweisreizes auftritt, kurzfristige

[3] Wir danken den Kollegen und Kolleginnen Prof. R. Schröck, Dr. J. Stepien und Dipl.-Psych. J. Lerch der Paracelsus-Klinik Scheidegg, Prof. L. Schmid, Dr. K. Zellmann, Prof. G. Rauthe, Dipl.-Theol. A. Maucher und Dipl.-Psych. K. Behets der Humaine Schlossbergklinik Oberstaufen und Dr. W. Miehle und Dipl.-Psych. U. Engst-Hastreiter der Klinik Wendelstein Rheumazentrum Bad Aibling.

[4] Ein ausführliches Therapiemanual ist in Vorbereitung.

Fluchtreaktionen anstößt und längerfristig die Suche nach bewältigenden Handlungskonzepten einleitet. Die Angst wird dann vermieden, wenn die begleitenden körperlichen Symptome hochgradig unangenehm sind und die Angst zudem als peinlich und beschämend erlebt wird.

Vor Beginn der Konfrontation müssen Modelle gefunden werden, die geeignet sind, den Patienten die grundsätzlich positive Funktion der Angst zu vermitteln. Die eigentliche Angstkonfrontation wird „Zu-Ende-Denken" genannt. Hier wird den Teilnehmern zunächst das Rationale der Angstkonfrontation erklärt. Sie werden angeleitet, sich ihrer Angst zu stellen und diese zu durchleben.

Ein Beispiel wäre die Aussage einer Krebspatientin *„Ich habe Angst, die Haare zu verlieren, wenn ich Chemotherapie bekomme"*. Das Zu-Ende-Denken beinhaltet die aktive Auseinandersetzung der Patientin mit etwa den folgenden Fragen:

- *Wie wahrscheinlich ist es, dass ich die Haare verlieren werde? Wann wird der Haarausfall möglicherweise eintreten?*
  > Informationen über den Arzt einholen.
- *Woran merke ich zuerst dass die Haare ausfallen werden?*
  > Einzelne Haare auf den Kopfkissen oder im Waschbecken nach dem Kämmen.
- *Welche Abstufungen kann es geben?*
  > sich täglich steigernde Menge ausgefallener Haare.
- *Was passiert im schlimmsten Fall?*
  > verliere auch die Augenbrauen.
- *Welche Konsequenzen könnte dies für mich haben?*
  > fühle mich unweiblich, meine Vitalität geht verloren, ich traue mich nicht unter die Leute, weil alle gleich sehen, dass ich Krebspatient bin. Ich verliere an Attraktivität für meinen Mann. Für mein Kind ist es peinlich, in der Schule danach gefragt zu werden.
- *Wie möchte und wie kann ich darauf reagieren?*
  > ich will versuchen, selbstbewusst zu meinem Krebs zu stehen und mich nicht zu verstecken.
- *Wie kann ich mich vorbereiten? Kann ich vorbeugen?*
  > ich schneide mir meine Haare im Vorfeld stufenweise kürzer, um den Kontrast zu reduzieren; ich probiere Perücken und Kopftücher aus. Ich zeige mich zunächst nur guten Freundinnen.

Ein weiteres Beispiel einer häufig geäußerten Angst von Krebspatienten in die Angst vor dem Sterben (nicht vor dem Tod!). Hier ist es hilfreich, den Patienten mit Fragen zu konfrontieren, die in der Folge der Kardinalfrage *Was genau befürchten Sie?* auftauchen (alleine sein, keine Kontrolle zu haben, Schmerzen haben, eine Last für die Angehörigen zu sein, finanzielle Probleme zu hinterlassen ...).

Durch diese harten Konfrontationen mit dem Unaussprechlichen, dem häufig Tabuisierten wird eine Entmystifizierung erreicht; das Diffus-Bedrohliche wird in aussprechbare, benennbare und vielleicht beeinflussbare Teilprobleme aufgegliedert. Diese Teilprobleme lassen sich häufig durch konkrete Maßnahmen lösen oder kontrollieren. Die Patienten erwerben damit Erfahrungen und Kompetenzen, die körperlichen Begleiterscheinungen der Angst als aushaltbar zu erleben, Techniken der Überprüfung der Bedrohung einzusetzen, die Angst für Präventivmaßnahmen (z.B. Gesundheitsverhalten) zu nutzen und schließlich auch Handlungskonzepte für tatsächlich eingetretene Bedrohungen zu entwerfen. Im Laufe des Seminars sollen alle Teilnehmer wenigstens einmal eine Angstkonfrontation erfolgreich durchleben. Besonders wichtig ist es, darauf zu achten, dass die Teilnehmer die Übung ohne inneren Abbruch positiv abschließen können.

3.4 Therapieelement: Verhaltensänderung und Lösungen

Da sich das Seminar auf belastende und verunsichernde Themen konzentriert, ist es notwendig, Leichtigkeit und Lebensfreude als Ausgleich zu vermitteln. Entsprechende Gruppeninterventionen sollen gleichzeitig geeignet sein, im Alltag Angst und Bedrohung zu kompensieren.

Eine zentrale Technik ist das „Selbstlob". Die Teilnehmer werden aufgefordert, Eigenschaften, Leistungen oder Fähigkeiten zu nennen, die sie an sich mögen. Eine weitere ressourcenorientierte Übung ist der „Lebenskreis". Ziel ist es, den Patienten dazu anzuhalten, seine Wertmaßstäbe zu reflektieren bzw. im Angesicht der Krebserkrankung zu relativieren. Er benutzt zwei Arbeitsblätter, auf denen Kreise aufgezeichnet sind, um einzelne Segmente nach Größe zu differenzieren („Was ist mir jetzt wichtig im Leben?" bzw. „Wie soll es in Zukunft aussehen?").

Ein zentrales konzeptionelles Ziel von PaThe ist es, dem Patienten therapeutische Werkzeuge an die Hand zu geben, die ihm später im Alltag gegen eventuelle Angstüberflutung helfen können. In diesem Zusammenhang wird mit jedem Patienten spätestens in der letzten Therapiestunde ein „Aktionsplan" erarbeitet. Im Aktionsplan legen die Patienten konkret fest, welche Schritte sie in den nächsten vier Wochen nach Therapieende in ihrem Alltag umsetzen möchten (wie sie das tun werden, welche Schwierigkeiten es geben könnte, wo sie sich Hilfe holen können und wie sie sich für die Veränderung belohnen wollen).

3.5 Rahmeninterventionen

Über den gesamten Therapiezeitraum hinweg, werden alle Sitzungen begleitet durch die Rahmeninterventionen Hausaufgaben, Tagebuch, Lösungskoffer und Entspannungsübungen.

Am Ende einer jeden Sitzung steht eine Hausaufgabe, die im Führen eines Angsttagebuches und einer Genuss- bzw. einer selbstwertfördernden Übung besteht. Am Ende der Therapie soll jeder Patient einige Techniken der Angstbewältigung als hilfreich erlebt haben und im Alltag einsetzen können. Eine Methode, Techniken zu sammeln, besteht im Packen eines „Lösungskoffers". Dieser Koffer hängt in Form von Flip-Chart-Papieren o.ä. an der Wand und es werden laufend Angstbewältigungsstrategien aufgeschrieben.

Kurze Entspannungsübungen haben sich sehr bewährt, zum einen, da sie für sich genommen eine Angstbewältigungsstrategie darstellen, und zum anderen, weil sie ein wichtiger Ausgleich zu den emotional oft sehr aufwühlenden Themen sind.

3.6 Boosteranrufe

Weitere Unterstützung bei der Implementierung des Gelernten in den Alltag erhalten die Patienten im Rahmen von Boosteranrufen sechs und neun Monate nach der Therapie. Es handelt sich um halbstandardisierte Telefoninterviews, die darauf abzielen, die in der Therapie erworbenen und als hilfreich empfundenen Strategien zu aktualisieren und weiterhin im Alltag einzusetzen. Konkret wird mit jedem Patienten herausgearbeitet, wovon er in der Therapie am meisten profitiert hat, was er zu Hause umsetzen konnte bzw. was er gerne umsetzen würde. Falls möglich, werden Barrieren beseitigt und der weitere Einsatz der Strategien vereinbart.

4. Evaluation der Progredienzangsttherapie

Die Therapien fanden während der stationären Rehabilitation in zwei onkologischen Rehakliniken in Bayern statt. Allen in einem definierten Zeitraum neu aufgenommenen Patienten wurde die Therapie angeboten, sofern sie einen bestimmten Belastungsschwellenwert auf dem PA-F-KF überschritten. Die Patienten, die das Angebot annahmen, wurden randomisiert entweder der beschriebenen PaThe oder einer Vergleichstherapie zugewiesen. Die Vergleichstherapie war eine nondirektive themenzentrierte Gruppe, deren Themen die Patienten selbst bestimmten (Angst als Thema konnte auch hier vorkommen). Therapiedosis und Settingbedingungen waren in beiden Gruppen gleich (4 Doppelstunden plus zwei Booster-Sitzungen). Primäres Zielkriterium beider Therapien war der Summenwert des PA-F; zusätzlich wurden Lebensqualität und Angst und Depression erfasst (HADS; Herrmann, Buss & Snaith, 1995; FLZ^{M}, Henrich & Herschbach, 1997; SF-12, Bullinger, 1995), sowie therapeutische Leistungen während der Reha und gesundheitsökonomisch relevante Parameter. Messzeitpunkte waren zu Beginn der Reha, am Ende der Reha sowie drei und 12 Monate danach.

Ein Kalenderjahr nach Abschluss der Therapien wurde eine Kontrollgruppe von Rehapatienten in den gleichen Kliniken unter vergleichbaren Bedingungen befragt, die allerdings keine spezielle zusätzliche Psychotherapie erhalten hatten. Ein weiterer Unterschied bestand darin, dass hier der dritte Messzeitpunkt fehlte und dass nur der PA-F als Ergebnismaß eingesetzt wurde. Die nicht randomisierte Kontrollgruppe unterschied sich in keiner der erhobenen soziodemografischen und medizinischen Patientenmerkmalen von den beiden Therapiegruppen – mit Ausnahme des beruflichen Status, der allerdings in keinem Zusammenhang zum Therapieergebnis stand.

Mit den Krebspatienten waren insgesamt 30 Therapiegruppen durchgeführt worden. Die Gruppengröße variierte zwischen vier und zehn Teilnehmern. In die Auswertung gingen 265 Patienten ein. Die Patienten waren im Mittel 54 Jahre alt und hatten überwiegend Brustkrebs (60%); die Diagnosestellung lag im Mittel 19 Monate zurück. Die medizinische Behandlung verteilte sich wie folgt (Mehrfachantworten): 90% waren operiert worden, 60% bestrahlt und 64% hatten Chemotherapie hinter sich.

Als Ergebnis der Evaluation stellte sich eine signifikante Wechselwirkung Zeit x Therapiegruppe für die primäre Zielvariable (Summenwert des Progredienzangstfragebogens) heraus. Die Therapie führte zu einer signifikanten Reduktion der Progredienzangst; in der Kontrollgruppe zeigte sich keine Verbesserung. Zwischen den beiden Therapiegruppen zeigte sich allerdings kein Unterschied. Was die sekundären Zielvariablen Lebensqualität (FLZ^{M}, SF12) sowie Angst und Depression (HADS) betrifft, so fanden wir hier (mit Ausnahme der FLZ^{M}) in beiden Therapiegruppen ebenfalls signifikante Verbesserungen im Zeitverlauf [5].

Die folgenden Äußerungen aus den Boosteranrufen von Teilnehmern der Progredienzangsttherapie geben Hinweise auf mögliche Wirkmechanismen.

> *„Durch Zu-Ende-Denken hab ich nicht mehr so viel Angst und bin ruhiger geworden. ... Die Übung war eine ‚Verwandlung'. Die größte Angst ist, dass der Krebs wieder kommt, ich ins Heim muss. Das ist derzeit unwahrscheinlich. .... Für den Ernstfall hab ich mich prophylaktisch in einem Altenheim angemeldet. ... Möchte dort nicht gerne hin, es ist jedoch eine Option."*

> *„Es ist besser, darauf zuzugehen, als sich zu verkriechen. Man muss auch mal durch! ... Durch die Übung ist Leben reicher geworden. Ich riskier auch einmal etwas, weil man ja nicht gleich daran stirbt."*

5. Diskussion

Progredienzangst, die Furcht vor dem Fortschreiten der Erkrankung, ist ein besonderes Problem für Krebspatienten. Da sich Progredienzangst von klassischen Angststörungen unterscheidet, erfordert sowohl deren Erfassung als auch Therapie innovative Konzepte. Ziel dieser Therapiestudie war die Prüfung der Wirksamkeit der Progredienzangsttherapie PaThe.

PaThe beinhaltet eine spezifische und direktive Konfrontation mit den Progredienzängsten; theoretische Grundlage ist die kognitive Verhaltenstherapie. PaThe wurde verglichen mit einer non-direktiven und themenzentrierten Intervention gleicher Dosis (vier Doppelstunden). Beide Therapien fanden im gleichen Setting (Rehakliniken) statt und wurden ergänzt durch zwei Boosteranrufe sechs und neun Monate nach der Reha. Eine Kontrollgruppe von Rehapatienten ohne zusätzliche spezifische Psychotherapie wurde ein Jahr später unter den gleichen Bedingungen untersucht. Primäres Zielkriterium war der Summenwert des Progredienzangstfragebogens. Zusätzlich wurden die Lebensqualität der Patienten sowie Angst und Depression erfasst. Messzeitpunkte waren vor und nach der Reha, drei und 12 Monate danach.

Als Ergebnis stellte sich heraus, dass die Progredienzangst in beiden Therapiegruppen signifikant im Zeitverlauf abnahm, was für die Kontrollgruppe nicht galt. Dies ist ein bemerkenswerter Befund in Anbetracht der geringen Therapiedosis von vier Doppelstunden.

Unerwartet war das Ergebnis, dass sich beide Therapiekonzepte nicht im Erfolg unterschieden. Dies spricht zunächst für gemeinsame Wirkfaktoren. Möglicherweise ist die offene Auseinandersetzung mit der Angst, das Ablegen der Vermeidung, über

[5] Eine detaillierte Publikation der Ergebnisse ist in Vorbereitung.

Angst zu sprechen, der entscheidende Wirkfaktor. Die Art der Konfrontation – hier unterschieden sich beide Gruppen – ist möglicherweise von zweitrangiger Bedeutung.

Einige methodische Limitierungen sind zu nennen. Die Verallgemeinerung der Ergebnisse ist durch die Selektion auf überwiegend Brust- und Darmkrebspatienten eingeschränkt, die sich in medizinischer Rehabilitation befanden. Eine Überprüfung der Therapie mit anderen Patienten in anderen Settings (z.B. ambulante) wäre nützlich. Die zweite zentrale Einschränkung liegt in der Tatsache begründet, dass die Kontrollgruppe nicht randomisiert worden war. Obwohl keine medizinischen oder demografischen Unterschiede zu den Therapiegruppen vorlagen, sind systematische unbekannte Unterschiede jedoch nicht auszuschließen.

Positiv wirkte sich die Tatsache aus, dass nur belastete Patienten (Angstausmaß als Indikationskriterium) aufgenommen wurden und eine inhaltliche Korrespondenz zwischen Indikationskriterium, Therapieinhalt und Zielvariable (Progredienzangst) bestand.

Psychoedukative Gruppentherapie mit Krebspatienten

Joachim Weis, Dario Brocai und Ulrike Heckl

Zusammenfassung

Innerhalb der beiden letzten Jahrzehnte wurden verschiedene psychosoziale Gruppenangebote entwickelt, deren Wirksamkeit im Hinblick auf unterschiedliche psychosoziale Zielbereiche wie Verbesserung der Krankheitsverarbeitung oder Lebensqualität nachgewiesen sind; inwieweit derartige Interventionen die Überlebenszeit oder andere somatische Faktoren beeinflussen, kann vor dem Hintergrund der derzeitigen Forschung noch nicht zufriedenstellend beantwortet werden. Innerhalb des breiten Spektrums verschiedenartiger Angebote haben psychoedukative Gruppenprogramme zunehmend an Bedeutung gewonnen. Sie bauen auf Konzepten der kognitiv behavioralen Psychotherapie auf und umfassen strukturierte Elemente wie Informationsvermittlung, emotionale und soziale Unterstützung, Übungen zum Stressmanagement sowie Entspannungstechniken. In dieser Arbeit werden ausgewählte Ergebnisse einer Evaluationsstudie vorgestellt, in der erstmalig in Deutschland eine strukturierte psychoedukative Gruppenintervention auf der Basis eines kontrolliert randomisierten Designs mit einer Kontrollgruppe und vier Meßzeitpunkten evaluiert worden ist. Die Ergebnisse zeigen signifikante Verbesserungen für die Interventionsgruppe in der psychischen Befindlichkeit und in ausgewählten Bereichen der Krankheitsverarbeitung bei T3 (intent to treat Analysen), allerdings waren beim Follow-up-Zeitpunkt (T4) keine Gruppenunterschiede mehr festzustellen. Vor dem Hintergrund der Studienergebnisse wurde das Therapiemanual modifiziert und als praktisches Handbuch für klinisch tätige Psychoonkologen publiziert.

Summary

Within the last two decades a number of psychosocial group interventions have been developed and proved to be effective with regard to different psychosocial target areas such as improvement of coping skills and quality of life. Effects on survival time or other somatic outcome parameters are not evident so far. Within the broad spectrum of interventions psychoeducational support groups have significantly increased in their importance. Based on a cognitive behavioural approach psychoeducational interventions are structured programs including delivery of information, emotional and social support, stress management strategies as well as learning of relaxation techniques. We carried out a multicentre study funded by German Cancer Aid to evaluate the effects of a cognitive behavioural group therapy for cancer patients based on a randomized controlled trial (RCT) with a waiting control and four points of measurement. This presentation focused on some selected results of the process as well as outcome evaluation. Based on intent to treat analyses we showed that the intervention group improved in psychological wellbeing and some subscale of coping inventory until T3, but showed no differences between treatment and control at T4 follow-up. Based on the study results the manual of the group therapy was modified and published to provide a practical handbook for clinicians.

1. Einführung

Innerhalb der letzten beiden Jahrzehnte wurden spezifische psychoonkologische Interventionen entwickelt, um die Tumorpatienten in der Verarbeitung und Bewältigung der schwerwiegenden psychosozialen Belastungen zu unterstützen. Diese Interventionen wurden in zahlreichen wissenschaftlichen Studien im Hinblick auf verschiedene Ergebniskriterien wie Lebensqualität, Adaptation, Krankheitsverarbeitung und Behandlungscompliance evaluiert. Mittlerweile verfügen wir über ein breites Spektrum an gezielten Maßnahmen der psychoonkologischen Behandlung und Betreuung, die während der Akutbehandlung, in der stationären Rehabilitation oder in der ambulanten Nachbetreuung durchgeführt werden können. Hierbei nehmen Gruppeninterventionen einen wichtigen Stellenwert ein, da sie im Vergleich zur Einzeltherapie eine Reihe von spezifischen Wirkfaktoren beinhalten und den Patienten gezielt bei psychischen Problemen sowie Schwierigkeiten in der Krankheitsverarbeitung helfen können.

2. Konzepte psychoonkologischer Gruppentherapie

Gruppeninterventionen werden mit Tumorpatienten relativ häufig durchgeführt. Eine wesentliche Begründung hierfür liegt neben ökonomischen Erwägungen in den spezifischen Wirkfaktoren der Gruppentherapie, die Möglichkeiten der wechselseitigen sozialen Unterstützung beinhaltet, ein Feedback der Gruppenteilnehmer für das eigene Handeln untereinander erlaubt, Ausdruck von belastenden Gefühlen ohne Angst vor Stigmatisierung sowie soziale Vergleichsprozesse ermöglicht. Ferner lassen sich im geschützten Rahmen der Gruppe neue Verhaltens- und Denkweisen und Verhaltensänderungen praktisch erproben.

Die Gruppentherapien mit Krebspatienten lassen sich anhand von zwei zentralen therapeutischen Konzepten unterscheiden: psychoedukative und supportiv-expressive Gruppentherapie. Psychoedukative Gruppenkonzepte sind eher niedrigschwellige Interventionen von kürzerer Dauer (ca. 6-10 Sitzungen), bauen auf kognitiv behavioralen Psychotherapiekonzepten auf und kombinieren Elemente der Information, strukturierte Themenvorgaben, konkrete Übungen und Hausaufgaben (Greer, Moorey, Baruch et al., 1992; Helgeson, Cohen, Schulz & Yasko, 1999; Fawzy & Fawzy, 2000; Antoni, Lehmann, Kilbourn et al., 2001; Fawzy, Canada & Fawzy, 2003). Supportiv-expressive Gruppeninterventionen sind charakterisiert durch einen geringeren Strukturierungsgrad und eine stärkere Orientierung an psychodynamischen Konzepten (Spiegel, Bloom & Yalom, 1981; Classen, Butler, Koopman et al., 2001). Hinsichtlich der Indikationsstellung liegen bislang kaum empirisch belegbare Daten vor, zumal beide Formen der Intervention nicht vergleichend untersucht worden sind. So zeigt die Forschungsliteratur, dass beide Gruppenkonzepte sowohl mit ersterkrankten Patienten als auch mit Patienten in fortgeschritteneren Stadien durchgeführt werden. Psychoedukative Konzepte werden eher mit ersterkrankten Patienten durchgeführt und haben den Charakter von Patientenschulungen bzw. -seminaren. Trotz konzeptioneller Unterscheidungsmerkmale werden in der klinischen Anwendung beide Formen auch gemischt bzw. Elemente aus beiden Konzepten miteinander kombiniert.

3. Wirksamkeit psychoonkologischer Gruppentherapien

Während frühzeitig die Zielkriterien Krankheitsverarbeitung, seelische Befindlichkeit und subjektive Lebensqualität in den Mittelpunkt von Interventionsstudien standen, wurden somatische Aspekte als primäre Zielkriterien erst Mitte der 80er Jahre des vergangenen Jahrhunderts in die Untersuchungen einbezogen. Verschiedene Metaanalysen (Meyer & Mark, 1995; Sheard & Maguire, 1999; Edwards, Hailey & Maxwell, 2004) konnten Effekte von psychoonkologischen Einzel- und Gruppeninterventionen im Hinblick auf Lebensqualität, psychische Befindlichkeit und Krankheitsverarbeitung nachweisen, während die Auswirkungen im Hinblick auf somatische Faktoren wie Überlebenszeit oder Rezidivhäufigkeit aufgrund einer heterogenen Studienlage weiterhin als nicht belegt angesehen werden müssen (Spiegel, Kraemer, Bloom & Gottheil, 1989; Edelman, Lemon, Bell & Kidman, 1999b; Goodwin, Leszcz, Ennis et al., 2001; Fawzy et al., 2003; Edwards et al., 2004). Bezogen auf verschiedene Zielparameter, wie bspw. Lebensqualität, psychische Befindlichkeit oder Krankheitsverarbeitung, zeigen sich unterschiedlich große Effektstärken, deren Werte insgesamt im kleineren bis mittleren Bereich ($0.2 > d < 0.6$ nach Cohen, 1992) anzusiedeln sind. Allerdings gibt es auch immer wieder Studien, die keine signifikanten Ergebnisse nachweisen können (Ilnyckyj, Farber, Cheang & Weinerman, 1994; Cunningham, Edmonds, Jenkins et al., 1998; Edelman, Bell & Kidman, 1999a). Ebenso heterogen sind die bisher vorliegenden Befunde zu Auswirkungen von psychoonkologischen Interventionen auf somatische Faktoren wie Immunparameter oder andere psychobiologische Merkmale (van der Pompe, Antoni, Visser & Garssen, 1996).

In einem aktuellen Review-Artikel (Weis & Domann, 2006) konnten am Beispiel von psychosozialen Interventionen bei Mammakarzinom-Patientinnen 22 Metaanalysen/Reviews und 52 randomisierte Studien identifiziert werden. Es konnten supportiv-expressive Gruppentherapien, kognitiv-behaviorale Einzel- oder Gruppeninterventionen, psychoedukative Einzel- oder Gruppenangebote, gezieltes Verhaltenstraining sowie Interventionen zum psychologischen Schmerzmanagement unterschieden werden. Die Ergebnisse der Studien zeigten Effekte aller Interventionsarten in Richtung einer Verbesserung der Lebensqualität und der psychischen Befindlichkeit sowie eine Reduktion der Nebenwirkungen der medizinischen Therapie. Insbesondere die Psychoedukation sowie Entspannungsverfahren zeigten positive Effekte, aber auch supportive und themenzentrierte Gruppen konnten signifikante Effekte auf die Anpassung an die Brustkrebserkrankung nachweisen, wobei höher belastete Frauen oder Frauen mit geringerer sozialer Unterstützung vermehrt von den Interventionen profitieren. Weiterhin finden sich einzelne Hinweise, dass längere Therapiezeiten von mehr als acht Stunden insgesamt effektiver als kürzere Zeiten sind, wobei sich bei edukativen Maßnahmen eine Anzahl von 10 Sitzungen als ausreichend herausgestellt hat.

4. Methodenkritische Bewertung der psychoonkologischen Interventionsforschung

Die Vergleichbarkeit der vorliegenden randomisierten Studien wird durch viele Faktoren erschwert. Eine systematische Metaanalyse, die den aktuellen methodischen Standards genügt, ist mit dem zurzeit vorliegenden Studienmaterial nur mit Einschränkungen möglich, da die meisten Studien gravierende methodische Mängel insbesondere im Hinblick auf die interne Validität aufweisen (vgl. Newell, Sanson-Fisher & Savolainen, 2002; Edwards et al., 2004). Die meisten der randomisierten Studien untersuchen psychoonkologische Gruppeninterventionen für Frauen mit Brustkrebs. Das liegt zum einen sicherlich daran, dass Brustkrebs eine der häufigsten malignen Erkrankungen überhaupt ist, zum anderen, dass Frauen eher an derartigen Angeboten teilnehmen als Männer.

Andere Diagnosegruppen wie Melanompatienten oder Patienten mit hämatologischen Systemerkrankungen finden sich deutlich seltener. Ebenfalls sind Fragen der differenziellen Indikationsstellung bisher noch nicht hinreichend geklärt. Trotz dieser kritischen Einschätzung kann im Literaturüberblick festgestellt werden, dass die Methodik in der wissenschaftlichen Erforschung psychoonkologischer Interventionen in den letzten Jahren deutlich verbessert worden ist, insbesondere im Hinblick auf die interne Validität und die Umsetzung randomisierter Untersuchungspläne. Insgesamt werden in der australischen Leitlinie zur psychosozialen Versorgung von Krebspatienten des NHMRC (2003) die psychoonkologischen Interventionen mit einem Oxford Level of Evidence I oder II (d.h. Evidenzbasierung auf der Basis von Metaanalysen sowie kontrolliert randomisierten Studien) bewertet.

5. Forschungsprojekt

Vor diesem Hintergrund war es das Ziel des in den Jahren 2000 bis 2003 durchgeführten Forschungsprojektes[1], die Wirksamkeit einer psychoedukativen Gruppenintervention unter klinischen Bedingungen zu prüfen und zugleich die methodischen Anforderungen der Interventionsforschung umzusetzen. Zum damaligen Zeitpunkt wurde erstmalig in Deutschland eine Gruppenintervention auf der Basis eines kontrolliert randomisierten Untersuchungsplans mit Berechnung der statistischen Power zur Fallzahlkalkulation durchgeführt. Darüber hinaus wurde die Intervention manualisiert und die jeweiligen Therapeuten in einem zweitägigen Schulungsseminar in das Manual eingewiesen, um die Durchführungsgleichheit und weitestgehende Standardisierung der Behandlungsbedingung zu gewährleisten. Im Folgenden werden das Forschungsprojekt und ausgewählte Ergebnisse dargestellt.

[1] Das Projekt wurde durch die Deutsche Krebshilfe (Förderkennziffer 702379) gefördert.

5.1 Design und Methodik

Die zentrale Forschungsfrage der Studie war: Welche kurz- und mittelfristigen Effekte zeigt die strukturierte Gruppenintervention im Hinblick auf Lebensqualität und psychische Befindlichkeit. Primäre Zielkriterien der Studie waren die globale Lebensqualität sowie die psychische Befindlichkeit, sekundäre Zielkriterien waren die Krankheitsverarbeitung sowie verschiedene Symptombereiche. Die Evaluation der Intervention erfolgte auf der Basis eines randomisierten Kontrollgruppendesigns, wobei neben den Teilnehmerinnen auch die Gruppenleiter als Datenquellen einbezogen wurden. Hierbei wurde ein in der Psychotherapieforschung häufig eingesetztes randomisiertes Wartegruppendesign realisiert. Dies bedeutet, dass alle Teilnehmerinnen die Möglichkeit haben, an einer Intervention teilzunehmen, entweder sofort („Sofortgruppe") oder nach einer vorher festgelegten Wartezeit („Wartegruppe") (Abbildung 1). Das Wartegruppendesign wurde aufgrund der Erfahrungen mit einer vorgeschalteten Pilotphase gewählt, in der ein rein randomisiertes Design eine geringe Akzeptanz und zu hohe Dropout-Rate in der Kontrollgruppe erbracht hatte. Für die Interventionsstudie lag ein positives Votum des Ethikzentrums der Universität Freiburg vor. Es konnten Patientinnen mit der Diagnose Brustkrebs oder Patienten mit der Diagnose eines kolorektalen Karzinoms eingeschlossen werden, die erstmalig erkrankt waren, keine Metastasen aufwiesen und bei denen die Zeit seit Beendigung der adjuvanten Therapie nicht länger als 18 Monate betrug.

Die Studie wurde multizentrisch mit insgesamt fünf Zentren (Klinik für Tumorbiologie Freiburg = Studienzentrale, Psychosoziale Nachsorgeeinrichtung Heidelberg, Tumorzentrum Mainz, Abteilung Medizinische Psychologie am UKE Hamburg, Abteilung Sozialmedizin Leipzig) durchgeführt. Die Patienten wurden über die Kooperationen mit verschiedenen Abteilungen der Universitätskliniken vor Ort sowie über eine öffentliche Bekanntmachung in den lokalen Medien rekrutiert.

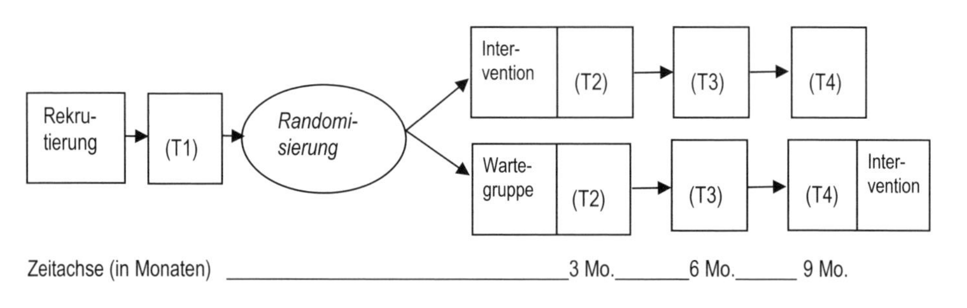

Abbildung 1: Studiendesign

Vor Einschluss in die Studie erfolgte eine umfassende Aufklärung über das Vorhaben sowie eine schriftlichen Einwilligungserklärung der Teilnehmerinnen nach den Vorgaben der GCP (good clinical practice). Nach Einschluss in die Studie erfolgte die Basiserhebung T1 mit daran anschließender Randomisierung in die zwei Gruppen. Die Randomisierung erfolgte für alle Zentren unabhängig vom durchführenden Therapeuten durch die Studienzentrale. Unmittelbar nach Ende der letzten Gruppensitzung (Interventionsgruppe) bzw. nach dem entsprechenden Zeitraum von drei Monaten (Kontrollgruppe) wurden die Teilnehmerinnen ein zweites Mal befragt (T2). Zwei katamnestische Nachbefragungen (T3 und T4) schlossen sich im Abstand von jeweils drei Monaten an. Nach T4 begann die Intervention für die Wartegruppe, deren Wartezeit nach Randomisierung bis zum Beginn der Intervention insgesamt 9 Monate betrug.

Als zentrale Zielparameter wurden die Lebensqualität (EORTC-QLQ-C30, Aaronson, Ahmedzai, Bergman et al., 1993), Angst und Depression (HADS-D, Herrmann, Buss & Snaith, 1995) sowie die Krankheitsverarbeitung (TSK, Klauer & Filipp, 1993) erfasst. Medizinische und soziodemografische Merkmale wurden in Form einer Basisdokumentation erhoben. Zur Evaluation der Intervention wurden selbstentwickelte Fragebögen zu Erwartungen sowie Zielen und deren Erreichung, der Zufriedenheit mit den einzelnen Therapiesitzungen und zur Gesamtzufriedenheit mit dem Programm eingesetzt. Darüber hinaus füllten die Gruppenleiter nach jeder Sitzung einen Fragebogen zur Beurteilung der Inhalte und des Verlaufs der jeweiligen Gruppensitzungen in Anlehnung an den Therapeutenbogen von Basler und Kröner-Herwig (1995) aus. Die Analyse der Haupt- und Nebenzielkriterien wurde mit Hilfe der multivariaten Varianzanalyse (MANOVA) durchgeführt, wobei in allen Analysen eine alpha-Adjustierung nach Bonferroni durchgeführt wurde. In den nachfolgenden Ausführungen werden ausgewählte Ergebnisse auf der Basis von Intent-to-treat (ITT) Analysen dargestellt.

5.2 Beschreibung des psychoedukativen Gruppenangebotes

Es handelt sich um eine strukturierte Gruppenintervention für Tumorpatienten mit einem psychoedukativen Basiskonzept. Die Zielsetzungen der Intervention liegen darin, die Krankheitsverarbeitung der Patienten zu fördern, personale und soziale Ressourcen zu stärken sowie die Kompetenz im Umgang mit der Erkrankung zu erhöhen. Das Programm wurde über mehrere Jahre praktischer Erprobung im stationären und ambulanten Setting entwickelt und basiert auf einem kognitiv-behavioralen Ansatz. Es bezieht darüber hinaus Elemente aus verschiedenen anderen Therapierichtungen, wie wissenschaftliche Gesprächspsychotherapie, der Poesie- und Bibliotherapie, der systemischen Familientherapie sowie der Transaktionsanalyse, mit ein. Die psychoedukative Gruppentherapie umfasste neben einer Einführungs- und Abschlusssitzung 10 inhaltlich strukturierte Sitzungen mit einer Dauer von jeweils 120 Minuten, wobei eine Sitzung pro Woche durchgeführt wurde. Insgesamt dauerte die Gruppentherapie ca. drei Monate. Die 13. Sitzung erfolgte nach einem zeitlichen Abstand von weiteren drei Monaten. Die psychoedukative Gruppentherapie kombinierte verschiedene Elemente wie Information zu psychosozialen Aspekten der Tumorerkrankung, Gruppenarbeit und gemeinsamer Austausch, Erprobung neuer Verhaltensweisen sowie Selbstkontrolltechniken (Entspannungs- und Visualisierungsübungen). Jede Sitzung folgte einem durch das Manual mit Arbeitsmaterialien vorgegebenen Ablauf, der je nach Themenschwerpunkt der Sitzung leicht variierte. Die Themen der Gruppensitzungen waren: Identifikation der individuellen Stress- und Belastungsfaktoren, Möglichkeiten der Gesundheitsförderung, Umgang mit problematischen Gefühlen wie Angst und Trauer, Kontakt zu nahestehenden Personen, Möglichkeiten und Grenzen unkonventioneller Behandlungsmethoden, Erfahrungen und Umgang mit Ärzten und anderen professionellen Helfern, Belastungen und deren Bewältigung im Beruf sowie Möglichkeiten und Grenzen der Selbsthilfe. Das schriftlich ausgearbeitete Manual war durch die Festlegung der Themen, Abläufe und der einzusetzenden Materialien weitestgehend standardisiert. Die Gruppenleiter wurden in einer zweitägigen Schulung in das Manual eingewiesen und erhielten nach Ablauf der ersten Gruppe eine Gruppensupervision mit Besprechung der gemachten Erfahrungen.

5.3 Ergebnisse

5.3.1 Stichprobenbeschreibung

Es wurden insgesamt 252 Teilnehmerinnen randomisiert, 134 in die Sofortgruppen und 118 in die Wartegruppen. Insgesamt wurden in der Sofortgruppe N=17 Therapiegruppen durchgeführt mit einer durchschnittlichen Teilnehmerzahl von N=8 Patientinnen (Tabelle 1).

Tabelle 1: Soziodemografische und medizinische Merkmale

Merkmal	*Sofortgruppe*		*Wartegruppe*	
	n	*%*	*n*	*%*
Familienstand				
ledig	24	18.5	17	14.4
verheiratet	69	53.1	73	61.9
geschieden/getrennt lebend	28	21.5	22	18.6
verwitwet	9	6.9	6	5.1
Gesamt	130	100	118	100
Diagnose				
Brustkrebs	120	91.6	111	94.1
Kolon-Ca	6	4.6	5	4.2
Rektum-Ca	5	3.8	2	1.7
Gesamt	130	100	118	100
Schulabschluss				
Grund-/Hauptschule	33	25.2	25	21.2
Realschule/Mittlere Reife	44	33.6	47	39.8
Polytechn. Oberschule/Fachhochschulreife	13	9.9	14	11.9
Abitur/Allg. Hochschulreife	38	29.0	30	25.4
anderer Schulabschluss	3	2.3	2	1.7
Gesamt	131	100	118	100

Fortsetzung Tabelle 1

Merkmal	*Sofortgruppe*		*Wartegruppe*	
	n	%	*n*	%
Erwerbstätigkeit				
Vollzeit	33	25.2	31	26.3
Teilzeit	39	29.7	30	25.4
Hausfrau	17	13.0	17	14.4
arbeits-/erwerbslos	7	5.3	7	5.9
Erwerbsminderungsrente	4	3.1	4	3.4
Altersrente	24	18.3	21	17.8
Anderes	7	5.3	8	6.8
Gesamt	131	100	118	100

An der Studie nahmen ausschließlich Frauen teil. Insgesamt konnten die Daten von 249 Teilnehmerinnen (N=131 in der Sofortgruppe; N=118 in der Wartegruppe) ausgewertet werden. Das durchschnittliche Alter der Frauen betrug 53 Jahre. Die Verteilung der beiden Gruppen in zentralen soziodemografischen und medizinischen Merkmalen zeigt Tabelle 1. Bezüglich der medizinischen Merkmale hatte die überwiegende Mehrzahl der 249 Teilnehmerinnen Brustkrebs (N=231) und nur wenige Patientinnen ein Kolonkarzinom (N=11) bzw. ein Rektumkarzinom (N=7). Die beiden Gruppen waren hinsichtlich der Verteilung der soziodemografischen sowie medizinischen Daten vergleichbar.

5.3.2 Effekte im Hinblick auf die Zielkriterien

Im Hinblick auf die globale Lebensqualität zeigte die Analyse bei gleichen Ausgangswerten in beiden Gruppen einen deutlichen Anstieg in der Sofortgruppe unmittelbar im Anschluss an die Intervention (T2), während die Wartegruppe auf dem Ausgangsniveau bleibt. In Abbildung 2 bedeuten höhere Werte eine bessere Lebensqualität. Drei Monate nach Abschluss der Intervention (Messzeitpunkt T3) zeigt jedoch auch die Wartegruppe einen spürbaren Anstieg der Lebensqualität. Nach weiteren drei Monaten zum Messzeitpunkt T4 (für die Wartegruppe vor Beginn der Intervention) gleichen sich beide Gruppen an. Statistisch zeigt sich für die Gesamtgruppe eine hochsignifikante Veränderung im Sinne einer Verbesserung der Lebensqualität im Beobachtungszeitraum, wobei eine statistische Signifikanz über den gesamten Verlauf knapp verfehlt wird ($p=.075$). Die Effektstärken im Vergleich T1 und T2 ($Eta^2=.02$) sowie T1 und T3 ($Eta^2=.07$) lagen im mittleren Bereich.

In Abbildung 3 wird die psychische Befindlichkeit über den Summenwert der beiden Subskalen Angst und Depression im HADS abgebildet. Hierbei bedeuten höhere Werte eine stärkere Ausprägung der Angst bzw. Depression. Die Ergebnisse zeigen, dass durch die Zufallszuteilung gleiche Ausgangswerte in beiden Gruppen erreicht werden konnten. Als wichtigstes Ergebnis zeigt sich statistisch eine hochsignifikante ($p<.001$) Reduktion der psychischen Beschwerden. Es zeigt sich ein hoch signifikanter Interaktionseffekt zwischen Interventions- und Wartegruppe ($p=.004$), wobei der Unterschied zwischen den Gruppen bezogen auf den Ausgangswert zum Zeitpunkt T3 am größten ist. Erst zum Katamnesezeitpunkt T4 ist auch in der Wartegruppe eine

Verbesserung gegenüber dem Ausgangswert zu verzeichnen, während die Interventionsgruppe sich auf dem erreichten Niveau stabilisiert. Die Effektstärken für die Summenskalen des HADS lagen im Vergleich T1 und T2 (Eta²=.01) sowie T1 und T3 (Eta²=.058) im kleinen bzw. mittleren Bereich.

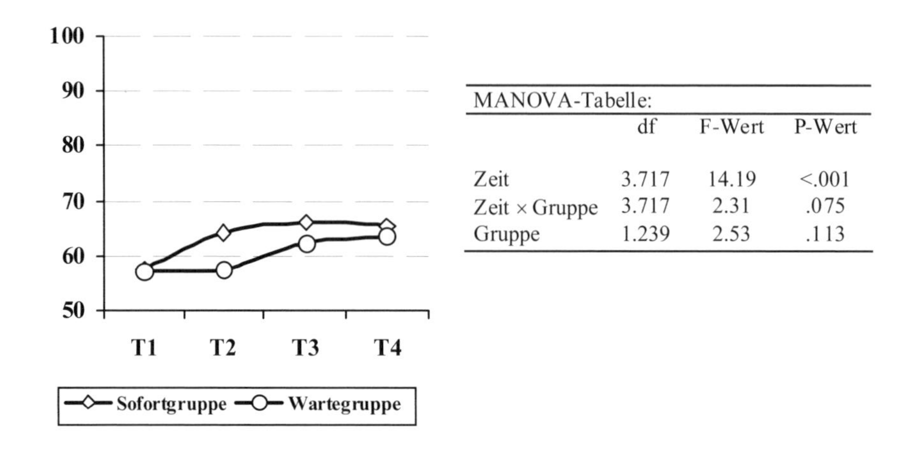

MANOVA-Tabelle:

	df	F-Wert	P-Wert
Zeit	3.717	14.19	<.001
Zeit × Gruppe	3.717	2.31	.075
Gruppe	1.239	2.53	.113

Abbildung 2: Globale Lebensqualität (EORTC QLQ C30)

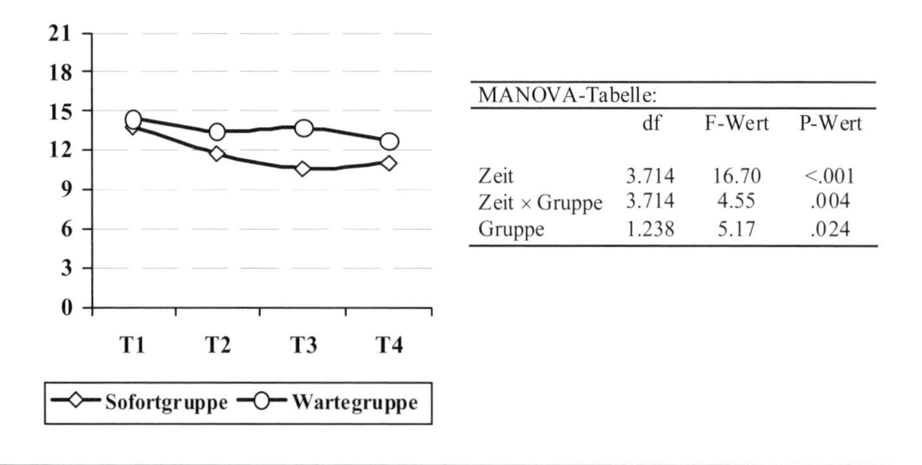

MANOVA-Tabelle:

	df	F-Wert	P-Wert
Zeit	3.714	16.70	<.001
Zeit × Gruppe	3.714	4.55	.004
Gruppe	1.238	5.17	.024

Abbildung 3: Psychische Befindlichkeit (HADS Summenwert)

Im Bereich der Krankheitsverarbeitung (ohne Abbildung) zeigt die Intervention signifikante Effekte in der Skala „Suche nach Informationen und Erfahrungsaustausch", was den Schwerpunkt und den psychoedukativen Charakter der Intervention bestätigt. Hier gibt es bei fast gleichen Ausgangswerten einen geringfügigen Anstieg in der Sofortgruppe und einen deutlichen Abfall in der Wartegruppe zum Zeitpunkt T2. Statistisch ist neben einem Haupteffekt Zeit ($p<.001$) ein ebenfalls hochsignifikanter Zeit x Gruppe Interaktionseffekt ($p<.001$) zu beobachten, d.h. die Verläufe der beiden Gruppen unterscheiden sich statistisch bedeutsam. Die Effektstärken für diese Skala lagen im mittleren Bereich (T1-T2: $Eta^2=.067$; T1-T3: $Eta^2=.09$).

5.3.3 Bewertung der Intervention durch die Patienten

Alle Studienteilnehmerinnen wurden im Rahmen der Baseline-Erhebung zum Zeitpunkt T1 gefragt, welche Erwartungen sie mit einer Gruppenteilnahme verknüpfen. Es wurden ihnen 13 Ziele vorgegeben, die sie von „gar nicht wichtig" (1) bis „sehr wichtig" (5) bewerten konnten.

Die Ergebnisse sind in Tabelle 2 zusammengefasst. Es zeigt sich, dass in der Rangabfolge die Erwartungen der Patientinnen vor allem im Bereich der Steigerung des seelischen Wohlbefindens, der individuellen Gesundheitsförderung, Aufklärung und Information über Behandlungsmöglichkeiten, der seelischen Stabilisierung sowie der Krankheitsverarbeitung liegen. Nach Ende der Intervention (Zeitpunkt T2) liegen die höchsten Werte der Zielerreichung in den Bereichen „Aufklärung und Information über die Erkrankung", „Auseinandersetzung mit der Krankheit" und „Aufklärung über Behandlungsmöglichkeiten". Nahezu gleichauf liegt die Zielerreichung in den Bereichen des sozialen Kontaktes, der Verbesserung der Krankheitsverarbeitung, der aktiven Gesundheitsförderung sowie der allgemeinen Steigerung des seelischen Wohlbefindens. Insgesamt liegen die Werte der Zielerreichung in den Absolutzahlen unter den Werten der Erwartungen. Ausnahmen bilden die Zielbereiche „Kontakte knüpfen" und „Unterstützung durch Betroffene", in denen die Zielerreichung über den Erwartungen liegt und dadurch den Charakter des sozialen Gruppenprozesses nochmals unterstreicht. Insgesamt werden die spezifischen Inhalte und Zielsetzungen der Intervention in der subjektiven Bewertung der Patienten adäquat abgebildet, wobei sich Sofort- und Wartegruppe nicht wesentlich in ihrer Beurteilung unterschieden.

In einem weiteren Auswertungsschritt bewerteten die Teilnehmerinnen am Ende des Therapieprogramms den Erfolg der Therapiegruppe anhand von vorgegebenen Aussagen auf einer Skala von 1-6 (von 1 = sehr unzutreffend bis 6 = sehr zutreffend). Hierbei wird deutlich, dass eine gute Gruppenkohäsion erreicht werden konnte („habe mich in der Gruppe sehr wohl gefühlt"), die Gruppe als für die Lösung eigener Probleme als hilfreich empfunden wurde und neue Einsichten gewonnen wurden. Ebenfalls hat die Mehrzahl der Patientinnen wichtige Fortschritte in der Auseinandersetzung mit der Erkrankung gemacht, konnte in ihrem Vertrauen in sich gestärkt werden und hat sich in der Auseinandersetzung mit den Problemen deutlich gebessert. Insgesamt sprechen die Ergebnisse auch auf dieser Ebene der Evaluation dafür, dass die Intervention den Bedürfnissen der Patientinnen entsprach, eine hohe Zufriedenheit mit den Einzelsitzungen gegeben war und die gesetzten Ziele erreicht werden konnten.

Die Evaluation durch die Therapeuten bestätigt insgesamt eine Bewertung durch die Patientinnen, nach der die Themen auf die Probleme der Teilnehmerinnen gut zugeschnitten waren und eine gute Kohäsion der Gruppe erreicht werden konnte. Insgesamt werden die Gruppen als aktiv und konstruktiv wahrgenommen. Im Vergleich der Zentren ergaben sich keine signifikanten Unterschiede, was wiederum als ein Beleg dafür gewertet werden kann, dass die qualitätssichernden Maßnahmen der therapeutischen Intervention erfolgreich waren.

Tabelle 2: Vergleich zwischen Erwartungen und Zielerreichung (nach Rangreihe der Erwartungen geordnet)

	Erwartung MW	*Zielerreichung MW*
1. Steigerung des psychischen Wohlbefindens	4.5	3.8
2. Aktiv etwas für die Gesundheit tun	4.4	3.8
3. Aufklärung und Information über Behandlungsmöglichkeiten	4.4	3.9
4. Seelisch stabiler werden	4.4	3.6
5. Verbesserung der Bewältigung der Erkrankung	4.3	3.9
6. Aufklärung und Information über die Erkrankung	4.2	3.8
7. Auseinandersetzung mit der Krankheit	4.2	3.9
8. In persönlichen Dingen weiterkommen	4.1	3.7
9. Wiederherstellung der allgemeinen Leistungsfähigkeit	4.1	3.5
10. Hilfen zur Lebensveränderung	3.8	3.6
11. Verbesserung des körperlichen Zustands	3.7	3.1
12. Kontakte knüpfen, Bekanntschaften machen	3.5	3.8
13. Unterstützung von ebenfalls Betroffenen	3.5	3.7

(Skalierung: 1 = gar nicht bis 5 = sehr wichtig bzw. 1 = gar nicht bis 5 = sehr)

Tabelle 3: Bewertung des Erfolgs der Intervention

	MW
Ich habe mich in der Gruppe wohlgefühlt	5.4
Gruppe als hilfreich empfunden	5.1
Gruppenangebot insgesamt geholfen	5.1
Neue Einsichten gewonnen	5.1
Bin weitergekommen	4.8
Vertrauen in mich gestärkt	4.6
Kann Probleme bewältigen	4.5
Selbst verstehen und auseinandersetzen	4.5
Fühle mich besser	4.5
Es haben mich einige Gruppenmitglieder gestört	1.9

(Skalierung: 1 = nicht zutreffend bis 6 = sehr zutreffend)

6. Zusammenfassung und Diskussion

Psychoedukative Gruppeninterventionen stellen in der Psychoonkologie eine wichtige Interventionsform dar, deren Effektivität im Hinblick auf Verbesserung der Lebensqualität und Krankheitsverarbeitung in zahlreichen Studien dokumentiert ist. In der vorliegenden Interventionsstudie wurde auf der Basis eines kontrolliert randomisierten Wartegruppendesigns eine auf dem kognitiv behavioralen Therapieansatz aufbauende psychoedukative Gruppenintervention für Krebspatienten evaluiert. Im Hinblick auf die Qualitätssicherung wurde das therapeutische Vorgehen manualisiert mit entsprechenden Vorgaben für Materialien und die Ablaufstruktur. Darüber hinaus wurde eine einführende Schulung und Einweisung aller Therapeuten in das Therapiemanual durchgeführt, um gleiche Ausgangvoraussetzungen zu schaffen und eine weitestgehende Behandlungsgleichheit in allen Zentren und Gruppen herzustellen. Zur Prozesssteuerung wurden zwei Therapeutentreffen im Verlauf der Durchführung der Gruppen für den Erfahrungsaustausch und zur Supervision der Umsetzung des Manuals durchgeführt.

Als zentrales Studienergebnis ist festzuhalten, dass die Interventionsgruppe im Hinblick auf die primären Zielkriterien (psychische Befindlichkeit und Lebensqualität) signifikante Effekte vor allem unmittelbar nach der Intervention zeigt. In der Interventionsgruppe verbessert sich die psychische Befindlichkeit signifikant stärker als in der Kontrollgruppe, ebenso zeigt sich in der Interventionsgruppe eine Steigerung der globalen Lebensqualität bis zum Messzeitpunkt T2, die allerdings im Vergleich zur Kontrollgruppe nicht signifikant wird. Die Effektstärken liegen insgesamt in einem mittleren Ausprägungsbereich. Im Hinblick auf die Krankheitsverarbeitung erbringen die Vergleiche zwischen Interventions- und Kontrollgruppe keine signifikanten Unterschiede mit Ausnahme der Skala „Suche nach Information und Erfahrungsaustausch“, wo erwartungsgemäß in der Interventionsgruppe ein leichter Anstieg dieser Verarbeitungsstrategie zum Gruppenende zu verzeichnen ist. Dieser Teilaspekt der Krankheitsverarbeitung zeigt, dass eines der zentralen Ziele der Gruppenintervention erreicht wird und sich der Austausch mit anderen Betroffenen und die Kontaktaufnahme erhöhen. Nimmt man diese Befunde zusammen, so lässt sich schlussfolgern, dass die Interventionsgruppe sich hinsichtlich der psychischen Befindlichkeit deutlich und schneller verbessert, während im weiteren Verlauf eine weitgehende Annäherung beider Gruppenmittelwerte erfolgt. Die fehlende Nachhaltigkeit der Effekte der Gruppentherapie kann damit zusammenhängen, dass die Wartegruppe zum Zeitpunkt T4 nach einer vergleichsweise langen Wartezeit von neun Monaten kurz vor dem Beginn der Intervention stand und möglicherweise dadurch ein unspezifischer Effekt auf die Zielkriterien erreicht worden ist. Dies sind aus der Psychotherapieforschung bekannte Schwachstellen eines Wartegruppendesigns. Ebenfalls muss an dieser Stelle diskutiert werden, ob die eingesetzten kriterienorientierten Messinstrumente möglicherweise nicht spezifisch genug waren, um die Effekte der psychoedukativen Maßnahmen adäquat abzubilden. Die subjektiven Bewertungen der Patienten und Gruppenleiter zeigen andererseits, dass die Patientinnen die Intervention zu einem überwiegenden Anteil als hilfreich erlebt haben und sie ihnen eine Neuorientierung ermöglicht hat, um den eigenen Weg im Umgang mit der Erkrankung zu finden. Insbesondere die Zielerreichung zeigt, dass das Interventionsangebot den Bedürfnissen der Patienten entspricht. Insgesamt kann das Konzept der Gruppenintervention als positiv beurteilt werden.

Auf der Basis der Studienergebnisse, der Erfahrungen und Rückmeldungen der Patientinnen sowie der Gruppenleiter war es möglich, das Manual zu überarbeiten und weiter zu optimieren. Maßgebend für die Modifikation war hierbei das Bestreben, die wichtigen Themen und den Gruppenprozess stärker fokussieren zu können. Das Manual für eine psychoedukative Gruppenintervention für Tumorpatienten liegt mittlerweile in Buchform vor (Weis, Heckl, Brocai & Seuthe-Witz, 2006) und bietet eine gute Basis für weitere, auf unseren Ergebnissen aufbauende wissenschaftliche Untersuchungen.

Psychosoziale Rehabilitation nach Kehlkopf-entfernung

Susanne Singer, Eckart Klemm und Reinhold Schwarz

Zusammenfassung

Fortgeschrittene Tumorerkrankungen im Larynx-/Hypopharynxbereich erfordern mitunter die vollständige Entfernung des Kehlkopfes (Laryngektomie). Das bedeutet unter anderem, dass die Atmung anschließend durch eine Öffnung im Hals (Tracheostoma) erfolgt und dass eine neue Form der Stimmgebung zu erlernen ist, was nicht in jedem Fall gelingt.

Ziel der Studie war, den aktuellen Stand der psychosozialen und stimmlichen Rehabilitation nach einem solchen Eingriff zu ermitteln und Faktoren, die mit gelungener Rehabilitation zusammenhängen, zu benennen. Desgleichen interessierte die lebensweltliche Situation der Angehörigen der Kehlkopflosen. Dafür wurden 218 Patienten, die während der vergangenen Jahre an verschiedenen HNO-Kliniken in Mitteldeutschland laryngektomiert worden waren, und ihre Angehörigen mit Fragebögen und strukturierten Interviews befragt. Die Verständlichkeit der Ersatzstimme wurde mittels eines objektiven Tests (Post-Laryngektomie-Telefonverständlichkeits-Test) bestimmt.

In der Sprechverständlichkeit erweist sich die Prothesenstimme anderen Ersatzstimmarten als überlegen. 15.6% der Patienten erlernten keine geeignete Ersatzstimme. Die berufliche Rehabilitation gelingt nur selten, Unterstützung fanden die Patienten meist beim ehemaligen Arbeitgeber und bei Freunden, wohingegen Ämter und Behörden wenig Hilfe bei der beruflichen Wiedereingliederung geleistet haben. Ein Viertel der Laryngektomierten und ein Fünftel der Angehörigen ist auch noch Jahre nach der Operation psychisch stark belastet. Nur ein Bruchteil der psychisch Erkrankten erhält eine entsprechende psychiatrische oder psychotherapeutische Behandlung.

Summary

Advanced laryngeal and hypopharyngeal cancer has sometimes to be treated with a total removal of the larynx (laryngectomy). As a consequence, the patient has to breathe via a tracheotomy and to learn a new alaryngeal voice, an effort that is not always successful.

The aim of this study was to determine the actual status of the psychosocial rehabilitation, the intelligibility of the new voice, factors related to a successful rehabilitation process and the living situation of the laryngectomy patients' family. 218 patients, from different clinics in central Germany, who had undergone laryngectomy and their relatives completed several questionnaires in addition to being surveyed in a personal interview. Success of voice rehabilitation was assessed as speech intelligibility measured with the postlaryngectomy-telephone-intelligibility-test.

The speech intelligibility is highest in patients using voice prostheses. 15.6% of the patients did not acquire an adequate voice. Vocational rehabilitation often fails; support was merely given by former employers or friends, whereas authorities were of little help. A quarter of the laryngectomees and a fifth of the relatives continue to be psychologically distressed even years after the surgery. Only a fraction of the subjects suffering from mental disorders were receiving appropriate psychiatric or psychotherapeutic treatment.

1. Einleitung

> *Passing notes at meetings, in church, or other places where speech isn't possible is practical, but ponder, if you will, the limits of what can be conveyed in the dark of a cinema, street, or even a bedroom ... Not being able to talk means that only the tip of the iceberg shows. What I'm able to scribble on a pad or show with my face is not one tenth of what I'd like to convey, but there is no time for more: conversations leap ahead, « bons mots » are lost, and feelings are ignored* (van't Spijker, Trijsburg & Duivenvoorden, 1997, S. 1269).

Diese Zeilen stammen von einer Frau, der es nach der vollständigen Entfernung ihres Kehlkopfes und großer Teile der Zunge nicht möglich war, eine Ersatzstimme zu erlernen. Sie verdeutlicht uns damit, welche Wichtigkeit verbale Kommunikation für uns Menschen hat. Ist sie eingeschränkt oder sogar gänzlich unmöglich, hat das Auswirkungen auf unser gesamtes Leben, sei es in privater, öffentlicher oder beruflicher Hinsicht.

Eine Laryngektomie hat darüber hinaus aber noch weitere Konsequenzen. Diese zu beschreiben und zu zeigen, welchen Erfolg Rehabilitationsbemühungen haben, ist das Ansinnen dieses Kapitels.

1.1 Kehlkopfkrebs – Epidemiologie und Ätiologie

Kehlkopfkrebs ist die häufigste maligne Tumorerkrankung im Bereich des oberen Atmungstraktes, pro Jahr erkranken in der Bundesrepublik Deutschland durchschnittlich 3000 Personen. Auf das Larynxkarzinom entfallen 25-30% aller HNO-Tumore und 1-2% aller Krebserkrankungen insgesamt. Es tritt bei Männern häufiger als bei Frauen auf, das Verhältnis ist derzeit etwa 6:1. Je nach Stadium der Erkrankung beträgt die mittlere 5-Jahres-Überlebenszeit 50-95% (Arbeitsgemeinschaft Bevölkerungsbezogener Krebsregister in Deutschland, 2004). Der Kehlkopfkrebs geht fast immer von der Schleimhaut aus (Plattenepithelkarzinom). Diese kann durch verschiedene Noxen geschädigt werden:

Alkohol- und Tabakkonsum sind die Hauptrisikofaktoren für die Entstehung von Kehlkopfkrebs (Maier & Tisch, 1997). Bei inhaliertem Zigarettenrauch lagern sich die Karzinogene vorrangig auf den Stimmlippen ab. Chronischer Alkoholkonsum wirkt potenzierend auf die Möglichkeit einer Krebsentstehung, insbesondere für die Hypopharynx- und oberen Kehlkopfstrukturen. Dass Alkohol und Tabak jedoch nicht allein verantwortlich sein können für die Entstehung von Kehlkopfkrebs, zeigt sich u. a. an der Tatsache, dass Frankreich das Land mit der höchsten Mortalitätsrate von Kehlkopfkrebs in der männlichen Bevölkerung ist, wohingegen in Großbritannien diese Rate relativ niedrig ist. Das ist bemerkenswert, weil dort die Sterblichkeit an

Lungenkrebs, für den ebenfalls erhöhter Alkohol- und Tabakkonsum als Ursache gilt, europaweit besonders hoch ausfällt.

Erhöhte Kehlkopfkarzinomraten wurden bei berufsbedingter Langzeitexposition gegenüber *Asbest, Arsen, Zementstaub, Teerprodukten, Lösungsmitteln und bestimmten Holzstäuben* beobachtet. Darüber hinaus spielen in der Karzinogenese mangelhafte vitaminhaltige *Ernährung* und *chronische Infektionen* im Aerodigestivtrakt eine Rolle (Maier, Tisch, Kyrberg et al., 2002; Menvielle, Luce, Goldberg & Leclerc, 2004).

1.2 Folgen einer Kehlkopfentfernung

Oberste Ziele der onkologischen Therapie von Kehlkopfkrebs sind die Heilung vom Tumorleiden und die Erhaltung oder Wiederherstellung der Funktionalität, d.h. von Atmung, Schluckakt und Stimmgebung. Oftmals ist es heute dank der Weiterentwicklung chirurgischer und strahlentherapeutischer Konzepte möglich, den Kehlkopf zumindest in Teilen zu erhalten. Bei fortgeschrittenen Tumoren kann jedoch, je nach Sitz und Ausdehnung, primär oder nach erfolglos durchgeführter Strahlentherapie sekundär als Rettungschirurgie eine totale Kehlkopfentfernung (Laryngektomie) notwendig sein. Dieser Eingriff beinhaltet die gesamte Entfernung des Kehlkopfes, verbunden mit einer Trennung der oberen Luft- und Speisewege. Die Luftröhre endet anschließend direkt am Hals in einer sichtbaren Öffnung, dem Tracheostoma.

Die Atmung erfolgt nun nicht mehr durch Nase oder Mund, dadurch entfällt die Befeuchtung, Reinigung und Anwärmung bzw. Abkühlung der Atemluft. Borkige Schleimhäute, vermehrte Schleimbildung, häufige Bronchitiden und teilweise auch Lungenentzündungen sind die Folgen. Der vollständige Verlust des Riechvermögens beeinträchtigt auch die Vielfalt des Geschmackserlebens. Ohne Kehlkopf kann man auch nur noch vermindert Druck im Bauchraum aufbauen, so dass die Patienten keine schweren Lasten mehr heben können. Eine gravierende Folge der Kehlkopfentfernung ist darüber hinaus der Verlust der normalen physiologischen Stimme.

Viele der beschriebenen Folgen einer Laryngektomie lassen sich durch die Nutzung geeigneter Hilfsmittel und gezielte Übungsbehandlungen reduzieren.

1.3 Stimmliche Rehabilitation nach Kehlkopfentfernung

Es gibt drei prinzipielle Möglichkeiten der alaryngealen Stimmgebung – die chirurgische Rehabilitation mittels künstlicher Fistelbildung (Prothesenstimme), das Sprechen anhand von Rülpslauten (Ruktus-Ösophagusersatzstimme) oder eine elektronische Sprechhilfe (so genannter „Elektrolarynx“). Alle drei Ersatzstimmen haben Vor- und Nachteile.

Die *Prothesenstimme* ermöglicht über ein Ventil zwischen Luft- und Speiseröhre schnell ein gut verständliches Sprechen. Bei anfänglichen Systemen benötigte man einen Finger, mit dem man das Tracheostoma verschloss, um den Luftstrom in die Prothese zu leiten. Ventile, die ein fingerfreies Sprechen ermöglichen, finden jedoch zunehmend Anwendung. Die prinzipielle Problematik der Stimmprothesen liegt in der Neigung zur Verlegung durch Speisereste (Ösophagus) und Schleim (Luftröhre) sowie Pilz- und Bakterienkolonien. Nicht jeder Patient beherrscht es, die Prothese regelmäßig zu reinigen. Sie muss außerdem in individuellen Abständen durch einen HNO-Arzt gewechselt werden.

Die *Ruktusstimme* ist schwerer und nur mit Hilfe erlernbar, mitunter auch gar nicht. Sie hat einen relativ tiefen Klang, was insbesondere von Frauen als belastend erlebt wird. Der Vorteil ist, dass beim Sprechen beide Hände frei bleiben. Zudem ist die Unabhängigkeit von medizinischen Hilfsmitteln hier am größten.

Die *elektronische Sprechhilfe* ist im Vergleich zur Ruktusstimme leichter erlernbar und ermöglicht so eine frühzeitige Rehabilitation. Allerdings ist der Klang roboterartig monoton. Als nachteilig wird empfunden, dass man während des Sprechens immer nur eine Hand frei hat – die andere hält das Gerät – und dass man auf intakte Batterien angewiesen ist.

Welche Form der Stimmrehabilitation angewandt wird, hängt von anatomischen Gegebenheiten, den Erfahrungen des Chirurgen, von der Erlernbarkeit der Stimmgebung durch den betroffenen Patienten und der Mitwirkung der Krankenkasse ab. Unklar war bisher, wie häufig welche Form der Stimmrehabilitation in Deutschland von den Patienten angewandt wird, mit welcher Variante sich die besten stimmlichen Resultate erzielen lassen und womit sich die Patienten am wohlsten fühlen. Dem wollten wir in unserer Studie nachgehen.

1.4 Berufliche Rehabilitation nach Kehlkopfentfernung

In der Regel ist nach der Laryngektomie in den ersten fünf Jahren eine Heilungsbewährung der Krebserkrankung abzuwarten, es besteht bis dahin eine Minderung der Erwerbsfähigkeit bzw. ein Grad der Behinderung von 100. Danach sind individuell die Auswirkungen auf die Berufs- und Erwerbsfähigkeit zu beurteilen, z.B. können Arbeiten in Staub und Hitze nicht mehr ausgeführt werden, Bück- und Hebearbeiten entfallen durch die fehlende Bauchpresse und es gelten hygienische Bedenken wegen des offenen Tracheostomas und des fehlenden Riechvermögens im Nahrungs- und Genussmittelgewerbe. Natürlich sind auch Berufe, die wesentlich durch die Funktionsfähigkeit der Sprech- oder Singstimme bestimmt sind (z.B. Lehrer, Außenhandelskaufmann, Versicherungsvertreter, Anwalt, Schauspieler, Polier), nur noch von gut rehabilitierten Personen auszuüben.

Es ist bekannt, dass nur sehr wenige Krebspatienten nach der Primärbehandlung ihre Arbeit wieder aufnehmen, obgleich sie noch im erwerbsfähigen Alter sind (Koch, Assmann, Heckl & Becker, 1995). Speziell für Laryngektomierte variieren die Wiedereinstellungszahlen von 11% in Spanien (Hinz & Schwarz, 2001) bis zu 50% in Frankreich (Schraub, Bontemps, Mercier et al., 1995) und 63% in Norwegen (Natvig, 1983). Das unterschiedliche Sozialrecht der Länder dürfte für diese Varianz mit verantwortlich sein. Deutschland lag im Jahr 1985 mit 19.5% im Mittelfeld (Bremerich & Stoll, 1985), aktuelle Zahlen wollten wir mit unserer Studie ermitteln.

1.5 Psychosoziale Rehabilitation nach Kehlkopfentfernung

Im Vergleich zur Allgemeinbevölkerung leiden Krebspatienten verstärkt unter Ängsten, Depressionen und Anpassungsstörungen. Für Patienten mit Kopf- und Halstumoren werden Prävalenzen zwischen 17-40% für Angststörungen bzw. 24-40% für Depressionen angegeben (van't Spijker, Trijsburg & Duivenvoorden, 1997; Sellick & Crooks, 1999). In einer spanischen Studie waren postoperativ Angst- und Depressionswerte besonders bei Patienten mit Aphonie erhöht, was die mögliche Bedeutung der Stimme für das psychische Befinden unterstreicht (Gonzalez & del Canizo, 1993).

Die veränderte oder verlorene Stimme, Schluckprobleme, vermehrte Schleimabsonderung mit dem notwendigen Abhusten von zähem Sekret, die Halsöffnung, die verminderte Leistungsfähigkeit und nicht zuletzt die Erfahrung der Verletzbarkeit durch eine Tumorerkrankung beeinträchtigen nicht nur das Körpererleben, sondern auch die partnerschaftliche Kommunikation und die sexuellen Aktivitäten der Patienten. 35% der Frauen (Gardner, 1966) fühlen sich nach Laryngektomie weniger attraktiv, 23% weniger feminin. Die Beeinträchtigung des Sexuallebens durch die Kehlkopfentfernung wird häufig verschwiegen und tabuisiert (Siston, List, Schleser & Vokes, 1997), obwohl dies für viele kehlkopflose Patienten ein relevantes Problem darstellt (Meyers, Aarons, Suzuki & Pilcher, 1980; Singer, Meyer, Klemm et al., 2005b).

Die Stigmatisierung durch Stimmverlust und Tracheostoma spielt bei Laryngektomierten eine große Rolle. Vereinsamung und Isolation sind häufig (Schröder, Laskawi, Trübenbach & Meyer, 1989; de Maddalena, Pfrang & Zenner, 1992). Damit kommt es womöglich zu einem Teufelskreis – die Patienten ziehen sich zurück, erlernen dadurch schlechter eine Ersatzstimme, können sich schlecht verständigen und ziehen sich deshalb noch weiter zurück. Angesichts all dieser Tatsachen ist davon auszugehen, dass bei einigen Patienten eine psychosoziale Beratung und/oder Psychotherapie indiziert ist. In einigen Rehabilitationskliniken wird im Rahmen der Anschlussheilbehandlung bereits routinemäßig eine Konsultation bei einem Psychologen angeboten. Über die Versorgung im ambulanten Sektor war bislang wenig bekannt – wir wollten dem in unserer Studie nachgehen. Psychotherapeutische Kontakte gestalten sich schon deshalb schwierig, weil die Patienten zumindest anfänglich nicht bzw. nicht gut sprechen können. Gerade dann ist aber eine psychosoziale Unterstützung sinnvoll. Gute Erfahrungen wurden mit Gruppengesprächen gemacht. Auch dies setzt natürlich voraus, dass die Betroffenen sprechend kommunizieren können. Anderenfalls muss auf nichtstimmliche Kommunikationsformen – schreiben, zeichnen, tonen, malen – zurückgegriffen werden.

Psychosoziale Unterstützung wird bei den Kehlkopflosen ganz wesentlich durch die Selbsthilfegruppen mitgetragen, deren Dachverbände weltweit sehr aktiv sind. In der Bundesrepublik Deutschland ist dies der „Bundesverband der Kehlkopflosen und Kehlkopfoperierten e.V.", der bereits seit mehr als 20 Jahren besteht. Es gibt insgesamt 15 Landesverbände mit 75 Bezirks-, Orts- und Sektionsverbänden, die gemeinsam den Bundesverband bilden. Typisch für die Arbeit der Verbände ist ihr Bemühen, nachdem sie von den HNO-Kliniken informiert wurden, möglichst jeden Patienten noch vor der Operation aufzusuchen und über die Möglichkeiten der Selbsthilfe zu informieren. Ziel dieser Besuche durch die Klinikbetreuer ist es, den Betroffenen Mut zu machen und Wege und Beispiele aufzuzeigen, wie das Leben nach der Kehlkopfentfernung gestaltet werden kann. In der Schweiz und in Österreich arbeiten die Selbsthilfeorganisationen nach vergleichbaren Prinzipien.

1.6 Forschungsfragen

Ausgehend von dem dargestellten Stand der Forschung wollten wir unter anderem folgende Fragen weiter vertiefen:

1. Wie häufig wird welche Form der Stimmrehabilitation von den Patienten angewandt?
2. Mit welcher Variante lassen sich die besten stimmlichen Resultate erzielen?
3. In welchem Ausmaß sind laryngektomierte Karzinompatienten psychisch belastet?
4. Wie gelingt die berufliche Rehabilitation?
5. Wie hängen stimmliche und psychosoziale Rehabilitation zusammen?
6. Wie geht es den Angehörigen?

2. Methode

2.1 Durchführung

Um genügend viele Teilnehmer für eine Befragung gewinnen zu können und um fachärztliche Expertise in das Projekt einfließen zu lassen, bemühten wir uns zunächst darum, ein arbeitsfähiges Netz von kooperierenden HNO- und Rehabilitationskliniken aufzubauen. Das gelang vergleichsweise schnell und resultierte bald in einer Studiengruppe mit Kooperationspartnern in Sachsen, Sachsen-Anhalt, Thüringen und Hessen: *HNO-Kliniken* der Universitäten Leipzig, Halle und später auch Jena sowie von Städtischen Kliniken aus Dresden (Friedrichstadt), Leipzig (St. Georg), Chemnitz (Klinikum Chemnitz), Riesa (Krankenhaus Riesa-Großenhain) und Erfurt (Helios-Klinik) nahmen teil, sowie *Rehabilitationskliniken* in Brandis (Rehabilitationszentrum), Kreischa (Bavaria-Klinik) und Bad Sooden-Allendorf (Sonnenberg-Klinik). Unterstützung fanden wir auch beim *Bundesverband der Kehlkopflosen und Kehlkopfoperierten e. V.* sowie seinen Landesverbänden Sachsen und Niedersachsen und in den örtlichen Selbsthilfegruppen.

Anschließend sammelten wir die Adressen von allen in den HNO-Kliniken während der vergangenen Jahre laryngektomierten Patienten und baten diese um die Teilnahme an einer Befragung. Jeder Patient, der einwilligte, wurde besucht und in einem strukturierten Interview, das in der Regel zwei Stunden dauerte, befragt.

2.2 Stichprobe

Für die Befragung konnten 418 Adressen von Laryngektomierten eruiert werden. Bei 12 Patienten konnte der momentane Aufenthaltsort nicht ermittelt werden, 153 Patienten waren verstorben, 35 lehnten eine Teilnahme an der Studie auch nach mehrfachen Anfragen ab. Insgesamt 218 Laryngektomierte konnten befragt werden.

Die Mehrheit der Studienteilnehmer war männlichen Geschlechts (91%) und gehörte überwiegend der Mittelschicht an (66%). 11% hatten einen Hochschulabschluss, 4% keine berufliche Ausbildung. Das durchschnittliche Alter zum Befragungszeitpunkt war 63 Jahre (Spanne: 32-100 Jahre). Die Patienten waren in der Regel schon mindestens einmal vorher am Kehlkopf operiert worden. Die Mehrheit (73%) wurde postoperativ bestrahlt. Die Kehlkopfentfernung lag durchschnittlich sechs Jahre zurück (Spanne: 40 Tage bis 26 Jahre).

2.3 Befragungsinstrumente

Stimmliche Rehabilitation

Der Erfolg der stimmlichen Rehabilitation nach einer Laryngektomie bildet sich unter anderem in der Verständlichkeit der gesprochenen Sprache ab. Dazu wurde der Post-Laryngektomie-Telefonverständlichkeitstest PLTT (Zenner & Pfrang, 1986) eingesetzt, ein standardisiertes Verfahren zur objektiven Beurteilung der Verständlichkeit des alaryngealen Sprechens. Aus einem Karteikasten mit Kärtchen, auf denen 400 phonetisch balancierte einsilbige Wörter und 100 Fünf-Wort-Sätze stehen, werden 22 Einsilber und sechs Sätze zufällig gezogen. Der kehlkopflose Sprecher liest diese vor, während der Zuhörer in einem anderen Raum – das heißt ohne Blickkontakt – durch ein Telefon oder Sprechfunkgerät versucht, die genannten Wörter und Sätze zu verstehen. Zwei Wörter und ein Satz dienen der Übung. Die übrigen werden vom Interviewer aufgeschrieben und anschließend mit den Karten verglichen. Übereinstimmende Wörter und Sätze erhalten Punkte. 100 Punkte im PLTT bedeuten, dass der Sprecher vom Zuhörer zu 100% verstanden wurde, 0% bedeuten, dass der Patient aphon ist oder so spricht, dass man kein Wort korrekt identifizieren konnte.

Berufliche Wiedereingliederung

Als Indikatoren für eine gelungene berufliche Rehabilitation wurde der Status der Erwerbstätigkeit bei Personen unter 65 Jahren erhoben.

Psychisches Befinden

Depressivität und Ängstlichkeit der Patienten wurde mit einem Fragebogen, die Häufigkeit psychischer Erkrankungen mittels eines strukturierten klinischen Interviews erhoben.

Der Fragebogen, die Hospital Anxiety and Depression Scale (HADS), wurde als Screeninginstrument zur Beurteilung psychischer Belastung bei Patienten mit körperlichen Erkrankungen entwickelt (Zigmond & Snaith, 1983; Herrmann, Buss & Snaith,

1995). Zur Bildung eines Scores werden die Punktwerte der Items addiert. Es gibt zwei Skalen (Depressivität und Ängstlichkeit) mit jeweils sieben Items, der mögliche Range pro Skala liegt bei 0 bis 21. Je höher der Wert, desto höher ist die psychische Belastung. Die 2-Faktoren-Struktur hat sich in vielen Studien bestätigt (Herrmann et al., 1995; Hinz & Schwarz, 2001; Mykletun, Stordal & Dahl, 2001; Smith, Selby, Velikova et al., 2002).

Das Strukturierte Klinische Interview nach DSM-IV (SKID) (Wittchen, Zaudig & Fydrich, 1997) ist eine Adaptation des „Structured Clinical Interview for DSM-IV – Research Version (SCID-1, Version 2.0)". In strukturierter Weise werden Symptome exploriert, die den Kriterien des Diagnostischen Statistischen Manuals Psychischer Erkrankungen, Version 4, entsprechen. Ausgehend von Screeningfragen, z.B. „Waren Sie in den letzten 6 Monaten besonders nervös oder ängstlich?", wird bei Verdacht auf Vorliegen einer psychischen Erkrankungen weiter erfragt, wie häufig die entsprechenden Symptome vorkommen, ob ein Leidensdruck besteht und ob ggf. andere Bedingungen, z.B. eine organische Erkrankung, das Symptom erklären können. Bei jedem Symptom wird überprüft, ob es kriteriumsgemäß vorliegt. So ist zum Beispiel Schlaflosigkeit oder vermehrter Schlaf nur dann ein Hinweis auf eine Major Depression, wenn die Probleme fast täglich bestehen. Es wird am Ende festgelegt, welche Diagnose im Vordergrund steht.

Kommunikationsverhalten

Die Art des Kommunikationsverhaltens wurde mit Hilfe des „Fragebogens zur Psychischen Anpassung nach Laryngektomie" (FPAL) ermittelt (de Maddalena, Pfrang, Schohe & Zenner, 1991). Dieses umfassende Selbsteinschätzungsverfahren ist speziell auf die Lebenssituation nach einer Laryngektomie zugeschnitten und erlaubt Analysen, die mit Standardinstrumenten nicht möglich wären (Op de Coul, Ackerstaff, van As et al., 2005). In die Analyse ging ebenfalls die Skala „Reduktion von Gesprächen" ein.

3. Ergebnisse

3.1 Stimmliche Rehabilitation

Die meisten Studienteilnehmer verständigen sich mit der Ruktusstimme (54.1%). Deutlich seltener wurde eine Prothesenstimme (17.1%) oder eine elektronische Sprechhilfe (13.2%) verwendet. 15.6% der Befragten hatten keine Ersatzstimme erlernen können und verständigten sich während des Interviews nur (pseudo)flüsternd. Die Sprechverständlichkeit, gemessen mit dem PLTT, lag durchschnittlich bei 52.8, wobei die Prothesen- und Ruktussprecher signifikant bessere Werte erzielten als diejenigen, die eine elektronische Sprechhilfe verwendeten oder die sich flüsternd verständigten ($F=37.9$, $p<.001$) (Singer, Meyer, Kienast et al., 2007b).

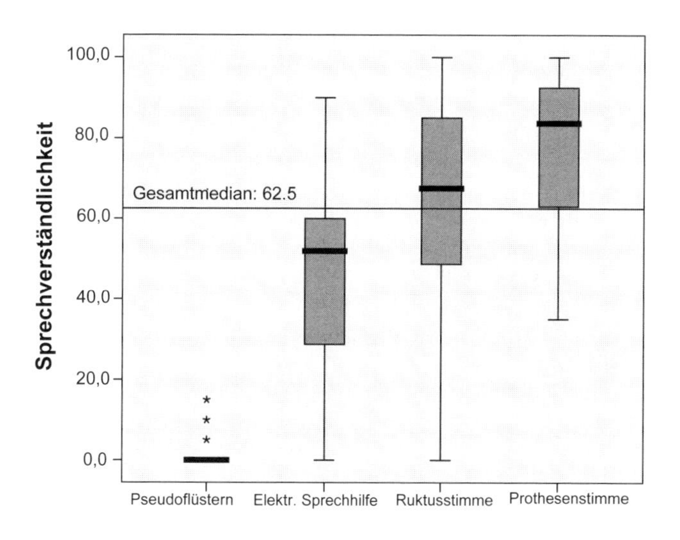

Abbildung 1: Sprechverständlichkeit in Abhängigkeit von der Ersatzstimmart

3.2 Psychisches Befinden

Die Werte in der Depressivitätsskala der HADS liegen bei durchschnittlich 5.3 (SD 3.9), die der Angstskala bei durchschnittlich 5.4 (SD 3.3). Schätzt man Werte über 7 als auffällig (Patient ist psychisch belastet) und Werte über 10 als sehr auffällig (Patient ist psychisch schwer belastet) ein, leiden 15% der Patienten unter Ängstlichkeit bzw. 8% unter starken Ängsten und 14% unter Depressivität bzw. 12% unter starker Depressivität (Abbildung 2).

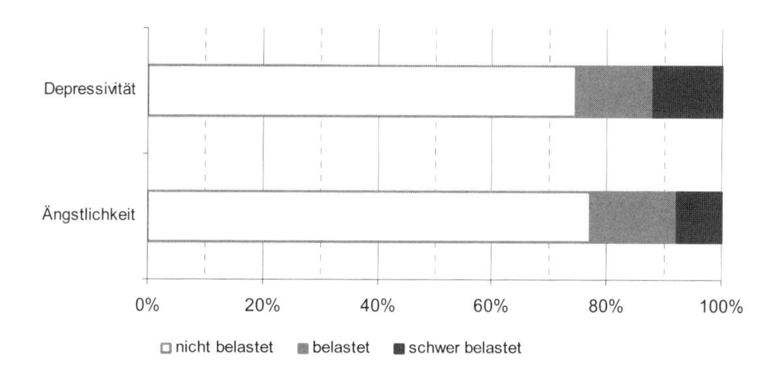

Abbildung 2: Psychisches Befinden (HADS)

Insgesamt 23% der untersuchten Patienten litten – gemessen an den Kriterien des DSM-IV – unter einer psychischen Erkrankung. Am häufigsten wurden Depressionen

(12%) und Alkoholabhängigkeit (5%) diagnostiziert. Angsterkrankungen traten mit insgesamt 2% vergleichsweise selten auf. Nur einer der psychisch erkrankten Patienten war zum Zeitpunkt der Befragung in psychotherapeutischer bzw. psychiatrischer Behandlung (Singer, Herrmann, Welzel et al., 2005a).

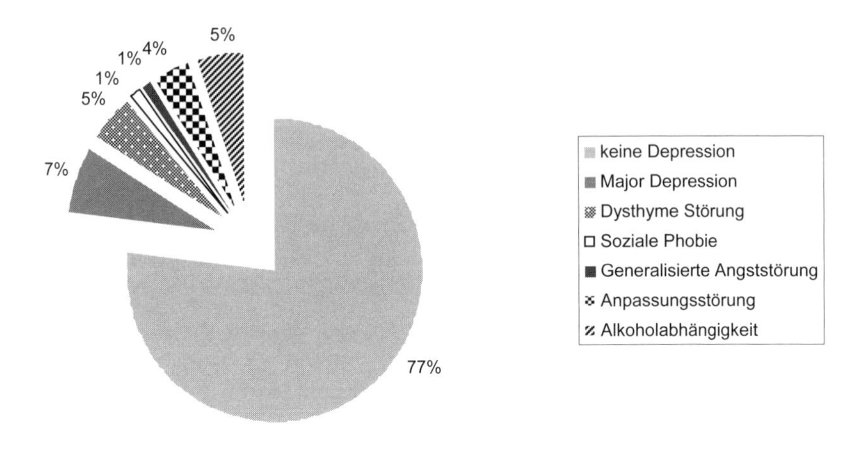

Abbildung 3: Häufigkeit psychischer Begleiterkrankungen

3.3 Berufliche Rehabilitation

Der überwiegende Teil der Studienteilnehmer war zum Zeitpunkt der Befragung berentet, sei es aus Altersgründen (61.3%), sei es aufgrund einer verminderten Erwerbsfähigkeit (30.4%). Nur 7.2% gehen einer Erwerbstätigkeit nach.

Tabelle 1: Erwerbstätigkeit

		Prozent
erwerbstätig	ganztags	3.6
	mindestens halbtags	0.6
	weniger als halbtags	3.0
nicht erwerbstätig	erwerbslos	0.6
	Erwerbsminderungsrente	30.4
	Altersrente	61.3
	anderes	0.6

Fragt man diejenigen, die nach der Erkrankung wieder gearbeitet haben, wer ihnen damals zu der (Wieder-)Beschäftigung verholfen hatte, zeigt es sich, dass jeweils die Hälfte vom früheren Arbeitgeber bzw. von Freunden und Bekannten dabei unterstützt wurde. Keiner der Befragten gab an, über das Arbeitsamt, die Bundesanstalt für Arbeit, die Reha-Klinik oder über den Rentenversicherungsträger eine Stelle vermittelt bekommen zu haben.

Auch auf die Frage: „Wer hat Sie bei Ihrer Rehabilitation wie gut unterstützt?" antworteten die meisten, dass das Arbeitsamt ihnen gar nicht geholfen habe (Abbildung 4).

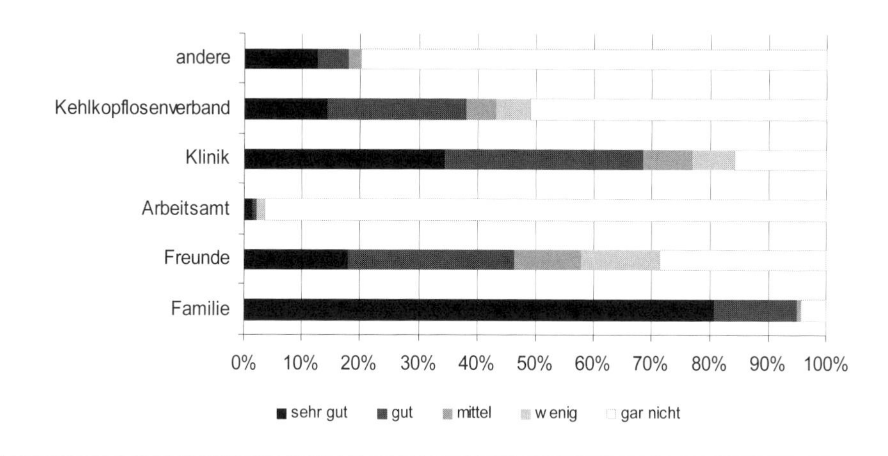

Abbildung 4: Unterstützung bei der Rehabilitation durch verschiedene Helfer

Die Patienten waren bei der Wiederaufnahme der Arbeit durchschnittlich 46 Jahre alt, eine Person fand aber auch mit 59 Jahren noch eine Anstellung. Auf die Frage, warum die Patienten nach der Kehlkopfentfernung nicht mehr beschäftigt wurden, antworteten 37%, dass sie damals bereits Altersrentner waren. 22% gingen in vorzeitigen Ruhestand, für 23% war die Arbeit zu anstrengend, 8% konnten keinen geeigneten Arbeitsplatz finden. Nur 1% gab mangelnde Motivation als Grund an, 9% hatten andere Gründe. Von denen, die nicht aus Alters-, sondern aus anderen Gründen ohne Arbeit blieben, gaben 80% körperlich-gesundheitliche Probleme als Ursache an, 2% Alkoholprobleme, 2% psychische Probleme, 6% sprachliche Probleme und 10% andere Ursachen.

3.4 Zusammenhang von psychosozialer und stimmlicher Rehabilitation

Mittels einer mehrfaktoriellen Kovarianzanalyse wurde geprüft, welche der soziodemografischen und psychosozialen Faktoren (Erwerbstätigkeit, Haushaltsnettoeinkommen, Alter, psychisches Befinden) neben der Art der verwendeten Ersatzstimme mit dem Erfolg der Stimmrehabilitation (operationalisiert als Sprechverständlichkeit, gemessen mit dem PLTT) zusammenhängen. Es zeigte sich, dass lediglich das Ausmaß dessen, inwieweit sich der Kehlkopflose aus Gesprächen zurückzieht, mit der Sprechverständlichkeit korreliert (Tabelle 2). Das korrigierte R^2 dieses Modells liegt bei 0.483.

Tabelle 2: Zusammenhang von Sprechverständlichkeit (PLTT) und psychosozialen Faktoren

	Quadratsumme Type III	*Freiheits-grade*	*F*	*Signifikanz-niveau*
Korrigiertes Modell	73180.620(a)	10	12.655	.000
Intercept	3572.109	1	6.177	.014
Faktoren				
Ersatzstimmart	40485.611	3	23.336	.000
Erwerbstätigkeit (ja/nein)	1229.532	1	2.126	.148
Haushaltsnettoeinkommen	432.702	2	.374	.689
Kovariate				
Alter	542.297	1	.938	.335
Ängstlichkeit	.570	1	.001	.975
Depressivität	357.370	1	.618	.433
Reduktion von Gesprächen	5993.647	1	10.364	.002

3.5 Psychosoziale Situation der Angehörigen

Die lebensweltliche Situation der Angehörigen wurde bisher von der Forschung nur randständig behandelt. Es ist jedoch naheliegend, dass bei einer Kommunikationseinschränkung, wie sie nach Laryngektomien auftritt, die Angehörigen unmittelbar mitbetroffen sind. Sie können den Rehabilitationsprozess beschleunigen oder behindern. Und nicht zuletzt ist fraglich, in welchem Umfang sie selbst psychisch belastet sind. Deshalb versuchten wir, bei jedem Studienteilnehmer auch einen nahen Angehörigen für eine Befragung zu gewinnen. Insgesamt konnten wir Interviews mit 116 Angehörigen – in der Regel waren es die Lebenspartner – führen.

Die Mehrzahl der befragten Angehörigen (n=116) gab an, mit der Erkrankung sehr gut bzw. gut zu Recht zu kommen (86%), ebenso mit dem veränderten Sprechen (87%) sowie mit dem Stoma (92%). Die Werte in der Depressiviätsskala der HADS lagen bei durchschnittlich 5.4 (SD 3.9), die der Angstskala bei durchschnittlich 7.6 (SD 3.6). Legt man die oben beschriebenen Cut-off-Werte zugrunde, leiden 33% der Angehörigen unter mittlerer Ängstlichkeit bzw. 21% unter starken Ängsten bzw. 12% unter leichter Depressivität und 13% unter starker Depressivität (Abbildung 5).

Insgesamt 15% der Angehörigen wiesen eine psychiatrische Diagnose – gemessen mit dem SKID – auf, wobei Anpassungsstörungen am häufigsten auftraten (5%). Etwa ein Fünftel der Angehörigen hatte schon mindestens einmal psychiatrische Hilfe in Anspruch genommen, zum Befragungszeitpunkt befanden sich 6% in psychologischer oder psychiatrischer bzw. psychotherapeutischer Behandlung. Von den Angehörigen mit einer psychischen Erkrankung waren nur 27% in entsprechender psychotherapeutischer Behandlung, was auf eine psychosoziale Unterversorgung der Angehörigen hindeutet (Meyer, 2007).

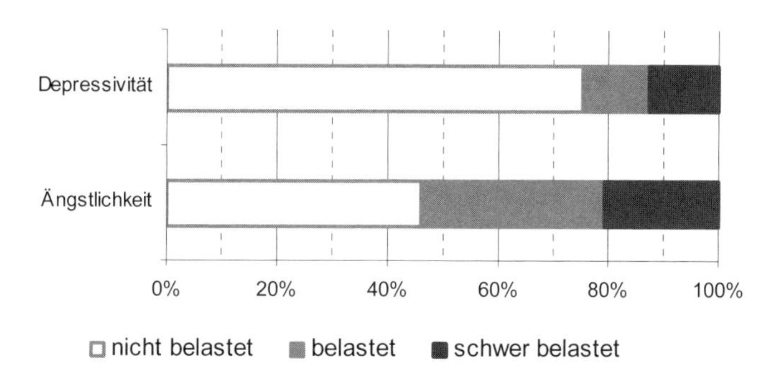

Abbildung 5: Psychisches Befinden der Angehörigen (HADS)

4. Fazit

Zusammenfassend kann festgehalten werden, dass sich die meisten der Kehlkopflosen mit einer Ruktusstimme verständigten, die jedoch hinsichtlich der Verständlichkeit gegenüber der Prothesenstimme unterlegen ist. Die Sprechverständlichkeit hängt vor allem mit der Art der verwendeten Ersatzstimme zusammen, psychosoziale Faktoren haben demgegenüber nur marginale Bedeutung (Singer, Dietz, Fuchs et al., 2007a).

Etwa ein Viertel der laryngektomierten Patienten und ein Fünftel der Angehörigen leidet unter einer psychischen Begleiterkrankung im Sinne des DSM-IV – nur ein Bruchteil der Belasteten erhält momentan eine adäquate psychoonkologische Versorgung. Die berufliche Rehabilitation gelingt ebenfalls nur bei einem kleinen Teil der Kehlkopflosen. Ursache dafür sind neben den behandlungsbedingten gesundheitlichen Problemen vermutlich auch mangelnde Hilfen durch Ämter und Rentenversicherungsträger.

Kliniker, Wissenschaftler, Rentenversicherungsträger, Ämter, Krankenkassen und Patientenverbände sollten gemeinsam überlegen, wie dieser Mangelversorgung von laryngektomierten Patienten und ihren Angehörigen abgeholfen werden kann.

Kommunikation mit onkologischen Patienten. Ein evaluiertes Trainingsprogramm für Ärzte und Pflegende [1]

Klaus Lang, Christoph Schmeling-Kludas, Claus Schölermann, Frihtjof Kunkel und Uwe Koch

Zusammenfassung

Die Kommunikation von Ärzten und Pflegekräften mit onkologischen Patienten und deren Angehörigen ist von hoher Bedeutung für die Patientenzufriedenheit und vermutlich auch für das medizinische Behandlungsergebnis. Zahlreiche Arbeiten demonstrieren, dass kommunikative Kompetenzen wie das Stellen von Fragen und aktives Zuhören erlernbar sind. In den vergangenen Jahren haben kommunikative Lernziele Eingang in onkologische und palliativmedizinische Curricula gefunden. Da Manuale für das Unterrichten von Gesprächsführungskompetenzen in der Onkologie jedoch weitgehend fehlten, waren Dozenten bei der Vorbereitung entsprechender Lehrveranstaltungen bislang eher auf sich allein gestellt. Die Autoren haben nun ein Manual für den Unterricht mit Ärzten und/oder Pflegenden vorgelegt und evaluiert. In einer Stichprobe von N=141 Kursteilnehmern ließen sich in einem Multiple-Choice-Test zum aktiven Zuhören drei Monate nach Kursbesuch signifikante Verbesserungen großer Effektstärke nachweisen, ebenso in mehreren Selbsteinschätzungsmaßen. In einer Substichprobe von N=22 Medizinstudenten zeigten sich drei Monate nach Kursbesuch in videoanalysierten Aufklärungsgesprächen mit Simulationspatienten signifikante Verbesserungen in acht von 14 Variablen.

Das Manual möchte Dozenten die ökonomische und qualitätsgesicherte Durchführung von Kommunikationstrainings erleichtern und damit Gesprächsführungskompetenzen für einen breiten Teilnehmerkreis in der Onkologie zugänglich machen.

Summary

Doctor-patient- resp. nurse-patient-communication is highly relevant for patient satisfaction in oncology and probably also for medical treatment outcome. Numerous studies demonstrate that communication skills like asking questions and active listening can be taught effectively. In the last years, communication has been implemented in various oncological and palliative medicine curricula. Teachers, however, could not revert to existing didactic methods, since there was a lack of training manuals on communication competencies in oncology. The authors have now presented and evaluated a manual for teaching communication to doctors and/or nurses. In a sample of N=141 participants, there were significant improvements in active listening (multiple choice test) three months after training as well as in a number of self-rating measures. In a subsample of N=22 medical students, breaking bad news to simu-

[1] Das Projekt wurde von der Barbara und Michael Hell Stiftung, Hamburg, gefördert.

lated patients was videotaped before and three months after the training. Improvements were shown in eight out of 14 dimensions.

The manual is meant to support teachers in giving economic and quality-assured training so that a large number of doctors and nurses in oncology can be provided with trainings for communication skills.

1. Relevanz einer guten Kommunikation zwischen Behandlern und Patient

Für die meisten Patienten stellt eine onkologische Visite oder ambulante Konsultation eine emotional hoch aufgeladene Situation dar, weil es um Inhalte geht, die unter Umständen über ihr Leben – zumindest aber über zentrale Aspekte ihrer Lebensqualität – entscheiden. Patienten sind in diesen Situationen sehr sensibel für die Art und Weise, wie ihnen Informationen vermittelt werden und wie gut sie sich hinsichtlich ihrer Sorgen vom Gegenüber verstanden und ernst genommen fühlen. Entsprechend korreliert die Patientenzufriedenheit in hohem Maße mit der wahrgenommenen Kommunikationsqualität (Liang, Burnett, Rowland et al., 2002; Zachariae, Pedersen, Jensen et al., 2003; Bredart, Bouleuc & Dolbeault, 2005).

Auch aus ärztlicher und pflegerischer Sicht stellt die Kommunikation mit Patienten und Angehörigen einen zentralen Aspekt der eigenen Tätigkeit dar. Eine besondere Herausforderung besteht darin, in emotional bedeutsamen Situationen komplexe Sachverhalte verständlich zu vermitteln. Kommunikationssituationen dieser Art nehmen in der Onkologie einen hohen zeitlichen Anteil im Berufsalltag ein und weisen signifikante Zusammenhänge mit der ärztlichen Arbeitszufriedenheit auf (Graham, Ramirez, Cull et al., 1996). Da ein patientenseitiges Verständnis der Behandlung, ihrer Prognose und Nebenwirkungen nicht unerheblich für Therapiezustimmung, -toleranz und -compliance ist, trägt eine gelungene Kommunikation vermutlich auch zur Ergebnisqualität einer Behandlung bei.

Somit lässt sich konstatieren, dass die Kommunikation zwischen Behandlungsteam einerseits und Patienten und Angehörigen andererseits für alle Beteiligten von hoher Bedeutung ist.

2. Merkmale einer guten Kommunikation zwischen Behandlern und Patient

In der Kommunikation mit onkologischen Patienten lassen sich folgende *Ziele* formulieren (vgl. Schmeling-Kludas, 2006):

- Patienten sollten die Möglichkeit erhalten, ihre Anliegen vorzubringen – Informationsbedürfnisse, Sorgen, körperliche, psychische und soziale Belastungen;
- sie sollten angemessen über ihre Erkrankung, Behandlungsoptionen und Prognose aufgeklärt werden – wobei weiter unten zu klären sein wird, was in diesem Zusammenhang „angemessen" heißt;

- im Gespräch sollte auf psychische Beschwerden wie Niedergestimmtheit oder Angst eingegangen werden mit dem Ziel, eine emotionale Entlastung zu erreichen;
- Angehörige oder andere wichtige Bezugspersonen sollten, sofern gewünscht, in die Kommunikation mit einbezogen werden.

Die Kommunikation mit Patienten kann allgemein dann als gut bezeichnet werden, wenn sie den informativen und emotionalen Bedürfnissen des Patienten entgegenkommt. Dies klingt auf den ersten Blick trivial, wird aber dann bedeutsam, wenn man in Rechnung stellt, wie unterschiedlich die individuellen Patientenbedürfnisse sind. So bevorzugen zwar die meisten Patienten einen patientenzentrierten Kommunikationsstil, der ihre Fragen aufgreift, das Gesprächstempo an ihre Aufnahmefähigkeit anpasst und ihre Sorgen und Nöte ernst nimmt; ein kleinerer Teil der Patienten bevorzugt allerdings einen arztzentrierten Gesprächsstil, der einem paternalistischen Modell folgt und dem Patienten klare Vorgaben macht, ohne Raum für Nachfragen zu lassen (Dowsett, Saul, Butow et al., 2000; Mallinger, Shields, Griggs et al., 2006). Zunächst setzt eine gelungene Patientenkommunikation also voraus, die Gesprächsbedürfnisse des Patienten zu eruieren. Dies gelingt am ehesten durch den eben erwähnten patientenzentrierten Kommunikationsstil, dessen *Grundprinzipien* im Folgenden erläutert werden.

Unabhängig davon, ob es sich um eine Erstaufklärung, ein Visitengespräch, ein Angehörigengespräch oder ein anderes ärztliches oder pflegerisches Gespräch handelt, folgt der patientenzentrierte Kommunikationsstil dem übergeordneten Prinzip, *dialogisch* vorzugehen. Dabei kann der Patient auf folgende Art in das Gespräch einbezogen werden (vgl. Schmeling-Kludas, 2006):

- Vorwissen erfragen, um Informationen zielgenauer geben zu können;
- Patienten zu Fragen ermutigen;
- Regelhaft nach körperlichen Beschwerden (Schmerzen, Übelkeit ...) und psychischen Belastungen (Sorgen, Angst, depressive Symptome wie Hoffnungslosigkeit, Niedergestimmtheit, Antriebslosigkeit, Interessenverlust) fragen;
- Offene Fragen stellen, keine wertenden oder suggestiven Fragen;
- Emotionen des Patienten aufgreifen und wertfrei benennen (insbesondere unangenehme Gefühle wie Ärger, Wut, Scham);
- Zwischenzusammenfassungen geben, um das Gespräch zu strukturieren und das Verständnis des Patienten zu sichern;
- Rückkopplungen vornehmen: nachfragen, was verstanden wurde und ob der Patient noch Informationen aufnehmen kann;
- Am Gesprächsende erfragen, was noch unklar ist und den weiteren Verbleib benennen.

Alle diese Methoden dienen dem Ziel, sowohl den *Informationsbedarf* des Patienten („Ich habe die Information bekommen, die ich brauche“) als auch seinen *Bedarf an emotionaler Unterstützung* („Ich bin gehört und verstanden worden“) zu decken

(Kappauf, 2004). Diese beiden Ziele sind eng miteinander verwoben: Häufig können Patienten wesentliche Informationen eines Aufklärungsgesprächs nicht aufnehmen, weil ihre Aufnahmefähigkeit von starken Emotionen beeinträchtigt ist. In solchen Situationen dient ein Ansprechen der emotionalen Situation nicht nur der emotionalen Entlastung, sondern auch der Wiederherstellung von Aufnahmefähigkeit und damit der Informationsvermittlung. Daraus ergibt sich, dass Aufklärung in der Regel ein prozesshaftes Geschehen darstellt.

Gesprächstechniken des vertiefenden und wertfreien Nachfragens und Aufgreifens von Emotionen werden auch unter dem Begriff des Aktiven Zuhörens zusammengefasst. Das Aktive Zuhören stellt damit eine wertvolle Ergänzung zur Handlungs- und kognitiven Orientierung dar, die in der ärztlichen und pflegerischen Sozialisation häufig betont werden.

3. Die Vermittlung von Gesprächsführungskompetenzen in der Onkologie

Gesprächsführungskompetenzen werden in medizinischer wie pflegerischer Aus-, Fort- und Weiterbildung in zunehmendem Maße gefordert und gelehrt. Stimuliert wurde diese Entwicklung durch die Arbeiten britischer Autorengruppen um Fallowfield (Fallowfield & Jenkins, 2004) und Maguire (2002), die den Nutzen von Trainings zur Arzt-Patient-Kommunikation empirisch belegten (vgl. hierzu die Übersichtsarbeit von Gysels, Richardson & Higginson, 2005). Bereits in den 90er Jahren wurden für das Überbringen schlechter Nachrichten Leitlinien entwickelt (European Association for Palliative Care, 1993; Girgis, 1995; Baile, 2000). Diese fanden ihren Niederschlag in der Formulierung kommunikativer Kompetenzen als Lernziele in der neuen ärztlichen Approbationsordnung aus dem Jahr 2002 und im Curriculum der ärztlichen Zusatzweiterbildung Palliativmedizin (Bundesärztekammer und Deutsche Gesellschaft für Palliativmedizin, 2004). In der Pflege hat Gesprächsführung bereits lange einen hohen Stellenwert in der Ausbildung, in der Fachweiterbildung Onkologie und in der Fortbildung Palliative Care.

Die genannten *Lernziel-* und *Gegenstandskataloge* geben Wissensinhalte, Einstellungen oder Handlungskompetenzen vor, die im Hinblick auf Gesprächsführung gelehrt werden sollen. Sie führen allerdings keine didaktischen Methoden für die Vermittlung dieser Themen aus. Damit die konkrete Ausgestaltung einer Aus-, Fort- oder Weiterbildungsmaßnahme nicht von jedem Kursleiter neu erarbeitet werden muss, können *Kursmanuale* die Gestaltung eines Seminars erleichtern, indem sie zu den jeweiligen Lernzielen ausgearbeitete Übungsanleitungen, Vorträge oder andere Lehrmethoden zur Verfügung stellen.

Orientiert an einschlägigen Lernzielkatalogen wurden in jüngerer Zeit verschiedene Kursmanuale entwickelt (für einen Überblick vgl. Lang, Puhlmann & Falckenberg, 2006a). Für Onkologie und Palliativversorgung ist Anfang 2007 ein Manual für den Unterricht mit Ärzten und/oder Pflegekräften erschienen, das nachfolgend eingehender beschrieben werden soll.

4. Das Hamburger Kursprogramm zum Unterrichten von Gesprächsführungskompetenzen in Onkologie und Palliativversorgung

In der Psychoonkologie hatte 1982 ein Manual von Koch und Schmeling Pioniercharakter, das Lehreinheiten für Ärzte und Pflegeberufe im Hinblick auf die Kommunikation mit Schwerkranken und Sterbenden formulierte (Koch & Schmeling, 1982). Dieses Manual hatte seit seinem Erscheinen weite Verbreitung in Medizinischer Psychologie und Pflege gefunden. Aufgrund der zwischenzeitlichen Weiterentwicklungen in psychoonkologischem und palliativmedizinischem Wissen, Methoden und Versorgungsstrukturen, hat ein jetzt erweiterter Autorenkreis das Manual neu überarbeitet (Lang, Schmeling-Kludas & Koch, 2007). Der theoretische Wissensstand – im Manual des Jahres 1982 noch mit enthalten – wurde wegen seiner Fülle in einem separaten Herausgeberwerk dargestellt (Koch, Lang, Mehnert & Schmeling-Kludas, 2006). Kursmanual und Textbuch sind eng aufeinander bezogen, indem das Textbuch den theoretischen Hintergrund für die wissensbasierten Kurseinheiten bildet. Beide werden nachfolgend genauer beschrieben.

4.1 Ziel des Manuals

Das Manual möchte mit Arbeits- und Informationspapieren, Übungsanleitungen und Vortragsfolien eine systematische Materialsammlung zur Verfügung stellen, die auf aktuellem wissenschaftlichen Stand ist und – in ihrer Gesamtheit oder in Form einzelner Module – unmittelbar von Dozenten für die Gestaltung von Kursen genutzt werden kann.

4.2 Zielgruppen

Das Manual richtet sich an alle Leiter von Kursen zu Gesprächsführung und darüber hinausgehenden psychosozialen Kompetenzen in der Onkologie und Palliativversorgung. Hinsichtlich der Kursteilnehmer sind die Inhalte auf Ärzte, Kranken- und Altenpflegekräfte abgestimmt, da trotz der Unterschiede im Berufsalltag zwischen diesen Teilnehmergruppen im Bereich der Kommunikation und psychosozialen Betreuung doch sehr ähnliche Anforderungen (d.h. Lernziele) existieren. Demzufolge unterscheidet sich lediglich eine Kurseinheit grundlegend zwischen Medizinern und Pflegekräften („Überbringen schlechter Nachrichten" für Mediziner, „Gespräche über wichtige Anliegen terminal Erkrankter" für Pflegekräfte). Auf der Ebene einzelner Übungen liegen zum Teil getrennte Versionen für die beiden Berufsgruppen vor (beispielsweise mit unterschiedlichen Arbeits- und Rollenspielmaterialien).

Schließlich ist das Manual sowohl für die Fort- und Weiterbildung Berufserfahrener als auch für die Ausbildung von Studierenden und Pflegeschülern konzipiert. Auch hier unterscheiden sich einzelne Übungen voneinander, indem für Auszubildende aufgrund ihrer fehlenden Berufserfahrung beispielsweise andere Rollenspielthemen vorgesehen sind, während Berufserfahrene verstärkt eigene Beispiele als Rollenspielthemen einbringen.

4.3 Umfang

Aufgrund seines modularen Aufbaus lassen sich mit dem Manual verschiedenste Kursumfänge gestalten. Sie reichen von einzelnen Unterrichtsstunden bis zu 5-Tages-Kursen.

4.4 Lernziele

Für die Entwicklung des Manuals wurde ein Lernzielkatalog formuliert, in den folgende Leitlinien, Lernzielkataloge und empirische Befunde einflossen: die australischen Consensus-Leitlinien zum Überbringen schlechter Nachrichten (Girgis, 1995), die Empfehlungen der European Association for Palliative Care (1993), der Lernzielkatalog von Bundesärztekammer (BÄK) und Deutscher Gesellschaft für Palliativmedizin (DGP) zur Zusatz-Weiterbildung Palliativmedizin (2004), eine Literaturanalyse englischsprachiger Manuale und zugehöriger Evaluationsprogramme (Cegala & Lenzmeier-Broz, 2002) sowie Bedarfsanalysen für Pflegekräfte (Charlton & Ford, 1995; Sivesind, 2003) und Ärzte (Rawlinson & Finlay, 2002). Die Lernziele des Manuals sind in Tabelle 1 dargestellt.

Tabelle 1: Lernziele des Hamburger Kursprogramms (Lang et al., 2007)

1	*Die Teilnehmenden sollen persönliche Erfahrungen mit Sterben und Tod reflektieren, vor dem Hintergrund gesellschaftlicher und institutioneller Rahmenbedingungen einordnen und sich mit diesen Rahmenbedingungen kritisch auseinandersetzen können. Hierbei sollen sie*
a.	eigene Gefühle im Zusammenhang mit schwerer Krankheit und Tod im familiären und/oder beruflichen Umfeld wahrnehmen und benennen können,
b.	ihr Verhalten und dessen Beweggründe gegenüber Schwerkranken und Sterbenden reflektieren und benennen können,
c.	mit anderen über ihre Gefühle und ihr Verhalten kommunizieren können,
d.	den Umgang mit Tod und schwerer Krankheit in unserer Gesellschaft reflektieren,
e.	den Umgang mit Tod und schwerer Krankheit am eigenen Arbeitsplatz reflektieren.
2	*Die Teilnehmenden sollen die möglichen psychischen Belastungen sowie Verarbeitungsformen bei Schwerkranken und Sterbenden identifizieren und in ihrer individuellen Bedeutsamkeit beurteilen können:*
a.	die möglichen Belastungsfaktoren im Zusammenhang mit schwerer Krankheit kennen,
b.	Formen der Krankheitsverarbeitung in ihrer möglichen Vielfalt kennen, sie im Einzelfall identifizieren und hinsichtlich ihrer (individuellen) Adaptivität beurteilen können.
3	*Die Teilnehmenden sollen lernen, die Bedürfnisse des Patienten und seiner Angehörigen in der Gesprächsführung zu berücksichtigen:*
a.	aktuelle Gesprächsbedürfnisse des Patienten und seiner Angehörigen erkennen bzw. erfragen,
b.	psychosoziale Bedürfnisse des Patienten und seiner Angehörigen erfragen,
c.	das Verstehen und die emotionale Unterstützung des Patienten und seiner Angehörigen als Kommunikationsziel in die Gesprächsführung einbeziehen,
d.	theoretische Kenntnisse von Aufnehmendem, Umschreibendem und Aktiven Zuhören erwerben,
e.	Möglichkeiten und Grenzen des Aktiven Zuhörens kennen,
f.	die genannten Formen des Zuhörens üben und sie in die Kommunikation mit unheilbar Kranken und deren Angehörigen integrieren.

Fortsetzung Tabelle 1

4	*Für Ärzte: Die Bereitschaft und Kompetenz der Teilnehmenden zum Führen von Aufklärungsgesprächen, die sich an den Bedürfnissen von Patient und Angehörigen orientieren, soll gefördert werden. In diesem Zusammenhang sollen sie*
a.	für mögliche Kommunikationsbedürfnisse des Patienten und seiner Angehörigen in der Aufklärungssituation sensibilisiert werden,
b.	aus Patienten- und Angehörigensicht sowie aus Sicht der Behandelnden Vor- und Nachteile verschiedener Aufklärungsformen abwägen können,
c.	lernen, ein Aufklärungsgespräch zu führen, das auf die Bedürfnisse des Patienten und seiner Angehörigen abgestimmt ist.
5	*Die Teilnehmenden sollen Angehörige des Patienten von Beginn an in die Betreuung einbeziehen und unterstützen können:*
a.	verschiedene unterstützende Funktionen Angehöriger für den Patienten kennen; Unterstützung innerhalb des sozialen Systems anregen können und insbesondere Angehörige zur offenen Kommunikation mit dem Patienten ermutigen,
b.	mögliche Auswirkungen schwerer Krankheit auf Angehörige kennen; psychische Belastungen von Partnern und Familienangehörigen wahrnehmen und auf sie eingehen,
c.	Angehörige im Gespräch sowohl hinsichtlich ihrer Unterstützerfunktion als auch hinsichtlich möglicher Belastungen einbeziehen,
d.	Trauersymptome und -verläufe kennen sowie einordnen können; Hilfsangebote und deren Indikation kennen.
6	*Die Teilnehmenden sollen sich für eigene Belastungen in der Arbeit mit Schwerkranken und Sterbenden sensibilisieren:*
	belastende und bereichernde Aspekte in der eigenen Arbeit reflektieren und Entlastungsmöglichkeiten kennen lernen.
7	*Die Teilnehmenden sollen Transfermöglichkeiten des Gelernten erarbeiten:*
	reflektieren, inwieweit das Gelernte am eigenen Arbeitsplatz umgesetzt werden kann.

Der erste Lernzielbereich bezieht sich auf die Reflexion persönlicher Erfahrungen mit Sterben und Tod sowie die Reflexion des Umgangs mit diesem Thema auf gesellschaftlicher Ebene und der Ebene des unmittelbaren Arbeitsumfeldes. Im Bereich 2 werden Wissen und Beurteilungskompetenzen im Hinblick auf psychosoziale Belastungen und psychische Verarbeitungsformen formuliert. Bereich 3 benennt verschiedene Kompetenzen der Gesprächsführung, die für Ärzte im Bereich 4 speziell für das Führen von Aufklärungsgesprächen weiter konkretisiert werden. Bereich 5 befasst sich mit der Einbeziehung von Angehörigen, einschließlich der Begleitung Trauernder. Die beiden letzten Zielbereiche fokussieren wieder auf die Teilnehmenden selbst, und zwar mit der Reflexion eigener Belastungen und entsprechenden Umgangsmöglichkeiten (6) sowie von Transfermöglichkeiten des im Kurs Gelernten in das eigene Arbeitsumfeld (7).

Die Lernziele, die hier überblickshaft genannt sind, werden auf der Ebene der einzelnen Kurseinheiten weiter ausdifferenziert. Zu jeder Kurseinheit wird das betreffende Lernziel bei der Beschreibung der Einheit formuliert. Für die Lernziele lassen sich dabei vier Bereiche unterscheiden:

- kognitiv: Wissensvermittlung (z.B. durch Vortrag);
- verhaltensbezogen: Erwerb bestimmter Handlungskompetenzen (z.B. durch Übung im Rollenspiel);

- sozial-affektiv: Reflexion eigener Gefühle und Einstellungen, Schulung von Empathiefähigkeit (z.B. durch Selbsterfahrungsübungen oder das Übernehmen der Patientenrolle im Rollenspiel bzw. in einer Imaginationsübung);
- Kursinteraktion: Schaffung von Voraussetzungen für eine förderliche Kursinteraktion (z.B. Besprechen von Feedback-Regeln).

4.5 Kursinhalte

Die Inhalte der den Lernzielen zugeordneten Kursmodule sind in Tabelle 2 dargestellt. Sie decken folgende Bereiche ab: (1) Reflexion eigener Erfahrungen mit Sterben und Tod, gesellschaftliche und institutionelle Rahmenbedingungen (6 Unterrichtseinheiten à 45 min – UE), (2) psychosoziale Belastungen durch Krankheit und Alter und ihre psychische Verarbeitung (4 UE), (3) Gesprächsführung mit schwerkranken und sterbenden Patienten (15 UE), (4) Überbringen schlechter Nachrichten (für Mediziner, 4 UE) bzw. Gespräche über wichtige pflegerische Anliegen (für Pflegekräfte, 4 UE), (5) Einbeziehen Angehöriger, Trauer (8 UE), (6) Bilanzierung der eigenen Arbeit, Burnoutprophylaxe (6 UE) und (7) Transfer in den Berufsalltag (2 UE).

Tabelle 2: Kurseinheiten des Hamburger Kursprogramms (Lang et al., 2007)

1	*Einführung, Vorerfahrungen (6 UE)*
–	Persönliche Erfahrungen der Teilnehmer mit schwerer Krankheit, Sterben und Tod und ihr Einfluss auf Lebenshaltungen und Berufstätigkeit
–	Die Rolle von Sterben und Tod in Gesellschaft, Ausbildung und Beruf
	o Sterben und Tod im Spiegel der Gesellschaft
	o Sterben und Tod im eigenen Berufsalltag
2	*Psychosoziale Belastungen durch Krankheit und Alter und ihre psychische Verarbeitung* (4 UE)
–	Psychosoziale Krankheitsbelastungen und Formen der Krankheitsverarbeitung
–	Belastungsfaktoren und Ressourcen im Sterbeprozess
3	*Gesprächsführung in Onkologie und Palliativversorgung (15 UE)*
–	Gesprächsziele und Gesprächsstrategien
–	Öffnende Fragen
–	Wahrnehmen und Verstehen (1): Nonverbale Signale
	o Nonverbale Kommunikation (Theorie)
	o Nonverbale Kommunikation (Übungen)
–	Wahrnehmen und Verstehen (2): Das Entschlüsseln mehrdeutiger Botschaften
	o Theoretische Vermittlung des Kommunikationsmodells nach Schulz v. Thun (1981)
	o Übung zum Entschlüsseln von Botschaften in einer Nachricht (1)
	o Übung zum Entschlüsseln von Botschaften in einer Nachricht (2)
–	Reagieren auf Verstandenes
	o Reflexion eigener Wünsche an einen guten Zuhörer
	o Pseudo-Zuhören
	o Aufnehmendes Zuhören

Fortsetzung Tabelle 2

	o Umschreibendes Zuhören (Paraphrasieren)
	o Aktives Zuhören
	o Kontrastbeispiele zu unterschiedlichen Formen des Zuhörens
	o Grundhaltungen beim Aktiven Zuhören
	o „Fehler" der Gesprächsführung
4a	*Für Ärztinnen und Ärzte: Das Überbringen schlechter Nachrichten (nach oben offen)*
–	Erleben eines Aufklärungsgesprächs aus Patientensicht (Imaginationsübung)
–	Theorie, Rollenspiele
4b	*Für Pflegekräfte: Gespräche über wichtige Anliegen terminal Erkrankter (nach oben offen)*
–	Theorie, Rollenspiele
5	*Die Angehörigen Schwerkranker und Sterbender (8 UE)*
–	Die Rolle von Angehörigen zwischen Unterstützungsfunktion und eigener Belastung
–	Das Einbeziehen Angehöriger in die Betreuung: Theorie und Rollenspiele
–	Kinder kranker Elternteile
–	Die Trauer Hinterbliebener: Theorie und Rollenspiele
6	*Bilanzierung der eigenen Arbeit mit schwerkranken und sterbenden Menschen (6 UE)*
–	Belastende und bereichernde Aspekte der eigenen Arbeit
–	Burnout
–	Möglichkeiten des Umgangs mit Belastungen
7	*Transfer (2 UE)*
–	Umsetzung des Gelernten im eigenen Berufsalltag

Anmerkung: UE = Unterrichtseinheit à 45 Minuten

4.6 Lehrmethoden

Die Lehrmethoden der einzelnen Kursmodule bestehen in Vorträgen, Einzel- und Gruppenarbeit mit Arbeitspapieren, Rollenspielen, Imaginationen und Gruppendiskussionen. Für die Kurzvorträge wurden PowerPoint-Präsentationen erarbeitet, die dem Manual auf CD-ROM beiliegen.

Die Vorträge basieren auf dem oben genannten Herausgeberwerk zu psychosozialen Aspekten in Onkologie und Palliativversorgung (Koch et al., 2006). In 20 Kapiteln werden dort von unterschiedlichen Autoren gesellschaftliche und institutionelle Rahmenbedingungen der Palliativversorgung, Belastungen und Verarbeitungsprozesse von Schwerkranken sowie ihren Angehörigen, rechtliche und religiöse Aspekte, die Funktionen der verschiedenen Berufsgruppen in der Palliativversorgung und ihre Hilfsmöglichkeiten behandelt.

4.7 Evaluation

Das Manual wird von den Autoren als Gesamtpaket oder in einzelnen Modulen seit Anfang 2004 in unterschiedlichen Aus-, Fort- bzw. Weiterbildungszusammenhängen eingesetzt: In der ärztlichen Zusatzweiterbildung Palliativmedizin, in Kommunikationstrainings für Ärzte, in der Weiterbildung Psychosoziale Onkologie (WPO), im

Unterricht für Studierende der Medizin, in der Ausbildung zur Gesundheits- und Krankenpflegekraft, in der Fachweiterbildung zur Anästhesie- und Intensivpflegekraft und in Fortbildungen für Mitarbeiter von Altenpflegeheimen.

In allen Kursen erfolgte eine qualitative Evaluation, bei der die Rückmeldungen von Teilnehmern und Kursleitern zwischen 2004 und dem Erscheinen des Manuals Anfang 2007 in eine kontinuierliche Optimierung der Module zurückfloss. Parallel erfolgte in den Kursen, die mindestens zwei Tage umfassten, eine quantitative Evaluation, deren Ergebnisse nachfolgend beschrieben werden. Eine ausführlichere Methoden- und Ergebnisdarstellung findet sich bei Lang, Schölermann und Koch (2006b) und Kunkel (2007).

4.7.1 Evaluation per Fragebogen

Die Evaluation per Fragebogen erfolgte bei vier Berufsgruppen (19 Ärzte, 40 Studierende der Medizin, 45 Krankenpflegeschüler und 37 Mitarbeiter einer Altenpflegeeinrichtung, N=141), die in zwei- bis fünftägigen Kursen unterrichtet wurden. Aufgrund organisatorischer Gegebenheiten erhielt die Gruppe der Ärzte eine 16-stündige Fortbildung, die Studierenden 26, die Krankenpflegeschüler sowie die Altenpflege-Mitarbeiter 40 Kursstunden.

Zu drei Messzeitpunkten (Kursbeginn, -ende und drei Monate später) wurde per Multiple-Choice-Test die Fähigkeit zum Aktiven Zuhören erhoben (für weitere Ergebnisvariablen vgl. Lang et al., 2006b). Bei Ärzten und Studierenden erfolgte die Auswertung mittels Prä-Post-Vergleich, bei Kranken- und Altenpflegekräften konnte jeweils ein Warte-Kontrollgruppen-Design realisiert werden.

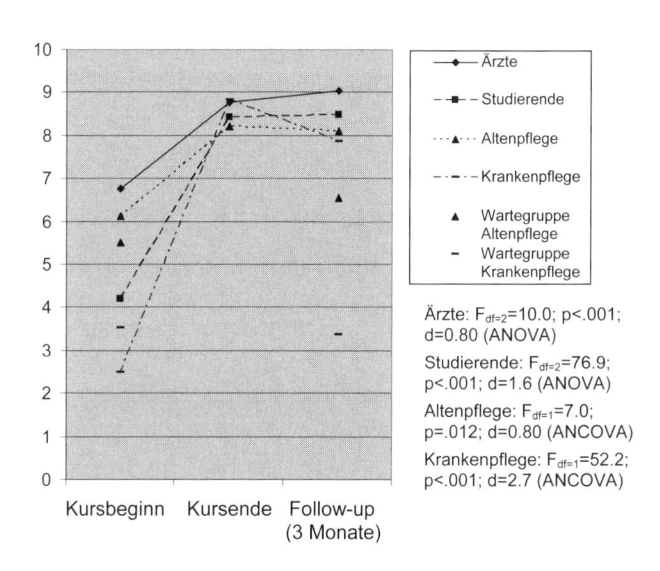

Abbildung 1: Mittelwerte im Multiple-Choice-Test zum Aktiven Zuhören in Abhängigkeit von Gruppe und Messzeitpunkt

In Abbildung 1 sind exemplarisch die Evaluationsergebnisse für das Aktive Zuhören dargestellt. Die verschiedenen Berufsgruppen sind aus Platzgründen in einer Abbildung zusammengefasst, was allerdings keine direkten Vergleiche zwischen den Berufsgruppen nahe legen möchte, da diese wie oben beschrieben unterschiedliche Fortbildungsformate erhielten. Bei vorhandener Wartekontrollgruppe (Alten- und Krankenpflege) wurde eine Kovarianzanalyse mit der Baselinemessung als Kovariate gerechnet, in den Gruppen ohne Kontrollgruppe (Ärzte und Studierende) eine Varianzanalyse).

Wie Abbildung 1 zeigt, ergeben sich in allen Berufsgruppen signifikante Verbesserungen großer Effektstärke, die im 3-Monats-Follow-up stabil bleiben.

4.7.2 Evaluation per Videoanalyse

Im Rahmen eines Wahlpflichtseminars am Universitätsklinikum Hamburg-Eppendorf absolvierten 22 Medizinstudenten im Sommersemester 2005 Aufklärungsgespräche mit Simulationspatientinnen vor Seminarbeginn und 3.5 Monate nach Seminarende. Die videografierten Gespräche wurden von je zwei unabhängigen Beurteilern im Hinblick auf 14 Zielvariablen bewertet. Die Beurteiler waren hinsichtlich dessen, ob ein zu beurteilendes Gespräch vor oder nach Seminarbesuch stattgefunden hatte, verblindet. Bei Abweichungen in einzelnen Urteilen einigten sich die Beurteiler auf einen gemeinsamen Wert.

Im Prä-Post-Vergleich ergaben sich signifikante Verbesserungen *großer* Effektstärken für die Variablen

- *Möglichkeit zu einer abschließenden Frage geben* (d=1.06; p<.01);
- *Gestaltung des Gesprächsendes:* Frage nach aktuellem Befinden am Gesprächsende, verbindliche Absprache eines Folgetermins, Möglichkeit der zwischenzeitlichen Erreichbarkeit mitteilen, Frage nach dem Heimweg der Patientin (d=1.06; p<.01);
- *Paraphrasieren:* die inhaltliche Kernaussage der Patientin mit eigenen Worten wiedergeben, konkret, kurz, wertfrei, authentisch (d=1.11; p<.01);
- *Verbalisieren emotionaler Erlebnisinhalte:* wertfreies und authentisches Aufgreifen explizit oder implizit geäußerter Emotionen, konkret, auf das Hier und Jetzt bezogen, als Hypothese anstelle von festschreibender Aussage (d=0.83; p<.01).

Signifikante Verbesserungen *mittlerer* Effektstärken wurden bei folgenden Variablen nachgewiesen:

- *Gesprächseröffnung:* Begrüßung mit Handschlag, Blickkontakt, Ansprechen mit Namen, Erfragen des aktuellen Befindens, Benennen des Gesprächsziels (d=0.53; p<.05);
- *Erläutern von Diagnose und Behandlungsmöglichkeiten:* ruhiges und sicheres Benennen der Diagnose, Erläutern von Fachtermini, Zulassen von Pausen, um die Aufnahmekapazität der Patientin nicht zu überfordern (d=0.51; p<.05);
- Häufigkeit suggestiver Fragen (d=0,51; p<.01).

Signifikante Verbesserungen *kleiner* Effektstärken ergaben sich in der Variablen

- *Abstimmen der Informationsmenge auf das Informationsbedürfnis der Patientin:* Vorwissen erfragen, zu Fragen ermutigen, zwischendurch klären, ob weitere Informationen gewünscht werden, beim Aufklären über Nebenwirkungen nicht durch zu viele, aktuell nicht gewünschte Informationen verunsichern, Vorteile einer Behandlung erläutern, ohne die Patientin zu drängen (d=0.44; p<.05).

Keine signifikanten Veränderungen lagen bei folgenden Variablen vor:

- *Besprechen von Unheilbarkeit:* benennt das Vorliegen einer palliativen Situation, auf Nachfragen der Patientin nach ihrer Überlebenszeit wird die Bedeutung der Statistik für den Einzelfall relativiert und es werden Zeiträume anstelle von genauen Zahlen genannt (d=0.33; p=.14);
- *Vermitteln von Hoffnung:* versichern, dass man die Patientin mit Rat und Tat begleiten wird, Behandlungsmöglichkeiten für den Erhalt von Lebensqualität aufzeigen (d=0.37; p=.08);
- Nonverbales Verhalten: (d=0.05; p=.48);
- Häufigkeit von offenen (d=0.34; p=.09), geschlossenen (d=0.50; p=.06) und multiplen (d=0.46; p=.09) Fragen.

5. Schlussbemerkung

Dass ärztliche und pflegerische Gesprächsführung in der Onkologie erstens hoch relevant und zweitens erlernbar sind, kann mittlerweile als hinreichend belegt gelten. Entsprechend steht mittlerweile die Frage im Vordergrund, wie Kommunikationstrainings einem möglichst breiten Teilnehmerkreis in Ärzteschaft und Pflege zugänglich gemacht werden können. Kursmanuale leisten hierzu einen wichtigen Beitrag, indem sie didaktische Methoden und Arbeitsmaterialen für die Durchführung von Trainings bereitstellen.

Das hier vorgestellte Manual hat in ärztlichen und pflegerischen Berufsgruppen Verbesserungen in Gesprächsführungskompetenzen erbracht, die über einen 3-Monats-Zeitraum stabil blieben. Auch berufserfahrene Teilnehmergruppen verzeichneten trotz hoher Ausgangsniveaus in den Fragebogendaten Lernzuwächse, was für die Flexibilität des Kursmanuals spricht, das aufgrund seiner Variationsmöglichkeiten eine Anpassung an das Vorwissen der Teilnehmer erlaubt. Die Modulform wie auch die variable Anpassung einzelner Einheiten (an Mediziner vs. Pflegekräfte bzw. an Berufserfahrene vs. -anfänger) eröffnen dem Manual vielfältige Anwendungsmöglichkeiten. So können eigenständige Fortbildungen durchgeführt oder aber einzelne Module in bestehende Curricula integriert werden (bspw. in die Weiterbildung psychosoziale Onkologie WPO, die Zusatz-Weiterbildung Palliativmedizin, den Studentenunterricht oder die Pflegeausbildung).

Für eine weitere Überprüfung des Manuals müssten anknüpfende Forschungsaktivitäten die Frage fokussieren, ob ein Dozentenkreis, der nicht an der Entwicklung des

Manuals beteiligt war, vergleichbare Lerneffekte erzielt. Es ist davon auszugehen, dass zur Qualität eines Kurses neben den in einem Manual formulierten Lehrinhalten und -methoden in hohem Maß die persönliche und fachliche Qualifikation der Kursleitung beiträgt. Diese Qualifikation zu kontrollieren – etwa durch Zertifizierungen – ist angesichts der jetzt schon bestehenden Größe des onkologischen und palliativmedizinischen Fortbildungsmarkts wenig realistisch. Gleichwohl sind an die Nutzer eines Manuals bestimmte Anforderungen zu stellen, von denen hier einschlägige Berufserfahrung und Lehrerfahrung mit Anleitung von Rollenspielen als wichtigste zu nennen sind. Diese Anforderungen können im Einzelfall nur durch die aus- und fortbildenden Institutionen überprüft werden bzw. auf dem freien Fortbildungsmarkt durch die Teilnehmer selbst. Einem – in Teilbereichen bereits bestehenden – Wildwuchs auf dem Fortbildungsmarkt möchte das hier vorgestellte Manual keinen Vorschub leisten; wir halten es vielmehr für sinnvoll, mit der Publikation eines evaluierten Manuals einen fachlich hohen Standard zu setzen, um auf diese Weise zur Qualitätssicherung in der Aus-, Fort- und Weiterbildung beizutragen.

IV. Perspektiven der Forschung

Psychosoziale Versorgung von Krebspatienten aus der Perspektive der Versorgungsforschung

Uwe Koch, Anneke Ullrich und Anja Mehnert

Zusammenfassung

Der Beitrag fokussiert auf die psychosoziale Versorgung von Krebspatienten aus der Sicht der Versorgungsforschung. Nach einer knappen Beschreibung von Zielen, Inhalten und Methoden der Versorgungsforschung sowie der derzeitig stattfindenden globalen Veränderung im Gesundheitssystem insgesamt, werden vorrangige Themen einer psychoonkologischen Versorgungsforschung diskutiert. Diese beziehen sich insbesondere auf die Analyse struktureller Bedingungen der psychoonkologischen Versorgung, auf die Schaffung epidemiologischer Information über im Zusammenhang mit Krebs auftretenden psychischen Störungen, Problemen der Adaptation an die Erkrankung und auf den subjektiven Bedarf an psychoonkologischen Unterstützungsmaßnahmen, des Weiteren auf Wirksamkeit und Kosten psychoonkologischer Intervention unter Routinebedingungen und auf die Implementierung von Maßnahmen zur Qualitätssicherung.

Summary

Topic of this contribution is psychosocial care for cancer patients under the perspective of health care research. After the definition of goals, contents und methods of health care research and a description of global changes in the health care system in industrials countries relevant topics of health care research for psychosocial care are outlined. These topics are particularly related to the structural conditions of psycho-oncological health care, the epidemiology of distress and mental disorders, problems of adaptation to the disease and the subjective need for psycho-oncological care in cancer patients. Furthermore, they focus on the improvement of psycho-oncological measures and assessment strategies in the every day treatment and care of patients, on the efficacy and costs of psycho-oncological interventions under routine conditions and on quality assurance as well.

1. Versorgungsforschung vor dem Hintergrund eines sich verändernden Gesundheitssystems

Als Folge öffentlicher und institutioneller Forderungen nach der Entwicklung evidenzbasierter, qualitativ hochwertiger sowie kostengünstiger Versorgungsangebote entwickelte sich während des letzten Jahrzehnts die Versorgungsforschung als wichtige Teildisziplin der Gesundheitsforschung. Versorgungsforschung beschreibt und analysiert insbesondere den Weg des Kranken durch das Gesundheitswesen. Dies bezieht sich auf alle Institutionen und Leistungsbereiche von der Prävention und Gesundheitsförderung über die stationäre und ambulante Akutversorgung bis hin zu Rehabilitation und Pflege. Versorgungsforschung fokussiert auf verschiedene Ebenen des jeweiligen Versorgungssystems: auf der Mikroebene auf die individuelle Gesundheitsversorgung, auf der mittleren Ebene auf die Institutionen des Gesundheitssystems und auf der Makroebene auf das Gesundheitssystem insgesamt.

Vor dem Hintergrund der im jeweiligen Gesundheitssystem gegebenen strukturellen Voraussetzungen konzentriert sich die Versorgungsforschung vor allem auf drei Themen. Diese sind: (1) Fragen des Zugangs zu bzw. der Nutzung von Gesundheitsleistungen. Dies schließt Aspekte der Indikationsstellung, der differenziellen Nutzung und der Zielgruppenspezifität ein. (2) Fragen der Angebotsgestaltung (Prozessaspekte). Hierzu gehören u.a. die Implementierung von Gesundheitsleistungen, Dosis-Wirkungs-Beziehungen, Schnittstellen zwischen den Versorgungsbereichen und Vernetzungsaspekte sowie Interdisziplinarität der Leistungserbringung. (3) Effektivität und Effizienz und Fragen der Gestaltung diagnostischer und therapeutischer Angebote sowie Kosten-Nutzen-Aspekte.

Methodisch bedient sich die Versorgungsforschung vor allem sozialwissenschaftlicher Ansätze. Sie nutzt ein breites Methodenspektrum. Dazu gehören experimentelle und auch quasi-experimentelle Forschungsdesigns, zielorientierte Evaluationsansätze und Konsensustechniken. Auf der Ebene der eingesetzten Techniken sind Verfahren zur Analyse von Routinedaten, zu epidemiologisch gestützten Stichprobenplanungen, zur Abschätzung von Selektionseffekten und fehlenden Messwerten, zur Datenaggregation und gesundheitsökonomische Analysen von besonderer Bedeutung.

Ergebnisse der Versorgungsforschung sind jeweils vor dem Hintergrund von längerfristigen Veränderungen im Gesundheitswesen zu interpretieren. In nahezu allen Bereichen der gesundheitlichen Versorgung stellen steigende Kosten ein besonderes Problem dar. Als ursächlich hierfür gelten die Alterung der Bevölkerung mit der Folge des Ansteigens akuter wie chronischer Erkrankungen und die sich kontinuierlich erweiternden Behandlungsmöglichkeiten, die allerdings mit Kostensteigerungen verbunden sind. Ein anderer, in verschiedenen westlichen Gesellschaften zu beobachtender Entwicklungstrend, betrifft die steigende soziale Ungleichheit in der Bereitstellung und Nutzung von Gesundheitsleistungen. Als Beispiel für diese Entwicklung sind Ergebnisse aus der Brustkrebsversorgung zu nennen. Ältere Frauen und Frauen mit einem niedrigeren sozioökonomischen Status erhalten deutlich seltener die Standardbehandlung und -informationen über die Brustkrebsbehandlung (Newschaffer, Penberthy, Desch et al., 1996; Silliman, Troyan, Guadagnoli et al., 1997; Macleod, Ross, Fallowfield & Watt, 2004; Enger, Thwin, Buist et al., 2006).

Ein anderer Entwicklungstrend ist in der „Ambulantisierung" von gesundheitlichen Angeboten zu sehen. Vor allem um Kosten zu reduzieren, werden ambulante Behandlungsdienste bevorzugt und stationäre Behandlungsmaßnahmen sowie die Behandlungszeiten für stationäre Aufenthalte reduziert. Wichtige Veränderungen sind weiterhin die zunehmende Nutzung von Möglichkeiten der Telekommunikation und Telemedizin, die Vernetzung unterschiedlicher Versorgungsbereiche durch Ansätze des Disease-Managements und der Integrationsversorgung, die konsequente Weiterentwicklung der Medizin im Sinne einer evidenz- und leitlinienbasierten Medizin sowie die zunehmende Einbeziehung des Patienten in medizinische Entscheidungsprozesse („shared decision making") und den Behandlungsprozess insgesamt.

2. Psychoonkologie als Gegenstand der Versorgungsforschung

Krebs ist mit weltweit ca. 11 Millionen Neuerkrankungen pro Jahr und 25 Millionen Personen, die innerhalb von drei Jahren nach der Diagnosestellung mit Krebs leben, eine der häufigsten chronischen Erkrankungen (Parkin, Bray, Ferlay & Pisani, 2005). Vor dem Hintergrund der vielfältigen im Krankheitsverlauf auftretenden gravierenden krebs- und behandlungsbezogenen Belastungen, ist die Bereitstellung einer evidenzbasierten psychosozialen Versorgung für Krebspatienten und deren Angehörige von besonderer Dringlichkeit.

In den letzten beiden Jahrzehnten hat sich international wie auch in Deutschland die Psychoonkologie sowohl als wissenschaftliche Disziplin als auch in Form von Versorgungsangeboten etabliert. Psychoonkologie bezieht sich auf alle wissenschaftlichen Bestrebungen zur Klärung der Bedeutung psychologischer Faktoren in der Entwicklung und dem Verlauf von Krebserkrankungen und den individuellen wie familiären Prozessen der Krankheitsverarbeitung sowie auf die systematische Nutzung dieses Wissens in der Prävention, Diagnose, Behandlung und Rehabilitation von Patienten (Holland, 2002).

Die Aufgabe einer psychoonkologischen Versorgungsforschung besteht vorrangig darin, zu prüfen, inwieweit die aus der Grundlagen- wie klinischen Forschung gewonnenen Ergebnisse nach der Übertragung in die Routinebehandlung noch Gültigkeit beanspruchen können. Im Sinne der oben beschriebenen Zielsetzungen der Versorgungsforschung insgesamt befasst sich eine psychoonkologische Versorgungsforschung insbesondere mit folgenden Themen: (1) mit strukturellen Bedingungen der psychoonkologischen Versorgung in den verschiedenen Versorgungsbereichen, (2) mit epidemiologischen Fragen im Zusammenhang des bei Krebserkrankungen auftretenden breiten Spektrums von psychosozialen Belastungen und psychischen Störungen, (3) mit Fragen des Assessments von behandlungsbedürftigen psychischen Beeinträchtigungen und des subjektiven Bedarfs an psychoonkologischer Behandlung unter Alltagsbedingungen, (4) mit Fragen nach der Effektivität und Effizienz psychoonkologischer Maßnahmen unter Routinebedingungen und (5) mit Fragen nach Standards für die Qualitätssicherung und deren Realisierung.

2.1 Strukturelle Bedingungen der psychoonkologischen Versorgung

Um die Erfordernisse einer künftigen (versorgungsbezogenen) psychoonkologischen Forschung in einem sich stark verändernden Gesundheitssystems abschätzen zu können, sind Kenntnisse der jeweils gegebenen strukturellen Bedingungen der psychosozialen Versorgung von Krebspatienten erforderlich. Gerade diese Voraussetzungen sind zurzeit häufig nicht gegeben. So fehlen präzise und umfassende Informationen zum Implementationsgrad von psychosozialen Versorgungsangeboten. Dies gilt für die Verfügbarkeit psychosozialer Dienste und Ansätze sowohl in der ambulanten wie stationären Akutversorgung wie auch in der Rehabilitation, Prävention und Palliativversorgung. Des Weiteren besteht ein Informationsbedarf bezüglich der verfügbaren psychoonkologischen Experten und deren Qualifikationen wie auch bezüglich ihrer Arbeitsbedingungen und der Integration psychoonkologischer Dienste in die bestehende onkologische Versorgung.

Dass diese Informationsdefizite nicht spezifisch für Deutschland sind, zeigt eine Untersuchung von Mehnert und Koch (2005). Sie fanden im Rahmen einer Fragebogenuntersuchung mit psychoonkologischen Experten aus 38 Ländern, dass die Mehrheit der Länder zwar psychosoziale Angebote innerhalb ihrer Versorgungssysteme bereitstellen, sich hier aber große Differenzen bezüglich des Umfangs und der Schwerpunktsetzung innerhalb der verschiedenen Versorgungsbereiche zeigen. Unterschiede in der Art der Finanzierung von Gesundheitsleistungen sowie die unterschiedlichen ökonomischen Entwicklungsniveaus in den einzelnen Ländern spiegeln sich auch in der psychosozialen Versorgung von chronisch Kranken und deren Familien wider. In 95% der erreichten Länder berichten die Experten über psychosoziale Dienste, die der Versorgung von Krebspatienten dienen. Deutlich weniger verbreitet sind Angebote im Rahmen der ambulanten Versorgung. Wenn sie vorhanden sind, zielen sie meist nur auf bestimmte Teilgruppen, insbesondere auf Brustkrebspatientinnen. Etwa die Hälfte der Länder organisiert die psychosoziale Unterstützung über Selbsthilfegruppen. Etwa ebenso viele Experten berichten für ihre Länder über psychosoziale Betreuung während der onkologischen Rehabilitation. Psychosoziale onkologische Dienste finden sich institutionell am ehesten in größeren Krebszentren und Universitätskliniken, selten dagegen in der medizinischen Grundversorgung und in allgemeinen Krankenhäusern.

Forschungsbezogen besteht ein Nachholbedarf in Bezug auf die eingangs genannten strukturellen Fragestellungen im Bereich der ambulanten und palliativen Versorgung sowie in der Prävention.

2.2 Epidemiologische Aspekte der psychischen Komorbidität bei Krebserkrankungen

Die Auftretenshäufigkeit psychosozialer Belastungen bei Krebspatienten war in den letzten Jahren Gegenstand zahlreicher Untersuchungen (Stark, Kiely, Smith et al., 2002; Massie, 2004; Miller & Massie, 2006; Mehnert, Lehmann, Cao & Koch, 2006b). Die Studien bestätigen insgesamt die erhebliche Bedeutung der psychischen Komorbidität im Kontext einer Krebserkrankung. Auffällig ist aber auch die hohe Varianz der in den Studien berichteten Prävalenzraten. Diese dürften vor allem durch die unterschiedlich gestalteten methodischen Zugänge und die unterschiedliche Zusammensetzung der Untersuchungsgruppen bedingt sein.

Während für einzelne Gruppen von Krebskranken wie z.B. Brustkrebspatientinnen vergleichsweise detaillierte Informationen zur Verfügung stehen, bestehen bei anderen Patientengruppen wie z.B. bei Patienten mit Tumoren des Verdauungstrakts, der Lunge oder des Gehirns erhebliche Informationslücken. Informationsdefizite bestehen auch bei älteren wie sehr jungen Krebspatienten, bei Patienten mit einem geringeren Bildungsniveau sowie bei Migranten, die an einer Krebserkrankung leiden. Auch sind psychische Komorbiditäten besser für den unmittelbaren Zeitraum nach Diagnosemitteilung und die primäre Krebstherapie dokumentiert, weniger dagegen für Mittel- und Langzeitüberlebende.

Ebenfalls unterschiedlich gut untersucht sind die psychischen Auswirkungen einzelner onkologischer Behandlungsmethoden. So besteht eine gute Informationsbasis bezüglich der psychischen Folgen von Chemotherapien für unterschiedliche Gruppen von Krebskranken – zumindest im kurzfristigen Verlauf. Gleichzeitig ist jedoch ein Mangel an Kenntnissen über die Folgewirkungen anderer Behandlungsmethoden wie z.B. Immuntherapie, Hormontherapie oder bestimmte operative Verfahren festzustellen. Gerade zu den langfristigen Folgeproblemen bestimmter Therapien z.B. auf die Funktions- und Arbeitsfähigkeit liegen so gut wie keine Studien vor (Wefel, Witgert & Meyers, in press). Darüber hinaus ist bei den vorliegenden Studienergebnissen zu den psychischen Auswirkungen einzelner Behandlungsverfahren auch immer zu hinterfragen, ob diese bei der raschen Weiterentwicklung der einzelnen Therapien aktuell noch Gültigkeit besitzen. Auch besteht ein erheblicher Informationsbedarf hinsichtlich der Frage, ob und welche Patientengruppen ein erhöhtes Risiko für psychische Nebenwirkungen aufweisen.

In den letzten Jahren wurde eine Reihe von Untersuchungen zum Bedarf und zur Inanspruchnahme psychosozialer Interventionsangebote durchgeführt (Schulz, Schulz, Schulz et al., 1998; Plass & Koch, 2001; Zebrack, in press). Die Ergebnisse zeigen, dass für eine empirisch gestützte Bedarfsplanung von psychoonkologischen Angeboten die Kenntnis der Auftretenshäufigkeit von psychosozialen Belastungen, komorbiden psychischen Störungen und von anderen Anpassungsproblemen allein nicht ausreichend ist, da der Zusammenhang zwischen psychischer Komorbidität und Inanspruchnahme psychoonkologischer Angebote nicht linear ist. Dies zeigt z.B. die Untersuchung von Eakin und Strycker (2001), die den Informationsstand und die Teilnahme an psychosozialen Angeboten von Patienten mit Brust-, Colon- und Prostatakrebs zum Gegenstand hatte. Die Autoren fanden zum einen, dass nur ein Teil der Patienten über die bestehenden Unterstützungsangebote informiert waren, zum anderen, dass das Wissen über solche Angebote keineswegs deren Inanspruchnahme sicherstellt. In einer weiteren, neuen krebsregisterbasierten Untersuchung an Brustkrebspatientinnen zeigten sich 46% der Frauen unzureichend über psychosoziale Unterstützungsangebote informiert (Mehnert & Koch, 2008). Patientinnen mit nachgewiesener psychischer Komorbidität nahmen vor allem dann die grundsätzlich verfügbaren Unterstützungsangebote nicht wahr, wenn sie älter, weniger gut ausgebildet und weniger gut informiert waren.

Vor dem Hintergrund solcher Ergebnisse stellen sich Fragen nach der Verteilungsgerechtigkeit bezüglich der sicher auch künftig knappen Ressourcen für die psychosoziale Versorgung bei Krebspatienten. Dies betrifft vor allem ältere Krebspatienten, die mit den spezifischen körperlichen wie psychosozialen Belastungen des Alters und zusätzlich mit den Belastungen durch die Krebserkrankung und deren Behandlung konfrontiert sind, wie auch Patienten mit niedrigerer Schulbildung und aus niedrigeren sozialen Schichten.

Zusammenfassend ist festzustellen, dass trotz einer guten Studienlage in diesem Themenbereich ein erheblicher Bedarf an repräsentativen und die obigen Informationsdefizite berücksichtigenden multizentrischen Studien besteht. Des Weiteren fehlen Vergleichsuntersuchungen an gesunden Personen. Erst wenn eine solche Basis geschaffen ist, sind die Voraussetzungen für eine epidemiologisch gestützte psychoonkologische Versorgungsplanung gegeben.

2.3 Assessment von behandlungsbedürftigen Beeinträchtigungen

Während der vergangenen Jahre wurde in der klinischen Psychologie und Psychiatrie eine Vielzahl von psychodiagnostischen Verfahren entwickelt. Allerdings wurden diese Instrumente meist nicht für die körperlich Kranken erarbeitet oder für diese Gruppe angepasst. Somit berücksichtigen sie meist auch nicht die oft erheblich eingeschränkte physische und psychische Belastbarkeit dieser Patienten und ebenso wenig spezifische Stressfaktoren bei einzelnen Diagnosegruppen oder spezifische klinische Situationen. Darüber hinaus dominiert bei den gegenwärtigen Assessment-Verfahren die Perspektive der „psychischen Störung", während andere Aspekte, vor allem die funktionalen Folgen wie z.B. die Einschränkungen von Aktivitäten oder der sozialen Teilhabe entsprechend dem ICF-Modell (WHO, 2001) vernachlässigt werden. Des Weiteren fehlen Verfahren zur Einschätzung des Bedarfs an professioneller psychosozialer Unterstützung.

Somit stellt sich als Aufgabe einer künftigen Forschung in diesem Bereich die Entwicklung valider psychodiagnostischer Verfahren, die sich für die Implementation in die Routine der klinisch-medizinischen Praxis eignen (Herschbach, Keller, Knight et al., 2004; Herschbach, Berg, Dankert et al., 2005; Mehnert et al., 2006b; Knight, Mussell, Brandl et al., 2008). Weiterhin gilt es, Assessmentverfahren zu entwickeln, die auf die zentralen Dimensionen des ICF-Modells fokussieren sowie die Entwicklung von Instrumenten zur Erfassung des Bedarfs und der Inanspruchnahmebereitschaft psychosozialer Unterstützung bei Krebspatienten.

2.4 Effektivität und Effizienz psychoonkologischer Maßnahmen unter Routinebedingungen

In den letzten beiden Jahrzehnten wurde in zahlreichen experimentellen und kontrollierten klinischen Untersuchungen gezeigt, dass psychoonkologische Interventionen sowohl als individuelle wie Gruppenbehandlung positive Effekte in wichtigen lebensqualitätsbezogenen Parametern aufweisen (Trijsburg, van Knippenberg & Rijpma, 1992; Fawzy, Fawzy, Arndt & Pasnau, 1995; Meyer & Mark, 1995; van't Spijker, Trijsburg, Duivenvoorden, 1997; Jacobsen, Meade, Stein et al., 2002; Newell, Sanson-Fisher & Savolainen, 2003; Rehse & Pukrop, 2003; Trask, Paterson, Griffith et al., 2003). Reviews und Metaanalysen weisen zum einen auf nur mittlere und zum anderen auf stark variierende Effektstärken hin. Das Ausmaß der Wirksamkeit ist offensichtlich abhängig von verschiedenen soziodemografischen wie klinischen Merkmalen der untersuchten Patienten und variiert im erheblichen Ausmaß zwischen den medizinischen Zentren. Die bisherige Forschung zu diesem Bereich weist noch erhebliche Informationslücken auf. Vor allem ist noch weitgehend ungeklärt, ob die zuvor berichteten positiven Ergebnisse aus kontrollierten Studien auch für Behandlungen im Rahmen der Routineversorgung gelten.

Die Ergebnisse der meisten bisher publizierten psychoonkologischen Interventionsstudien beziehen sich auf mehr oder weniger selektierte Patientengruppen meist mit besserem Informationsstatus und geringeren subjektiven Barrieren gegen eine psychologische Behandlung oder Begleitung. Des Weiteren fehlen differenzielle Untersuchungen zur Effektivität und Effizienz von psychoonkologischen Programmen bei unterschiedlichen Zielgruppen und in verschiedenen Versorgungsbereichen wie z.B. in der palliativen Versorgung schwer kranker Krebspatienten. Wenig untersucht sind darüber hinaus auch niedrig dosierte psychoonkologische Angebote (z.B. psychologische Interventionen durch Hausärzte oder im Rahmen eines Liaisondienstes).

Die künftige Forschung sollte insbesondere auf die Weiterentwicklung und Evaluation von zielgruppenorientierten Angeboten und von barriere-reduzierenden Strategien durch verbesserte Patienteninformation sowie die Entwicklung von „ökonomischen" psychoonkologischen Versorgungskonzepten für ganze Institutionen fokussieren. Um die Wirksamkeit von Interventionsprogrammen zu optimieren, bedarf es letztlich auch der Stärkung der bisher noch wenig entwickelten Prozessforschung in der Psychoonkologie. Zu klären sind hier u.a. die Auswirkungen von Therapiemotivation, Behandlungsdauer und Dosis-Wirkungs-Beziehungen auf die Therapieergebnisse und die Bedeutung von Therapieabbrüchen.

2.5 Standards für die Qualitätssicherung und deren Realisierung

Die Psychoonkologie hat in den letzten Jahren einen hohen Akzeptanzgrad in der Bevölkerung und bei medizinischen Berufsgruppen erreicht. Soll dieser Statusgewinn Bestand haben, muss die Psychoonkologie konsequent spezifische Maßnahmen der Qualitätssicherung entwickeln und implementieren. Dies heißt u.a eine klare Festlegung der qualifikatorischen Voraussetzungen der psychoonkologisch tätigen Berufsgruppen und deren Realisierung durch geeignete Trainings- und Weiterbildungsmaßnahmen. Gleichzeitig gilt es, psychoonkologische Kompetenzen an andere Berufsgruppen in der Versorgung von Krebspatienten (vor allem Ärzte und Pflegepersonal) weiterzugeben, um so eine große Breitenwirkung für die psychoonkologischen Anliegen zu erreichen. Ein Beispiel für eine solche Entwicklung ist das von der Internationalen Gesellschaft für Psychoonkologie (IPOS) und der European School of Oncology (ESO) erstellte kostenfreie Online Core Curriculum Psychoonkologie, das für in der Versorgung von Krebspatienten tätige Berufsgruppen verschiedene Vorträge internationaler Experten zur Verfügung stellt. Einen besonderen Fokus stellt im Rahmen der Qualifizierungsmaßnahmen das Training kommunikativer Kompetenzen dar. In den Trainingsprozeduren sollten moderne Kommunikationstechniken und Medien gezielt genutzt werden. Weitere zentrale Qualitätssicherungsanforderungen betreffen die Nutzung einer computerbasierten Dokumentation psychoonkologischer Maßnahmen und von Prozessabläufen, regelmäßige Supervisionsangebote, Routine-Follow-up-Untersuchungen und die Implementation und kontinuierliche Weiterentwicklung von Leitlinien für psychoonkologische Dienstleistungen.

3. Fazit

Die bisherigen Ausführungen zeigen, dass – wie in anderen Bereichen der medizinischen Versorgung auch – in der Psychoonkologie ein erheblicher Bedarf an Versorgungsforschung besteht. Deren Hauptaufgabe besteht darin, zu überprüfen, inwieweit Ergebnisse aus experimentellen und klinischen psychoonkologischen Studien auch für die Routineversorgung von Krebspatienten gelten. Für die zukünftige Entwicklung stellen sich aber noch weitere, übergreifende, Fragen. Diese betreffen insbesondere die generelle Orientierung und strategische Ausrichtung, Fragen der Versorgungsgerechtigkeit und verfügbare Ressourcen.

Bezüglich der generellen Orientierung ist vor allem die Frage zu diskutieren, ob die Forschung spezifisch darauf ausgerichtet sein sollte, zur Verbesserung der psychosozialen Angebote für die spezifische Gruppe der Krebspatienten beizutragen, oder sich über ihren spezifischen Fokus hinausgehend zu einer medizinischen Psychologie entwickeln sollte, die evidenzgestützte psychologische Interventionen allen (chronisch) Erkrankten zugänglich macht? Mit Blick auf die strategische Ausrichtung stellt sich die Frage, ob die Psychoonkologie sich eher als spezialisierte Disziplin innerhalb der Onkologie versteht und weiterentwickelt, oder sich eher im Sinne einer „integrativen Onkologie" darauf ausrichtet, Erkenntnisse der Psychologie allen Berufsgruppen der Onkologie zur Verfügung zu stellen.

Bezüglich der Versorgungsgerechtigkeit gilt es, weitere Grundsatzfragen zu klären: Sollten weiterhin psychosoziale Versorgungsangebote auf eine Minderheit von eher privilegierten (meist gut ausgebildeten und jüngeren) Patienten ausgerichtet sein, oder versteht sie sich auch als soziale Strategie mit der Zielsetzung vor allem besonders behandlungsbedürftige und auch „schwierige" Krebspatienten zu erreichen? Angemessene Lösungen für die zuvor angesprochenen Probleme werden nur erreicht werden können, wenn es gelingt, erfolgreiche Strategien zu entwickeln, die die Bereitstellung der notwendigen finanziellen Ressourcen für eine flächendeckende Berücksichtigung von Psychoonkologie in Versorgung, Aus- und Weiterbildung und Forschung sicherstellen.

V. Verzeichnisse

Literaturverzeichnis

Aaronson, N.K., Ahmedzai, S., Bergman, B., Bullinger, M., Cull, A., Duez, N.J., Filiberti, A., Flechtner, H., Fleishman, S.B. & de Haes, J.C. (1993). The European Organization for Research and Treatment of Cancer QLQ-C30: a quality-of-life instrument for use in international clinical trials in oncology. *Journal of the National Cancer Institute, 85,* 365-376.

Adams, B. (2005). Ärzte und Krebspatienten entwickeln Therapiepläne am besten gemeinsam. *Informationsdienst Wissenschaft,* November 23.

Adler, C., Gunzelmann, T., Machold, C., Schumacher, J. & Wilz, G. (1996). Belastungserleben pflegender Angehöriger von Demenzpatienten. *Zeitschrift für Gerontologie und Geriatrie, 29,* 143-149.

Aktan-Collan, K., Haukkala, A., Mecklin, J.-P., Uutela, A. & Kääriäinen, H. (2001). Comprehension of cancer risk 12 month after predictive genetic testing for HNPCC. *Journal of Medical Genetics, 38,* 787-792.

Aldridge, J. & Becker, S. (1993). Children as carers. *Archives of Disease in Childhood, 69(4),* 459-462.

Allen, S.M., Goldscheider, F. & Ciambrone, D.A. (1999). Gender roles, marital intimacy, and nomination of spouse as primary caregiver. *The Gerontologist, 39,* 150-158.

Andersen, B.L. (2002). Biobehavioral outcomes following psychological interventions for cancer patients. *Journal of Consulting and Clinical Psychology, 70,* 590-610.

Andersen, B.L., Farrar, W.B., Golden-Kreutz, D.M., Glaser, R., Emery, C.F., Crespin, T.R., Shapiro, C.L. & Carson III, W.E. (2004). Psychological, behavioural, and immune changes after a psychological intervention: a clinical trial. *Journal of Clinical Oncology, 22,* 3570-3580.

Andrykowski, M.A. & Manne, S.L. (2006). Are psychological interventions effective and accepted by cancer patients? I. Standards and levels of evidence. *Annals of Behavioral Medicine, 32,* 93-97.

Antoni, M.H., Lehman, J.M., Kilbourn, K.M., Boyers, A.E., Culver, J.L., Alferi, S.M., Yount, S.E., McGregor, B.A., Arena, P.L., Harris, S.D., Price, A.A. & Carver, C.S. (2001). Cognitive-behavioral stress management intervention decreases the prevalence of depression and enhances benefit finding among women under treatment for early-stage breast cancer. *Health Psychology, 20(1),* 20-32.

Arbeitsgemeinschaft Bevölkerungsbezogener Krebsregister in Deutschland (2004). Krebs in Deutschland. Häufigkeiten und Trends. Saarbrücken: Robert Koch-Institut.

Armsden, G.C. & Lewis, F.M. (1993). The child's adaptation to parental medical illness: Theory and clinical implications. Patient Education and Counseling, 22(3), 153-165.

Aujoulat, I., d'Hoore, W. & Deccache, A. (2007). Patient empowerment in theory and practice: polysemy or cacophony? *Patient Education and Counseling, 66*, 13-20.

Aymanns, P. (1992). *Krebserkrankung und Familie: Zur Rolle familialer Unterstützung im Prozess der Krankheitsbewältigung.* Bern: Huber.

Back, A.L., Arnold, R.M., Tulsky, J.A., Baile, W.F. & Fryer-Edwards, K.A. (2003). Teaching communication skills to medical oncology fellows. *Journal of Clinical Oncology, 21,* 2433-2436.

Baider, L., Andritsch, E., Goldzweig, G., Uziely, B., Ever-Hadani, P., Hofman, G., Krenn, G. & Samonigg, H. (2004). Changes in psychological distress of women with breast cancer in long-term remission and their husbands. *Psychosomatics, 45,* 58-68.

Baider, L. & Bengel, J. (2001). Cancer and the spouse: gender-related differences in dealing with health care and illness. *Critical Reviews in Oncology/Hematology, 40,* 115-123.

Baider, L., Ever-Hadani, P., Goldzweig, G., Wygoda, M.R. & Peretz, T. (2003). Is perceived family support a relevant variable in psychological distress? A sample of prostate and breast cancer couples. *Journal of Psychosomatic Research, 55,* 453-460.

Baider, L. & Kaplan de-Nour, A. (1990). Die Rolle des Ehepartners als emotionale Stütze des Krebspatienten. In U. Koch & F. Potreck-Rose (Hrsg.), *Krebsrehabilitation und Psychoonkologie* (S. 38-47). Berlin, Heidelberg: Springer.

Baider, L., Walach, N., Perry, S. & Kaplan De-Nour, A. (1998). Cancer in married couples: higher or lower distress? *Journal of Psychosomatic Research, 45,* 239-248.

Baile, W. F. (2000). *Practice guidelines for patient/physician communication: Breaking bad news, version 1.01.* Rockledge (PA): National Comprehensive Cancer Network.

Baile, W.F., Kudelka, A.P., Beale, E.A., Glober, G.A., Myers, E.G., Greisinger, A.J., Bast, R.C. Jr., Goldstein, M.G., Novack, D. & Lenzi, R. (1999). Communication skills training in oncology. Description and preliminary outcomes of workshops on breaking bad news and managing patient reactions to illness. *Cancer, 86*, 887-897.

Bakas, T., Lewis, R.R. & Parsons, J.E. (2001). Caregiving tasks among family caregivers of patients with lung cancer. *Oncology Nursing Forum, 28,* 847-854.

Balck, F.B. (2003). LEZU. Lebenszufriedenheitsfragebogen. In J. Schumacher, A. Klaiberg & E. Brähler (Hrsg.), *Diagnostische Verfahren zu Lebensqualität und Wohlbefinden* (S. 195-199). Göttingen: Hogrefe.

Balderson, N. & Towell, T. (2003). The prevalence and predictors of psychological distress in men with prostate cancer who are seeking support. *British Journal of Health Psychology, 8,* 125-134.

Bandura, A. (1997). *Self-efficacy. The excercise of control.* New York: Freeman and Company.

Barkmann, C., Romer, G., Watson, M. & Schulte-Markwort, M. (2007). Parental Physical illness as a risk for psychosocial maladjustment in children and adolescents: epidemiological findings from a national survey in Germany. *Psychosomatics* [in Druck].

Barth, M., Koch, U., Hoffmann-Markwald, A. & Wittmann, W.W. (1991). Das Antragsverhalten hinsichtlich medizinischer Maßnahmen zur Rehabilitation (Teil II) – Die Sicht der Versicherten. *Deutsche Rentenversicherung, 2-3,* 120-140.

Bartsch, H.H., Heckl, U. & Weis, J. (2004). Umfassende Beratung onkologischer Patienten: Das Modell der „second opinion“ an der Freiburger Klinik für Tumorbiologie. In H.H. Bartsch & J. Weis (Hrsg.), *Gemeinsame Entscheidung in der Krebstherapie Basel* (S. 79-90). Basel: Karger.

Basler, H.D. & Kröner-Herwig, B. (1995). *Psychologische Therapie bei Kopf- und Rückenschmerzen. Ein Schmerzbewältigungsprogramm zur Gruppen und Einzeltherapie.* München: Quintessenz.

Becker, N. (2001). Epidemiologie. In K. Höffken, G. Kolb & U. Wedding (Hrsg.), *Geriatrische Onkologie* (S. 3-28). Berlin u.a.: Springer.

Berg, L. (2000). *Brustkrebs - Wissen gegen die Angst.* München: Kunstmann.

Berg, P., Marten-Mittag, B. & Herschbach, P. (2008). Fear of progression in patients with chronic disease. *Journal of Psychosomatic Research* [submitted].

Bergelt, C., Lehmann, C., Welk, H., Barth, J., Gaspar, M., Ghalehie, S., Günzel, K., Kaufmann, C.C., Kiehne, U., Rotsch, M., Schmidt, R., Steimann, M. & Koch, U. (2007). Inanspruchnahme stationärer onkologischer Rehabilitation durch Patienten und ihre Partner. In R. Deck, H. Raspe & U. Koch (Hrsg.), *Reha-wissenschaftliche Forschung in Norddeutschland. Norddeutscher Verbund für Rehabilitationsforschung. Ergebnisse sechsjähriger Forschungsarbeit* (S. 141-159). Lage: Jacobs.

Bieber, C., Loh, A., Ringel, N., Eich, W. & Härter, M. (2007). *Patientenbeteiligung bei medizinischen Entscheidungen – Manual zur Partizipativen Entscheidungsfindung.* Selbstverlag.

Bieber, C., Müller, K.G., Blumenstiel, K., Richter, A., Hochlehnert, A., Wilke, S. & Eich, W. (2005). Der Einfluß Partizipativer Entscheidungsfindung auf die Behandlungszufriedenheit von chronischen Schmerzpatienten. In M. Härter, A. Loh & C. Spies (Hrsg.), *Gemeinsam entscheiden – erfolgreich behandeln – Neue Wege für Ärzte und Patienten im Gesundheitswesen* (S. 145-154). Köln: Deutscher Ärzteverlag.

Bieber, C., Müller, K.G., Blumenstiel, K., Schneider, A., Richter, A., Wilke, S., Hartmann, M. & Eich, W. (2006). Long-term effects of a Shared Decision Making intervention on physician-patient interaction and outcome in fibromyalgia. A qualitative and quantitative one year follow-up of a randomized controlled trial. *Patient Education and Counseling, 63(3),* 357-366.

Birenbaum, L., Yancey, D., Phillips, N., Chand, N. & Huster, G. (1999). School-age children's and adolescents adjustment when a parent has cancer. *Oncology Nursing Forum, 26(10),* 1639-1645.

Bish, A., Sutton, S., Jacobs, C., Levene, S., Ramirez, A. & Hodgson, S. (2002). Changes in psychological distress after cancer genetic counselling: a comparison of affected and unaffected women. *British Journal of Cancer, 86,* 43-50.

Bisson, J.L., Chubb, H.L., Bennett, S., Mason, M., Jones, D. & Kynaston, H. (2002). The prevalence and predictors of psychological distress in patients with early localized prostate cancer. *British Journal of Urology, 90,* 56-61.

Bloch, S., Love, A., Macvean, M., Duchesne, G., Couper, J. & Kissane, D. (2007). Psychological Adjustment of men with prostate cancer: a review of the literature. *BioPsychoSocial Medicine, 1,* 1-14.

Bonadona, V., Saltel, P., Desseigne, F., Mignotte, H., Saurin, J.-C., Wang, Q., Sinilnikova, O., Giraud, S., Freyer, G., Plauchu, H., Puisieux, A. & Lasset, C. (2002). Cancer patients who experienced diagnostic genetic testing for cancer susceptibility: reactions and behavior after the disclosure of a positive test result. *Cancer Epidemiology Biomarkers & Prevention, 11*, 97-104.

Bordeleau, L., Szalai, J.P., Ennis, M., Lezcz, M., Speca, M., Sela, R., Doll, R., Chochinov, H.M., Navarro, M., Arnold, A., Pritchard, K.I., Bezjak, A., Llewellyn-Thomas, H.A., Sawka, C.A. & Goodwin, P.J. (2003). Quality of life in a randomized trial of group psychosocial support in metastatic breast cancer: Overall effects of the intervention and an exploration of missing data. *Journal of Clinical Oncology, 21,* 1944-1951.

Boszormrnyi-Nagy, I. & Sparke, G. (1981). *Unsichtbare Bindungen. Die Dynamik familiärer Systeme.* Stuttgart: Klett-Cotta.

Bottles, K. (2000). Patients and Doctors: Some Thoughts on an Evolving Relationship amid Unprecedented Change. *Managed Care Quarterly, 8,* 34-36.

Bowlby, J. (1988). *A Secure Base: Clinical Applications of Attachment Theory.* London: Tavistock/Routledge.

Braddock, C.H., Edwards, K.A. & Hasenberg, N.M. (1999). Informed decision making in outpatient practice. *Journal of the American Medical Association, 282,* 2313-2320.

Brähler, E. & Scheer, J.W. (1995). *Der Gießener Beschwerdebogen – GBB 24.* Bern: Huber.

Brain, K., Gray, J., Norman, P., Parsons, E., Clarke, A., Rogers, C., Mansel, R. & Harper, P. (2000). Why do women attend familial breast cancer clinics? *Journal of Medical Genetics, 37,* 197-202.

Braithwaite, D., Emery, J., Walter, F., Prevost, A.T. & Sutton, S. (2004). Psychological impact of genetic counseling for familial cancer: a systematic review and meta-analysis. *Journal of the National Cancer Institute, 96,* 122-133.

Brech, C. & Richter, R. (1999). Breast cancer and female identity development: The role played by past relations for adolescent daughters with mothers suffering from breast cancer. *Zeitschrift für Sexualforschung, 12(4)*, 1-22.

Bredart, A., Bouleuc, C. & Dolbeault, S. (2005). Doctor-patient communication and satisfaction with care in oncology. *Current Opinion in Oncology, 17,* 351-354.

Brehaut, J.C., O'Connor, A.M., Wood, T.J., Hack, T.F., Siminoff, L., Gordon, E. & Feldman-Stewart, D. (2003). Validation of a decision regret scale. *Medical Decision Making, 23,* 281-292.

Bremerich, A. & Stoll, W. (1985). Die Rehabilitation nach Laryngektomie aus der Sicht der Betroffenen. *HNO, 33,* 220-223.

Bruder, J. (1988). Filiale Reife – ein wichtiges Konzept für die familiäre Versorgung kranker, insbesondere dementer alter Menschen. *Zeitschrift für Gerontopsychologie und -psychiatrie, 1,* 95-101.

Bruera, E., Willey, J., Palmer, J. & Rosales, M. (2002). Treatment decisions for breast carcinoma: patient preferences and physician perceptions. *Cancer, 94*, 2076-2080.

Bullinger, M. (1995). German translation and psychometric testing of the SF-36 healthsurvey. *Social Science and Medicine, 41,* 1359-1366.

Bullinger, M. (2006). Lebensqualität chronisch kranker Menschen. In S. Pawlis & U. Koch (Hrsg.), *Psychosoziale Versorgung in der Medizin* (S. 219-228). Stuttgart: Schattauer.

Bullinger, M. & Kirchberger, I. (1998). *Der SF-36 Fragebogen zum Gesundheitszustand.* Göttingen: Hogrefe.

Bullinger, M., Kirchberger, I. & Ware, J. (1995). Der deutsche SF-36 Health Survey. Übersetzung und psychometrische Testung eines krankheitsübergreifenden Instrumentes zur Erfassung der gesundheitsbezogenen Lebensqualität. *Zeitschrift für Gesundheitswissenschaft, 1,* 21-36.

Bullinger, M. & Morfeld, M. (2007). Der SF-36 Health Survey. In O. Schöffski & Graf v.d. Schulenburg (Hrsg.), *Gesundheitsökonomische Evaluationen* (S. 387-400). Berlin, Heidelberg: Springer.

Bullinger, M., Petersen, C. & Mehnert, A. (2005). Erfassung der Lebensqualität in der Onkologie. In J.R. Siewert, M. Rothmund & V. Schumpelick (Hrsg.), *Praxis der Viszeralchirurgie – Onkologische Chirurgie* (S. 323-332). Heidelberg: Springer.

Bullinger, M. & Ravens-Sieberer, U. (2006). Lebensqualität und chronische Krankheit: die Perspektive von Kindern und Jugendlichen in der Rehabilitation. *Praxis der Kinderpsychologie und Kinderpsychiatrie, 55(1),* 23-35.

Bullinger, M., Ravens-Sieberer, U., Nantke, J. & Redegeld, M. (2004). Lebensqualität von Eltern chronisch kranker Kinder. In M.M.C. Maurischat, Th. Kohlmann & M. Bullinger (Hrsg.), *Lebensqualität: Nützlichkeit und Psychometrie des Health Survey SF-36/ SF-12 in der medizinischen Rehabilitation* (S. 209-225). Lengerich: Pabst.

Bullinger, M., von Mackensen, S. & Kirchberger, I. (1994). KINDL – ein Fragebogen zur Erfassung der Lebensqualität von Kindern. *Zeitschrift für Gesundheitspsychologie, 2*, 64-77.

Bulsara, C., Styles, I., Ward, A.M. & Bulsara, M. (2006). The psychometrics of developing the patient empowerment scale. *Journal of Psychosocial Oncology, 24*, 1-16.

Bundesärztekammer (1998). Richtlinien zur Diagnostik der genetischen Disposition für Krebserkrankungen. *Deutsches Ärzteblatt, 95*, B1120-1127.

Bundesärztekammer und Deutsche Gesellschaft für Palliativmedizin (2004). Curriculum Zusatz-Weiterbildung Palliativmedizin. Retrieved October 26, 2004, from http://dgpalliativmedizin.de/pdf/WB%20DGP%20Curriculum%2040621.pdf.

Butow, P.N., Brown, R.F., Cogar, S., Tattersall, M.H.N. & Dunn, S.M. (2002). Oncologists' reactions to cancer patient's verbal cues. *Pycho-Oncology, 11,* 47-58.

Cameron, J.L., Franche, R.L., Cheung, A.M. & Stewart, D.E. (2002). Lifestyle interference and emotional distress in family caregivers of advanced cancer patients. *Cancer, 94,* 521-527.

Carey, P.J., Oberst, M.T., McCubbin, M.A. & Hughes, S.H. (1991). Appraisal and caregiving burden in family members caring for patients receiving chemotherapy. *Oncology Nursing Forum, 18,* 1341-1348.

Carlson, L.E. & Bultz, B.D. (2004). Efficacy and medical cost offset of psychosocial interventions in cancer care: making the case for economic analyses. *Psycho-Oncology, 13(12),* 837-849.

Carver, C.S. & Scheier, M.F. (1998). *On the self-regulation of behaviour.* New York: Cambridge University Press.

Caspari, C., Untch, M. & Vodermaier, A. (2003). Shared Decision Making bei Brustkrebspatientinnen. *Gesundheitswesen, 3,* 190-199.

Cegala, D.J. & Lenzmeier-Broz, S. (2002). Physician communication skills training: A review of theoretical backgrounds, objectives and skills. *Medical Education, 36*, 1004-1016.

Chapman, K. & Rush, K. (2003). Patient and family satisfaction with cancer information: pamphlet evaluation. *Canadian Oncology Nursing Journal, 13,* 164-175.

Charles, C., Gafni, A. & Whelan, T. (1997). Shared decision-making in the medical encounter: What does it mean? (Or it takes, at least two to tango). *Social Science and Medicine, 5*, 681-692.

Charles, C., Gafni, A. & Whelan, T. (1999). Decision-making in the physician-patient encounter: revisiting the shared treatment decision making model. *Social Science & Medicine, 49,* 651-661.

Charles, C., Gafni, A. & Whelan, T. (2004). Self-reported use of shared decision-making among breast cancer specialists and perceived barriers and facilitators to implementing this approach. *Health Expectations, 4*, 338-348.

Charlton, R. & Ford, E. (1995). Education needs in palliative care. *Family Practice, 12(1),* 70-74.

Chen, B.X. & Siu, L.L. (2001). Impact of the Media and the Internet on Oncology: Survey of Cancer Patients and Oncologists in Canada. *Journal of Clinical Oncology 19, 23,* 4291-4297.

Chomsky, N. (1968). *Language and Mind.* New York: Harcourt, Brace & World.

Christ, G. H. (2000a). Impact of development on children's mourning. *Cancer Practice, 8(2),* 72-81.

Christ, G. H. (2000b). *Healing Children's Grief: Surviving a Parent's Death from Cancer.* Oxford: Oxford Universities Press.

Christ, G.H., Siegel, K. & Sperber, D. (1994). Impact of parental terminal cancer on adolescents. *American Journal of Orthopsychiatry, 64(4),* 604-613.

Cierpka, M. (Hrsg.) (2002). *Handbuch der Familiendiagnostik* (2., erweiterte Auflage). Berlin: Springer.

Cimprich, B., Janz, N.K., Northouse, L., Wren, P.A., Given, B. & Given, C.W. (2005). Taking charge: a self-management program for women following breast cancer treatment. *Psycho-Oncology, 14,* 704-717.

Claes, E., Evers-Kiebooms, G., Boogaerts, A., Decruyenaere, M., Denayer, L. & Legius, E. (2004). Diagnostic genetic testing for hereditary breast and ovarian cancer in cancer patients: women's looking back on the pre-test period and a psychological evaluation. *Geneict Testing, 8,* 13-21.

Classen, C., Butler, L.D., Koopman, C., Miller, E., DiMiceli, S., Giese-Davis, J., Fobair, P., Carlson, R.W., Kraemer, H.C. & Spiegel, D. (2001). Supportive-expressive group therapy and distress in patients with metastatic breast cancer. A randomized clinical intervention trial. *Archives of General Psychiatry, 58,* 494-501.

Clipp, E.C. & George, L.K. (1993). Dementia and cancer: A comparison of spouse caregivers. *The Gerontologist, 33,* 534-541.

Codori, A.M., Hansen, R. & Brandt, J. (1994). Self-selection in predictive testing for Huntington's disease. *American Journal of Medical Genetics, 54*, 167-173.

Codori, A.M., Petersen, G.M., Miglioretti, D.L., Larkin, E.K., Bushey, M.T., Young, C., Brensinger, J.D., Johnson, K., Bacon, J.A. & Booker, S.V. (1999). Attitudes toward colon cancer gene testing: factors predicting test uptake. *Cancer Epidemiology Biomarkers & Prevention, 8,* 345-351.

Codori, A.-M., Waldeck, T., Petersen, G.M., Miglioretti, D.L., Trimbath, J.D. & Tillery, M.A. (2005). Genetic counseling outcomes: perceived risk and distress after counseling for hereditary colorectal cancer. *Journal of Genetic Counseling, 14,* 119-132.

Cohen, J. (1969). *Statistical power analysis for behavioural sciences.* New York: Academic Press.

Cohen, J. (1988). *Statistical Power Analysis for the Behavioral Sciences* (2nd ed.), Hillsdale, NJ: Erlbaum.

Cohen, J. (1992). A power primer. *Psychological Bulletin, 112(1),* 155-159.

Cohen, M.M. & Wellisch, D.K. (1978). Living in limbo: psychosocial intervention in families with a cancer patient. *American Journal of Psychotherapy, 32(4),* 561-571.

Cohen, S. & Wills, T.A. (1985). Stress, social support, and the buffering hypothesis. *Psychological Bulletin, 98(2),* 310-257.

Collins, V., Halliday, J., Warren, R. & Williamson, R. (2000a). Assessment of education and counselling offered by a familial colorectal cancer clinic. *Clinical Genetetics, 57(1),* 48-55.

Collins, V., Halliday, J., Warren, R. & Williamson, R. (2000b). Cancer worries, risk perceptions and associations with interest in DNA testing and clinic satisfaction in a familial colorectal cancer clinic. *Clinical Genetics, 58,* 460-468.

Compas, B.E., Haaga, D.A.F., Keefe, F.J., Leitenberg, H. & Williams, D.A. (1998). Sampling of empirically supported psychological treatments from health psychology: smoking, chronic pain, cancer, and bulimia nervosa. *Journal of Consulting and Clinical Psychology, 66,* 89-112.

Compas, B.E., Worsham, N.L., Epping-Jordan, J.E., Grant, K.E., Mireault, G., Howell, D.C. & Malcarne, V.L. (1994). When mom or dad has cancer: Markers of psychological distress in cancer patients, spouses and children. *Health Psychology, 13(6),* 507-515.

Compas, B.E., Worsham, N.L., Ey, S. & Howell, D.C. (1996). When mom or dad has cancer: II. Coping, cognitive appraisals, and psychological distress in children of cancer patients. *Health Psychology 15(3),* 167-175.

Coulter, A. (1997). Partnerships with patients: the pros and cons of shared clinical decision making. *Journal of Health Services Research & Policy, 2*, 112-121.

Coulter, A. (2003a). Patient information and shared decision-making in cancer care. *British Journal of Cancer (Suppl. 1),* 15-16.

Coulter, A. & Magee, H. (2003b). *The European Patient of the Future*. Berkshire, NY: Open University Press.

Couper, J.W., Bloch, S., Love, A., Duchesne, G., Macvean, M. & Kissane, D.W. (2006a). The psychosocial impact of prostate cancer on patients and their partners. *Medical Journal of Australia, 185,* 428-432.

Couper, J., Bloch, S., Love, A., Macvean, M., Duchesne, G.M. & Kissane, D. (2006b). Psychosocial adjustment of female partners of men with prostate cancer: a review of the literature. *Psycho-Oncology, 15,* 937-953.

Coyne, J.C., Benazon, N.R., Gaba, C.G., Calzone, K. & Weber, B.L. (2000). Distress and psychiatric morbidity among women from high-risk breast and ovarian cancer families. *Journal of Consulting and Clinical Psychology, 68,* 864-874.

Coyne, J.C., Lepore, S.J. & Palmer, S.C. (2006). Efficacy of psychological interventions in cancer care: Evidence is weaker than it first looks. *Annals of Behavioral Medicine, 32,* 104-110.

Cunningham, A.J., Edmonds, C.V., Jenkins, G.P., Pollack, H., Lockwood, G.A. & Warr, D. (1998). A randomized controlled trial of the effects of group psychological therapy on survival in women with metastatic breast cancer. *Psycho-Oncology, 7,* 508-517.

Cunningham, A.J., Lockwood, G.A. & Cunningham, J.A. (1991). A relationship between perceived self-efficacy and quality of life in cancer patients. *Patient Education and Counselling, 17,* 71-78.

DAK (2004). DAK Homepage. Retrieved December 8, 2004, from http://www.dak.de/content/dakpatinfo/index.html.

Dale, W., Bilir, P., Han, M. & Meltzer, D. (2005). The role of anxiety in prostate carcinoma: a structured review of the literature. *Cancer, 104,* 467-478.

Dankert, A., Duran, G., Engst-Hastreiter, U., Keller, M., Waadt, S., Henrich, G. & Herschbach, P. (2003). Progredienzangst bei Patienten mit Tumorerkrankungen, Diabetes mellitus und entzündlichen Erkrankungen des Bewegungsapperates. *Die Rehabilitation, 42,* 155-163.

Davison, B.J. & Goldenberg, S.L. (2003). Decisional regret and quality of life after participating in medical decision-making for early-stage prostate cancer. *British Journal of Urology International, 1,* 14-17.

De Maddalena, H., Pfrang, H., Schohe, R. & Zenner, H.P. (1991). Sprachverständlichkeit und psychosoziale Anpassung bei verschiedenen Stimmrehabilitationsmethoden nach Laryngektomie. *Laryngorhinootologie, 70,* 562-567.

De Maddalena, H., Pfrang, H. & Zenner, H.P. (1992). Erklärungsmodelle des sozialen Rückzugs bei Krebspatienten. Ergebnisse einer prospektiven Verlaufsuntersuchung bei Patienten nach Kehlkopfoperation. In C. Kiese (Hrsg.), *Diagnostik und Therapie bei Kommunikationsstörungen* (S. 73-114). Bonn: Deutscher Psychologen Verlag.

De Vries, A., Söllner, W., Steixner, E., Auer, V., Schiessling, G., Stzankay, A., Iglseder, W. & Lukas, P. (1998). Subjective psychological stress and need for psychosocial support in cancer patients during radiotherapy treatment. *Strahlentherapie und Onkologie, 174,* 408-414.

Degner, L.F., Kristjanson, L.J., Bowman, D., Sloan, J.A., Carriere, K.C., O'Neil, J., Bilodeau, B., Watson, P. & Mueller, B. (1997). Information needs and decisional preferences in women with breast cancer. *Journal of the American Medical Association, 277,* 1485-1492.

Degner, L.F. & Sloan, J. A. (1992). Decision making during serious illness: what role do patients really want to play? *Journal of Personality and Social Psychology, 45,* 941-950.

Department of Health (2001). *The expert patient. A new approach to chronic disease management for the 21st century.* Retrieved June 30, 2006, from http://www.dh.gov.uk/ PublicationsAndStatistics/Publications/PublicationsPolicyAndGuidance/PublicationsPolicy AndGuidanceArticle/fs/en?CONTENT_ID=4006801&chk=UQCoh9.

Derogatis, L.R., Morrow, G., Fetting, J., Penman, D., Piasetsky, S., Schmale, A., Henrichs, M. & Carnicke, C. (1983). The prevalence of psychiatric disorders among cancer patients. *JAMA, 249,* 751-757.

Deutsches Institut für Medizinische Dokumentation und Information (DIMDI) (2004). *ICF - Internationale Klassifikation der Funktionsfähigkeit, Behinderung und Gesundheit.* Köln: DIMDI.

Devine, E.C. & Westlake, S.K. (1995). The effects of psychoeducational care provided to adults with cancer: meta-analysis of 116 studies. *Oncology Nursing Forum, 22,* 1369-1381.

Dierk, J.M., Sommer, G. & Heinrigs, S. (2002). Soziale Kompetenz und Circumplexmodell interpersonalen Verhaltens. Zum Zusammenhang der Konstrukte. *Zeitschrift für Differentielle und Diagnostische Psychologie, 23,* 67-81.

Dierks, M.L. & Schwartz, F.L. (2002). Public Health und die Diskussion um neue Rollen des Patienten im Gesundheitswesen. In U. Flick (Hrsg.), *Innovation durch New Public Health* (S. 137-153). Göttingen: Hogrefe.

Dierks, M.L. & Seidel, G. (2005). Gleichberechtigte Beziehungsgestaltung zwischen Ärzten und Patienten – wollen Patienten wirklich Partner sein? In M. Härter, A. Loh & C. Spies (Hrsg.), *Gemeinsam entscheiden – erfolgreich behandeln: Neue Wege für Ärzte und Patienten im Gesundheitswesen* (S. 35-44). Köln: Deutscher Ärzte-Verlag.

Dolan, J.G. (1999). A method for evaluating health care providers' decision making: the provider decision assessment instrument. *Medical Decision Making, 19,* 38-41.

Dolan, J.G. (2000). Involving patients in decisions regarding preventive health interventions using the analytic hierarchy process. *Health Expectations, 3,* 37-45.

Dorval, M., Farkas, P., Schneider, K.A., Kieffer, S.A., DiGianni, L., Kalkbrenner, K.J., Bromberg, J.I., Basili, L.A., Calzone, K., Stopfer, J., Weber, B.L. & Garber, J.E (2000). Anticipated versus actual emotional reactions to disclosure of results of genetic tests for cancer susceptibility: findings from p 53 and BRCA1 testing programs. *Journal of Clinical Oncology, 18,* 2135-2142.

Dowsett, S.M., Saul, J.L., Butow, P.N., Dunn, S.M., Boyer, M.J., Findlow, R. & Dunsmore, J. (2000). Communication styles in the cancer consultation: Preferences for a patient-centred approach. *Psycho-Oncology, 9,* 147-156.

Eakin, E.G. & Strycker, L.A. (2001). Awareness and barriers to use of cancer support and information resources by HMO patients with breast, prostate, or colon cancer: patient and provider perspectives. *Psycho-Oncology, 10,* 103-113.

Edelman, S., Bell, D.R. & Kidman, A.D. (1999a). A group cognitive behaviour therapy programme with metastatic breast cancer patients. *Psycho-Oncology, 8,* 295-305.

Edelman, S., Lemon, J., Bell, D.R. & Kidman, A.D. (1999b). Effects of group CBT on the survival time of patients with metastatic breast cancer. *Psycho-Oncology, 8,* 474-481.

Edmonds, C.V.I., Lockwood, G.A. & Cunningham, A.J. (1999). Psychological response to long term group therapy: A randomized trial with metastatic breast cancer patients. *Psycho-Oncology, 8,* 74-91.

Edwards, A., Elwyn, G., Hood, K., Robling, M., Atwell, C., Holmes-Rovner, M., Kinnersley, P., Houston, H. & Russell, I. (2003a). The development of COMRADE – a patient-based outcome measure to evaluate the effectivness of risk communication and treatment decision making in consultations. *Patient Education & Counseling, 50,* 311-322.

Edwards, A., Elwyn, G., Smith, C., Williams, S. & Thornton, H. (2001). Consumers' views of quality in the consultation and their relevance to 'shared decision-making' approaches. *Health Expectations, 4,* 151-161.

Edwards, A., Hailey, S. & Maxwell, M. (2004). Psychological support for women with metastatic breast cancer. *Cochrane Database of Systematic Reviews 2,* CD004253.

Edwards, A., Unigwe, S., Elwyn, G. & Hood, K. (2003b). Effects of communicating individual risks in screening programmes: Cochrane systematic review. *British Medical Journal, 327,* 703-709.

Eisenberg N. (1998). The socialization of socioemotional competence. In D. Pushkar, W.M. Bukowski, A.E., Schwartzman, D.M. Stack & D.R. White (Eds.), *Improving competence across the lifespan* (pp. 59-78). New York: Plenum.

Ellert, U., Lampert, T. & Ravens-Sieberer, U. (2005). Measuring health-related quality of life with the SF-8. Normal sample of the German population. *Bundesgesundheitsblatt Gesundheitsforschung Gesundheitsschutz, 48,* 1330-1337.

Elwyn, G., Edwards, A. & Britten, N. (2003). "Doing prescribing": how doctors can be more effective. *British Medical Journal, 327,* 864-867.

Elwyn, G., Edwards, A. & Kinnersley, P. (1999). Shared decision making in primary care: the neglected second half of the consultation. *British Journal of General Practice, 49,* 477-482.

Elwyn, G., Edwards, A. & Rhydderch, M. (2005). Shared Decision Making: das Konzept und seine Anwendung in der klinischen Praxis. In M. Härter, A. Loh & C. Spies (Hrsg.), *Gemeinsam entscheiden – erfolgreich behandeln – Neue Wege für Ärzte und Patienten im Gesundheitswesen* (S. 3-12). Köln: Deutscher Ärzte-Verlag.

Elwyn, G., Edwards, A., Wensing, M., Hibbs, R., Wilkinson, C. & Grol, R. (2001). Shared decision making observed in clinical practice: visual displays of communication sequence and patterns. *Journal of Evaluation in Clinical Practice, 7,* 211-221.

Elwyn, G., O'Connor, A., Stacey, D., Volk, R., Edwards, A., Coulter, A., Thomson, R., Barratt, A., Barry, M., Bernstein, S., Butow, P., Clarke, A., Entwistle, V., Feldman-Stewart, D., Holmes-Rovner, M., Llewellyn-Thomas, H., Moumjid, N., Mulley, A., Ruland, C., Sepucha, K., Sykes, A. & Whelan, T. (2006). On behalf of the International Patient Decision Aids Standards (IPDAS) Collaboration. Developing a quality criteria framework for patient decision aids: online international Delphi consensus process. *British Medical Journal, 333,* 417.

Encke, I. (2003). Internet zwischen Patient und Wissenschaft. *Forum DKG, 1,* 21.

Ende, J., Kazis, L., Ash, A. & Moskowitz, M.A. (1989). Measuring patients' desire for autonomy: decision making and information-seeking preferences among medical patients. *Journal of General Internal Medicine, 4,* 23-30.

Engel, J., Kerr, J., Schlesinger-Raab, A., Eckel, R., Sauer, H. & Hölzel, D. (2003). Comparison of breast and rectal cancer patients' quality of life: results of a four year prospective field study. *European Journal of Cancer Care, 12,* 215-223.

Enger, S.M., Thwin, S.S., Buist, D.S., Field, T., Frost, F., Geiger, A.M., Lash, T.L., Prout, M., Ulcickas Yood, M., Wei, F. & Silliman, R.A. (2006). Breast cancer treatment of older women in integrated health care settings. *Journal of Clinical Oncology, 24,* 4377-4383.

Ernst, J. (2006). Patientenorientierte Medizin – Befunde zur Informationssuche und zum Shared-Decision-Making bei Tumorpatienten. In J. Ernst & M. Michel (Hrsg.), *Sozialmedizin – Einblicke in Forschung, Lehre und Praxis* (S. 67-82). Leipzig: Universitätsverlag.

Ernst, J., Götze, H., Weißflog, G., Schröder, C. & Schwarz, R. (2006). Angehörige von Krebspatienten: Die dritte Kraft im medizinischen Entscheidungsprozess? – Explorative Befunde zum Shared-Decision-Making. *Familiendynamik, 1,* 47-69.

Ernst, J., Holze, S., Sonnefeld, C., Götze, H. & Schwarz, R. (2007). Medizinische Entscheidungsfindung im Krankenhaus – Ergebnisse einer explorativen Studie zum Stellenwert des shared decision making aus der Sicht der Ärzte. *Das Gesundheitswesen, 69,* 206-215.

Ernst, J. & Schwarz, R. (2006). Patientenbedürfnisse nach Information und Teilhabe an medizinischen Entscheidungen – Ergebnisse einer psychoonkologischen Studie. *Mitteilungsblatt der Sächsischen Krebsgesellschaft, 4,* 22-27.

Ernst, J., Schwarz, R. & Krauß, O. (2004). Shared decision making bei Tumorpatienten. Ergebnisse einer empirischen Studie. *Journal of Public Health, 12,* 123-131.

Erpenbeck, J. & von Rosenstiel, L. (2003). Einführung. In J. Erpenbeck & L. von Rosenstiel (Hrsg.), *Handbuch Kompetenzmessung: Erkennen, Verstehen und Bewerten von Kompetenzen in der betrieblichen, pädagogischen und psychologischen Praxis* (S. IX-XL). Stuttgart: Schäffer-Poeschel.

Eton, D.T., Lepore, S.J. & Helgeson, V.S. (2005). Psychological distress in spouses of men treated for early-stage prostate carcinoma. *Cancer, 103,* 2412-2418.

European Association for Palliative Care. (1993). Report and recommendations of a workshop on palliative medicine education and training for doctors in Europe. Retrieved November 8, 2004, from http://www.eapcnet.org/download/forPublications/EAPCEducationrec_93.doc.

Evans, R., Edwards, A., Brett, J., Bradburn, M., Watson, E., Austoker, J. & Elwyn, G. (2005). Reduction in uptake of PSA tests following decision aids: systematic reviews of current aids and their evaluations. *Patient Education and Counseling, 58,* 13-26.

Fagerlin, A., Rovner, D., Stableford, S., Jentoft, C., Wie, J.T. & Holmes-Rovner, M. (2004). Patient education materials about the treatment of early-stage prostate cancer: A critical review. *Annals of Internal Medicine, 140,* 721-728.

Fagerlin, A., Wang, C. & Ubel, P.A. (2005). Reducing the influence of anecdotal reasoning on people's health care decisions: Is a picture worth a thousand statistics? *Medical Decision Making, 25,* 298-405.

Faller, H. (2003a). Shared Decision Making: An approach to strengthening patient participation in rehabilitation. *Die Rehabilitation, 3*, 129-135.

Faller, H. (2003b). Empowerment als Ziel der Patientenschulung. *Praxis Klinische Verhaltensmedizin und Rehabilitation, 16,* 353-357.

Faller, H. (2005a). Wirksamkeit psychotherapeutischer Interventionen bei somatischen Erkrankungen. In H. Faller (Hrsg.), *Psychotherapie bei somatischen Erkrankungen* (S. 199-210). Stuttgart: Thieme.

Faller, H. (2005b). Diagnostik in Psychotherapie, Psychosomatik und Psychoonkologie. In A. Schumacher & S. Broeckmann (Hrsg.), *Diagnostik und Behandlungsziele in der Psychoonkologie* (S. 34-46). Lengerich: Pabst.

Faller, H. & Weis, J. (2005). Bedarf und Akzeptanz psychosozialer Versorgung. In H. Faller (Hrsg.), *Psychotherapie bei somatischen Erkrankungen* (S. 18-31). Stuttgart: Thieme.

Fallowfield, L. (1988). Counselling for patients with cancer. *British Medical Journal, 297,* 727-728.

Fallowfield, L. (1997). Offering choice of surgical treatment to women with breast cancer. *Patient Education and Counseling, 3*, 209-214.

Fallowfield, L. (2001). Participation of patients in decisions about treatment for cancer. *British Medical Journal, 323,* 1144.

Fallowfield, L. & Jenkins, V. (2004). Communicating sad, bad and difficult news in medicine. *The Lancet, 363,* 312-319.

Fallowfield, L., Jenkins, V., Farewell, V., Saul, J., Duffy, A. & Eves, R. (2002). Efficacy of a cancer research UK communication skills training model for oncologists: a randomised controlled trial. *The Lancet, 359,* 650-656.

Fawzy, F.I. (1999). Psychosocial interventions for patients with cancer: what works and what doesn't. *European Journal of Cancer, 35(11),* 1559-1564.

Fawzy, F.I., Canada, A.L. & Fawzy, N.W. (2003). Malignant melanoma: effects of a brief, structured psychiatric intervention on survival and recurrence at 10-year follow-up. *Archives of General Psychiatry, 60,* 100-103.

Fawzy, F.I. & Fawzy, N.W. (1994). A structured psychoeducational intervention for cancer patients. *General Hospital Psychiatry, 16,* 149-192.

Fawzy, F.I. & Fawzy, N.W. (2000). Psychoedukative Interventionen bei Krebspatienten: Vorgehensweisen und Forschungsergebnisse. In W. Larbig & V. Tschuschke (Hrsg.), *Psychoonkologische Interventionen* (S. 151-181). München: Reinhardt.

Fawzy, F.I., Fawzy, N.W., Arndt, L.A. & Pasnau, R.O. (1995). Critical review of psychosocial interventions in cancer care. *Archives of General Psychiatry, 52,* 100-113.

Fawzy, F.I., Fawzy, N.W., Hyun, C.S., Elashoff, R., Guthrie, D., Fahey, J.L. & Morton, D.L. (1993). Malignant melanoma. Effects of an early structured psychiatric intervention, coping, and affective state on recurrence and survival 6 years later. *Archives of General Psychiatry, 50,* 681-689.

Ferrario, S.R., Zotti, A.M., Massara, G. & Nuvolone, G. (2003). A comparative assessment of psychological and psychosocial characteristics of cancer patients and their caregivers. *Psycho-Oncology, 12,* 1-7.

Ferring, D. & Filipp, S.H. (2000). Coping as a "reality construction": On the role of attentive, comparative, and interpretative processes in coping with cancer. In J.H. Harvey & E.D. Miller (Eds.), *Loss and trauma: General and close relationship perspectives* (pp. 146-165). Philadelphia, PA: Brunner-Routledge.

Filipp, S.H. & Aymanns, P. (2003). Bewältigungsstrategien (Coping). In R.H. Adler, J.M. Herrmann, K. Köhle, W. Langewitz, O.W. Schonecke & T. von Uexküll (Hrsg.), *Psychosomatische Medizin – Modelle ärztlichen Denkens und Handelns* (6. Auflage, S. 297-310). München: Urban & Schwarzenberg.

Filipp, S., Ferring, D., Freudenberg, E. & Klauer, T. (1988). Affektiv-motivationale Korrelate von Formen der Krankheitsbewältigung – erste Ergebnisse einer Längsschnittstudie mit Krebspatienten. *Zeitschrift für Psychotherapie, Psychosomatik und Medizinische Psychologie, 38,* 37-42.

Fischbeck, S. (2002). *Bedürfnisse der Brustkrebs-Patientin. Wie mein Arzt mir helfen könnte.* Würzburg: Königshausen & Neumann.

Fischbeck, S. (2003). Zum Bedürfnis onkologischer Patienten nach therapiebezogener Mitbestimmung. In F. Scheibler & H. Pfaff (Hrsg.), *Shared Decision Making: Der Patient als Partner im medizinischen Entscheidungsprozess* (S. 46-54). Weinheim: Juventa.

Fischer, G. & Riedesser, P. (1999). *Lehrbuch der Psychotraumatologie.* München: Reinhardt.

Floer, B., Schnee, M., Böcken, J., Streich, W., Kunstmann, W., Isfort, J. & Butzlaff, M. (2004). „Shared Decision Making": Gemeinsame Entscheidungsfindung aus der ärztlichen Perspektive. *Medizinische Klinik, 99(8),* 435-440.

Flynn, K.E., Smith, M.A. & Vanness, D. (2006). A typology of preferences for participation in healthcare decision making. *Social Science and Medicine, 5,* 1158-1169.

Folkman, S., Chesney, M.A. & Christopher-Richards, A. (1995). Stress and coping in caregiving partners of men with aids. *The Psychiatric Clinics of North America, 17,* 35-53.

Folkman, S. & Greer, S. (2000). Promoting psychological well-being in the face of serious illness: When theory, research and practice inform each other. *Psycho-Oncology, 9,* 11-19.

Folkman, S. & Moskowitz, J.T. (2000). Positive affect and the other side of coping. *American Psychologist, 55,* 647-654.

Fox, B.H. (1998). A hypothesis about Spiegel et al.'s 1989 paper on psychosocial intervention and breast cancer survival. *Psycho-Oncology, 7,* 361-370.

Franke, G.H. (1995). *SCL-90-R. Die Symptomcheckliste von Derogatis – Deutsche Version – Manual.* Göttingen: Beltz.

Frick-Bruder, V. (1998). Psychosomatische Gynäkologie und Geburtshilfe. In S.M. Kentenich (Hrsg.), *Beiträge der Jahrestagung 1994/95*. Gießen: Psychosozial-Verlag.

Fried, T.R., Bradley, E.H., O'Leary, J.R. & Byers, A.L. (2005). Unmet Desire for Caregiver-Patient Communication and Increased Caregiver Burden. *Journal of the American Geriatrics Society, 53(1),* 59-65.

Friis, L.S., Elverdam, B. & Schmidt, K.G. (2003). The patient's perspective: A qualitative study of acute myeloid leukaemia patients' need for information and their information-seeking behaviour. *Supportive Care in Cancer, 3*, 162-170.

Ganz, P.A., Guadagnoli, E., Landrum, M.B., Lash, T.L., Rakowski, W. & Silliman, R.A. (2003). Breast cancer in older women: quality of life and psychosocial adjustment in the 15 months after diagnosis. *Journal of Clinical Oncology, 21,* 4027-4033.

Gardner, W.H. (1966). Adjustment problems of laryngectomized women. *Archives of Otolaryngology,* 83, 31-42.

Gattellari, M., Butow, P.N. & Tattersall, M.H.N. (2001). Sharing decisions in cancer care. *Social Science and Medicine, 12*, 1865-1878.

Gaugler, J.E., Hanna, N. & Linder, J. (2005). Cancer Caregiving and Subjective Stress: A Multi-site, Multidimensional Analysis. *Psycho-Oncology,* 14(9), 771-785.

Geigges, W. (1996). Familienprozesse bei Krebspatienten. In R.H. Adler, J.M. Herrmann, K. Köhle, O.W. Schonecke, T. von Uexküll & W. Wesiack (Hrsg.), *Uexküll – Psychosomatische Medizin* (S. 970-978). München: Urban & Schwarzenberg.

Gerdes, N. & Weis, J. (2000). Zur Theorie der Rehabilitation. In J. Bengel & U. Koch (Hrsg.), *Grundlagen der Rehabilitationswissenschaften: Themen, Strategien und Methoden der Rehabilitationsforschung* (S. 41-68). Berlin: Springer.

Gesellschaft der epidemiologischen Krebsregister in Deutschland e.V. & das Robert Koch-Institut (2006). *Krebs in Deutschland* (5. überarbeitete, aktualisierte Ausgabe). Saarbrücken.

Gilbar, O. (1999). Gender as a predictor of burden and psychological distress of elderly husbands and wives of cancer patients. *Psycho-Oncology, 8,* 287-294.

Gierdorf, N., Loh, A., Bieber, C., Caspari, C., Deinzer, A., Doering, T., Eich, W., Hamann, J., Heesen, C., Kasper, J., Leppert, K., Müller, K., Neumann, T., Neuner, B., Rohlfing, H., Scheibler, F., van Oorschot, B., Spies, C., Vodermaier, A., Weiss-Gerlach, E., Zysno, P. & Härter, M. (2004). Entwicklung eines Fragebogens zur qualitativen Entscheidungsfindung. *Bundesgesundheitsblatt–Gesundheitsforschung–Gesundheitsschutz, 47,* 969-976.

Giesler, J.M., Reuter, K., Merluzzi, T.V., Härter, M. & Weis, J. (in Vorb.). *Cancer Behavior Inventory – B: Deutschsprachige Fassung.* Freiburg i. Brsg.: Klinik für Tumorbiologie.

Giesler, J.M. & Weis, J. (2005). Patientenkompetenz: Methodische Erfassung eines aktuellen Konzepts in der Onkologie. *Forum DKG, 20(2),* 42-43.

Giesler, J.M. & Weis, J. (in press). Developing a self-rating measure of patient competence in the context of oncology. *Psycho-Oncology.*

Girgis, A. (1995). Breaking bad news: Consensus guidelines for medical practitioners. *Journal of Clinical Oncology, 13(9),* 2449-2456.

Given, B.A., Given, C.W., Helms, E., Stommel, M. & DeVoss, D.N. (1997). Determinants of family care giver reaction: New and recurrent cancer. *Cancer Practice, 5,* 17-24.

Given, B.A., Given, C.W. & Kozachik, S. (2001). Family support in advanced cancer. *CA: A Cancer Journal for Clinicians, 51,* 213-231.

Gonzalez, M.M.T. & del Canizo, A. (1993). [Psychological alterations in patients with cancer of the larynx before and after laryngectomy]. *Acta Otorrinolaringológica Espagnola, 44,* 175-186.

Goodwin, P.J., Leszcz, M., Ennis, M., Koopmans, J., Vincent, L., Guther, H., Drysdale, E., Hundleby, M., Chochinov, H.M., Navarro, M., Speca, M. & Hunter, J. (2001). The effect of group psychosocial support on survival in metastatic breast cancer. *New England Journal of Medicine, 345,* 1719-1726.

Gottlieb, B.H. & Wachala, E.D. (2007). Cancer support groups: a critical review of empirical studies. *Psycho-Oncology, 16,* 379-400.

Grabiak, B.R., Bender, C.M. & Puskar, K.R. (2007). The impact of parental cancer on the adolescent: an analysis of the literature. *Psycho-Oncology; 16(2),* 127-137.

Graham, J., Ramirez, A.J., Cull, A., Finlay, I., Hoy, A. & Richards, M.A. (1996). Job stress and satisfaction among palliative physicians: A crc/crf study. *Palliative Medicine, 10,* 185-194.

Graves, K.D. (2003). Social cognitive theory and cancer patients' quality of life: A meta-analysis of psychosocial intervention components. *Health Psychology, 22,* 210-219.

Grawe, K. & Braun, U. (1994). Qualitätskontrolle in der Psychotherapiepraxis. *Zeitschrift für Klinische Psychologie, 23(4),* 242-267.

Green, M.J., Peterson, S.K., Baker, M.W., Harper, G.R., Friedman, L.C. Rubinstein, W.S. & Mauger, D.T. (2004). Effects of a computer-based decision aid on knowledge, perceptions and intentions about genetic testing for breast cancer susceptibility: A randomized controlled trial. *Journal of the American Medical Association, 292,* 442-452.

Greening, K. (1992). The "Bear Essentials" program: Helping young children and their families cope when a parent has cancer. *Journal of Psychosocial Oncology, 10(1),* 47-61.

Greer, S., Moorey, S., Baruch, J.D., Watson, M., Robertson, B.M., Mason, A., Rowden, L., Law, M.G. & Bliss, J.M. (1992). Adjuvant psychological therapy for patients with cancer: a prospective randomised trial. *British Medical Journal, 304,* 675-680.

Grieco, A. & Long, C.J. (1984). Investigation of the Karnofsky Performance Status as a measure of quality of life. *Health Psychology, 3,* 129-142.

Gritz, E., Peterson, S., Vernon, S.W., Marani, S.K., Baile, W.F., Watts, B.G., Amos, C.I., Frazier, M.L. & Lync, P.M. (2005). Psychological impact of genetic testing for hereditary nonpolyposis colorectal cancer. *Journal of Clinical Oncology, 23*, 1902-1910.

Gronau, E., Goppelt, M., Harzmann, R. & Weckermann, D. (2005). Prostate Cancer Relapse after Therapy with Curative Intention: A Diagnostic and Therapeutic Dilemma. *Onkologie, 28,* 361-366.

GVG Gesellschaft für Versicherungswissenschaft und -gestaltung e.V. (2003). *Gesundheitsziele.de. Forum zur Entwicklung und Umsetzung von Gesundheitszielen in Deutschland. Bericht.* Köln.

Gysels, M., Richardson, A. & Higginson, I.J. (2005). Communication training for health professionals who care for patients with cancer: A systematic review of effectiveness. *Supportive Care in Cancer, 13,* 356-366.

Häberle, H., Schwarz, R. & Mathes, L. (1997). Familienorientierte Betreuung bei krebskranken Kindern und Jugendlichen. *Praxis der Kinderpsychologie und Kinderpsychiatrie, 46(6),* 405-419.

Häcker, H. & Stapf, K.H. (Hrsg.). (2004). *Dorsch Psychologisches Wörterbuch* (14. überarbeitete, erweiterte Auflage). Bern: Huber.

Haley, W.E. & Pardo, K.M. (1989). Relationship of severity of dementia to caregiving stressors. *Psychology and Aging, 4,* 389-392.

Harter, M., Reuter, K., Aschenbrenner, A., Schretzmann, B., Marschner, N., Hasenburg, A. & Weis, J. (2001). Psychiatric disorders and associated factors in cancer: results of an interview study with patients in inpatient, rehabilitation and outpatient treatment. *European Journal of Cancer, 37,* 1385-1393.

Härter, M. (2004). Editorial ZaeFQ: Partizipative Entscheidungsfindung (Shared Decision Making) – ein von Patienten, Ärzten und der Gesundheitspolitik geforderter Ansatz setzt sich durch. *Zeitschrift für ärztliche Fortbildung und Qualität im Gesundheitswesen, 98,* 89-92.

Härter, M., Loh, A. & Spies, C. (Hrsg.). (2005). *Gemeinsam entscheiden – erfolgreich behandeln – Neue Wege für Ärzte und Patienten im Gesundheitswesen.* Köln: Deutscher Ärzte-Verlag.

Hack, T.F., Degner, L.F., Watson, P. & Sinha, L. (2006). Do patients benefit from participating in medical decision making? Longitudinal follow-up of women with breast cancer. *Psycho-Oncology, 15,* 9-19.

Hagedoorn, M., Buunk, B.P., Kuijer, R.G., Wobbes, T. & Sanderman, R. (2000). Couples dealing with cancer: role and gender differences regarding psychological distress and quality of life. *Psycho-Oncology, 9,* 232-242.

Haley, W.E., Burton, A.M., LaMonde, L.A. & Schonwetter, R.S. (2004). Family caregiving for older cancer patients. In L. Balducci, G.H. Lyman, W.B. Ershler & M. Extermann (Eds.), *Comprehensive Geriatric Oncology* (2nd ed., pp. 843-852). London: Taylor & Francis.

Halsig, N. (1995). Hauptpflegepersonen in der Familie: Eine Analyse ihrer situativen Bedingungen, Belastungen und Hilfsmöglichkeiten. *Zeitschrift für Gerontopsychologie und -psychiatrie, 8,* 263-272.

Hamann, J. & Kissling, W. (2005). Shared Decision Making bei der Therapie schizophrener Patienten (2005). In M. Härter, A. Loh & C. Spies (Hrsg.), *Gemeinsam entscheiden – erfolgreich behandeln – Neue Wege für Ärzte und Patienten im Gesundheitswesen* (S. 175-183). Köln: Deutscher Ärzte-Verlag.

Harding, R., Higginson, I.J. & Donaldson, N. (2003). The relationship between patient characteristics and career psychological status in home palliative cancer care. *Support Cancer Care, 11,* 638-643.

Harrington, J., Noble, L.M. & Newman, S.P. (2004). Improving patients' communication with doctors: a systematic review of intervention studies. *Patient Education and Counseling, 52,* 7-16.

Harris, M., Winship, I. & Spriggs, M. (2005). Controversies and ethical issues in cancer-genetics clinics. *Lancet Oncology, 6,* 301-310.

Hautzinger, M., Bailer, M., Worall, H. & Keller, F. (1994). *Beck-Depressions-Inventar (BDI). Bearbeitung der deutschen Ausgabe. Testhandbuch.* Bern: Huber.

Hawley, S.T., Lantz, P.M., Janz, N.K., Salem, B., Morrow, M., Schwartz, K., Liu, L. & Katz, S.J. (2007). Factors associated with patient involvement in surgical treatment decision making for breast cancer. *Patient Education and Counseling, 3*, 387-395.

Haywood, K., Marshall, S. & Fitzpatrick, R. (2006). Patient participation in the consultation process: a structured review on intervention strategies. *Patient Education and Counseling, 63,* 12-23.

Heesen, C., Kasper, J., Köpke, S. & Mühlhauser, I. (2005). Partizipative Entscheidungsfindung bei Multipler Sklerose. In M. Härter, A. Loh & C. Spies (Hrsg.), *Gemeinsam entscheiden – erfolgreich behandeln – Neue Wege für Ärzte und Patienten im Gesundheitswesen* (S. 155-164). Köln: Deutscher Ärzte-Verlag.

Heimpel, H., Hess, C.F., Hohenberger, W., Nagel G.A. & Schaefer, H.E. (1999). Second opinion in der Onkologie. *Onkologie, 22,* 246-250.

Heiney, S.P., Bryant, L.H., Walker, S., Parrish, R.S., Provenzano, F.J. & Kelly, K.E. (1997). Impact of parental anxiety on child emotional adjustment when a parent has cancer. *Oncology Nursing Forum, 24*, 655-661.

Heiney, S.P. & Lesesne, C.A. (1996). Quest. An intervention program for children whose parent or grandparent has cancer. *Cancer Practice, 4(6),* 324-329.

Heitzmann, C.A., Merluzzi, T.V., Roscoe, J.A., Lord, R.S., Kirsh, K.L. & Passik, S.D. (2006). Self-efficacy and coping with cancer: confirmatory factor analysis and psychometric analysis of the Cancer Behavior Inventory (brief form). *Psycho-Oncology, 15* (Suppl.), 324.

Helgeson, V.S. & Cohen, S. (1996). Social support and adjustment to cancer: Reconciling descriptive, correlational, and intervention research. *Health Psychology, 15,* 135-148.

Helgeson, V.S., Cohen, S., Schulz, R. & Yasko, J. (1999). Education and peer discussion group interventions and adjustment to breast cancer. *Archives of General Psychiatry, 56,* 340-347.

Helgeson, V.S., Cohen, S., Schulz, R. & Yasko, J. (2000). Group support interventions for women with breast cancer: Who benefits from what? *Health Psychology, 19,* 107-114.

Helgeson, V.S., Cohen, S., Schulz, R. & Yasko, J. (2001). Long-term effects of educational and peer discussion group interventions on adjustment to breast cancer. *Health Psychology, 20,* 387-392.

Henrich, G. & Herschbach, P. (1997). Questions on life satisfaction (FLZ^M) – a short questionnaire for assessing subjektive quality of life. *European Journal of Psychological Assessment, 16,* 150-159.

Herrmann, C., Buss, U. & Snaith, R.P. (1995). *HADS-D. Hospital Anxiety and Depression Scale - Deutsche Version. Ein Fragebogen zur Erfassung von Angst und Depressivität in der somatischen Medizin*. Bern: Huber.

Herschbach, P., Berg, P., Dankert, A., Duran-Atzinger, G., Engst-Hastreiter, U., Waadt, S., Keller, M., Ukat, R. & Henrich, G. (2005). Fear of Progression in Diabetes Mellitus, Cancer and Chronic Arthritis – Psychometric Properties of the Fear of Progression Questionnaire (FoP-Q). *Journal of Psychosomatic Research,* 58(6), 505-511.

Herschbach, P., Keller, M., Knight, L., Brandl, T., Huber, B., Henrich, G. & Marten-Mittag, B. (2004). Psychological problems of cancer patients. *British Journal of Cancer, 91(3),* 504-511.

Hewitt, M., Herdman, R. & Holland, J. (Hrsg.). (2004). *Meeting psychosocial needs of women with breast cancer*. Washington, DC: National Academic Press.

Hinz, A. & Schwarz, R. (2001). Angst und Depressivität in der Allgemeinbevölkerung. *Zeitschrift für Psychotherapie, Psychosomatik und Medizinische Psychologie, 51,* 193-200.

Hoke, L.A. (2001). Psychosocial adjustment in children of mothers with breast cancer. *Psycho-Oncology, 10,* 361-369.

Holland, J.C. (2002). History of Psycho-Oncology: overcoming attitudinal and conceptual barriers. *Psychosomatic Medicine, 64,* 206-221.

Holmes-Rovner, M., Kroll, J., Schmitt, N., Rovner, D.R., Breer, M.L., Rothert, M.L., Padonu, G. & Talarczyk, G. (1996). Patient satisfaction with health care decisions: the statisfaction with decision scale. *Medical Decision Making, 16,* 58-64.

Holmes-Rovner, M., Stableford, S., Fagerlin, A., Wei, J.T., Dunn, R.L., Ohene-Frempong, J., Kelly-Blake, K. & Rovner, D.R. (2005). Evidence-based patient choice: A prostate cancer decision aid in plain language. *BMC Medical Informatics and Decision Making, 5,* 16.

Hopwood, P. (2000). Breast cancer risk perception: what do we know and understand? *Breast Cancer Research, 2,* 387-391.

Hopwood, P. (2005). Psychosocial aspects of risk communication and mutation testing in familial breast-ovarian cancer. *Current Opinion in Oncology, 17,* 340-344.

Hopwood, P., Keeling, F., Long, A., Pool, C., Evans, G. & Howell, A. (1998). Psychological support needs for women at high gene-tic risk of breast cancer: some preliminary indicators. *Psycho-Oncology, 7,* 402-412.

Hopwood, P., Wonderling, D., Watson, M., Cull, A., Douglas, F., Cole, T., Eccles, D., Gray, J., Murday, V., Steel, M., Burn, J. & McPherson, K. (2004). Randomised comparison of UK genetic risk counselling services for familial cancer: psychosocial outcomes. *British Journal of Cancer, 91,* 884-892.

Horowitz, A. (1985). Family caregiving to the frail elderly. In P. Lawton & G.L. Maddox (Eds.), *Annual Review of Gerontology and Geriatrics* (pp. 194-246). New York: Springer.

Horowitz, M., Wilner, N. & Alvarez, W. (1979). Impact of events scale: A measure of subjective stress. *Psychosomatic Medicine, 41,* 209-218.

Howes, M.J., Hoke, L.A., Winterbottom, M. & Delafield, D. (1994). Psychosocial effects of breast cancer on the patient´s children. *Journal of Psychosocial Oncology, 12,* 1-12.

Huggins, M., Bloch, M., Wiggins, S., Adam, S., Suchowersky, O., Trew, M., Klimek, M., Greenberg, C. R., Eleff, M., Thompson, L.P., Knight, J., MacLeod, P., Girard, K., Theilmann, J., Hedrick, A. & Hayden, M.R. (1992). Predictive testing for Huntington Disease in Canada: adverse effects and unexpected results in those receiving a decreased risk. *American Journal of Medical Genetics, 42,* 508-515.

Huizinga, G.A., Visser, A., Van der Graaf, W.T.A., Hoekstra, H.J. & Hoekstra-Weebers, J.E. (2005). The quality of communication between parents and adolescent children in the case of parental cancer. *Annals of Oncology, 16(12),* 1956-1961.

Hunsley, J. & Best, M. (2001). The Seven-Item Short Form of the Dyadic Adjustment Scale: Further Evidence for Construct Validity. *The American Journal of Family Therapy, 29,* 325-335.

Illhardt, F.J. (2004). Die gemeinsame Entscheidung: Modischer Trend oder Notwendigkeit? In H.H. Bartsch & J. Weis (Hrsg.), *Gemeinsame Entscheidung in der Krebstherapie. Arzt und Patient im Spannungsfeld der Shared Decision* (S. 121-131). Basel: Karger.

Ilnyckyj, A., Farber, J., Cheang, M.C. & Weinerman, B.H. (1994). A randomized controlled trial of psychotherapeutic intervention in cancer patients. *Annals Royal College of Physicians and Surgeons of Canada, 27,* 93-96.

Jacobsen, P.B., Meade, C.D., Stein, K.D., Chirikos, T.N., Small, B.J. & Ruckdeschel, J.C. (2002). Efficacy and costs of two forms of stress management training for cancer patients undergoing chemotherapy. *Journal of Clinical Oncology, 20,* 2851-2862.

Jazbinsek, D. (2002). Wie Krebspatienten mit Presseberichten umgehen. *Forum DKG, 5,* 48-50.

Jenkins, V., Fallowfield, L. & Saul, J. (2001). Information needs of patients with cancer: results from a large study in UK cancer centres. *Brithish Journal of Cancer, 84,* 48-51.

Johnson, J. (1988). Cancer – A Family Disruption: Recent Results. *Cancer Research, 108,* 306-310.

Jungkeit, A. (2003). *Psychosoziale Betreuungsbedürftigkeit und Betreuungswünsche hämatologisch-onkologischer Patienten während stationärer Akutbehandlung. Unveröffentlichte Diplomarbeit.* Leipzig: Universität Leipzig.

Kappauf, H.W. (2004). Kommunikation in der Onkologie. *Der Onkologe, 10,* 1251-1260.

Karnofsky, D.A., Abel, W.H., Craver, L.F. & Burchenal, J.H. (1948). The use of nitrogen mustards in the palliative treatment of carcinoma. *Cancer, 2,* 634-656.

Kash, K.M., Holland, J.C., Halper, M.S. & Miller, D.G. (1992). Psychological distress and surveillance behaviors of women with a family history of breast cancer. *Journal of the National Cancer Institute, 84,* 24-30.

Kasper J. (2004). Ungewissheit, die Kernbotschaft in der Arzt-Patienten-Dyade. *ISS'ES, Zeitschrift des Instituts für Systemische Studien, 16*, 41-60.

Keller, M. (2006). Psychosoziale Aspekte bei familiärem Darmkrebs. Universität Heidelberg. Verändern sich Belastung und Wahrnehmung? *Zeitschrift für Medizinische Psychologie, 12,* 157-165.

Keller, M., Henrich, G., Sellschop, A. & Beutel, M. (1996). Between distress and support: spouses of cancer patients. In L. Baider, C.L. Cooper & A. Kaplan DeNour (Eds.), *Cancer and the Family* (pp. 187-223). Chichester: Wiley & Sons.

Keller, M., Henrich, G., Beutel, M. & Sellschopp, A. (1998a). Wechselseitige Belastung und Unterstützung bei Paaren mit einem Krebskranken. *Zeitschrift für Psychotherapie, Psychosomatik und Medizinische Psychologie, 48,* 358-368.

Keller, M., Henrich, G., Beutel, M. & Sellschopp, A. (1998b). Identifizierung von Paaren mit hohem psychosozialem Risiko. In U. Koch & J. Weis (Hrsg.), *Krankheitsbewältigung bei Krebs und Möglichkeiten der Unterstützung* (S. 115-130). Stuttgart: Schattauer.

Keller, M. & Jost, R. (2003). Genetische Beratung für Familien mit erblichem Darmkrebs. Verändern sich Belastung und Wahrnehmung? *Zeitschrift für Medizinische Psychologie, 12,* 157-165.

Keller, M., Jost, R., Haunstetter, C.M., Kienle, P., Knaebel, H.P., Gebert, J., Sutter, C., von Knebel-Doeberitz, M., Cremer, F. & Mazitschek, U. (2002). Comprehensive genetic counseling for families at risk for HNPCC: Impact on distress and perceptions. *Genetic Testing, 6,* 291-301.

Keller, M., Jost, R., Kadmon, M., Wüllenweber, H.P., Haunstetter, C.M., Willeke, F., Jung, C., Gebert, J., Sutter, C., Herfarth, C. & Büchler, M.W. (2004). Acceptance of and attitude toward genetic testing for hereditary nonpolyposis colorectal cancer: a comparison of participants and nonparticipants in genetic counseling. *Diseases of the colon and rectum, 47,* 153-162.

Kelly, B., Edwards, P., Synott, R., Neil, C., Baillie, R. & Battistutta, D. (1999). Predictors of bereavement outcome for family caregivers of cancer patients. *Psycho-Oncology, 8,* 237-249.

Kepplinger, J. (1998). Krebskrankheit und Partnerschaft – Eine Übersicht: Partner und Partnerschaft als Ressource für den Patienten. In U. Koch & J. Weis (Hrsg.), *Krankheitsbewältigung bei Krebs und Möglichkeiten der Unterstützung* (S. 91-106). Stuttgart: Schattauer.

Kiecolt-Glaser, J.K., Dura, J.R., Speicher, C.E., Trask, J. & Glaser, R. (1991). Spousal caregivers of dementia victims: Longitudinal changes in immunity and health. *Psychosomatic Medicine, 53,* 345-362.

Kim, Y., Loscalzo, M.J., Wellisch, D.K. & Spillers, R.L. (2006). Gender differences in caregiving stress among caregivers of cancer survivors. *Psycho-Oncology, 15(12),* 1086-1092.

Kinsella, G., Cooper, B., Picton, C. & Murtagh, D. (2000). Factors influencing outcomes for family caregivers of persons receiving palliative care: Toward an integrated model. *Journal of Palliative Care, 16,* 46-54.

Kirsching, S. & von Kardoff, E. (2002). Das Internet – das unkalkulierbare Dritte in der Arzt-Patient-Beziehung. *Psychomed, 4(14),* 240-246.

Kirsching, S. & von Kardorff, E. (2007). Welche Informationen suchen internetnutzende Angehörige krebskranker Frauen und Männer? Helfen die gefundenen Informationen bei der Bewältigungsarbeit? *Medizinische Klinik, 102(2),* 136-140.

Kiss, A. (1999). Communication skills training in oncology: A position paper. *Annals of Oncology, 10,* 899-901.

Kissane, D.W., Bloch, S., Miach, P., Smith, G.C., Seddon, A. & Keks, N. (1997). Cognitive-existential group therapy for patients with primary breast cancer – techniques and themes. *Psycho-Oncology, 6,* 25-33.

Kissane, D.W., Bloch, S., Smith, G.C., Miach, P., Clarke, D.M., Ikin, J., Love, A., Ranieri, N. & McKenzie, D. (2003). Cognitive-existential group psychotherapy for women with primary breast cancer: a randomised controlled trial. *Psycho-Oncology, 12,* 532-546.

Kissane, D.W., Love, A., Hatton, A., Bloch, S., Smith, G., Clarke, D.M., Miach, P., Ikin, J., Ranieri, N. & Snyder, R.D. (2004). Effect of cognitive-existential group therapy on survival in early-stage breast cancer. *Journal of Clinical Oncology, 22,* 4255-4260.

Klaghofer, R. & Brähler, E. (2001). Konstruktion und teststatistische Prüfung einer Kurzform der SCL-90-R. *Zeitschrift für klinische Psychologie, Psychiatrie und Psychotherapie, 49,* 115-124.

Klaschik, E., Nauck, F., Radbruch, L. & Sabatowski, R. (2000). Palliativmedizin – Definitionen und Grundzüge. *Gynäkologe, 33,* 704-710.

Klauer, T. & Filipp, S.H. (1993). *Trierer Skalen zur Krankheitsbewältigung (TSK).* Göttingen: Hogrefe.

Kleeberg, U.R., Tews, J.T., Ruprecht, T., Hoing, M., Kuhlmann, A. & Runge, C. (2005). Patient satisfaction and quality of life in cancer outpatients: results of the PASQOC study. *Supportive Care in Cancer, 13,* 303-310.

Klemperer D. (2003). *Wie Ärzte und Patienten Entscheidungen treffen: Konzepte der Arzt-Patienten-Kommunikation.* Veröffentlichungsreihe der Arbeitsgruppe Public Health (S. 5-51). Berlin: Wissenschaftszentrum Berlin für Sozialforschung.

Klemperer, D. & Rosenwirth, M. (2005). *Drittes Hintergrundpapier zum SDM-Chartbook: Die Sicht der Ärzte.* Gütersloh: Bertelsmann-Stiftung.

Knight, L., Mussell, M., Brandl, T., Herschbach, P., Marten-Mittag, B., Treiber, M. & Keller, M. (2008). Development and psychometric evaluation of the Basic Documentation for Psycho-Oncology, a tool for standardized assessment of cancer patients. *Journal of Psychosomatic Research, 64(4),* 373-381.

Koch, U., Aßmann, P., Heckl, U. & Becker, S. (1995). *Expertise „Krebsrehabilitation in der Bundesrepublik Deutschland".* Frankfurt a.M.: Verband Deutscher Rentenversicherungsträger.

Koch, U., Bergelt, C., Mehner, A., Tiefensee, J. & Klusmann, D. (1999). *Inanspruchnahmeverhalten in der prädiktiven genetischen Brustkrebsdiagnostik. Hamburg, Abschlussbericht.* Hamburg: Universitätsklinikum Hamburg-Eppendorf, Abt. Med. Psychologie.

Koch, U., Lang, K., Mehnert, A. & Schmeling-Kludas, C. (Hrsg.). (2006). *Die Begleitung schwer kranker und sterbender Menschen. Grundlagen und Anwendungshilfen für Berufsgruppen in der Palliativversorgung.* Stuttgart: Schattauer.

Koch, U. & Schmeling, C. (1982). *Betreuung von Schwer- und Todkranken. Ausbildungskurs für Ärzte und Kkrankenpflegepersonal.* München: Urban & Schwarzenberg.

Koch, U. & Weis, J. (Hrsg.). (1998). *Krankheitsbewältigung bei Krebs und Möglichkeiten der Unterstützung. Der Förderschwerpunkt „Rehabilitation von Krebskranken".* Stuttgart: Schattauer.

Koch, U. & Weis, J. (1998). Bilanz der Ergebnisse des Förderschwerpunkts. In U. Koch & J. Weis (Hrsg.), *Krankheitsbewältigung bei Krebs und Möglichkeiten der Unterstützung* (S. 467-487). Stuttgart: Schattauer.

Koehler, K., Kreutzmann, N., Koenigsmann, M., Koehler, M., Franke, A. & Frommer, J. (2006). Normalisierung durch Übernahme der Patientenrolle – Subjektive Krankheitsvorstellungen, Bewältigungsstrategien und Behandlungserwartungen bei Patienten mit akuter Leukämie nach Adaptation an den Klinikalltag. *Psychotherapie & Sozialwissenschaft, 1*, 11-27.

König-Kuske, J. (1977). Ein Fragebogen zur Einschätzung einer Zweierbeziehung: G.B. Spaniers „Dyadic Adjustment Scale". *Partnerberatung, 14,* 47-52.

Kösters, W. (2000). *Selbsthilfe in Bewegung. Auf dem Weg zum erfolgreichen Patienten.* Freiburg i. Brsg.: Lambertus.

Korfage, I.J., Essink-Bot, M.L., Janssens, A.C., Schroder, F.H. & de Koning, H.J. (2006). Anxiety and depression after prostate cancer diagnosis and treatment: 5-year follow-up. *British Journal of Cancer, 94,* 1093-1098.

Kornblith, A.B., Herr, H.W., Ofman, U.S., Scher, H.I. & Holland, J.C. (1994). Quality of life of patients with prostate cancer and their spouses. The value of a data base in clinical care. *Cancer, 73,* 2791-2802.

Kornblith, A.B., Herndon, J.E., Zuckerman, E., Viscoli, C.M., Horwitz, R.I., Cooper, M.R., Harris, L., Tkaczuk, K.H., Perry, M.C., Budman, D., Norton, L.C. & Holland J. (2001). Cancer and Leukemia Group B. Social support as a buffer to the psychological impact of stressful life events in women with breast cancer. *American Cancer Society, 91*, 443-454.

Kotkamp-Mothes, N., Slawinsky, D., Hindermann, S. & Strauss, B. (2005). Coping and psychological well being in families of elderly cancer patients. *Critical Reviews in Oncology/Hematology, 55(3),* 213-229.

Kranich, C. (2004). Patientenkompetenz. Was müssen Patienten wissen und können? *Bundesgesundheitsblatt–Gesundheitsforschung–Gesundheitsschutz, 10,* 950-956.

Kranich, C. (2005a). Kompetente Patienten. *Managed Care, 4,* 34-36.

Kranich, C. (2005b). Brauchen wir den Diplompatienten? – oder: Patientenbeteiligung erfordert Kompetenz. In M. Härter, A. Loh & C. Spies (Hrsg.), *Gemeinsam entscheiden, erfolgreich behandeln – Neue Wege für Ärzte und Patienten im Gesundheitswesen* (S. 97-103). Köln: Deutscher Ärzte-Verlag.

Krauß, O., Ernst, J., Kuchenbecker, D., Hinz, A. & Schwarz, R. (2007). Prädiktoren psychischer Störungen bei Tumorpatienten: Empirische Befunde. *Zeitschrift für Psychotherapie, Psychosomatik und Medizinische Psychologie, 75(7),* 273-280.

Kröger, L. (2005). *Lebensqualität krebskranker Kinder, krebskranker Erwachsener und deren Angehörigen. Ergebnisse der ambulanten Nachsorge und Rehabilitation.* Lengerich: Pabst.

Kröger, L. & Lilienthal, S. (2001). Vernetzung stationärer und ambulanter psychosozialer Versorgung krebskranker Kinder und deren Familien in Hamburg. Eine Bilanz nach 10 Jahren. *PSAPOH Journal. 4(1),* 27-31.

Kruse, A. (1996). Alltagspraktische und sozioemotionale Kompetenz. In M. Baltes & L. Montada (Hrsg.), *Produktives Leben im Alter* (S. 290-322). Frankfurt a.M.: Campus.

Küchler, T., Henne-Bruns, D., Rappat, S., Graul, J., Holst, K., Williams, J.I. & Wood-Dauphine, S. (1999). Impact of psychotherapeutic support on gastrointestinal cancer patients undergoing surgery: survival results of a trial. *Hepatogastroenterology, 46,* 322-335.

Kumar, A., Soares, H.P., Balducci, L. & Djulbegovic, B. (2007). Treatment Tolerance and Efficacy in Geriatric Oncology: A Systematic Review of Phase III Randomized Trials Conducted by Five National Cancer Institute-Sponsored Cooperative Groups. *Journal of Clinical Oncology, 25,* 1272-1276.

Kunkel, F. (2007). *Lassen sich nach einem Seminar für Medizinstudenten in simulierten Aufklärungsgesprächen Verbesserungen der Gesprächsführungskompetenzen per Videoanalyse nachweisen? Unveröffentlichte Diplomarbeit.* Hamburg: Universität Hamburg.

Kurtz, M.E., Kurtz, J.C., Given, C.W. & Given, B. (1995). Relationship of caregiver reactions and depression to cancer patients' symptoms, functional states and depression – a longitudinal view. *Social Science and Medicine, 40,* 837-846.

Kurtz, M.E., Kurtz, J.C., Given, C.W. & Given, B. (1997). Predictors of post bereavement depressive symptomatology among family caregivers of cancer patients. *Support Care in Cancer, 5,* 53-60.

Kusch, M., Labouvie, H., Langer, T., Winkler V., Mohrenfels, U., Topf, R., Felder-Puig, R., Beck, J.D., Gadner, H. & Bode, U. (1999). *Psychosoziale Folgen von Krebs im Kindes- und Jugendalter. Empirisch fundierte Erkenntnis und begründbarer rehabilitativer Bedarf.* Landau: Verlag empirische Pädagogik.

Lämmler, G. (2000). Manchmal möchte ich streiken – Interviews mit Frauen älterer Schlaganfallpatienten. *Zeitschrift für Psychologie und Medizin, 12,* 171-177.

Lang, K., Puhlmann, K. & Falckenberg, M. (2006a). Aus-, Fort- und Weiterbildung in der Palliativversorgung. Ein Überblick. *Bundesgesundheitsblatt, 49,* 1149-1154.

Lang, K., Schmeling-Kludas, C. & Koch, U. (2007). *Die Begleitung schwer kranker und sterbender Menschen. Das Hamburger Kursprogramm.* Stuttgart: Schattauer.

Lang, K., Schölermann, C. & Koch, U. (2006b). Die Vermittlung psychosozialer Kompetenzen in der Palliativversorgung: Evaluation eines Kursmanuals. *Zeitschrift für Palliativmedizin, 7,* 42-47.

Lazarus, R.S. (1993). Coping theory and research: past present, and future. *Psychosomatic Medicine, 55,* 234-247.

Lazarus, R.S. (1999). *Stress and emotion: A new synthesis.* London: Free Association Books.

Lazarus, R.S. & Folkman, S. (1984). *Stress, appraisal, and coping.* Berlin: Springer.

Lazarus, R.S. & Folkman, S. (1987). Transactional theory and research on emotions and coping. *European Journal of Personality, 1(3),* 141-169.

Llewellyn-Thomas, H.A. (1995). Patients' health care decision making: a framework for descriptive and experimental investigations. *Medical Decision Making, 15,* 101-106.

Lee-Jones, C., Humphris, G., Dixon, R. & Hatcher, M.B. (1997). Fear of cancer recurrence – a literature review and proposed cognitive formulation to explain exacerbation of recurrence fears. *Psycho-Oncology, 6,* 95-105.

Lehmann, C., Mehnert, A., Schulte, T. & Koch, U. (2006). Erfassung krebs- und behandlungsspezifischer Ängste bei Prostatakrebspatienten in der Rehabilitation: Der Memorial Angst-Fragebogen für Prostatakrebs (MAX-PC). *Praxis Klinische Verhaltensmedizin und Rehabilitation, 74,* 345-352.

Lepore, S.J. & Coyne, J.C. (2006). Psychological interventions for distress in cancer patients: A review of reviews. *Annals of Behavioral Medicine, 32,* 85-92.

Lerman, C.E., Brody, D.S., Caputo, G.C., Smith, D.G., Lazaro, C.G. & Wolfson, H.G. (1990). Patients' perceived involvement in care scale: relationship to attitudes about illness and medical care. *Journal of General Internal Medicine, 5,* 29-33.

Lerman, C., Daly, M., Masny, A. & Balshem, A. (1994). Attitudes about genetic testing for breast-ovarian cancer susceptibility. *Journal of Clinical Oncology, 12*, 843-850.

Lewandowski, L.A. (1992). Needs of children during the critical illness of a parent or sibling. *Critical Care Nursing Clinics of North America, 4(4),* 573-585.

Lewis, F. & Darby, E. (2003). Adolescent adjustment and maternal breast cancer: A test of the 'faucet hypothesis'. *Journal of Psychosocial Oncology, 21(4),* 81-104.

Lewis, F.M., Ellison, E.S. & Woods, N.F. (1985). The Impact of Breast Cancer on the Familiy. *Seminars in Oncology Nursing, 1(3),* 206-213.

Lewis, F.M., Hammond, M.A. & Woods, N.F. (1993). The family's functioning with newly diagnosed breast cancer in the mother: the development of an explanatory model. *Journal of Behavioral Medicine, 16(4),* 351-370.

Leydon, G.M., Boulton, M., Moynihan, C., Jones, A., Mossman, J., Boudioni, M. & McPherson, K. (2000). Faith, hope, and charity: An in-depth interview study of cancer patients' information needs and information-seeking behaviour. *Western Journal of Medicine, 1,* 26-31.

Liang, W., Burnett, C.B., Rowland, J.H., Meropol, N. J., Eggert, L., Hwang, Y.-T., Silliman, R.A., Weeks, J.C. & Mandelblatt, J.S. (2002). Communication between physicians and older women with localized breast cancer: Implications for treatment and patient satisfaction. *Journal of Clinical Oncology, 20,* 1008-1016.

Liljegren, A., Lindgren, G., Brandberg, Y., Rotstein, S., Nilsson, B., Hatschek, T., Jaramillo, E. & Lindblom, A. (2004). Individuals with an increased risk of colorectal cancer: Perceived benefits and psychological aspects of surveillance by means of regular colonoscopies. *Journal of Clinical Oncology, 22,* 1736-1742.

Linden, M., Gilberg, R. & Schimpf, S. (1998). Kurzskala zur Erfassung der Pflegebedürftigkeit und Pflegeversorgung. *Zeitschrift für Gerontologie und Geriatrie, 31,* 170-183.

Lintz, K., Moynihan, C., Steginga, S., Norman, A., Eeles, R., Huddart, R., Dearnaley, D. & Watson, M. (2003). Prostate cancer patients' support and psychological care needs: Survey from a non-surgical oncology clinic. *Psycho-Oncology, 12,* 769-783.

Lobb, E., Butow, P., Barratt, A., Meiser, B., Gaff, C., Young, M. A., Haan, E., Suthers, G., Gattas, M. & Tucker, K. (2004). Communication and information-giving in high-risk breast cancer consultations: influence on patient outcomes. *British Journal of Cancer, 90,* 321-327.

Loh, A. & Härter, M. (2005). Modellentwicklungen zur Partizipativen Entscheidungsfindung. In M. Härter, A. Loh & C. Spies (Hrsg.), *Gemeinsam entscheiden – erfolgreich behandeln – Neue Wege für Ärzte und Patienten im Gesundheitswesen* (S. 13-24). Köln: Deutscher Ärzte-Verlag.

Loh, A., Leonhart, R., Wills, C., Simon, D. & Härter, M. (2007a). The impact of patients participation on adherence and clinical outcome in primary care of depression. *Patient Education and Counseling, 65,* 69-78.

Loh, A., Meier, K., Simon, D., Hänselmann, S., Jahn, H., Niebling, M. & Härter, M. (2004). Entwicklung und Evaluation eines Fortbildungsprogramms zur partizipativen Entscheidungsfindung für die hausärztliche Versorgung depressiver Erkrankungen. *Bundesgesundheitsblatt–Gesundheitsforschung–Gesundheitsschutz, 47,* 977-984.

Loh, A., Simon, D., Bieber, C., Eich, W. & Härter, M. (2007b). Patient and citizen participation in Germany – current state and future perspectives. *Zeitschrift für ärztliche Fortbildung und Qualität im Gesundheitswesen, 101(4),* 229-235.

Loh, A., Simon, D., Hennig, K., Hennig, B., Härter, M. & Elwyn, G. (2006). The assessment of depressive patients' involvement in decision making in audio-taped primary care consultations. *Patient Education and Counseling, 63,* 314-318.

Loh, A., Simon, D., Kriston, L. & Härter, M. (2007c). Patientenbeteiligung bei medizinischen Entscheidungen: Effekte der Partizipativen Entscheidungsfindung aus systematischen Reviews. *Deutsches Ärzteblatt, 104(21),* 1483-1488.

Lorig, K.R. & Holman, H.R. (2003). Self-management education: History, definition, outcomes, and mechanisms. *Annals of Behavioral Medicine, 26,* 1-7.

Lorig, K.R., Sobel, D.S., Stewart, A.L., Brown, B.W., Bandura, A., Ritter, P., Gonzalez, V.M., Laurent, D.D. & Holman, H.R. (1999). Evidence suggesting that a chronic disease self-management program can improve health status while reducing hospitalization. *Medical Care, 37,* 5-17.

Lowenstein, A. & Gilbar, O. (2000). The perception of caregiving burden on the part of elderly cancer patients, spouses and adult children. *Families, systems & health, 18,* 337-346.

Macleod, U., Ross, S., Fallowfield, L. & Watt, G.C. (2004). Anxiety and support in breast cancer: is this different for affluent and deprived women? A questionnaire study. *British Journal of Cancer, 91,* 879-883.

Maguire, P. (2002). Key communication skills and how to acquire them. *British Medical Journal, 325,* 697-700.

Maguire, P., Booth, K., Elliott, C. & Jones, B. (1996). Helping health professionals involved in cancer care acquire key interviewing skills – the impact of workshops. *European Journal of Cancer, 32A,* 1486-1489.

Maguire, P. & Faulkner, A. (1988). Improve the counselling skills of doctors and nurses in cancer care. *British Medical Journal, 297,* 847-849.

Maier, H. & Tisch, M. (1997). Epidemiology of Laryngeal Cancer: Results of the Heidelberg Case-Control Study. *Acta Otolaryngology, 527 (Suppl.),* 160-164.

Maier, H., Tisch, M., Kyrberg, H., Conradt, C. & Weidauer, H. (2002). Berufliche Schadstoffexposition und Ernährung. Risikofaktoren für Mundhöhlen-, Rachen- und Kehlkopfkarzinome? *HNO, 50,* 743-752.

Makoul, G. & Clayman, M.L. (2006). An integrative model of shared decision making in medical encounters. *Patient Education and Counseling, 60,* 301-312.

Mallinger, J.B., Shields, C.G., Griggs, J.J., Roscoe, J.A., Morrow, G.R., Rosenbluth, R.J., Lord, R.S. & Gross, H. (2006). Stability of decisional role preference over the course of cancer therapy. *Psycho-Oncology, 15,* 297-305.

Mandelblatt, J., Kreling, B., Figeuriedo, M. & Feng, S. (2006). What is the Impact of Shared Decision Making on Treatment and Outcomes for Older Women With Breast Cancer? *Journal of Clinical Oncology, 30,* 1-6.

Mangold, E., Pagenstecher, C., Friedl, W., Mathiak, M., Buettner, R., Engel, C., Loeffler, M., Holinski-Feder, E., Müller-Koch, Y., Keller, G., Schackert, H.K., Krüger, S., Goecke, T., Moeslein, G., Kloor, M., Gebert, J., Kunstmann, E., Schulmann, K., Rüschoff, J. & Propping, P. (2005). Spectrum and frequencies of mutations in MSH2 and MLH1 identified in 1,721 German families suspected of hereditary nonpolyposis colorectal cancer. *International Journal of Cancer, 116,* 692-702.

Man Son Hing, M., Laupacis, A., O'Connor, A.M., Biggs, J., Drake, E., Yetisir, E. & Hart, R. G. (1999). A Patient Decision Aid Regarding Antithrombotic Therapy for Stroke Prevention in Atrial Fibrillation. *Journal of the American Medical Association, 282,* 737-743.

Manne, S.L. & Andrykowski, M.A. (2006). Are psychological interventions effective and accepted by cancer patients? II. Using empirically supported therapy guidelines to decide. *Annals of Behavioral Medicine, 32,* 98-103.

Martin, L.R., DiMatteo, R. & Lepper, H.S. (2001). Facilitation of patient involvement in care: development and validation of a scale. *Behavioral Medicine, 27,* 111-120.

Massie, M.J. (2004). Prevalence of depression in patients with cancer. *Journal of the National Cancer Institute Monographs, 32,* 57-71.

Matschinger, H. & Angermeyer, M.C. (1996). Zur Bedeutung von „weiß nicht"-Antworten bei der Messung von Einstellungen und Vorstellungen. *Zeitschrift für differentielle und diagnostische Psychologie, 17,* 18-39.

Matthews, B.A., Baker, F. & Spiller, R.L. (2003). Family caregivers and indicators of cancer-related distress. *Psychology, Health & Medicine, 8,* 45-56.

McCorkle, R., Yost, L., Jepson, C., Malone, D., Baird, S. & Lusk, E. (1993). A cancer experience: Relationship of patient psychological responses to care-giver burden over time. *Psycho-Oncology, 2,* 21-32.

McKinstry, B. (2000). Do patients wish to be involved in decision making in the consultation? A cross sectional survey with video vignettes. *British Medical Journal, 7265,* 867-871.

Mehnert, A., Herschbach, P., Berg, P., Henrich, G. & Koch, U. (2006a). Progredienzangst bei Brustkrebspatientinnen – Validierung des Progredienzangstfragebogens PA-F-KF. *Zeitschrift für Psychosomatische Medizin und Psychotherapie, 52,* 274-288.

Mehnert, A. & Koch, U. (2005). Psychosocial care of cancer patients - International differences in definition, healthcare structures, and therapeutic approaches. *Support Care Cancer, 13,* 579-588.

Mehnert, A. & Koch, U. (2008). Psychological comorbidity and health-related quality of life and its association with awareness, utilization and need for psychosocial support in a cancer register based sample of long-term breast cancer survivors. *Journal of Psychosomatic Research, 64,* 383-391.

Mehnert, A., Lehmann, C., Cao, P. & Koch, U. (2006b). Die Erfassung psychosozialer Belastungen und Ressourcen in der Onkologie - Ein Literaturüberblick zu Screeningmethoden und Entwicklungstrends. *Zeitschrift für Psychotherapie, Psychosomatik und Medizinische Psychologie, 56(12),* 462-479.

Mehnert, A., Lehmann, C., Schulte, T. & Koch, U. (2007a). Presence of symptom distress and prostate cancer related anxiety in patients at the beginning of cancer rehabilitation, *Onkologie, 30,* 551-556.

Mehnert, A., Müller, D. & Koch, U. (2007b). Die Erfassung von sinnbasierten Bewältigungsstrategien und Lebenseinstellungen: Die deutsche Adaptation des Life Attitude Profile – Revised (LAP-R) an einer repräsentativen Stichprobe von Brustkrebspatientinnen. *Zeitschrift für Klinische Psychologie und Psychotherapie, 36(3),* 176-188.

Meindl, A. (2002). German Consortium for Hereditary Breast and Ovarian Cancer. Comprehensive analysis of 989 patients provides BRCA1 and BRCA2 mutation profiles and frequencies for the German population. *International Jornal of Cancer, 97*, 472-480.

Meiser, B., Butow, P., Barratt, A.L., Schnieden, V., Gattas, M., Kirk, J. Gaff, C., Suthers, G. & Tucker, K. (2001). Long-term outcomes of genetic counseling in women at risk of developing hereditary breast cancer. *Patient Education and Counseling, 44,* 215-225.

Meiser, B. & Halliday, J. (2002). What is the impact of genetic counselling in women at risk of developing hereditary breast cancer? Meta-analytic review. *Social Science and Medicine, 54*, 1463-1470.

Menvielle, G., Luce, D., Goldberg, P. & Leclerc, A. (2004). Smoking, alcohol drinking, occupational exposures and social inequalities in hypopharyngeal and laryngeal cancer. *International Journal of Epidemiology, 33,* 799-806.

Merluzzi, T.V., Nairn, R.C., Hegde, K., Martinez-Sanchez, M.A. & Dunn, L. (2001). Self-efficacy for coping with cancer: Revision of the cancer behavior inventory (Version 2.0). *Psycho-Oncology, 10*, 206-217.

Meyer, A. (2007). *Psychisches Befinden und psychische Morbidität der Partner kehlkopfloser Karzinompatienten.* Unveröffentlichte Dissertation. Leipzig: Universität Leipzig.

Meyers, A.D., Aarons, B., Suzuki, B. & Pilcher, L. (1980). Sexual behavior following laryngectomy. *Ear, Nose & Throat Journal, 59,* 327-329.

Meyer, T.J. & Mark, M.M. (1995). Effects of psychosocial interventions with adult cancer patients: A meta-analysis of randomized experiments. *Health Psychology, 14,* 101-108.

Miatkowski, C., Kragness, L., Dibble, S. & Wallhagen, M. (1997). Differences in mood states, health status, and caregiver strain between family caregivers of oncology outpatients with and without cancer related pain. Journal of Pain and Symptom Management, 13, 138-147.

Miller, K. & Massie, M.J. (2006). Depression and anxiety. *The Cancer Journal, 12(5),* 388-397.

Molenaar, S., Sprangers, M.A., Rutgers, E.J., Mulder, H.J., Luiten, E.J. & de Haes, J.C. (2001). Interactive cd-rom on the choice breast-sparing treatment and mastectomy: Positive responses from patients and surgeons. *Nederlands Tijdskrift voor Geneesekunde, 145,* 1004-1008.

Montgomery, R.J.V., Gonyea, J.G. & Hooyman, N.R. (1985). Caregiving and the experience of subjective and objective burden. *Family Relations, 43,* 19-26.

Moorey, S. (1996). When bad things happen to rational people: cognitive therapy in adverse life circumstances. In P.M. Salkovskis (Ed.), *Frontiers of cognitive therapy* (pp. 450-469). New York: Guilford.

Moorey, S. & Greer, St. (1991). Adjuvant psychological therapy (APT) for anxiety and depression in cancer patients. In M. Watson (Ed.), *Cancer patient care: psychosocial treatment methods* (pp. 94-110). Cambridge, NY: BTS.

Moorey, S., Greer, S., Watson, M., Baruch, J.D.R., Robertson, B.M., Mason, A., Rowden, L., Tunmore, R., Law, M. & Bliss, J.M. (1994). Adjuvant psychological therapy for patients with cancer: Outcome at one year. *Psycho-Oncology, 3,* 39-46.

Mor, V., Guadagnoli, E. & Wool, M. (1987). An examination of the concrete service needs of advanced cancer patients. *Journal of Psychosocial Oncology, 5,* 1-17.

Mor, V., Laliberte, L., Morris, J.N. & Wiemann, N. (1984). The Karnofsky Performance Status Scale. An examination of its reliability and validity in research setting. *Cancer, 53,* 2002-2007.

Muthny, F.A. & Küchenmeister, U. (1998). Patienten-Einschätzungen zum Bedarf der Patienten an psychosozialer Beratung und Psychotherapie. In F.A. Muthny (Hrsg.), *Psychoonkologie. Bedarf, Maßnahmen und Wirkungen am Beispiel des „Herforder Modells"* (S. 41-58). Lengerich: Pabst.

Muurinen, J. (1986). The economics of informal care: Labor market effects of the National Hospice Study. *Medical Care, 24,* 1007-1017.

Mykletun, A., Stordal, E. & Dahl, A.A. (2001). Hospital Anxiety and Depression (HAD) scale: factor structure, item analyses and internal consistency in a large population. *British Journal of Psychiatry, 179,* 540-544.

Nagel, G., Theobald, S., Neusetzer, B. & Audörsch, I. (2004). Patientenkompetenz: Begriffsbestimmung und prognostische Relevanz bei Krebs – Ergebnisse einer Umfrage. *Deutsche Zeitschrift für Onkologie, 36,* 110-117.

National Health and Medical Research Council (NHMCR) (2003). *Clinical practice guidelines for the psychosocial care of adults with cancer.* Camperdown (NSW): National Breast Cancer Center (http://www.nhmrc.gov.au).

Natvig, K. (1983). Laryngectomees in Norway. Study No. 4: Social, occupational and personal factors related to vocational rehabilitation. *Journal of Otolaryngol,* 12, 370-376.

Nauck, F. (2001). Symptomkontrolle in der Finalphase. *Schmerz, 15,* 362-369.

Neuman, H.B., Charlson M.E. & Temple L.K. (2007). Is there a role for decision aids in cancer-related decisions? *Critical Reviews in Oncolology/Hematology, 62(3),* 240-250.

Newell, S.A., Sanson-Fisher, R.W. & Savolainen, N.J. (2002). Systematic review of psychological therapies for cancer patients: overview and recommendations for future research. *Journal of the National Cancer Institute, 94(8),* 558-584.

Newschaffer, C.J., Penberthy, L., Desch, C.E., Retchin, S.M. & Whittemore, M. (1996). The effect of age and comorbidity in the treatment of elderly women with nonmetastatic breast cancer. *Archives of Internal Medicine, 156,* 85-90.

Nezu, A.M., Nezu, C.M., Felgoise, S.H., McClure, K.S. & Houts, P.S. (2003). Project Genesis: assessing the efficacy of problem-solving therapy for distressed adult cancer patients. *Journal of Consulting and Clinical Psychology, 71*, 1036-1048.

Nijboer, C., Tempelaar, R., Sanderman, R., Triemstra, M., Spruijt, R.J. & Van Den Bos, G.A.M. (1998). Cancer and Caregiving: The Impact on the Caregiver's health. *Psycho-Oncology, 7*, 3-13.

Nijboer, C., Tempelaar, R., Triemstra, M., Van Den Bos, G.A.M. & Sanderman, R. (2001). The role of social and psychologic resources in caregiving of cancer patients. *Cancer, 91,* 1029-1039.

Nijboer, R., Triemstra, C., Tempelaar, R., Sandermann, R. & Van Den Bos, G.A.M. (1999). Determinants of caregiving experiences and mental health of partners of cancer patients. *Cancer, 86,* 577-588.

Northouse, L., Mood, D., Templin, T., Mellon, S. & George, T. (2000). Couples' patterns of adjustment to colon cancer. *Social Science and Medicine*, 50, 271-284.

Northouse, L., Templin, T. & Mood, D. (2001). Couples' adjustment to breast disease during the first year following diagnosis. *Journal of Behavioral Medicine*, 24, 115-136.

Oberst, M.T., Thomas, S.E., Gass, K.A. & Ward, S.E. (1989). Caregiving demands and appraisal of stress among family caregivers. *Cancer Nursing, 12,* 209-215.

O'Connor, A.M. (1995a). *Decision Self Efficacy Scale – User manual.* Retrieved February, 2007, from www.ohri.ca/decisionaid.

O'Connor, A.M. (1995b). Validation of a Decisional Conflict Scale. *Medical Decision Making, 15,* 25-30.

O'Connor, A.M., Stacey, D., Entwistle, V., Llewellyn-Thomas, H., Rovner, D., Holmes-Rovner, M., Tait, V., Tetroe, J., Fiset, V., Barry, M.J. & Jones, J. (2006). Decision aids for people facing health treatment or screening decisions. *Cochrane Database for Systematic Reviews 4.*

O'Connor, A.M., Stacey, D., Llewellyn-Thomas, H., Holmes-Rovner, M., Entwistle, V., Rovner, D., Tait, V., Barry, M.J., Tetroe, J. & Fiset, V. (2004). Decision aids in shared decision making: A systematic review and meta-analysis. *Journal für Anästhesie und Intensivbehandlung, 2,* 183-184.

O'Neil, M.P. (1975). Psychological aspects of cancer recovery. *Cancer, (July Supplement),* 271-273.

Op de Coul, B.M.R., Ackerstaff, A.H., Van As, C.J., van den Hoogen, F.J., Meeuwis, C.A., Manni, J.J. & Hilgers, F.J. (2005). Quality of life assessment in laryngectomized individuals: do we need additions to standard questionnaires in specific clinical research projects? *Clinical Otolaryngology, 30,* 169-175.

Osborn, T. (2007). The psychosocial impact of parental cancer on children and adolescents: a systematic review. *Psycho-Oncology, 16(2),* 101-126.

Osborn, R.L., Demoncada, A.C. & Feuerstein, M. (2006). Psychosocial interventions for depression, anxiety, and quality of life in cancer survivors: Meta-analyses. *International Journal of Psychiatry in Medicine, 36,* 13-34.

Osoba, D. (1995). Measuring the effect of cancer on health-related quality of life. *Pharmaco Economica 7(4),* 308-319.

Parkin, D.M., Bray, F., Ferlay, J. & Pisani, P. (2005). Global cancer statistics 2002. *CA: A Cancer Journal for Clinicians, 55,* 74-108.

Paschen, P., Saha, R., Baldus, C., Haagen, M., Pott, M., Probst, P. & Romer, G. (2007). Evaluation eines präventiven Beratungskonzeptes für Kinder körperlich kranker Eltern. *Psychotherapeut, 52,* 265-272.

Patel, H.R.H., Mirsadraee, S. & Emberton, M. (2003). The patient's dilemma: Prostate cancer treatment choices. *Journal of Urology, 3*, 828-833.

Pearlin, L.I., Mullan, J.T., Semple, S.J. & Skaff, M.M. (1990). Caregiving and the stress process: An overview of concepts and their measures. *Gerontologist, 30,* 583-594.

Pearlin, L.I. & Schooler, C. (1978). The structure of coping. *Journal of Health and Social Behavior, 19,* 2-21.

Perczek, R.E., Burke, M.A., Carver, C.S., Krongrad, A. & Terris, M.K. (2002). Facing a prostate cancer diagnosis: who is at risk for increased distress? *Cancer, 94,* 2923-2929.

Petermann, F. (2000). Compliance. *Managed Care, 6,* 10-13.

Piaget, J. (1983). *Meine Theorie der geistigen Entwicklung.* Frankfurt a.M.: Fischer.

Pirl, W.F., Siegel, G.I., Goode, M.J. & Smith, M.R. (2002). Depression in men receiving androgen deprivation therapy for prostate cancer: a pilot study. *Psycho-Oncology, 11,* 518-523.

Pitceathly, C. & Maguire, P. (2003). The psychological impact of cancer patients' partners and other key relatives: A review. *European Journal of Cancer, 39,* 1517-1524.

Plaschke, J., Engel, C., Krüger, S., Holinski-Feder, E., Pagenstecher, C., Mangold, E., Moeslein, G., Schulmann, K., Gebert, J., von Knebel Doeberitz, M., Rüschoff, J., Loeffler, M. & Schackert, H.K. (2004). Lower incidence of colorectal cancer and later age of disease onset in 27 families with pathogenic MSH6 germline mutations compared with families with MLH1 or MSH2 mutations: the German Hereditary Nonpolyposis Colorectal Cancer Consortium. *Journal of Clinical Oncology, 15,* 4486-4494.

Plass, A. & Koch, U. (2001). Participation of oncological outpatients in psychosocial support. *Psycho-Oncology 10(6),* 511-520.

Pott, M., Haagen, M., Baldus, C., Saha, R. & Romer, G. (2005). Wenn Mütter an Krebs erkranken: seelische Auswirkungen auf Kinder und präventiver Handlungsbedarf. *Zentralblatt für Gynäkologie, 127,* 114-119.

Rait, D. & Lederberg, M.S. (1990).The family of the cancer patient. In J.C. Holland & J.H. Rowland (Eds.), *Handbook of Psychooncology: Psychological care of the patient with cancer* (pp. 585-597). New York: Oxford University Press.

Ramm, G.C. & Hasenbring, M. (2003). Die deutsche Adaptation des Illness-specific Social Support Scale und ihre teststatistische Überprüfung beim Einsatz an Patienten vor und nach Knochenmarktransplantation. *Zeitschrift für Medizinische Psychologie, 12,* 29-38.

Raveis, V.H., Karus, D.G. & Siegel, K. (1998). Correlates of depressive symptomatology among adult daughter caregivers of a parent with cancer. *American Cancer Society, 83,* 1652-1663.

Ravens-Sieberer, U., Bettge, S. & Erhart, M. (2003). Lebensqualität von Kindern und Jugendlichen – Ergebnisse aus der Pilotphase des Kinder- und Jugendgesundheitssurveys. *Bundesgesundheitsblatt – Gesundheitsforschung – Gesundheitsschutz, 46,* 340-345.

Ravens-Sieberer, U. & Bullinger, M. (2001). *The Revised KINDL-R: Final Results on Reliability, Validity and Responsiveness of a Modulal-HRQOL Instrument for Children and Adolescents.* Paper presented at the 8th Conference of the International Society for Quality of Life Research (ISOQOL), November 7.-10., 2001.

Rawlinson, F. & Finlay, I. (2002). Assessing education in palliative medicine: Development of a tool based on the association for palliative medicine core curriculum. *Palliative Medicine, 16,* 51-55.

Razavi, D. & Delveaux, N. (1997). Communication skills and psychological training in oncology. *European Journal of Cancer, 33* (Suppl. 6), 15-21.

Rehse, B. & Pukrop, R. (2003). Effects of psychosocial interventions on quality of life in adult cancer patients: meta-analysis of 37 published controlled outcome studies. *Patient Education and Counseling, 50,* 179-186.

Remschmidt, H. & Schmidt, M.H. (Hrsg.) (1994). *Multiaxiales Klassifikationsschema für psychische Störungen des Kindes- und Jugendalters nach ICD-10 der WHO.* Bern: Huber.

Reuter, K. & Weis, J. (2007). Behandlung psychischer Belastungen und Störungen bei Tumorerkrankungen. In M. Härter, H. Baumeister & J. Bengel (Hrsg.), *Psychische Störungen bei körperlichen Erkrankungen* (S. 125-137). Heidelberg: Springer.

Riedesser, P. & Schulte-Markwort, M. (1999). Kinder körperlich kranker Eltern: Psychische Folgen und Möglichkeiten der Prävention. *Deutsches Ärzteblatt, 96(38),* 2353-2357.

Rodrigue, J. & Hoffman, R. III (1994). Caregivers of adults with cancer: Multidimensional correlates of psychological distress. *Journal of Clinical Psychology in Medical Settings, 1,* 231-244.

Rodriguez-Bigas, M., Boland, C., Hamilton, S.R., Henson, D.E., Jass, J.R., Khan, P.M., Lynch, H., Perucho, M., Smyrk, T., Sobin, L. & Srivastava, S. (1997). A National Cancer Institute workshop on hereditary nonpolyposis colorectal cancer syndrome: meeting highlights and Bethesda guidelines. *Journal of the National Cancer Instute, 89,* 1758-1762.

Romer, G., Barkmann, C., Schulte-Markwort, M., Thomalla, G. & Riedesser, P. (2002). Children of somatically Ill parents: A methodological review. *Clinical Child Psychology & Psychiatry, 7(1),* 17-38.

Romer, G. & Haagen, M. (2004). Kinder körperlich kranker Eltern: Bedarf für seelische Gesundheitsvorsorge. *Frühe Kindheit, 7(02),* 8-15.

Romer, G. & Haagen, M. (2007). *Kinder körperlich kranker Eltern.* Göttingen: Hogrefe.

Romer, G., Kienbacher, C., Milea, S., Piha, J., Steck, B., Thastum, M., Tsiantis, J. & Watson, M. (Eds.). (2005). *Children of Somatically Ill Parents: International Perspectives on Family-oriented Mental Health Prevention. Final Consolidated Report of RTD Project QLG4-CT-2001-02378.* Hamburg: University of Hamburg.

Romer, G., Saha, R., Haagen, M., Pott, M., Baldus, C. & Bergelt, C. (2007). Lessons learned in the implementation of an innovative consultation and liaison service for children of cancer patients in various hospital settings. *Psycho-Oncology, 16(2),* 138-148.

Romer, G., Schulte-Markwort, M. & Riedesser, P. (2002). Kinder körperlich kranker Eltern am Beispiel Kinder krebskranker Mütter. *Geburtshilfe und Frauenheilkunde, 62(6),* 537-542.

Ross, L., Boesen, E.H., Dalton, S.O. & Johansen, C. (2002). Mind and cancer: does psychosocial intervention improve survival and psychological well-being? *European Journal of Cancer, 38,* 1447-1457.

Rossi Ferrario, S., Cardillo, V., Vicario, F., Balzarini, E. & Zotti, A.M. (2004). Advanced cancer at home: Caregiving and bereavement. *Palliative Medicine, 18,* 129-136.

Rost, R. (1992). *Psychosoziale Probleme von Kindern körperlich kranker Eltern – ein Literaturüberblick.* Freiburg: Albert-Ludwigs-Universität Freiburg.

Roth, A.J., Kornblith, A.B., Batel-Copel, L., Peabody, E., Scher, H.I. & Holland, J.C. (1998). Rapid screening for psychologic distress in men with prostate carcinoma: a pilot study. *Cancer, 82,* 1904-1908.

Roth, A.J., Rosenfeld, B., Kornblith, A.B., Gibson, C., Scher, H.I., Curley-Smart, T., Holland, J.C. & Breitbart, W. (2003). The Memorial Anxiety Scale for Prostate Cancer. *Cancer, 97,* 2910-2918.

Roth, A., Nelson, C.J., Rosenfeld, B., Warshowski, A., O'Shea, N., Scher, H., Holland, J.C., Slovin, S., Curley-Smart, T., Reynolds, T. & Breitbart, W. (2006). Assessing anxiety in men with prostate cancer: further data on the reliability and validity of the Memorial Anxiety Scale for Prostate Cancer (MAX-PC). *Psychosomatics, 47,* 340-347.

Rüffer, J.U. (2003). KPS. Karnofsky Performance Status. In J. Schumacher, A. Klaiberg & E. Brähler (Hrsg.), *Diagnostische Verfahren zu Lebensqualität und Wohlbefinden* (S. 192-194). Göttingen: Hogrefe.

Rutten, L.J., Arora, N.K., Bakos, A.D., Aziz, N. & Rowland, J. (2005). Information needs and sources of information among cancer patients: a systematic review of research (1980-2003). *Patient Education and Counseling, 57,* 250-261.

Rutter, M. (1966). *Children of sick parents. An environmental and psychiatric study.* Maudsley Monographs. London: Oxford University Press.

Saier, U. (2007). *Kindergesundheit in Hamburg.* Retrieved May 15, 2008, from http://fhh.hamburg.de/stadt/Aktuell/behoerden/bsg/gesundheit/gesundheitsberichterstattung/zz-stammdaten/downloads/kindergesundhheitsbericht,property=source.pdf.

Sainfort, F. & Booske, B. (2000). Measuring post-decision satisfaction. *Medical Decision Making, 20,* 51-61.

Sainio, C. & Lauri, S. (2003). Cancer patients' decision-making regarding treatment and nursing care. *Journal of Advanced Nursing, 3,* 250-260.

Sales, E., Schulz, R. & Biegel, D. (1992). Predictors of strain in families of cancer patients: A review of literature. *Journal of Psychosocial Oncology, 10,* 1-26.

SAS Institute (2001). *SAS/ STAT User's Guide. Version 8.2.* Cary (NC): SAS Institute Inc.

Sawicki, P.T. (2005). Qualität der Gesundheitsversorgung in Deutschland: Ein randomisierter simultaner sechs-Länder-Vergleich aus Patientensicht. *Medizinische Klinik, 11,* 755-768.

Schäfer, C., Putnik, K., Dietl, B., Leiberich, P., Loew, T.H. & Kölbl, O. (2006). Medical decision-making of the patient in the context of the family: Results of a survey. *Supportive Care in Cancer, 9,* 952-959.

Schapira L. (2005). Palliative Information: Doctor-Patient Communication. *Seminars in Oncology, 32,* 139-144.

Schapira, M.M., Nattinger, A.B. & McHorney, C.A. (2006). The influence of graphic format on breast cancer risk communication. *Journal of Health Communication, 11,* 569-582.

Scheibler, F. (2004). *Shared Decision Making – Von der Compliance zur partnerschaftlichen Entscheidungsfindung.* Bern: Huber.

Scheibler, F., Steffen, P. & Pfaff, H. (2006). Patienteninformation im Internet, Vertrauen in den Arzt und Partizipative Entscheidungsfindung – eine Querschnittstudie bei Brustkrebspatientinnen in Deutschland. *Zeitschrift für Medizinische Psychologie, 15,* 71-76.

Scherbring, M. (2002). Effect of caregiver perception of preparedness on burden in an oncology population. *Oncology Nursing Forum, 29,* 70-76.

Schmeling-Kludas, C. (2006). Die Rolle des Arztes und die Kommunikation mit Sterbenden. *Bundesgesundheitsblatt, 49,* 1113-1121.

Schmidt, S. & Bullinger, M. (2003). Perspektiven der Lebensqualitätsmessung in der Onkologie. *Forum DKG, 1,* 30-34.

Schönberger, C. & v. Kardorff, E. (2003). Angehörige Krebskranker in der Rehabilitation – ihre Leistungen und ihr Entlastungsbedarf. Ausgewählte Ergebnisse einer Pilotstudie. *Praxis Klinische Verhaltensmedizin und Rehabilitation, 16,* 130-137.

Schraub, S., Bontemps, P., Mercier, M., Barthod, L. & Fournier, J. (1995). Surveillance et rehabilitation des cancers des voies aero-digestives superieures. [Surveillance and rehabilitation of cancers of upper respiratory and digestive tracts]. *La Revue du praticien, 45,* 861-864.

Schreiber-Gollwitzer, B.M., Schröder, H.M., Griessmeier, B., Labouvie, H. & Lilienthal, S. (2003). Quantitative und qualitative Erfassung, patientenbezogener psychosozialer Tätigkeiten in der pädiatrischen Onkologie und Hämatologie. Eine multizentrische Untersuchung im Auftrag der PSAPOH. *Klinische Pädiatrie, 215(3),* 171-176.

Schröder, M., Laskawi, R., Trübenbach, H. & Meyer, C. (1989). Psychosoziales Umfeld bei Patienten mit Malignomen im Kopf-Hals-Bereich. Eine klinische Studie. *Laryngorhinootologie, 68,* 122-127.

Schröder, K. (1997). *Self-regulation competence in coping with chronic disease.* Münster: Waxmann.

Schröder, C., Schön, A., Niederwieser, D. & Brähler, E. (2003). *Die Rolle professioneller psychosozialer Betreuung in Form von vorbereitenden, begleitenden und nachsorgenden Interventionen im stationären und ambulanten Bereich als integriertes Standardangebot bei der Stammzelltransplantation. Abschlussbericht zum Projekt DJCLSSD 00/01.* Leipzig: Universität Leipzig, Selbständige Abt. für Medizinische Psychologie und Medizinische Soziologie.

Schröder, P. (2004). *Arbeitsbibliographie Gesundheitsmündigkeit.* Retrieved August 23, 2004, from http://www.ruhr-uni-bochum.de/zme/healthliteracy/bibliographie1.htm.

Schulte, H. (2004). Patientenkompetenz aus Sicht der Betroffenen. In H.H. Bartsch & J. Weis (Hrsg.), *Gemeinsame Entscheidung in der Krebstherapie. Arzt und Patient im Spannungsfeld der Shared Decision* (S. 114-121). Basel: Karger.

Schulz, R. & Beach, S.R. (1999). Caregiving as a risk factor for mortality: The caregiver health effects study. *JAMA, 282,* 2215-2219.

Schulz, H., Schulz, K.-H., Schulz, O., Madetzky, A., Plass, A., Siegel, J.S. & von Kerekjarto, M. (1998). Bedarf und Implementierung psychosozialer Betreuung im Rahmen des ambulanten Settings – Arztpraxis. In U. Koch & J. Weis (Hrsg.), *Krankheitsbewältigung bei Krebs und Möglichkeiten der Unterstützung* (S. 211-233). Stuttgart: Schattauer.

Schulz, H., Winzer, A., Stump, S. & Koch, U. (2001). Beeinflussung der Lebensqualität von Tumorpatienten durch psychoonkologische Interventionen. *Onkologe, 7,* 157-166.

Schwarz, R. & Hinz, A. (2001). Reference data for the quality of life questionnaire EORTC QLQ-C30 in the general German population. *European Journal of Cancer, 37,* 1345-1351.

Schwarzer, R. (1994). Optimistische Kompetenzerwartung: Zur Erfassung einer personellen Bewältigungsressource. *Diagnostica, 40 (2),* 105-123.

Sellick, S.M. & Crooks, D.L. (1999). Depression and cancer: an appraisal of the literature for prevalence, detection, and practice guideline development for psychological interventions. *Psycho-Oncology, 8,* 315-333.

Sheard, T. & Maguire, P. (1999). The effect of psychological interventions on anxiety and depression in cancer patients: results of two meta-analyses. *British Journal of Cancer, 80,* 1170-1780.

Siegel, K., Karus, D.G., Raveis, V.H., Christ, G.H. & Mesagno, F.P. (1996). Depressive distress among the spouses of terminally ill cancer patients. *Cancer Practice, 4,* 25-30.

Siegel, K., Mesagno, F.P., Karus, D., Christ, G., Banks, K. & Moynihan, R. (1992). Psychosocial adjustment of children with a terminally ill parent. *Journal of American Acadadamy of Child- and Adolescent Psychiatry, 31(2),* 327-333.

Siegel, K., Raveis, V.H., Mor, V. & Houts, P. (1991). The relationship of spousal caregiver burden to patient disease and treatment-related conditions. *Annals of Oncology, 2,* 511-516.

Siegrist, J., Broer, M. & Junge, A. (1996). *Profil der Lebensqualität chronisch Kranker (PLC).* Göttingen: Beltz.

Sigal, J.J., Perry, J.C., Robbins, J.M., Gagne, M.A. & Nassif, E. (2003). Maternal preoccupation and parenting as predictors of emotional and behavioral problems in children of women with breast cancer. *Journal of Clinical Oncology, 21(6),* 1155-1160.

Silliman, R.A., Troyan, S.L., Guadagnoli, E., Kaplan, S.H. & Greenfield, S. (1997). The impact of age, marital status, and physician patient interactions on the care of older women with breast cancer. *Cancer, 80,* 1326-1334.

Simon, D., Loh, A. & Härter, M. (2005). Messung der partizipativen Entscheidungsfindung. In M. Härter, A. Loh & C. Spies (Hrsg.), *Gemeinsam entscheiden – erfolgreich behandeln – Neue Wege für Ärzte und Patienten im Gesundheitswesen* (S. 239-247). Köln: Deutscher Ärzte-Verlag.

Simon, D., Loh, A. & Härter, M. (2007a). Measuring (shared) decision-making – a review of psychometric instruments. *Zeitschrift für ärztliche Fortbildung und Qualität im Gesundheitswesen, 101(4),* 259-267.

Simon, D., Schorr, G., Wirtz, M., Vodermaier, A., Caspari, C., Neuner, B., Spies, C., Keller, H., Edwards, A., Loh, A. & Härter, M. (2006). Development and first validation of the Shared decision-making Questionnaire (SDM-Q). *Patient Education and Counseling, 63,* 319-327.

Simon, D., Vietor, C., Loh, A., Hecke, T. & Härter, M. (2007b). Development and evaluation of a web-based interactive information system for acute low back pain. In M. Härter, D. Simon & A. Loh (Hrsg.), *4th International Shared Decision Making Conference – Conference book.* Lengerich: Pabst.

Singer, S., Dietz, A., Fuchs, M., Klemm, E., Kienast, U., Meyer, A., Oeken, J., Täschner, R., Wulke, C. & Schwarz, R. (2007a). Bedeutung psychosozialer Faktoren bei der Stimmrehabilitation nach Laryngektomie. *Laryngo-Rhino-Otologie, 86,* 867-874.

Singer, S., Herrmann, E., Welzel, C., Klemm, E., Heim, M. & Schwarz, R. (2005a). Comorbid Mental Disorders in Laryngectomees. *Onkologie, 28,* 631-636.

Singer, S., Meyer, A., Kienast, U., Rust, V., Täschner, R., Wulke, C. & Schwarz, R. (2007b). Nutzung ausgewählter Hilfsmittel durch Laryngektomierte. *Die Rehabilitation, 46,* 356-362.

Singer, S., Meyer, A., Klemm, E., Oeken, J., Bloching, M. & Schwarz, R. (2005b). Partnerschaft und Sexualität nach Laryngektomien. *Forum HNO, 7,* 82-87.

Siston, A.K., List, M.A., Schleser, R. & Vokes, E. (1997). Sexual functioning and head and neck cancer. Journal of Psychosocial Oncology, 15, 107-122.

Sivesind, D. (2003). Communicating with patients in cancer care. What areas do nurses find most challenging? *Journal of Cancer Education, 18,* 202-209.

Skaff, M.M. & Pearlin, L.I. (1992). Caregiving: Role engulfment and the loss of self. *The Gerontologist, 32,* 656-664.

Smith, A.B., Selby, P.J., Velikova, G., Stark, D., Wright, E.P., Gould, A. & Cull, A. (2002). Factor analysis of the Hospital Anxiety and Depression Scale from a large cancer population. *Psychology and Psychotherapy, 75,* 165-176.

Socié, G., Mary, J.-Y., Esperou, H., Robert, D., Aractingi, S., Ribaud, P., Devergie, A., Toubert, M.-E., Boudou, P., Cathelinau, B., Gluckman, E. & Vexiau, P. (2001). Health and functional status of adult recipients 1 year after allogeneic haematopoietic stem cell transplantation. *British Journal of Haematology, 113(1),* 194-201.

Sommer, G. (1977). Kompetenzerwerb in der Schule als Primäre Prävention. In G. Sommer & H. Ernst (Hrsg.), *Gemeindepsychologie* (S. 70-98). München: Urban & Schwarzenberg.

Söllner, W., De Vries, A., Steixner, E., Lukas, P., Sprinzl, G., Rumpold, G. & Maislinger, S. (2001). How successful are oncologists in identifying patient distress, perceived social support, and need for psychosocial counselling? *British Journal of Cancer, 84,* 179-185.

Söllner, W., Zschocke, I. & Augustin, M. (1998). Melanoma patients: psychosocial stress, coping with illness and social support. A systematic review. *Zeitschrift für Psychotherapie, Psychosomatik und Medizinische Psychologie, 48,* 338-348.

Spiegel, D., Bloom, J.R. & Yalom, I. (1981). Group support for patients with metastatic cancer. A randomized outcome study. *Archives of General Psychiatry, 38(5),* 527-533.

Spiegel, D., Kraemer, H.C., Bloom, J.R. & Gottheil, E. (1989). Effect of psychosocial treatment on survival of patients with metastatic breast cancer. *Lancet, 2,* 888-891.

SPSS Inc. (1999). *SPSS BASE. 10.0. Benutzerhandbuch.* Chicago: SPSS Inc.

SPSS Inc. (2004). *SPSS Base 12.0. User's Guide.* Chicago: SPSS Inc.

Stalmeier, P., Roosmalen, M.S., Verhoef, L., Hoekstra-Weebers, J., Oosterwijk, J.C., Moog, U., Hoogerbrugge, N. & van Daal, W.A.J. (2005). The decision evaluation scales. *Patient Education and Counseling, 57,* 286-293.

Stalker, M.Z., Johnson, P.S. & Cimma, C. (1989). Supportive activities requested by survivors of cancer. *Journal of Psychosocial Oncology, 7,* 21-31.

Stamatiadis-Smidt, M.A., Hiller, B. & Wilcke, S. (2002). Das Internet als Quelle onkologischer Information für Patienten und Angehörige. *Forum DKG, 3,* 48-53.

Stark, D., Kiely, M., Smith, A., Velikova, G., House, A. & Selby, P. (2002). Anxiety disorders in cancer patients: their nature, associations, and relation to quality of life. *Journal of Clinical Oncology, 20(14),* 3137-3148.

Statistisches Landesamt Hamburg (2001). *Statistisches Jahrbuch 2000/2001. Zeitreihen und Regionalvergleiche.* Hamburg: Statistisches Landesamt.

Stewart, M.A. (1995). Effecitve physician-patient communication and health outcomes: a review. *Canadian Medical Association Journal, 152,* 1423-1433.

Stiftung phönikks (2006). *Jahresbericht 2005.* Hamburg: Beratungsstelle phönikks.

Stoller, E.P. (1990). Males as helpers: The role of sons, relatives and friends. *The Gerontologist, 30,* 228-235.

Strittmatter, R. & Bengel, J. (1998). Angehörige krebskranker Menschen - Belastungen und Möglichkeiten psychosozialer Unterstützung. *Praxis Klinische Verhaltensmedizin und Rehabilitation, 42,* 71-81.

SVR Sachverständigenrat für die Konzertierte Aktion im Gesundheitswesen (2001). *Bedarfsgerechtigkeit und Wirtschaftlichkeit. Gutachten 2000/2001. Band 1: Zielbildung, Prävention, Nutzerorientierung und Partizipation.* Baden-Baden: Nomos.

Taylor Brown, J., Acheson, A. & Farber, J. M. (1993). Kids can cope: A group intervention for children whose parents have cancer. *Journal of Psychosocial Oncology, 11(1),* 41-53.

Teegen, F. (1997). *Deutsche Übersetzung der Posttraumatic Stress Disorder Checklist (PCL-C) des National Center for PTSD.* Hamburg: Universität Hamburg, Psychologisches Institut III.

Telch, C.F. & Telch, M.J. (1986). Group coping skills instruction and supportive group therapy for cancer patients: a comparison of strategies. *Journal of Consulting and Clinical Psychology, 54*, 802-808.

Thastum, M., Johansen, M. B., Gubba, L., Olesen, L. B. & Romer, G. (2008). Coping, social relations, and communication: a qualitative explorative study of children of parents with cancer. *Clinical Child Psychology and Psychiatry, 13(1),* 123-138.

Tibben, A., Duivenvoorden, H.J., Vegter-van der Vlis, M., Niermeijer, M.F., Frets, P.G., van de Kamp, J.J.P., Roos, R.A.C., Rooijmans, H.G.M. & Verhage, F. (1993). Presymptomatic DNA testing for Huntington: identifying the need for psychological intervention. *American Journal of Medical Genetics, 48,* 137-144.

Tomarken, A., Holland, J., Schachter, S., Vanderwerker, L., Zuckerman, E., Nelson, C., Coups, E., Ramirez, P.M. & Prigerson, H. (2008). Factors of complicated grief pre-death in caregivers of cancer patients. *Psycho-Oncology, 17(2),* 105-207.

Towle, A. & Godolphin, W. (1999). Framework for teaching and learning informed shared decision making. *British Medical Journal, 319,* 766-771.

Trask, P.C., Paterson, A.G., Griffith, K.A., Riba, M.B. & Schwarz, J.L. (2003). Cognitive-behavioral intervention for distress in patients with melanoma: comparison with standard medical care and impact on quality of life. *Cancer, 98,* 854-864.

Trijsburg, R.W., van Knippenberg, F.C.E. & Rijpma, S.E. (1992). Effects of psychological treatment on cancer patients: a critical review. *Psychosomatic Medicine, 54,* 489-517.

Ullrich, P.M., Carson, M.R., Lutgendorf, S.K., Williams, R.D. (2003). Cancer fear and mood disturbance after radical prostatectomy: consequences of biochemical evidence of recurrence. *Journal of Urology, 169,* 1449-1452.

Vachon, M., Rogers, J., Lyall, A., Lancee, W., Sheldon, A. & Freeman, S. (1982). Predictors and correlates of adaptation to conjugal bereavement. *American Journal of Psychiatry, 139,* 998-1002.

Valdimarsdottir, H.B., Bovbjerg, D.H., Kash, K., Holland, J., Osborne, M. & Miller, D. (1995). Psychological distress in women with a familial risk of breast cancer. *Psycho-Oncology, 4,* 133-141.

Van der Pompe, G., Antoni, M., Visser, A. & Garssen, B. (1996). Adjustment to breast cancer: the psychobiological effects of psychosocial interventions. *Patient Education and Counseling, 28(2),* 209-219.

Van Oorschot, B. & Anselm, R. (2007). *Mitgestalten am Lebensende. Handeln und Behandeln Sterbenskranker.* Göttingen: Vandenhoek & Ruprecht.

Van Oorschot, B., Leppert, K. & Schweitzer, S. (2007). Ein Werkstattbericht über die Entwicklung eines Kommunikationstrainings für Ärzte: Patientenpartizipation in der Palliativsituation. *Klinikarzt, 36,* 33-36.

Van't Spijker, A., Trijsburg, R.W. & Duivenvoorden, H.J. (1997). Psychological sequelae of cancer diagnosis: a meta-analytical review of 58 studies after 1980. *Psychosomatic Medicine, 59,* 280-293.

Vasen, H.F.A., Watson, P., Mecklin, J.P. & Lynch, H.T. (1999). New clinical criteria for hereditary nonpolyposis colorectal cancer (HNPCC) proposed by the International Collaborative Group on HNPCC. *Gastroenterology, 116,* 1453-1456.

Vernon, S.W., Gritz, E.R., Peterson, S.K., Perz, C.A., Marani, S., Amos, C.I. & Baile, W.F. (1999). Intention to learn results of genetic testing for hereditary colon cancer. *Cancer Epidemiology Biomarkers & Prevention, 8,* 353-360.

Verres, R. & Hasenbring, M. (Hrsg.). (1989). *Psychosoziale Onkologie.* Berlin: Springer.

Vick, S. & Scott, A. (1998). Agency in health care. Examining patients' preferences for attributes of the doctor-patient relationship. *Journal of Health Economics, 5,* 587-605.

Visser, A., Huizinga, G.A., Hoekstra, H.J., Van der Graaf, W.T.A., Klip, E.C., Pras, E. & Hoekstra-Webers, J.E.H.M. (2005). Emotional and behavioural functioning of children of a parent diagnosed with cancer: a cross informat perspective. *Psycho-Oncology, 14,* 746-758.

Vodermaier, A., Caspari, C., Köhm, J., Bauerfeind, I., Kahlert, S. & Untch, M. (2004). Partizipative Entscheidungsfindung beim primären Mammakarzinom. *Zeitschrift für ärztliche Fortbildung und Qualität im Gesundheitswesen, 98,* 127-134.

Vodermaier, A., Caspari, C., Köhm, J. & Untch, M. (2005). In M. Härter, A. Loh & C. Spies (Hrsg.), *Gemeinsam entscheiden – erfolgreich behandeln – Neue Wege für Ärzte und Patienten im Gesundheitswesen* (S. 213-233). Köln: Deutscher Ärzte-Verlag.

Vogel, B., Helmes, A. & Bengel, J. (2006). Arzt-Patienten-Kommunikation in der Tumorbehandlung: Erwartungen und Erfahrungen aus Patientensicht. *Zeitschrift für Medizinische Psychologie, 4,* 149-161.

Vogel, B., Helmes, A. & Bengel, J. (2007a). Do communication and shared decision-making have an impact on breast cancer patients' psychological adjustment? Results of a longitudinal study. In M. Härter, D. Simon & A. Loh (Hrsg.), *4th International Shared Decision Making Conference – Conference book.* Lengerich: Pabst.

Vogel, B., Helmes, A. & Hasenburg, A. (2007b). Concordance between patients´desired and actual decision-making roles in breast cancer care. *Psycho-Oncology, 16,* 1-8.

Wahl, H.W. (1998). Alltagskompetenz: Ein Konstrukt auf der Suche nach einer Identität. *Zeitschrift für Gerontologie und Geriatrie, 31,* 243-249.

Wagner, C.D., Bigatti, S.M. & Storniolo, A.M. (2006). Quality of life of husbands of women with breast cancer. *Psycho-Oncology, 15,* 109-120.

Waljee, J.F., Rogers, M.A.M. & Alderman, A.K. (2007). Decision Aids and Breast Cancer: Do They Influence Choice for Surgery and Knowledge of Treatment Options? *Journal of Clinical Oncology, 25,* 1067-1073.

Ware, J.J., Kosinski, M. & Keller, S.D. (1996). A 12-Item Short-Form Health Survey: construction of scales and preliminary tests of reliability and validity. *Medical Care, 34,* 220-233.

Ware, J.E., Kosinski, M., Dewey, J.E. & Gandek, B. (1999). *How to Score and Interpret Single-Item Health Status Measures: A Manual for Users of the SF-8 TM Health Survey.* Lincoln (RI): Quality Metric Inc.

Watson, M., St. James-Roberts, I., Ashley, S., Tilney, C., Brougham, B., Edwards, L., Baldus, C. & Romer, G. (2006). Factors associated with emotional and behavioural problems among school age children of breast cancer patients. *British Journal of Cancer, 94*, 43-50.

Weeding, U. & Höffken, K. (2005). Einführung in die Geriatrische Onkologie. In A.M. Raem, H. Fenger, G.G. Kolb, T. Nikolaus, L. Pientka, R. Rychlik & T. Vömel (Hrsg.), *Handbuch Geriatrie – Lehrbuch für Praxis und Klinik.* Düsseldorf: Deutsche Krankenhaus Verlagsgesellschaft.

Wefel, J.S., Witgert, M.E. & Meyers, C.A. (in press). Neuropsychological Sequelae of Non-Central Nervous System Cancer and Cancer Therapy. *Neuropsychology Review.*

Wei, J. T. & Uzzo, R. G. (2002). Shared decision-making strategies for early prostate cancer. *Seminars in Urologic Oncology 1*, 74-78.

Weinert, F.E. (2001). Concept of competence: A conceptual clarification. In D.S. Rychen & L.H. Salganik (Eds.), *Defining and selecting key competencies* (pp. 45-65). Göttingen: Hogrefe & Huber.

Weis, J. (2003). Die Bedeutung der Psychoonkologie in der Supportivtherapie. *Onkologe, 9,* 539-543.

Weis, J. & Domann, U. (2006). Interventionen in der Rehabilitation von Mammakarzinom-Patientinnen. Eine methodenkritische Übersicht zum Forschungsstand. *Die Rehabilitation, 3,* 129-142.

Weis J. & Giesler J. (2004). Patientenkompetenz. In H.H. Bartsch & J. Weis (Hrsg.), *Gemeinsame Entscheidung in der Krebstherapie* (S. 132-140). Basel: Karger.

Weis, J., Heckl, U., Brocai, D. & Seuthe-Witz, S. (2006). *Psychoedukation mit Krebspatienten. Therapiemanual für eine strukturierte Gruppenintervention.* Stuttgart: Schattauer.

Weis, J. & Koch, U. (1998). Betreuungsbedarf, Versorgungsstrukturen und Inanspruchnahmeprozesse – eine theoretische Einführung. In U. Koch & J. Weis (Hrsg.), *Krankheitsbewältigung bei Krebs und Möglichkeiten der Unterstützung* (S. 175-182). Stuttgart: Schattauer.

Weitzner, M.A., McMillan, S.C. & Jacobson, P.B. (1999). Family caregiver quality of life: Differences between curative and palliative cancer treatment settings. *Journal of Pain and Symptom Management, 17,* 418-428.

Welch, A.S., Wadsworth, M.E. & Compas, B.E. (1996). Adjustment of children and adolescents to parental cancer: Parents' and childrens' perspectives. *Cancer, 77(7),* 1409-1418.

Whelan, T.J., Levine, M.N. Gafni, A., Lukka, H., Mohide, E.A., Patel, M. & Streiner, D.L. (1995). Breast irradiation postlumpectomy: development and evaluation of a decision instrument. *Journal of Clinical Oncology, 13,* 847-853.

Whelan, T., Levine, M., Gafni, A., Sanders, K., Willian, A., Chambers, S., Reid, S. & Dubois, S. (1999). Mastectomy or lumpectomy? Helping women make informed choices. *Journal of Clinical Oncology, 17,* 1727-1735.

Whelan, T., Levine, M., Willian, A. Gafni, A., Sanders, K., Chambers, S. & Dubois, S. (2004). Effect of a decision aid on knowledge and treatment decision making for breast cancer surgery: a randomized trial. *Journal of the American Medical Association, 292,* 435-441.

White, R.K. (1959). Motivation reconsidered: The concept of competence. *Psychological Review, 66,* 297-333.

Whitney, S. N. (2003). A new model of medical decisions: exploring the limits of shared decision making. *Medical Decision Making, 23,* 275-280.

Williamson, G.M. & Schulz, R. (1995). Caring for a family member with cancer: Past communal behavior and affective reactions. *Journal of Applied Social Psychology, 25,* 93-116.

Wilz, G. (2002). *Belastungsverarbeitung bei pflegenden Angehörigen von Demenzkranken: Eine Tagebuchstudie.* Göttingen: Hogrefe.

Wittchen, H.-U., Zaudig, M. & Fydrich, T. (1997). *SKID-Strukturiertes Klinisches Interview für DSM-IV.* Göttingen: Hogrefe.

Wong, C.A. & Bramwell, L. (1992). Uncertainty and anxiety after mastectomy for breast cancer. *Cancer Nursing, 15,* 363-371.

World Health Organisation (WHO) (2001). *ICF – International Classification of Functioning, Disability and Health.* Genf: World Health Organisation.

Worsham, N.L., Compas, B.E. & Sydney, E.Y. (1997). Children's coping with parental illness. In S.A. Wolchik & I.N. Sandler (Eds.), *Handbook of Children's Coping: Linking Theory and Intervention* (pp. 195-213). New York: Plenum.

Wortman, C.B. (1984). Social support and the cancer patient. *Cancer, 53,* 2339-2360.

Wyatt, G.K., Friedman, L., Given, C.W. & Given, B.A. (1999). A profile of bereaved caregivers following provision of terminal care. *Journal of Palliative Care, 15,* 13-25.

Yudkin, P. & Stratton, I. (1996). How to deal with regression to the mean in intervention studies. *Lancet, 347,* 241-243.

Zabora, J., BrintzenhofeSzoc, K., Curbow, B., Hooker, C. & Piantadosi, S. (2001). The prevalence of psychological distress by cancer site. *Psycho-Oncology, 10,* 19-28.

Zachariae, R., Pedersen, C.G., Jensen, A.B., Ehrnrooth, E., Rossen, P.B. & von der Maase, H. (2003). Association of perceived physician communication style with patient satisfaction, distress, cancer-related self-efficacy, and perceived control over the disease. *British Journal of Cancer, 88,* 658-665.

Zaun, S. (2002). *Psychometrische Überprüfung und Weiterentwicklung des Dealing with Illness Inventory – Revised an einer Stichprobe aus einer onkologischen Rehabilitationsklinik. Unveröffentlichte Dissertation.* Hamburg: Universitätsklinikum Hamburg-Eppendorf.

Zebrack, B. (in press). Information and service needs for young adult cancer patients. *Support Care Cancer.*

Zenner, H.P. & Pfrang, H. (1986). Ein einfacher Sprachverständlichkeitstest zur Beurteilung der Stimmrehabilitation des Laryngektomierten. *Zeitschrift für Laryngologie, Rhinologie und Otologie, 65,* 271-276.

Zigmond, A. & R. Snaith (1983). The hospital anxiety and depression scale. *Acta Psychiatry Scand, 67,* 361-370.

Zimmerman, M. (1995). Psychological empowerment: issues and illustrations. *American Journal of Community Psychology, 23,* 581-599.

Verzeichnis der Autorinnen und Autoren

Balck, Friedrich, Prof. Dr. phil., Universitätsklinikum Carl Gustav Carus, Abteilung Medizinische Psychologie und Medizinische Soziologie am Zentrum für Seelische Gesundheit, Fetscherstraße 74, 01307 Dresden

Barth, Jürgen, Prof. Dr. med., Rehabilitationsklinik Nordfriesland, Wohldweg 9, 25826 St. Peter-Ording

Bartsch, Hans-Helge, Prof. Dr. med., Klinik für Tumorbiologie an der Universität Freiburg, Klinik für Onkologische Rehabilitation und Nachsorge, Breisacher Straße 117, 79106 Freiburg im Breisgau

Berg, Petra, Dipl.-Psych., Psychotherapeutische Ambulanz der IFT Gesundheitsförderung GmbH, Leopoldstraße 146, 80804 München

Bergelt, Corinna, Dr. phil., Universitätsklinikum Hamburg-Eppendorf, Zentrum für Psychosoziale Medizin, Institut für Medizinische Psychologie, Martinistraße 52, 20246 Hamburg

Berth, Hendrik, Dr. rer. med., Universitätsklinikum Carl Gustav Carus, Abteilung Medizinische Psychologie und Medizinische Soziologie am Zentrum für Seelische Gesundheit, Fetscherstraße 74, 01307 Dresden

Brähler, Elmar, Prof. Dr. rer. biol. hum., Universitätsklinikum Leipzig, Selbständige Abteilung für Medizinische Psychologie und Medizinische Soziologie, Philipp-Rosenthal-Straße 55, 04103 Leipzig

Brix, Christina, Dipl.-Psych., Universitätsklinikum Jena, Institut für Psychosoziale Medizin und Psychotherapie, Stoystraße 3, 07740 Jena

Brocai, Dario, Dipl.-Psych., Im Buschgewann 14, 69123 Heidelberg

Bullinger, Monika, Prof. Dr. phil., Universitätsklinikum Hamburg-Eppendorf, Zentrum für Psychosoziale Medizin, Institut für Medizinische Psychologie, Martinistraße 52, 20246 Hamburg

Dinkel, Andreas, Dipl.-Psych., Universitätsklinikum Carl Gustav Carus, Abteilung Medizinische Psychologie und Medizinische Soziologie am Zentrum für Seelische Gesundheit, Fetscherstraße 74, 01307 Dresden

Ernst, Jochen, Dr. phil., Universität Leipzig, Medizinische Fakultät, Abteilung für Sozialmedizin, Riemannstraße 32, 04107 Leipzig

Faller, Hermann, Prof. Dr. med. Dr. phil., Universität Würzburg, Institut für Psychotherapie und Medizinische Psychologie, Klinikstraße 3, 97070 Würzburg

Gaspar, Manfred, M.A., Rehabilitationsklinik Nordfriesland, Wohldweg 9, 25826 St. Peter-Ording

Ghalehie, Sima, Praxis für Allgemeinmedizin, Fritz-Reuter-Weg 11, 47475 Kamp-Lintfort

Giesler, Jürgen M., Dr. phil., Institut für Rehabilitationsforschung und Prävention, Klinik für Tumorbiologie an der Universität Freiburg, Breisacher Straße 117, 79106 Freiburg im Breisgau

Graefen, Markus, Prof. Dr. med., Universitätsklinikum Hamburg-Eppendorf, Klinik und Poliklinik für Urologie und Martini-Klinik am Universitätsklinikum Hamburg-Eppendorf, Martinistraße 52, 20246 Hamburg

Günzel, Klaus, Dr. med., Prof. Volhard Klinik Masserberg, Abteilung Onkologie, Hauptstraße 18, 98666 Masserberg

Haagen, Miriam, Dr. med., Hennebergstraße 2a, 22393 Hamburg

Härter, Martin, Prof. Dr. med. Dr. phil., Universitätsklinikum Freiburg, Abteilung Psychiatrie und Psychotherapie, Sektion Klinische Epidemiologie und Versorgungsforschung, Hauptstraße 5, 79104 Freiburg im Breisgau

Heckl, Ulrike, Dr. phil., Klinik für Tumorbiologie an der Universität Freiburg, Breisacher Straße 117, 79106 Freiburg im Breisgau

Herschbach, Peter, Prof. Dr. rer. soc., Klinik und Poliklinik für Psychosomatische Medizin und Psychotherapie der Technischen Universität München, Sektion Psychosoziale Onkologie, Langerstraße 3, 81675 München

Huland, Hartwig, Prof. Dr. med., Universitätsklinikum Hamburg-Eppendorf, Klinik und Poliklinik für Urologie und Martini-Klinik am Universitätsklinikum Hamburg-Eppendorf, Martinistraße 52, 20246 Hamburg

Kaufmann, Cornelia, Dr. med., Nordsee Fachklinik für hämatologisch-onkologische Rehabilitation Sonneneck, Osterstraße 2, 25938 Nordseeheilbad Wyk auf Föhr

Keller, Monika, PD Dr. med., Universitätsklinikum Heidelberg, Klinik für Psychosomatische und Allgemeine Klinische Medizin, Sektion für Psychoonkologie, Im Neuenheimer Feld 155, 69120 Heidelberg

Kiehne, Ursula, Dr. med., MEDIAN-Klinik Wismar, Fachbereich Onkologie, Ernst-Scheel-Straße 28, 23968 Wismar

Klemm, Eckart, Prof. Dr. med., Krankenhaus Dresden-Friedrichstadt – Städtisches Klinikum, Klinik für Hals-Nasen-Ohrenheilkunde, Friedrichstraße 41, 01067 Dresden

Koch, Uwe, Prof. Dr. phil. Dr. med., Universitätsklinikum Hamburg-Eppendorf, Zentrum für Psychosoziale Medizin, Institut für Medizinische Psychologie, Martinistraße 52, 20246 Hamburg

Kohls, Niko, Dr. phil., Universitätsklinikum Freiburg, Institut für Umweltmedizin und Krankenhaushygiene und Institut für Psychologie, Breisacher Straße 117, 79106 Freiburg im Breisgau

Kröger, Lars, Dr. phil., Praxis für Psychotherapie und Psychoonkologie, Catharinenstraße 2, 25335 Elmshorn

Kunkel, Frihtjof, Dipl.-Psych., Kronsnest 3, 29646 Bispingen

Lang, Klaus, Dr. phil., Praxis für Verhaltenstherapie und Psychoonkologie, Kaufingerstraße 10, 80331 München

Lehmann, Claudia, Dipl.-Psych., Universitätsklinikum Hamburg-Eppendorf, Zentrum für Psychosoziale Medizin, Institut für Medizinische Psychologie, Martinistraße 52, 20246 Hamburg

Loh, Andreas, Dr. phil., Universitätsklinikum Freiburg, Abteilung Psychiatrie und Psychotherapie, Sektion Klinische Epidemiologie und Versorgungsforschung, Hauptstraße 5, 79104 Freiburg im Breisgau

Mehnert, Anja, Dr. phil., Universitätsklinikum Hamburg-Eppendorf, Zentrum für Psychosoziale Medizin, Institut für Medizinische Psychologie, Martinistraße 52, 20246 Hamburg

Möller, Birgit, Dr. phil., Universitätsklinikum Hamburg-Eppendorf, Zentrum für Psychosoziale Medizin, Klinik und Poliklinik für Psychiatrie und Psychotherapie des Kindes- und Jugendalters, Martinistraße 52, 20246 Hamburg

Quitmann, Julia, Dipl.-Psych., Universitätsklinikum Hamburg-Eppendorf, Zentrum für Psychosoziale Medizin, Klinik und Poliklinik für Psychiatrie und Psychotherapie des Kindes- und Jugendalters, Martinistraße 52, 20246 Hamburg

Reuter, Katrin, Dr. phil., Universitätsklinikum Freiburg, Abteilung Psychiatrie und Psychotherapie, Sektion Klinische Epidemiologie und Versorgungsforschung, Hauptstraße 5, 79104 Freiburg im Breisgau

Riedesser, Peter, Prof. Dr. med., Universitätsklinikum Hamburg-Eppendorf, Zentrum für Psychosoziale Medizin, Klinik und Poliklinik für Psychiatrie und Psychotherapie des Kindes- und Jugendalters, Martinistraße 52, 20246 Hamburg

Romer, Georg, PD Dr. med., Universitätsklinikum Hamburg-Eppendorf, Zentrum für Psychosoziale Medizin, Klinik und Poliklinik für Psychiatrie und Psychotherapie des Kindes- und Jugendalters, Martinistraße 52, 20246 Hamburg

Rotsch, Martin, Dr. med., Reha-Klinik Schloß Schönhagen, Abteilung für Onkologie, Schloßstraße 1, 24398 Ostseebad Schönhagen

Schmeling-Kludas, Christoph, Prof. Dr. med., Krankenhaus Ginsterhof, Abteilung für Psychosomatische Medizin und Psychotherapie, Metzendorfer Weg 21, 21224 Rosengarten

Schmidt, Renate, Dipl.-Psych., Nordsee Fachklinik für hämatologisch-onkologische Rehabilitation Sonneneck, Osterstr. 2, 25938 Wyk auf Föhr

Schölermann, Claus, Dipl.-Psych., Universitätsklinikum Hamburg-Eppendorf, Zentrum für Psychosoziale Medizin, Institut für Medizinische Psychologie, Martinistraße 52, 20246 Hamburg

Schröder, Christina, Prof. Dr. phil., Universitätsklinikum Leipzig, Selbständige Abteilung für Medizinische Psychologie und Medizinische Soziologie, Philipp-Rosenthal-Straße 55, 04103 Leipzig

Schwarz, Reinhold, Prof. Dr. med. Dipl.-Soz., Universität Leipzig, Medizinische Fakultät, Abteilung für Sozialmedizin und Psychosoziale Beratungsstelle für Tumorpatienten und Angehörige, Riemannstraße 32, 04107 Leipzig

Singer, Susanne, Dr. rer. med., Universität Leipzig, Medizinische Fakultät, Abteilung für Sozialmedizin und Psychosoziale Beratungsstelle für Tumorpatienten und Angehörige, Riemannstraße 32, 04107 Leipzig

Steimann, Monika, Dr. med., Reha-Klinik Lehmrade GmbH, Gudower Straße 10, 23883 Lehmrade

Strauß, Bernhard, Prof. Dr. phil., Universitätsklinikum Jena, Institut für Psychosoziale Medizin und Psychotherapie, Stoystraße 3, 07740 Jena

Tchitchekian, Gerard, Dr. phil., Universitätsklinikum Carl Gustav Carus, Abteilung Medizinische Psychologie und Medizinische Soziologie am Zentrum für Seelische Gesundheit, Fetscherstraße 74, 01307 Dresden

Ullrich, Anneke, Dipl.-Soz., Universitätsklinikum Hamburg-Eppendorf, Zentrum für Psychosoziale Medizin, Institut für Medizinische Psychologie, Martinistraße 52, 20246 Hamburg

Weis, Joachim, Prof. Dr. phil., Klinik für Tumorbiologie an der Universität Freiburg, Abteilung Psychoonkologie, Breisacher Straße 117, 79106 Freiburg im Breisgau

Welk, Hans-Jürgen, Dr. med., Reha-Klinik Lehmrade GmbH, Gudower Str. 10, 23883 Lehmrade

Verzeichnis der Gutachterinnen und Gutachter

Folgende Kolleginnen und Kollegen haben sich freundlicherweise für dieses Jahrbuch als Gutachterinnen und Gutachter zur Verfügung gestellt:

Bergelt, C., Hamburg

Bullinger, M., Hamburg

Faller, H., Würzburg

Flechtner, H., Magdeburg

Härter, M., Freiburg

Helmes, A., Freiburg

Herschbach, P., München

Hess, M., Hamburg

Klusmann, D., Hamburg

Koch, U., Hamburg

Mehnert, A. Hamburg

Ravens-Sieberer, U., Hamburg

Schmidt, S., Hamburg

Schulz, H., Hamburg

Schulz-Kindermann, F., Hamburg

Schwarz, R., Leipzig

Söllner, W., Nürnberg

Strauß, B., Jena

Weis, J., Freiburg